经导管主动脉瓣置换手术进展与实践

主　审　张宏家

主　编　孟　旭　张海波

科学出版社

北　京

内 容 简 介

本书共分五章。第一章至第四章分别阐述经导管主动脉瓣置换术的多学科组建、操作流程、辅助技术及常见瓣膜手术流程。第五章精选疑难和复杂病例55例，介绍其基本情况、术前检查、手术预案、手术过程及预后情况；专家点评部分对病例特点及难点、手术策略的选择、术中情况、注意事项等进行逐一分析并总结经验。全书彩图及参考文献以二维码形式呈现。

本书涵盖近年来经导管主动脉瓣置换技术从基础到前沿的发展，汇聚国内众多瓣膜中心专家的经验分享，是对心脏内科、心脏外科、影像科、超声科、麻醉科、手术室、监护室医护人员、进修医师、研究生有价值的参考书。

图书在版编目（CIP）数据

经导管主动脉瓣置换手术进展与实践/孟旭，张海波主编.-- 北京：科学出版社，2024.6
ISBN 978-7-03-076714-1

Ⅰ.①经… Ⅱ.①孟…②张… Ⅲ.①主动脉瓣—植入术 Ⅳ.① R654.2

中国国家版本馆 CIP 数据核字（2023）第 197787 号

责任编辑：于 哲／责任校对：张 娟
责任印制：师艳茹／封面设计：龙 岩

科 学 出 版 社 出版

北京东黄城根北街 16 号
邮政编码：100717
http://www.sciencep.com

三河市春园印刷有限公司印刷

科学出版社发行 各地新华书店经销
*

2024 年 6 月第 一 版 开本：889×1194 1/16
2024 年 6 月第一次印刷 印张：26 1/4 彩插：4
字数：768 000

定价：228.00 元
（如有印装质量问题，我社负责调换）

主审简介

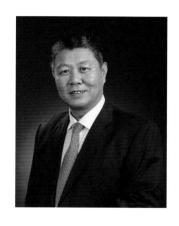

张宏家，主任医师，教授，博士研究生导师。现任首都医科大学附属北京安贞医院党委书记、首都医科大学心脏外科学系副主任、心血管疾病医学工程教育部重点实验室主任、心血管疾病精准医学北京实验室主任。享受国务院政府特殊津贴，先后入选北京学者、国家卫生健康突出贡献中青年专家、教育部新世纪优秀人才、全国优秀科技工作者。我国最早开展主动脉疾病外科手术工作的专家之一，长期致力于心脏外科的临床医疗及基础研究，极大程度上提高了我国主动脉疾病的诊治水平，促进了我国主动脉疾病相关领域的发展。主持国家科技重大专项等课题 10 余项，以第一或通讯作者发表 SCI 收录论文 90 余篇、中文核心期刊论文 58 篇。开发了手术多中心协同机器人系统和多款主动脉疾病预警软件，获得专利和软件著作权多项。建立了规范化管理的心血管疾病临床及生物样本库，获得国家专业机构多项认证。主持编写了我国首部《急性主动脉综合征诊断和治疗规范中国专家共识》，主编心脏外科专科医师培训教材《心血管外科学》。以主要完成人获得国家科学技术进步奖二等奖 1 项。

主编简介

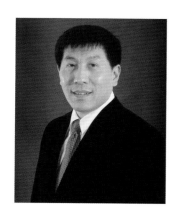

孟旭，主任医师，博士生导师，国家二级教授，首都医科大学附属北京安贞医院心外科九病区（心外科瓣膜中心）首席专家。中华医学会胸心血管外科分会常委、中国医师协会心血管外科医师分会常委兼副总干事、美国胸心外科协会（AATS）委员、亚洲心脏瓣膜病学会中国分会主任委员、吴英恺医学发展基金会理事长、国内外12种权威学术期刊编委。发表科研论文100余篇，SCI收录论文数十篇，主编著作3部。获教育部、北京市科委等科技进步奖多项，享受国务院政府特殊津贴，获北京市卫健委"十百千"高级卫生人才、北京市有突出贡献专家称号。

从事心血管外科工作30年，独立手术1.5万余例，获中国医师协会心血管外科医师奖（金刀奖），是国内公认的心脏瓣膜病、心房颤动、心力衰竭人工心脏辅助、心脏移植等领域的权威专家。目前，退行性二尖瓣疾病90%、风湿性二尖瓣疾病70%可以修复，均为国内领先。近年推动国内瓣膜介入技术的发展，组建国内首家心脏四大瓣膜疾病均进行介入治疗的中心。致力于中国瓣膜修复技术推广和学术交流工作。在国内率先开展术中灌注射频房颤消融术、微创胸腔镜房颤双极射频消融手术，达到国际先进水平。与美国胸心外科协会等合作进行迷宫IV标准化手术培训，推动了中国房颤外科治疗技术的进展。1992年成功进行中国第2例心脏移植，迄今为止带领北京安贞医院心外科九病区（北京心脏移植及瓣膜外科诊疗中心）共完成500余例心脏移植手术，该中心是中国最大的心脏移植中心之一，相关的心肌内心电图、ECMO辅助等处于全国领先水平，成功完成国际首例骨髓细胞移植诱导的心脏移植免疫耐受临床实验。

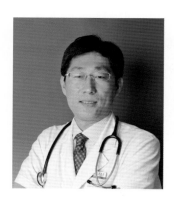

张海波，主任医师、博士生导师、教授，首都医科大学附属北京安贞医院心外科九病区（心外科移植中心）副主任。中国医师协会心血管外科医师分会全国委员兼结构心脏病委员会副主委、房颤委员会副主委，亚洲心脏瓣膜病学会中国分会常委兼秘书长、瓣膜病介入委员会副主委兼秘书长，中国研究型医院学会心脏瓣膜病专业委员会秘书长、心房颤动专业委员会常委，首都医科大学心脏外科学系委员。主持国际合作课题、国家自然科学基金、北京市科委等科研课题 10 余项。6 种专业期刊编委。长期进行瓣膜修复、TAVI 等瓣膜介入手术，房颤消融、微创手术、人工心脏和心脏移植等研究。 获北京市科委科技新星、北京市委组织部优秀人才、北京市卫健委学科骨干、北京市优秀青年知识分子、中国医师协会中国心外科好医师、国之医者·青年新锐、北京市科技进步奖、教育部科研优秀成果奖、生命时报"敬佑生命·荣耀医者"青年创新奖等称号和奖励。

《经导管主动脉置换手术进展与实践》编委会

主　审　张宏家

主　编　孟　旭　张海波

副主编　潘湘斌　杨　剑　郭应强　魏　来　王坚刚
　　　　宋光远

专家顾问委员会主任　周玉杰　吴永健

顾　问　（按姓氏汉语拼音排序）

陈　茂　陈　鑫　陈立颖　陈良龙　陈韵岱

董念国　杜振宗　高润霖　葛均波　谷天祥

郭惠明　何怡华　黑飞龙　侯晓彤　姜　楠

蒋树林　来永强　林逸贤　刘　苏　刘立明

刘志刚　柳克祥　罗建方　乔晨辉　苏　晞

唐熠达　陶　玲　万　松　王　晟　王　巍

王　焱　王春生　王建安　魏　峥　翁国兴

肖颖斌　徐志云　叶　剑　殷伟贤　于　波

张希全　郑宝石　周达新　朱俊明

编　委　（按姓氏汉语拼音排序）

白树堂　鲍家银　冰　健　陈　灏　陈　宏

陈　章　陈庆良　陈铁男　陈泽伦　陈忠皓

程　伟　程前进　程卫平　方　军　方臻飞

房　芳　冯　沅　冯德广　付金涛　甘耐岩

葛圣林　贡　鸣　谷兴华　顾继伟　郭可泉

郭永和　韩　杰　韩　震　韩志刚　何学志

胡秋明　胡晓鹏　黄　烽　黄　凯　黄焕雷

霍　强　贾　明　贾　硕　贾一新　蹇　朝

江　磊　姜胜利　姜文剑　姜小飞　姜正明

焦玉清　金中强　赖应龙　李　飞　李　刚

李　捷　李　宇　李昊阳　李红昕　李伟栋

李晓明　李永超　李永在　李岳环　林柏松
凌云鹏　刘　坤　刘　楠　刘　巍　刘长福
刘重洋　刘继红　刘金平　刘先宝　刘旭东
刘志平　卢家凯　陆方林　罗天戈　马　骏
马　为　马晓海　孟　斐　欧阳小康　潘文志
彭　帅　彭小平　任明明　阮昕华　尚小珂
沈经纶　石凤梧　史冬梅　宋智钢　苏丕雄
孙君辉　田　海　田白羽　万彩虹　王　斌
王　圣　王　晟　王　旭　王柏春　王怀斌
王龙飞　王胜洵　王盛宇　王文川　王正军
王志坚　韦　华　韦成信　魏民新　吴　芳
吴　山　吴凯胜　吴连拼　吴明营　吴乃石
吴文辉　吴钟凯　武　威　席秋梦　谢　萌
谢宝栋　谢涌泉　徐　东　徐　凯　徐　磊
许　斌　许春雷　杨　景　杨海平　姚璐婵
叶　青　叶志东　于　一　曾　文　张　纯
张　涵　张长东　张成鑫　张春鹏　张春晓
张东会　张红超　张俊杰　张龙军　张龙岩
张明宇　张申伟　张晓春　张振华　赵　鸿
赵　元　赵琦峰　赵岩岩　郑　帅　周　庆
朱　达　朱　丹　朱政斌　朱志辉　庄锡晶

前　言

百年前的 1923 年，首例心脏瓣膜手术诞生，最早期的二尖瓣狭窄手术是经过心尖 / 左心耳等进行的闭式二尖瓣狭窄扩张，20 世纪 50 年代体外循环技术逐渐成熟以后，心脏瓣膜各类外科手术才得以实现。2002 年世界首例经导管主动脉瓣置换手术成功，标志着心脏瓣膜手术进入了另一个划时代的发展阶段，瓣膜手术某种意义上经历了百年轮回，经历了闭式手术—开放手术—闭式手术的发展演变。近年来，中国心脏瓣膜外科发展很快，陆续经历了机械瓣、生物瓣、瓣膜修复、微创小切口手术等发展历程，2017 年正式开始了大规模介入瓣膜手术的发展。2022 年以来，中国全国的心脏外科亚专业手术中，心脏瓣膜外科手术数量首次成为第一位。近年来，中国逐渐进入老龄化社会发展历程，经导管瓣膜手术技术为老年和多器官功能障碍的瓣膜病患者带来了新的治疗策略和新的希望。目前，继介入主动脉瓣之后，介入二尖瓣、三尖瓣、肺动脉瓣和生物瓣毁损的瓣中瓣技术和新设计瓣膜发展层出不穷，瓣周漏、传导阻滞等并发症已经明显降低。国际上随访超过 10 年的第一代介入瓣膜已经显示了良好的耐久性，NOTION 研究中随机对照比外科生物瓣毁损率还要低，期待更多的新一代介入瓣膜和更长时间的随访数据。

本书涵盖了经导管主动脉瓣置换手术历史和发展现状，国内上市的介入瓣膜设计特点和临床复杂病例实战复盘，凝聚了国内 10 余家大型中心权威专家的丰富经验，希望可以给诸多医护人员提供有益的参考和帮助。尤其对于既往主要从事常规心脏外科手术等相关领域的医师来说，就像大家现在已经都接受了的心脏不停跳搭桥技术一样，经导管瓣膜技术也可以被类比为心脏不停跳瓣膜手术。20 年前专家们预测的外科医师一手拿手术刀，一手拿导管的场景已经走进了现实，而且中国在一些细分领域也取得了具有国际先进水平的发展。因此，在瓣膜手术百年发展的今天，本书对于经导管瓣膜手术技术的普及和推广还具有着特殊的教育和启迪意义。

2024 年 2 月 1 日

目 录

参考文献
请扫二维码

彩图
请扫二维码

第一章
经导管主动脉瓣置换术的多学科团队组建

第一节　经导管主动脉瓣置换术的发展现状

一、经导管主动脉瓣置换术的发展史

主动脉瓣狭窄是一种常见心血管疾病。在西方国家，发病率在年龄 ≥ 65 岁人群中约为 2.0%，在年龄 ≥ 85 岁人群中约为 4.0%。主动脉瓣狭窄是发病率仅次于高血压和冠心病的心血管疾病。

早在 20 世纪 60 年代就有研究者模仿血管支架，试验通过放置金属支架治疗主动脉关闭不全，但由于血流动力学、术后抗凝等方面存在不小的问题，这些设计在动物实验后就无疾而终了。主动脉瓣狭窄的早期非手术介入治疗，能批准用于患者的仅有主动脉瓣球囊扩张成形术（balloon aortic valvuloplasty，BAV），其在 1985 年由 Alain Cribier 教授开创，主要用于无法手术的严重主动脉瓣狭窄患者，很多能改善近中期效果，1 年的复发率可高达 80%。但由于开胸手术风险高的患者迫切需求，仍有超过 1500 名严重主动脉瓣狭窄患者接受了此项治疗。

此后的发展历程中，冠状动脉疾病的支架介入治疗发展为瓣膜病介入治疗提供了很多启示。

1989 年 2 月，在美国亚利桑那州菲尼克斯的一场学术会议上，瑞典医生 Henning R. Andersen 在听完一场关于冠状动脉介入支架的学术报告后，突发奇想，如果冠状动脉血管的钙化狭窄可以用金属支架解决，那主动脉瓣狭窄是不是也可以通过类似的方式治疗呢？ Andersen 教授首先尝试的金属支架材料是心脏外科最常用的胸骨固定钢丝，为了达到可伸缩的目的，钢丝被塑形成"U"形结构（图 1-1-1）。1989 年 5 月，经导管主动脉瓣置换术（transcatheter aortic valve replacement，TAVR），又称经导管主动脉瓣植入术（transca-theter aortic valve implantantion，TAVI）的原型概念体系由此浮出水面。从想法到可行性验证，对于这个在 21 世纪改变主动脉瓣疾病诊疗模式的革命性技术，Andersen 教授仅仅花了 2.5 个月，TAVI 就此诞生。最终在 1995 年，著名的 Andersen 教授申请的介入瓣膜专利在美国获批。

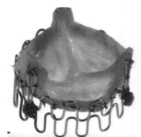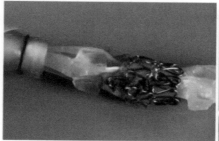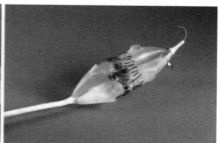

图 1-1-1　Andersen 教授早期提出的经导管主动脉瓣置换术模型

TAVI 可行性验证阶段的早期，经历了一段漫长的不被认同的艰难道路。1990 年，Andersen 教授将整理完善的论文投稿至 *Journal of the American College of Cardiology*（*JACC*）（当时此杂志的影响因子为 5.9），但得到的回复是该研究并没有什么优势可以在 *JACC* 发表，遭到拒稿。随后，1991 年 Andersen 教授将再次完善后的文章投稿于 *Circulation*（当时影响因子

为 9.0），得到的回复依旧是拒稿。1992 年，在欧洲心脏病学会（ESC）年会上和美国心脏协会（AHA）年会上，Andersen 教授投稿的 TAVI 研究报告被安排在展板展示，也没有什么人关注。在此期间，对于 Andersen 教授的新技术理念，爱德华和美敦力等公司相继拒绝了合作研发申请。

此后，第一个 TAVI 动物实验获得了成功，证实了设计理念的可行性，文章于 1992 年在 *European Heart Journal* 发表。TAVI 终于开始受到关注，另外一些类似的支架瓣膜设计动物临床研究也开始出现。1993 ～ 1994 年，Alain Cribier 教授团队对这项技术也进行了比较深入的研究，包括球囊扩张瓣膜支架的研发、支架材料的选择、长度及外形设计考量等。但在整个 20 世纪 90 年代，TAVI 由于在动物实验中极高的失败率及支架瓣膜制作的工程技术瓶颈，依然没有突破性进展。

2000 年，Philipp Bonhoeffer 教授等第一次尝试用牛颈静脉制备瓣膜缝入铂金属支架，然后装载在球囊输送系统上，进行羊肺动脉瓣膜置换的尝试。应用该瓣膜也于同年成功地完成了第一例人体肺动脉瓣植入手术。但是后续资金问题和设计存在比较大的缺陷导致该技术研究逐渐停止。

Alain Cribier 教授继续进行球囊扩张支架瓣膜的研究，在 12 个人体手术获取的主动脉瓣狭窄标本中试验了不锈钢支架，证实了该支架可反复打开天然瓣膜，而与患者的钙化量无关。同时支架的理想高度可能为 14 ～ 16mm，这样可以避免阻塞冠状动脉开口、室间隔或影响二尖瓣前叶。在投资人和医疗瓣膜领域公司的帮助下，Alain Cribier 教授牵头的初创公司——PVT（Percutaneous Valve Technologies）公司终于于 1999 年成立，其以色列子公司工程师研发团队正式开始了设计和研发介入瓣膜。进一步开展大量实验室工作后，第一个定形 TAVI 瓣膜模型（球囊扩张式）不久后诞生（图 1-1-2）。

Alain Cribier 教授使用股静脉入路结合房间隔穿刺，进入左心室再进入主动脉瓣的途径进行 TAVI，加拿大 John Webb 与爱德华公司合作，开发了逆行动脉植入技术，该技术具有可偏转的推

杆护套，可以方便地穿过主动脉弓和狭窄的瓣膜。Walther 等推广了爱德华公司心尖入路的手术，作为一种更容易的方式展开瓣膜。同时也反映了彼时经股动脉导管鞘的尺寸较大。

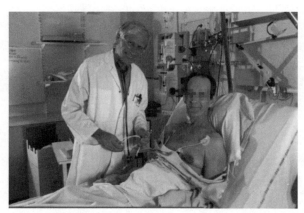

图 1-1-2　2002 年 4 月 16 日，Alain Cribier 教授采用 Cribier-Edward 介入瓣膜在法国里昂成功完成世界首例 TAVI，揭开了 TAVI 的发展序幕，此后陆续完成 40 例手术。爱德华公司于 2003 年在先期投资后以 1.5 亿美元收购了 PVT 公司

2001 年 Jacques Séguin 在美国创立 CoreValve 公司后，经过前期的动物实验，Eberhard Grube 于 2005 年第一次进行了人体 CoreValve 瓣膜植入。结果证明了利用自膨式瓣膜进行 TAVI 的可行性。2006 年，在美国心脏病学会（ACC）会议上，Grube 报告了首批 14 例患者接受自膨胀 CoreValve 瓣膜进行 TAVI 的情况。当时，这些患者中只有 9 例在最初的 2 周内无心脏不良事件。该装置可经股动脉入路引入。CoreValve 瓣膜此后经过不断改进。CoreValve 公司于 2009 年 2 月被美敦力公司收购。此后 CoreValve 瓣膜更新换代为 Evolute 系列瓣膜。

此后该项技术获得突飞猛进的发展，欧美国家研究中心陆续成功开展 20 余项临床多中心随机对照研究，证实了 TAVI 的安全有效性，其是一种划时代的真正意义上微创（不用开胸和体外循环，不用心脏停搏）的手术技术。众多的专家共识和指南相继发布，TAVI 的推荐等级逐渐提高。

欧洲 2012 年心脏瓣膜病诊断治疗指南中，TAVI 适应证局限于外科手术高危患者，并且要求外科医生在场，和心脏团队共同决策。随着新一代瓣膜的迅速发展和技术经验的不断积累，

众多 TAVI 技术安全性和有效性的临床研究结果不断获得捷报，欧美瓣膜病指南中 TAVI 的推荐级别越来越高。2010 年，PARTNER 1B 研究指出，对于无法进行手术的主动脉瓣狭窄患者，TAVI 尽管有着较高的大出血和大血管并发症发生率，但全因死亡率、再住院率和心力衰竭症状的复合终点发生率明显低于标准治疗。2014 年美国经导管心血管治疗（TCT）学术会议公布了 PARTNER 1B 研究 5 年随访结果，提示与标准治疗相比，TAVI 在全因死亡率（71.8% vs 93.6%）、心血管死亡（57.3% vs 85.9%）、再次住院率（47.6% vs 87.3%）、心功能改善（Ⅲ：Ⅳ＝ 14.3% ：40%）方面均有明显获益。

2016 年，PARTNER 2 研究又将研究转向中危人群，证实在中危人群中 TAVI 与外科手术的死亡率和致残性卒中的发生率相似。

2019 年 PARTNER 3 研究和 EVOLUTE 研究不约而同公布了类似的研究结果，无论是球扩瓣膜还是自膨瓣膜，低危主动脉瓣狭窄患者随机对照研究中，TAVI 组在死亡率、并发症发生率等方面优于常规开胸手术组，因此从 2019 年开始美国食品药品监督管理局和欧洲药品管理局将 TAVI 适应证扩展到了低危主动脉瓣狭窄患者。

仅 2015 年，欧洲就有约 4 万例患者接受了 TAVI 治疗，该数据在 2020 年将上升至 6 万。在欧洲有 TAVI 适应证的患者预计超过 114 000 例 / 年，如果扩展到低危患者，可以增加到 177 000 例 / 年。法国 2010 年和 2015 年分别有 1600 例和 8000 例患者接受 TAVI 治疗。德国每 100 万居民中就有 160 例接受 TAVI 治疗，是欧洲 TAVI 实施率最高的国家。在德国 2016 年就超过 15 000 例接受 TAVI 治疗，是 2011 年的 3 倍。外科主动脉瓣置换术（SAVR）例数相对维持稳定，每年不少于 10 000 例。德国（2013 年）和美国（2019 年）等发达国家，开展 TAVI 的例数已经超过了常规开胸主动脉瓣置换的手术例数，而且差距还在不断拉大。全世界累计完成 TAVI 手术超过 40 万例。美国 1 年经导管主动脉瓣置换手术超过 5 万例。

2018 年 Durko 等使用蒙特卡罗数学模型结合 37 项 26 402 例重度主动脉瓣狭窄临床研究报告，预测了欧美国家每年 TAVI 的适应证患者数量。计算年龄＞ 65 岁的患者中，严重主动脉瓣狭窄的年发病率为 4.4‰。68.3% 的重度主动脉瓣狭窄患者存在相关症状。尽管有严重的主动脉瓣狭窄症状，但 41.6% 没有接受外科主动脉瓣置换术。在非手术患者中，61.7% 接受了 TAVI 治疗。该模型每年预测 114 757 例欧洲和 58 556 例北美 TAVI 候选者，结论是目前在欧洲和北美每年约有 18 万患者可以被认为是潜在的 TAVI 候选者。如果 TAVI 的适应证扩大到低危患者，这个数字可能会增加到 27 万。这些发现对 29 个国家的卫生保健资源规划有重大影响。

2021 年欧洲心脏瓣膜病管理指南对主动脉瓣重度狭窄的治疗建议中，首次不再进行外科手术风险的美国胸外科医师学会（STS）等评估，而是首先评估患者年龄和解剖条件是否适合行 TAVI，老年患者 TAVI 手术推荐等级由 Ⅱ b 类提高到 Ⅱ a 类，如果大于 75 岁，则 Ⅰ 类推荐 TAVI 手术。

欧洲瓣膜观察注册研究 EURObservational Research Program VHD Ⅱ 在 28 个国家 / 地区的 222 个中心进行的调查展示了心脏瓣膜病人口结构的变化及其对临床治疗的影响，研究对 7247 例心脏瓣膜病（VHD）患者（包括 4483 例住院治疗患者，2764 例门诊患者）进行了登记注册。2019 年最新调查随访与 2005 年进行的类似调查相比，主动脉瓣疾病患者的实际治疗策略更符合指南，以及经导管介入治疗的比例逐渐增加（主动脉瓣狭窄占 39%，二尖瓣关闭不全占 17%）。

Sapien 3 瓣膜为爱德华公司研发的 Sapien 系列瓣膜的第三个产品（图 1-1-3A）。其瓣膜支架含有向外反折的裙边，可以防止瓣周漏。输送系统整体变得更小，缩小到 14F（29mm 瓣膜为 16F）。输送系统同时具有很好的可控性，使得输送系统的近心段可以调弯，保持更好的同轴性。Sapien 3 Ultra 瓣膜是 Sapien 3 瓣膜系统改进升级版，且对于所有尺寸瓣膜，使用 14F 鞘管即可。

Centera 瓣膜为爱德华公司研发的自膨瓣膜（图 1-1-3B）。相对于美敦力公司的自膨瓣膜，该款瓣膜有较大区别。它的镍钛支架很短，类似于球扩张的瓣膜，使用牛心包瓣膜。支架的腰部有一条金属线，可以通过收紧此线实现瓣膜回缩，从而实现可回收。输送系统为 14F，可调弯，保证释放同轴性。电动释放手柄使得释放更加容易，单个术者就可以完成瓣膜释放。Centera 瓣膜设计结合了自膨支架（可回收、支架变形性好）及球扩支架（短支架、低起搏器发生率）的特点（图 1-1-3C）。

Evolut R 瓣膜为美敦力 CoreValve 瓣膜的升级版（图 1-1-3D）。该瓣膜增强了瓣环处径向支撑力，裙边下端向下延长以防止瓣周漏。瓣膜

支架更短，使得释放后支架同轴线更好。支架形态更偏向直筒状。更重要的是输送系统近心端设置了镍钛套管，在瓣膜支架完全释放之前，可以将瓣膜拉回镍钛套管，实现可回收，从而可以重新调整瓣膜的位置。Evolut pro 瓣膜在 Evolut R 瓣膜基础上，在支架下段包绕一层心包补片，以减少瓣周漏发生及起搏器植入发生率（图 1-1-3E）。

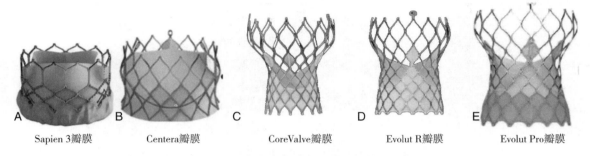

图 1-1-3　常见球囊扩张瓣膜和自膨式瓣膜

Lotus Edge 瓣膜是波士顿科学国际有限公司研发的产品，是 Lotus 瓣膜的升级版（图 1-1-4A）。Lotus 瓣膜支架为镍钛合金构成，该支架在纵向伸长后短轴直径可缩短，从而达到可回收目的。该装置下段具有自适应密封圈，可以减少瓣周反流的发生率。Lotus Edge 瓣膜保留了 Lotus 瓣膜全可回收、防瓣周漏、瓣膜早工作等优点。同时，输送系统进行了改进，使其更柔软弯曲；更为重要的有植入深度保护技术，以防止瓣膜进入流出道过深，从而减少传导阻滞发生率。在既往临床试验中，Lotus 瓣膜的起搏器置入率高达35.5%，后来退市。Lotus Edge 瓣膜有望较 Lotus 瓣膜降低起搏器置入率。2019 年 4 月，Lotus Edge 瓣膜得到美国食品药品监督管理局（FDA）批准上市，但可惜的是由于传导阻滞等原因，该瓣膜一度退市。

ACCURATE neo 瓣膜是经动脉途径置入的自膨瓣膜，也是镍钛合金支架、环上瓣设计（图 1-1-4B）。其独特设计在于含有锚定装置，可自动定位。其瓣膜释放和其他自膨瓣膜释放不同：一般自膨瓣膜先释放近心端，再释放远心端；ACCURATE neo 瓣膜先释放远心端，露出锚定装置，然后将瓣膜支架推向自体主动脉瓣环处，自动定位卡住后，再释放远心端的支架。它还含

有防瓣周漏外裙边。远心端的支架网格孔径很大，不干扰瓣膜植入后冠状动脉介入治疗。支架下段内层和外层均有心包覆盖，以防止瓣周漏。其输送系统相当于 15F，在最新一项大型随机对照研究中，入组 739 例患者（平均年龄 82.8 岁，STS 评分 3.5%），随机分为 ACCURATE neo 瓣膜组（n=367）和 Sapien 3 瓣膜组（n=364）。ACCURATE neo 瓣膜 30 天主要终点和 Sapien 3 瓣膜未达到非劣效（24% vs 16%，P=0.42）。虽然两组 30 天死亡率（2% vs 1%）和脑卒中率（2% vs 3%）无差异，但 ACCURATE neo 瓣膜组急性肾损伤（3% vs 1%）和中度以上瓣周漏发生率更高（9% vs 3%）。ACCURATE neo2 瓣膜为 ACCURATE neo 瓣膜升级版，主要是自防瓣周漏裙边方面进行了改进（图 1-1-4C）。

Jena Valve 瓣膜设计特殊，是带有 3 个固定键的支架瓣膜，经心尖途径置入（图 1-1-4D）。TF- Jena Valve 瓣膜是 Jena Valve 瓣膜的新款经股动脉版本。Jena Valve 瓣膜为短支架，上端的网格孔较大，利于冠状动脉介入。支架外缘含有 3 个锚定件，可防止进入 3 个主动脉窦底，起到固定支架作用。人工瓣膜为环上瓣设计。Jena Valve 瓣膜释放时先释放近心端锚定装置，然后将其推向自体主动脉瓣环处，自动定位卡住后，

再释放近心端的支架，最后再释放远心端的连接装置。TF- Jena Valve 瓣膜的输送系统为 18F，带有调弯功能，保证释放瓣膜和主动脉瓣环同轴性。Jena Valve 瓣膜带有固定键设计，使其可以

治疗主动脉瓣反流的病例及冠状动脉开口较低的病例。这一点和国产的 J-Valve 瓣膜类似。该瓣膜目前已引入中国，在做临床试验研究。

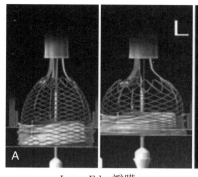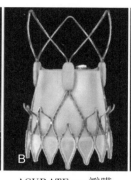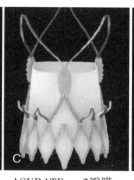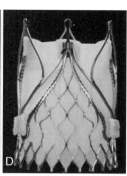

Lotus Edge瓣膜　　ACURATE neo瓣膜　　ACURATE neo2瓣膜　　Jena瓣膜

图 1-1-4　国外新型设计的瓣膜

美敦力公司生产的 Engager valve 瓣膜设计与 Jena Valve 瓣膜相似，也是一款经心尖入路植入的瓣膜，通过将具有解剖学定位功能的操纵臂置于主动脉窦根部，实现瓣膜支架的准确定位，减少并发症（图 1-1-5）。

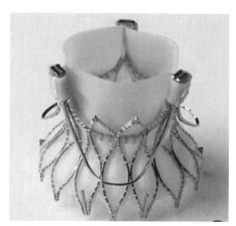

图 1-1-5　美敦力设计的 Engager 瓣膜

二、球扩瓣膜和自膨瓣膜的比较

2013 年 Belle 报道了 France 2 注册研究中 33 个中心连续性 2769 例 TAVI 的分析结果。平均年龄 83 岁，欧洲心血管手术危险因素（EuroScore）评分为 21.5 分，75% 股动脉入路途径。球扩瓣膜组 1872 例，自膨瓣膜组 897 例。术后超声显示 ≥ 2+ 瓣周漏全组 14.9%，自膨瓣膜组高于球扩瓣膜组（19.8% vs 12.2%）。≥ 2+ 瓣周漏组

随访 1 年显示死亡率比无明显瓣周漏组增加约 2 倍（24.2% vs 11.9%），有瓣周漏组（无论球扩瓣膜组还是自膨瓣膜组）与无瓣周漏组相比死亡率都明显增加（27.1% vs 12.0%，20.5% vs 11.8%）。球扩瓣膜组的瓣周漏高危因素：大瓣环（每增加 1mm 增加率 HR=1.09）、小植入瓣膜（每小 3mm 支架瓣膜 HR=2.38）、股动脉途径（HR=1.7）。自膨瓣膜组高危因素只有股动脉入路途径。

2013 年的 PRAGMATIC 合作研究是一项国际注册匹配研究，包括多中心 408 例患者，与球扩瓣膜组相比，自膨瓣膜起搏器植入率(RR=4.6)、围术期死亡率（8.8% vs 6.4%）和脑卒中率均略高（2.9% vs 1.0%）。缺点是该研究样本较少，而且各个中心的 TAVI 经验参差不齐。

2014 年 Abdel-Wahab 总结了球扩瓣膜和自膨瓣膜 CHOICE 随机对照研究的 240 例 TAVI 结果。围术期死亡率无差异（4.3% vs 4.1%），自膨瓣膜的植入成功率略低（78% vs 96%），主要原因是轻度以上瓣周漏概率更高（18.3% vs 4.1%），植入第 2 个瓣膜概率更高（5.8% vs 0.8%）。即使轻度瓣周漏，死亡率也会增加 3 倍。自膨瓣膜起搏器植入率也高于球扩瓣膜（37.5% vs 17.3%）。

2015 年 Covolo 等比较了 146 例低流速、低压差但是心功能有储备的 TAVI 病例球扩瓣膜

（Sapien 瓣膜）和自膨瓣膜（CoreValve 瓣膜）的临床结果。入选患者瓣膜面积小于 1.0cm²，平均跨瓣压差小于 40mmHg，但是左心室射血分数（LVEF）大于 50%。术前两组分别为 95 例和 51 例，STS 评分分别为 6.9% 和 7.4%。术后跨瓣压差平均为 10mmHg，围术期死亡率为 7%，两组间无差异。2 年生存率为 70%，两组间也无差异。

2016 年 Kiramijyan 等回顾了 223 例连续性 TAVI 病例结果，平均年龄 82 岁。其中 119 例 CoreValve 瓣膜，104 例 Sapien XT 瓣膜，STS 评分有差异（7.4% vs 8.9%），瓣环径前者略大（25.9mm vs 20.9mm），主动脉瓣钙化程度无差异。术前自膨瓣膜组 LVEF 更低（50.6% vs 54.1%），左心室舒张末期内径（LVEDD）更大（46mm vs 43mm），主动脉瓣口面积指数无差异，最大跨瓣压差略低（66.1mmHg vs 72.0mmHg），平均跨瓣压差略低（42.4mmHg vs 48.2mmHg），主动脉瓣反流、左心房大小、肺动脉压无差异。术后包括瓣周漏在内的中度及以上瓣膜反流都很少，两组间无差异。术中自膨瓣膜组和扩瓣膜组相比，球囊预扩张比例低（74% vs 89%），球囊后扩张比例略高（17.1% vs 5.8%），植入第 2 个瓣膜的比例也增加（9.9% vs 2.2%）。围术期死亡率两组无差异。

2017 年 Rogers 等回顾 193 例 TAVI 病例，按照瓣环径周长分为 3 组，即小于 73mm、73 ～ 80mm、大于 80mm，STS 评分分别为 7.8%、7.6% 和 6.0%。在小瓣环组，与球扩瓣膜相比，自膨瓣膜具有较大的人工瓣膜不匹配（PPM）指数（0.64 vs 0.53）和较低跨瓣峰流速（1.8m/s vs 2.4m/s），更低的跨瓣平均压差（7.5mmHg vs 10.0mmHg）。而在中瓣环组和较大瓣环组，这两种瓣膜则没有这方面的血流动力学差异。3 组瓣环的病例中度及以上瓣周漏都甚少，也没有组间差异。3 组的围术期和随访 1 年死亡率也没有差异。

在术前瓣膜选择的多因素过程中，必须考虑多方面的因素。球扩瓣膜和自膨瓣膜的不同设计理念、不同程度的径向支撑力、患者不同程度的瓣膜钙化，决定着很多情况下的并发症情况。2017 年 Kim 等报道 1232 例股动脉途径 TAVI 病例中球扩瓣膜和自膨瓣膜对患者瓣膜锚定区域钙化情况的结果分析。球扩瓣膜使用径向支撑力较

强的 Sapien XT 瓣膜和 Sapien 3 瓣膜，中度径向支撑力瓣膜为自膨瓣 CoreValve 瓣膜和 Evolut R 瓣膜，较低径向支撑力瓣膜为 ACURATE neo 瓣膜。球扩瓣膜组和自膨瓣膜组围术期死亡率（4.3% vs 4.3%）、转外科开胸手术率（1.8% vs 3.0%）、脑卒中率（2.0% vs 3.1%）、大出血率（5.7% vs 5.9%）、起搏器植入率（16.4% vs 15.3%）、血管并发症发生率（9.2% vs 9.8%）无差异，但是核心操作时间更短（34min vs 40min），造影剂用量更少（70ml vs 90ml）。

球扩瓣膜组与自膨瓣膜组相比，大于 2+ 瓣周漏更少（2.1% vs 7.9%），球囊后扩张更少（12.3% vs 36.6%），瓣膜移位更少（8.4% vs 13.0%），瓣膜栓塞更少（0.4% vs 2.6%），需要植入第 2 个瓣膜的情况更少（1.2% vs 3.6%）。但是球扩瓣膜组平均跨瓣压差更高（12.0mmHg vs 9.0mmHg），主动脉根部损伤率更高（2.7% vs 0.8%）。主动脉瓣钙化越严重，两组在瓣周漏、球囊后扩张次数、血流动力学方面的差异越明显。在主动脉瓣钙化较轻组，较低径向支撑力的自膨瓣膜组在瓣周漏、永久起搏器植入、血流动力学方面效果最优。足够的径向力可以带来有效的瓣膜旁密封，防止装置迁移或栓塞，但过大的径向力可能导致主动脉根部损伤或永久性起搏器植入（PPI）等并发症。

因此，必须积累更多关于各种商用设备的优势和劣势的数据，以进一步优化结果，并将风险降至最低。目前的分析为基于不同程度的主动脉瓣钙化的 TAVI 设备进行更复杂的辨证治疗提供了新的见解，并强调了在目前可用的介入瓣膜（THV）中没有一种理想的设备可以适用于所有患者。

2017 年 Rogers 报道了美国单一中心 TAVI 第三代支架瓣膜的临床结果头对头的比较。连续性入选 257 例病例，183 例使用球扩瓣膜 Sapien 3 瓣膜，74 例使用自膨瓣膜 Evolut R 瓣膜。自膨瓣膜组女性患者更多，体表面积更小，外周动脉更细，术前 STS 评分更高（8.1% vs 6.5%）。3 例自膨瓣膜需要植入第 2 个瓣膜以治疗瓣周漏，球扩瓣膜组中只有 1 例中度瓣周漏。自膨瓣膜和球扩瓣膜两组 2+ 及以上瓣周漏（8.2% vs 3.4%）、脑卒中（1.4% vs 2.3%）、血管并发症（4.5% vs

4.8%）、大出血（2.9% vs 3.5%）、新发心房颤动（4.3% vs 4.0%）发生率及围术期死亡率（1.4% vs 1.6%）无差异。

自膨瓣膜组永久性起搏器植入率高（12.7% vs 4.7%），住院时间略长（8.3 天 vs 6.5 天），术中球囊预扩张率更低（36.7% vs 65.4%），球囊后扩张率更高（42.6% vs 18.4%），瓣膜移位发生率更高（4.0% vs 0），平均跨瓣压差更低（8.0mmHg vs 12.4mmHg）。自膨瓣膜的环上瓣膜设计有利于进一步降低跨瓣压差，也有利于远期瓣膜寿命维持。

2017 年 Mauri 总结了新一代设计的自膨瓣膜 ACURATE neo 瓣膜与球扩瓣膜 Sapien 3 瓣膜在小瓣环患者 TAVI 的多中心匹配研究治疗效果。1∶1 匹配 92 对患者，主动脉瓣狭窄平均瓣环面积 < 400cm^2，两组围术期死亡率、1 年死亡率（8.3% vs 13.3%）、起搏器植入率（12.0% vs 15.2%）、脑卒中、大出血、血管并发症、2+ 瓣周漏（4.5% vs 3.6%）等无差异。ACURATE neo 瓣膜组与 Sapien 3 瓣膜组相比，按照瓣环周长支架直径放大率（oversize）无差异（4.9% vs 5.3%），按照瓣环面积扩大率也无差异（15.6% vs 15.1%），ACURATE neo 瓣膜平均跨瓣压差更小（9.3 mmHg vs 14.5mmHg），人工瓣膜不匹配（PPM）指数更低（3% vs 22%），术中快速起搏次数更多（1.7 次 vs 1.3 次），球囊预扩张率更高（94.6% vs 31.5%），后扩张率也更高（44.6% vs 6.5%）。

观察到的 Sapien 3 瓣膜患者的平均主动脉瓣压差高于报道的早期几代球囊扩张瓣膜，这与最近的报道一致。在 2018 年一项研究中，Theron 等发现 Sapien 3 瓣膜的 PPM 风险是其前身 Sapien XT 瓣膜在 23 mm 小型瓣膜中的 15.2 倍。推测左心室流出道密封裙的附加材料是导致跨瓣梯度增大的原因。另外一个原因是 Sapien 3 瓣膜和 Sapien XT 瓣膜比，由于支架外裙边的存在，瓣环扩大率降低 38%。

2018 年 Abdelghani 总结了 CHOICE 研究及其延伸研究的比较两种 TAVI 瓣膜在不同大小瓣环的临床结果（图 1-1-6）。CHOICE 研究是第一个随机多中心研究，比较了 2 类不同设计的 TAVI 瓣膜临床效果。纳入随机对照的 CoreValve 瓣膜 120 例，Sapien XT 瓣膜 121 例。

非随机对照的 CHOICE 延伸研究选择了新一代带有密封裙边的 Sapien 3 瓣膜和可回收重新定位的 Evolut R 瓣膜，可能有助于进一步改善临床结果。CHOICE 延伸研究纳入 Evolut R 瓣膜 100 例，Sapien 3 瓣膜 334 例。根据术前扫描主动脉瓣环大小分为大瓣环（> 23mm）组和小瓣环（≤ 23mm）组。这 4 种瓣膜植入前选择时瓣环扩大率的比例分别为 CoreValve 瓣膜 19.1% ± 6.4%，Sapien XT 瓣膜 11.4% ± 7.0%，Evolut R 18.8% ± 4.8%，Sapien 3 3.7% ± 5.5%。在大瓣环和小瓣环组，CoreValve 瓣膜组、Evolut R 瓣膜组的平均跨瓣压差均小于 Sapien XT 瓣膜组、Sapien 3 瓣膜组。CHOICE 研究中，平均跨瓣压差 7.9mmHg ± 3.5mmHg，CoreValve 瓣膜跨瓣压差 6.6mmHg ± 3.1mmHg，Sapien XT 瓣膜跨瓣压差 9.0mmHg ± 3.4mmHg。在随机对照的 CHOICE 研究中，大瓣环组 CoreValve 瓣膜组中度以上瓣周漏发生率多于 Sapien XT 瓣膜组（15.1% vs 0），但在小瓣环组无差异。

在 CHOICE 延伸课题组，平均跨瓣压差为 10.5mmHg ± 4.4mmHg，其中 Evolut R 瓣膜 6.8mmHg ± 2.9mmHg，Sapien 3 瓣膜 11.5mmHg ± 4.2mmHg。中度以上瓣周漏 2 例，无论大瓣环组（41.7% vs 32.5%）还是小瓣环组（47.1% vs 43.8%）所有微量及以上瓣周漏发生率 Evolut R 瓣膜组和 Sapien 3 瓣膜组无差异。心脏核磁（MRI FR）监测 TAVI 瓣膜反流的技术优点在于它是一个比超声心动图更精确和准确的定量评估方法，特别是在有小反流的情况下（使用第三代 TAVI 瓣膜的反流会进一步减少），另外它是由 MRI 专家独立进行的，不会受临床和超声心动图数据影响。但是磁共振反流分数 MRI FR 监测结果，大瓣环组无差异（5.0% vs 5.0%），但在小瓣环组 Evolut R 瓣膜组比 Sapien 3 瓣膜组（2.9% vs 4.8%）低。多因素分析显示，小瓣环 Evolut R 瓣膜术后人工瓣膜不匹配（PPM）会更少，瓣周漏也没有增加风险。结论：前一代 TAVI 瓣膜在大瓣环组球扩瓣膜的瓣周漏会少，但在小瓣环组无差异。新一代 TAVI 瓣膜中自膨瓣膜进一步得到改良，大瓣环组瓣周漏也得到改善，而且在小瓣环组还具有瓣口面积匹配的优势。本研究的主要发现是，在主动脉瓣环较小的患者中，自膨瓣膜似乎优于球扩瓣膜，可以导致较低的 PPM 发生　　率和至少可比的瓣周漏发生率。

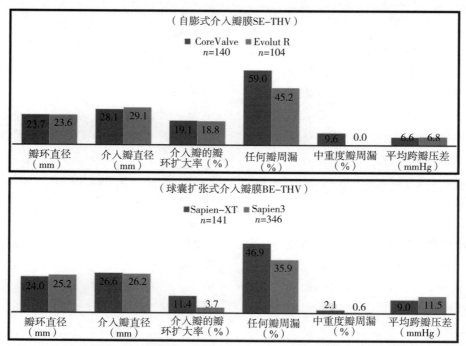

图 1-1-6　CHOICE 研究及其延伸研究的比较两种 TAVI 瓣膜在不同大小瓣环的临床结果

　　按照厂家建议，CoreValve 瓣膜超大率（oversize 率）在不同型号瓣膜有所不同，23mm、26mm、29mm 瓣膜为 12%～30%，而在 31mm 瓣膜则为 7%～19%。在 CHOICE 研究中，31mm 瓣膜植入后中度及以上瓣周漏发生率为 33.3%，29mm 和 26mm 瓣膜则分别为 21.0% 和 8.3%。某项研究报道的 31mm 瓣膜小瓣环病例具有更多后扩张和第二个瓣膜植入。而新一代的 34mm Evolue R 瓣膜则解决了大瓣环患者瓣周漏较多这一问题。建议 34mm Evolue R 瓣膜与以前 31mm CoreValve 瓣膜类似，瓣环径 26～30mm，这样瓣环超大率就更为充分，可以达到 12%～31%。整体来说，CHOICE 研究自膨瓣膜的瓣环超大率为 13.9%±3.7%，而 CHOICE 延伸研究则为 18.6%±4.4%。另外，Evolue R 瓣膜新开发的可回收功能也非常重要。瓣周漏改进的另外一个因素是在瓣膜钙化不严重时医生倾向选择新一代的自膨瓣膜。以往的研究提示瓣环径超大率和瓣周漏具有相关性。CoreValve US Extreme 或 High Risk Pivotal 试验纳入了 1023 例 TAVI 患者，随着植入瓣膜的瓣环径超大率降低，中重度瓣周漏呈现增加的趋势（6.3%～17.6%）。这些实际病例中，31mm

CoreValve 瓣膜的超大率只有 12.8%，其他型号 CoreValve 瓣膜则为 15.7%～17.8%。

　　另外研究中还注意到了球扩瓣膜的瓣环超大率降低现象，Sapien XT 瓣膜为 11.4%±7.0%，而 Sapien 3 瓣膜只有 3.7%±5.5%。部分原因时有研究报道，中度超大率（5%～20%）更安全，过度超大率（＞20%）时球扩瓣膜可能会导致主动脉根部破裂出血。尤其是 Sapien 3 瓣膜增加了减少瓣周漏的裙边结构，因此与 Sapien XT 相比，医生更加趋向降低超大率，选择球扩瓣膜。在 PARTNER Ⅱ 研究中纳入的 Sapien 3 瓣膜病例中，无超大率的中重度瓣周漏发生率最高（7.8%～13.2%），超大率为 0～10% 瓣周漏发生率降低（2.8%～4.2%），超大率＞10% 的最少（0.3%）。在 CHOICE 延伸研究中，超大率和瓣周漏呈现负相关性。23mm Sapien 瓣膜超大率为 6.5%，所有程度的瓣周漏比例为 57.1%；26mm Sapien 瓣膜超大率为 7.5%，所有程度的瓣周漏比例为 45.2%；29mm Sapien 瓣膜超大率为 12.9%，所有程度瓣周漏比例为 39.0%。尽管新裙边可以代偿性降低瓣周漏情况，但是还是会牺牲一些跨瓣压差和 PPM。而自膨瓣膜新一代的 Evolut R 瓣膜则由于环上瓣设计，在小瓣环的患者可以获得更优的血流动力学效果。

2018年Ochiai等报道了主动脉瓣生物瓣毁损之后利用TAVI瓣膜介入瓣中瓣手术中使用球扩瓣膜和自膨瓣膜的临床效果。经过术前基线资料的匹配产生了37对患者。自膨瓣膜与球扩瓣膜相比跨瓣压差更低〔（12.1mmHg±6.1mmHg）vs（19.0mmHg±7.3mmHg）〕，轻度及以上瓣周漏有增多趋势，但统计无差异（21.6% vs 10.8%）。新一代自膨瓣膜经过改良设计后轻度及以上瓣周漏发生率明显降低（38.5% vs 12.5%），球扩瓣膜也有类似减少（23.1% vs 4.2%）。随访2年全因死亡率球扩瓣膜有降低趋势，但是没有达到统计学差异（22.4% vs 43.4%）。结论认为自膨瓣膜的环上瓣设计有助于降低跨瓣压差。

2019年Ander Regueiro等报道多中心245例TAVI术后自膨瓣膜组和球扩瓣膜组的心内膜炎的临床特点比较。术后出现心内膜炎的时间自膨瓣膜组和球扩瓣膜组两组无差异〔5.5个月（1.2～15个月）vs 5.3个月（1.7～11.4个月）〕。肠球菌心内膜炎在自膨瓣膜组发生率更高（36.5% vs 15.4%）。自膨瓣膜组经股动脉途径比例高，而股动脉导管操作已经证实与肠球菌感染有关。而球扩瓣膜组患者最常见的病原菌是金黄色葡萄球菌和凝固酶阴性葡萄球菌，与外科瓣膜置换术后早期感染性心内膜炎（IE）相似。赘生物的位置两组有所不同，自膨瓣膜组支架位置更高（18.6% vs 6.9%），球扩瓣膜组瓣叶位置更高（23.9% vs 38.5%），这可能与两种瓣膜的长短设计不同有关。自膨瓣膜组患者二尖瓣上附着的赘生物比例较高，可能与该组以前接受瓣膜手术的百分率较高有关。同样，自膨瓣膜组附着于起搏器导线上的赘生物百分比更高，可能与起搏器植入比例高于球扩瓣膜组有关系。

心内膜炎两组脑卒中/全身栓塞比例均很高，其中球扩瓣膜组患者更高（20.0% vs 8.7%）。球扩瓣膜组患者以神经系统症状为首发症状的频率更高，脑卒中和全身栓塞的发生率也更高。赘生物大小和高发瓣叶位置可能是造成这种差异的原因。自膨瓣膜和球扩瓣膜两组间外科手术摘除瓣膜率（8.7% vs 13.8%）、心内膜炎期间的住院死亡率（35.6% vs 37.7%）无差异。感染后随访13个月，自膨瓣膜组和球扩瓣膜组死亡率均

较高（59.1% vs 54.6%），无差异。尽管IE并发症的发生率很高，但是两组心内膜炎的手术率和支架瓣膜二次手术取出率都同样低（＜17%），这可能是TAVI患者高龄和高风险特征所致。远期细胞内膜覆盖更多导致外科摘取支架瓣膜难度加大，尤其是自膨瓣膜，摘取率更低（8.6% 13.8%）。

2019年Jilaihawi等报道了利用Evolut可回收自膨瓣膜和膜部室间隔定位高释放技术可以明显降低自膨瓣膜的永久性起搏器植入率。分析了连续性248例重度主动脉瓣狭窄进行TAVI的临床结果。永久性起搏器植入的单因素危险因素包括术前右束支传导阻滞、膜部室间隔长度、Evolut 34大号瓣膜、植入深度大于膜部室间隔长度。而多因素分析显示只有植入深度大于膜部室间隔[比值比（OR）=8.04]和Evolut 34大号瓣膜（OR=4.96）是高危因素。采用室间隔定位，要求植入深度尽量低于室间隔膜部长度策略之后的100例TAVI患者，起搏器植入率明显降低（9.7% vs 3.0%），新发左束支传导阻滞发生率也明显降低（25.8% vs 9%）。

2019年Osman荟萃分析球扩瓣膜和自膨瓣膜两类瓣膜TAVI结果的区别。尽管头对头随机对照研究只有一项CHOICE研究，但是有一些TAVI和外科手术的随机对照研究数据可以使用贝叶斯网络荟萃分析技术。纳入了8项随机对照试验，共8095例患者。除球扩瓣膜组和自膨瓣膜组植入起搏器较少（OR=0.29）外，两组30天预后无明显差异。长期随访（平均3年±2年）两组在全因死亡率、心血管死亡率及脑卒中、住院和再干预方面无差异。随访1年，球扩瓣膜组新起搏器植入率（HR 0.45）和瓣周漏发生率明显低于自膨瓣膜组（1.1% vs 12.1%）。有意思的是，自膨瓣膜组术后轻度瓣周漏患者中20%在随访1年时进展为中度瓣周漏，可能与自膨瓣膜镍钛金属径向支撑力略弱，以及升主动脉和左心室流出道有夹角，自膨瓣膜容易植入略深有关。2016年STS/ACC/TCT登记注册研究中TAVI术后永久起搏器植入率为12%。CENTER合作研究中12 000例大组研究中自膨瓣膜起搏器植入率比球扩瓣膜高3倍。

总之，除自膨瓣膜组起搏器植入率和瓣周漏

发生率较高外，两组 TAVI 临床结果相似。

2019 年 Vlastra 汇总了 CENTER 研究中 10 个注册和临床试验的数据，患者（n=12 381）包括 6239 例接受球扩瓣膜的 TAVI 患者和 6142 例接受自膨瓣膜手术的患者。倾向匹配人群的年龄为 81 岁 ±7 岁，STS-PROM 评分中位数为 6.5%。在 30 天的随访中，使用球扩瓣膜的 TAVI 患者的死亡率与自膨瓣膜患者相比略低（4.3% vs 5.7%）。接受球扩瓣膜治疗的患者植入起搏器的风险大幅降低（7.8% vs 20.3%）。相比之下，接受球扩瓣膜治疗的患者更频繁地发生重大和危及生命的出血率更高（6.6% vs 5.5%）。球扩瓣膜的脑卒中率更低（1.9% vs 2.6%），可能与自膨瓣膜的长支架设计及较长的植入操作时间有关，另外发生脑卒中的患者死亡率明显增加（OR=5.5）。经颅多普勒超声可以量化 TAVI 期间的脑栓塞量，在接受自膨瓣膜治疗的患者中，代表脑栓塞的高信号瞬时信号率比接受球扩瓣膜的患者高 41%（P=0.02）。接受自膨瓣膜治疗的患者在瓣膜植入期间和之后的脑栓塞发生率均较高。同样，最近对来自 246 例 TAVI 的脑保护装置捕获的碎片进行的组织病理学评估显示，与使用球扩瓣膜治疗的患者相比，接受自膨瓣膜治疗的患者捕获更大颗粒的概率更高。

2020 年 Van Belle 等回顾总结了 2013～2015 年 FRANCE-TAVI 研究的全国注册系统中的 12 141 例数据，其中爱德华公司球扩瓣膜 8038 例，美敦力公司瓣膜 4103 例，平均随访 20 个月。按照 1∶1 匹配完成了 3910 对患者的比较。球扩瓣膜组和自膨瓣膜组相比，中度及以上瓣周漏发生率低（8.3% vs 15.5%），住院死亡率低（4.2% vs 5.6%）。随访 2 年球扩瓣膜组全因死亡率低（26.6% vs 29.8%）。

2020 年 Deharo 等总结了法国 TAVI 数据库 2014～2018 年头对头 Sapien 3 球扩瓣膜和 Evolut R 瓣膜的数据匹配患者的随访结果比较。总共 3.1 万余例患者入选，匹配后各自 1 万例，平均随访 1 年。球扩瓣膜组与自膨瓣膜组相比每年全因死亡率略低（14.4% vs 16.4%，RR=0.88），每年心血管死亡率略低（6.4% vs 7.9%，RR=0.82），再住院率和心力衰竭率略低（RR=0.84），起搏器植入率略低（RR=0.72），

围术期起搏器植入率为 20.5% 和 25.9%。

自 2002 年引入 TAVI 以来，伴随着两个程序问题——瓣周漏和传导阻滞。后者经常会需要植入永久性起搏器。既往研究显示，使用适当过大的人工瓣膜可以防止严重的瓣周漏。然而，通过增加人工瓣膜施加的径向力，无论是通过增加瓣膜的大小，还是通过增加瓣膜旁密封裙边或心包外包裹，瓣周漏减少与传导阻滞的发生均有关。特别是在左心室流出道严重钙化的患者中，传导系统周围的组织受压导致传导阻滞。这种已知的反向关系似乎代表了较少瓣周漏的发展潜力和对新永久起搏器的需求之间的平衡，并因此影响了医生对 TAVI 瓣膜类型和大小的选择。在此背景下，瓣膜植入深度和传导阻滞之间的联系已经被证实，并可以通过支架瓣膜的心室部分与传导系统的物理相互作用来解释。事实上，几个新一代的自膨瓣膜表明，改进的瓣膜密封性（从而减少瓣周漏）是以传导阻滞风险增加为代价的。研究显示，自膨瓣膜中的瓣周漏比球扩瓣膜更明显，原因可能在于稍弱的径向支撑力和其容易深入到左心室，而且还可能会挤压传导束造成阻滞，并且这一直被认为是这项技术的缺点。

爱德华公司和美敦力公司都在继续开发新的瓣膜，以进一步减少临床并发症。初步结果表明，植入这些新装置与较低的起搏器植入率有关。自膨胀的 Evolut 系列（现在加入了 Evolut-R 瓣膜和 Evolut-Pro 瓣膜）是美敦力心血管系统的最新发展。使用 Evolut-R 瓣膜治疗的患者植入起搏器的概率比早期的自扩式瓣膜低（16.4%）。最新成员美敦力公司 Evolut PRO 瓣膜的特点是外面有一层猪心包包裹，旨在减少瓣周漏同时，减少下滑进入左心室风险。Centera 瓣膜是爱德华公司的一种新型自扩式瓣膜，允许瓣膜在最终植入前重新定位。在这项针对高危患者的关键试验（n=203）中，仅 4.5% 的患者需要植入新的起搏器。因此，在第一次试验中，这种新型自扩式瓣膜的起搏器植入率仅为本研究中自扩式瓣膜的 1/4，与球扩瓣膜相比，植入率也降低为 1/2。

三、中国经导管主动脉瓣置换术发展历程

主动脉瓣狭窄可以按照 2017 年《欧洲心

脏影像和心脏超声主动脉瓣狭窄测量指南》的评估方法进行评估，评估主动脉瓣狭窄的一线指标主要包括跨主动脉瓣血流速度、平均跨瓣压差及有效瓣口面积。注意事项：使用连续波多普勒成像在多个切面测量跨主动脉瓣血流速度、平均跨瓣压差后取最大值，测量时尽量使跨主动脉瓣口的血流方向和超声声束平行。有效瓣口面积的测量主要根据连续方程计算（证据级别1级）。根据 2014 年 AHA/ACC 关于瓣膜病管理指南，重度主动脉瓣狭窄的定义为跨主动脉瓣最大速度（V_{max}）≥ 4m/s，或者跨主动脉瓣平均压力阶差（mean ΔP）≥ 40mmHg，或者主动脉瓣口面积（AVA）< 1.0cm^2（< 0.6cm^2/m^2）（表1-1-1）。

表 1-1-1 主动脉瓣狭窄程度分级

	V_{max}（m/s）	PG$_{mean}$（mmHg）	AVA（cm^2）	AVAI（cm^2/m^2）	velocity ratio
轻度	2.6 ～ 2.9	< 20	> 1.5	< 0.85	> 0.50
中度	3.0 ～ 4.0	20 ～ 40	1.0 ～ 1.5	0.60 ～ 0.85	0.25 ～ 0.50
重度	≥ 4.0	≥ 40	< 1.0	< 0.6	< 0.25

注：V_{max}. 峰值流速；PG$_{mean}$. 平均跨瓣压差；AVA. 主动脉瓣口面积；AVAI. 主动脉瓣口面积指数；velocity ratio. 速度比值

据不完全统计，中国人口总数多达 14 亿，其中包括 4480 万 75 岁以上的老年人口（3.4%），严重主动脉瓣狭窄患者约 150 万人（3.3%），其中高危患者约 20 万，中危患者 30 万。由高润霖院士牵头的一项单中心调查显示，在 2010 年 1 月至 2015 年 12 月 139 496 例接受超声心动图检查的患者中，严重二尖瓣关闭不全检出率最高（0.68%），其后依次为二尖瓣狭窄（0.38%）、主动脉瓣狭窄（0.28%）和主动脉瓣关闭不全（0.27%）。

2009 年 1 月至 2013 年 12 月，Liu 等调查在广东省人民医院住院的瓣膜结构或功能异常的患者 19 428 例，其中通过临床资料、患者特征及超声心动图检查，相对肯定为瓣膜性心脏病的患者为 13 549 例（69.7%）。在这些患者中，风湿性心脏病占 37.0%，先天性瓣膜病占 13.9%，退行性瓣膜病占 11.5%，缺血性瓣膜病占 12.7%，感染性瓣膜病占 3.1%，自身免疫介导的瓣膜病占 0.7%。在 5 年中风湿性心脏病从 2009 年的 42.8% 降至 2013 年的 32.8%（P < 0.001），而退行性心瓣膜病从 8.8% 增加到 14.5%（P < 0.001），缺血性瓣膜病从 9.2% 增到 11.3%（P=0.003），先天性瓣膜病从 9.0% 增加到 12.3%（P < 0.001），> 65 岁的患者退行性心瓣膜病的患病率居首位，显著超过风湿性瓣膜病。

我国不同地区医疗发展水平不均衡，对于外科手术高危、禁忌的认识与国外有别。上海长海医院的 20 年数据回顾性研究显示，在 6300 例行左心系统瓣膜置换手术的患者中，年龄 ≥ 70 岁者只占 2.0%，最大年龄为 79 岁。该中心的另一项研究连续纳入 521 例外科换瓣手术患者，其中术前被评估为风险最高的 53 例（10%）患者的平均 STS 评分只有 3.25 分。

2002 年，世界首例 TAVI 完成。

2010 年，国内首次 TAVI 完成（复旦大学附属中山医院葛均波教授）。

2012 年，中国首个自主知识产权的瓣膜产品——Venus A 开始临床试验；全国完成 7 例。

2015 年，葛均波教授、王建安教授等组织制定《经导管主动脉瓣置换术中国专家共识》。

2017 年，经股动脉途径的 Venus A 瓣膜和经心尖途径 J-Valve 瓣膜正式获批上市，标志着我国心脏瓣膜病进入介入治疗的新时代。

2017 年，美国发布《成人主动脉瓣狭窄患者行经导管主动脉瓣置换术临床决策路径专家共识》。

2018 年，全国 TAVI 突破 1000 例。

葛均波教授等组织编写《经导管主动脉瓣置换团队建设及运行规范中国专家建议》。

吴永健教授等组织发布《TAVR 中国经导管主动脉瓣置换术临床路径（2018）》。

张运教授等组织制定《经导管主动脉瓣置入术围术期超声心动图检查专家共识》。

程卫平教授、李立环教授等组织制定《TAVR手术麻醉中国专家临床路径管理共识（2018）》。

王春生教授等组织制定《中国经导管主动脉瓣置入术（TAVI）多学科专家共识》。

徐志云教授、陆方林教授等牵头介入三尖瓣LUX瓣膜，开始临床试验。

胡盛寿教授、孟旭教授等牵头心尖人工腱索植入的Mitral Stich技术，开始临床试验。

葛均波教授等牵头心尖二尖瓣双孔钳夹Valve Clamp技术，开始临床试验。

2019年，经股动脉途径的Vita flow瓣膜获批上市。

全国心脏内、外科医师完成TAVI 2000例。

孟旭教授、徐志云教授、王巍教授等牵头成立心脏瓣膜病介入治疗技术学术委员会，发布《心脏团队建设心外科医生职责和要求的专家共识》。

国际心血管CT协会发布《国际心血管CT协会TAVI/TAVR相关CT成像的专家共识》。

孟旭教授、张海波教授等创新J-Valve瓣膜进行二尖瓣和三尖瓣生物瓣毁损的瓣中瓣技术获得成功，并多中心开展技术推广。

爱德华公司Sapien瓣膜和国产Taurus瓣膜均完成临床试验。

高润霖教授等发布Venus A瓣膜和J-Valve瓣膜5年良好的随访结果，表明其安全性和有效性得到了中长期的验证（图1-1-7）。

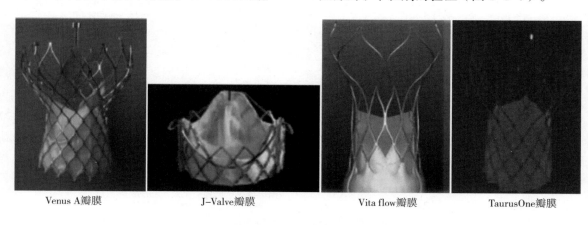

Venus A瓣膜　　J-Valve瓣膜　　Vita flow瓣膜　　TaurusOne瓣膜

图1-1-7　中国自主研发上市的介入瓣膜

2020年，陈茂等组织发布《经导管主动脉瓣置换术治疗二叶式主动脉瓣狭窄的中国专家建议》。

2022年，陈茂等组织发布《经导管主动脉瓣植入术后抗血栓治疗中国专家共识》。

王建安等组织发布《经导管主动脉瓣置换术（TAVR）流程优化专家共识2022版》。

目前，国内共有150家中心具备开展TAVI的能力，其中手术例数累计大于100例的有10余家单位。与欧美不同的是，我国二叶式主动脉瓣患者居多，钙化程度更重，高龄患者虚弱程度更重，看病更晚，合并症更多。而且目前我国国内各中心TAVI经验及团队构建差异明显，多数中心处于学习曲线的起步阶段，机遇与挑战并存。

随着新一代瓣膜进入临床，我国各个中心手术成功率将不断提高，并发症也将不断减少，不断积累更多的临床经验。在影像学评估方面，

结合中国人群个体化特点，由中国医学科学院阜外医院吴永健教授团队提出的多平面瓣环测量技术，复旦大学附属中山医院葛均波院士团队提出的小球囊测量方法，浙江大学医学院附属第二医院王建安教授团队提出的序贯球囊测量策略，四川大学华西医院陈茂教授团队提出的Optimal Reshaping优化测量技术，首都医科大学附属北京安贞医院孟旭教授和张海波教授提出的TAVI有效瓣环径和有效瓣口面积理念，均为我国TAVI的发展作出了实质性贡献。

以Sapien3、Evolout R、Centera等为代表的新一代介入瓣膜主要针对早期介入瓣膜的缺陷进行了改进，以较低的瓣周漏发生率、可回收、小输送系统及自动定位为主要特点。目前认为拥有上述两个特点的新型介入瓣膜可归类为第二代介入瓣膜。在第二代瓣膜的研发中，我国已逐步追上世界脚步，由苏州杰成医疗科技有限公司研发

的 J-Valve 瓣膜、上海微创医疗器械（集团）有限公司研发的 VitaFlow Ⅱ 瓣膜、杭州启明医疗器械股份有限公司研发的 VenusAplus 瓣膜等新一代瓣膜已相继完成首例患者植入。

Venus A 瓣膜是我国第一个上市 TAVI 瓣膜，经股动脉途径植入，截至 2019 年 10 月国内共有 142 家中心累计开展 Venus A 瓣膜手术超过 2000 例。其中，手术例数大于 20 例的有 19 家中心，10 ～ 20 例的有 16 家中心，少于 10 例的有 107 家中心，2012 年开始的旨在评价 Venus A 瓣膜治疗重度主动脉瓣狭窄安全性和有效性的前瞻性多中心观察性研究，对 TAVI 患者进行了 5 年随访，结果表明 5 年全因死亡率为 20.8%，心血管死亡率为 15.8%，年龄 > 85 岁风险比为 1.47 ［95% 置信区间（CI）1.12 ～ 2.00，P=0.007]，STS 评分 > 8% 风险比为 1.56（95% CI 1.21 ～ 2.01，P=0.033］。2019 年 3 月 29 日，在北京召开的中国介入心脏病学大会上，高润霖院士报告了该研究 5 年随访结果，出现重度支架瓣膜狭窄或重度反流为 0，中度流速增快或中度反流小于 10%。

杭州启明医疗器械股份有限公司研发的二代介入性主动脉瓣膜系统 Venus-A plus，具有可回收功能。Venus-A plus 瓣膜支架同 Venus A 瓣膜。Venus-A plus 输送系统为可回收，在结构上通过创新性鞘管设计实现瓣膜释放可回收功能。输送系统使用 19F 引导鞘管。Venus-A pilot 在可回收功能基础上，增加了可调弯功能，以保证瓣膜释放时的同轴性。Venibri 瓣膜为世界首个预装瓣膜，使得瓣膜可以在导管室随取随用，对于急危重症患者，节省宝贵时间，抢救生命。

VitaFlow Ⅱ 瓣膜是上海微创医疗器械（集团）有限公司研发的二代介入性主动脉瓣膜系统，具有可回收及防瓣周漏功能，属于二代介入性主动脉瓣。VitaFlow Ⅱ 瓣膜支架同一代 VitaFlow 瓣膜。VitaFlow Ⅱ 输送系统可回收，在结构上通过创新性鞘管设计实现瓣膜释放可回收功能，即再次定位重新释放。输送系统的内外管设计具有增强结构，在保证释放稳定性和准确性的同时实现了多向弯曲功能，从而降低对血管的损伤，减少血管并发症发生的概率。针对中国老年患者股动脉较细的特点，设置内联导管鞘，实现一体化穿刺功能，减少输送系统对血管损伤（相当于

16 ～ 18F 鞘）。

J-Valve 瓣膜为自膨胀镍钛支架，支架外围有灵活的 3 个固定键钢圈，与 Jena Valve 不同的是，Jena Valve 固定键和镍钛支架是焊接连接，而 J-valve 固定键和镍钛支架之间用细绳活动连接，这样有利于释放时固定键能在窦底活动，更好地贴合在主动脉窦底。其输送系统为 18 ～ 22F，具有可调弯功能。瓣膜释放顺序与 Jena Valve 类似。TF-J-valve 为 J-valve 的经股动脉瓣，瓣膜设计基本同 J-valve。TF - J-valve 探索性临床试验主要在加拿大进行，目前证实了技术可行性。2023 年计划在国内开展多中心试验。

2020 年以来，中国陆续上市了国产自膨瓣膜沛嘉医疗科技（苏州）有限公司介入瓣，进口的球扩瓣膜爱德华公司 Sapien 3 瓣膜和美敦力公司长支架自膨瓣膜 Evolut pro 介入瓣。截至 2022 年 11 月国内已经完成临床上市前研究的包括百仁球扩瓣膜、金仕可回收干瓣、带定位键健世瓣膜、短支架可完全回收乐普瓣膜，正在进行试验研究项目包括圣德 X cor 瓣膜、沛嘉Ⅲ代可回收干瓣、带定位键球扩瓣翰凌介入瓣、纽脉球扩瓣等。

四、经导管主动脉瓣置换术急性并发症和心脏团队协作理念

TAVI 因为高龄和外科常规高危因素，因此梗死风险和难度仍然比较大，需要做好术中各种应急预案，包括最危险的心脏破裂等紧急状态。与之相比，冠状动脉支架术术中转为急诊外科手术概率类似，但是其危险率远低于 TAVI 的术中并发症。支架术中紧急状态风险为 0.2% ～ 0.6%，死亡率为 1% ～ 20%，但是 2017 年欧洲 79 个中心注册研究的 27 760 例 TAVI 结果显示外科急诊手术概率 0.76%，3 天、围术期、1 年的死亡率分别为 34.6%、46%、78%。需要紧急心脏手术的患者平均年龄为 82.4 岁，67.5% 为女性，Logistic EuroScore 评分为 17.1%，STS 评分为 5.8%。分析显示，TAVI 期间紧急心脏手术的发生率由 2013 年的 1.07% 降至 2014 年的 0.70%，此后保持稳定。

TAVI 期间紧急心脏手术最常见的原因是导丝导致左心室穿孔（28.3%）和瓣环破裂（21.2%）。

TAVI 期间需要紧急心脏手术的患者术后 72 h 内死亡率高达 34.6%，这些患者的院内总死亡率为 46.0%，瓣环破裂患者死亡率最高（62%）。分析显示，紧急心脏手术后院内死亡的独立预测因子包括年龄＞85 岁（OR=1.87，P=0.044）、瓣环破裂（OR=1.96，P=0.060）及即刻紧急心脏手术（OR=3.12，P=0.037）。在紧急心脏手术的患者中，住院期间存活了 114 例，后者的 1 年生存率仅为 40.4%。

另外，TAVI 的并发症通常发生更危急、更快，更难以预测。特别是 TAVI 即将推广到低危患者，这时这些低危风险患者的安全性更加重要。而心脏内外科团队的协作可以更好地保障患者的安全。

TAVI 对医疗最大的贡献恐怕不是手术技术本身或临床效果，而是产生了一个独特的医疗文化现象。医疗学科之间的壁垒首次被以多学科协作应对一种疾病状态所取代。就像 Cribier 教授在 2022 年其回顾 TAVI 20 周年文章中指出的，TAVI 的开展首次开创了心脏内外科医生团结协作的模式，单独心脏内科或外科医师都难以完成 TAVI 的所有涉及环节，但是两者团结协作则可以取长补短，优势互补，为这些长开胸手术高危的老年患者提供更安全、有效的治疗措施。因此在欧美很多国家和地区，心脏团队都签字认可的 TAVI 医保才能报销。2012 年欧洲心脏病学会 / 欧洲心胸外科学会（ESC/EACTS）心脏瓣膜疾病管理指南指出：TAVI 可考虑应用于外科手术高危的重度症状性主动脉瓣狭窄患者，但需要一个"心脏团队"的综合分析评估与团队协作（Ⅱa，B）。

2014 年最新公布的美国心脏协会 / 美国心脏病学会（AHA/ACC）心脏瓣膜疾病指南也给予了一致的推荐。

美国胸外科学会（AATS）联合美国心脏病学会（ACC）、心血管造影和介入学会（SCAI）及胸外科医师学会（STS）发表《2018 AATS/ACC/SCAI/STS 经导管主动脉瓣置换术操作要求和机构经营规范的专家共识》。共识指出，为保证 TAVI 安全、有效，现有的 TAVI 应在符合以下条件的中心进行，以用于持续认证：每年至少做 50 例 TAVI（或 2 年 100 例），以及至少 30 例外科主动脉瓣置换术（或 2 年 60 例）。所制定的标准还包括在有限的时间内处理发病率、死亡率和生活质量的各种质量指标要求及进行质量评估 / 改进计划等。共识还指出，TAVI 术者作为多学科团队的成员之一，应在其职业生涯中至少参加过 100 例经股动脉 TAVI，其中至少 50 例是担任主要术者。TAVI 团队的外科医师应该在其职业生涯中至少进行过 100 例外科主动脉瓣置换术，或者在 TAVI 计划开始前一年中至少进行过 20 例（2 年 50 例）。

专家共识委员会的共同主席之一——Carl Tomm 主动脉瓣狭窄医学博士评论，虽然目前仍存在一些问题，但我们正在提高质量，希望该共识能提供一个框架，即 TAVI 手术质量将用于评估界定能否安全进行手术的中心。他同时指出，在过去的 6 年中，有越来越多的中心开展了 TAVI，适应证也在扩大到外科低危的老年患者，因此这是重新定义 TAVI 建议的时机。

有研究表明，在一年内执行更多 TAVI 的医院术后不良事件较少，医院积累的 TAVI 经验与术后结局改善有关。2018 年《美国医学会杂志·心脏病学》（$JAMA\ Cardiol$）在线发表了一项观察性队列研究，从美国医疗保险中纳入了 2011 ～ 2016 年 438 家医院进行的 60 538 例 TAVI，患者平均年龄为 82.3 岁。外科换瓣量高（年平均量 ≥ 97）的医院更有可能早期采用 TAVI 并且 TAVI 量随时间增长而增长更快（外科换瓣量高的医院对外科换瓣量低的医院的平均 TAVI 量：第 1 年，32 对 19；第 2 年，48 对 28；第 3 年，82 对 38；第 4 年，118 对 54；P＜0.001）。结合分析医院 TAVI 量和外科换瓣量时，在高 TAVI 量医院治疗的患者 TAVI 术后 30 天死亡率较低（高 TAVI 和低外科换瓣对低 TAVI 和低外科换瓣：OR 0.85；95% CI 0.72 ～ 0.99；高 TAVI 和高外科换瓣对低 TAVI 和高外科换瓣：OR 0.81；95% CI 0.69 ～ 0.95），当医院也具有高外科换瓣量时，其效果更明显。高外科换瓣量和高 TAVI 量的医院治疗的患者 30 天死亡率最低（对低外科换瓣量和 TAVI 量的医院：OR 0.77；95% CI 0.66 ～ 0.89）。研究结论表明，外科换瓣量高的医院最有可能快速开展更多的 TAVI 手术。高 TAVI 累积量与 TAVI 后较低的死亡率相关，特别是当医院的外科换瓣量较高时。外科换瓣和

TAVI 病例数均高的医院可能会获得最佳结局，这肯定了医院手术经验的重要性。

五、低危患者经导管主动脉瓣植入的适应证

美国国家卫生统计中心 2008～2017 年维护的多重死亡原因分析数据显示，自 2013 年以来，美国老年人口由主动脉狭窄导致的死亡率呈下降趋势，而 TAVI 手术的数量从 2012 年的 4627 例增加到 2016 年的近 35 000 例，从而推测观察到的死亡率趋势可能与 TAVI 相关。

2019 年 3 月 17 日，美国心脏病学会（ACC）年会上针对低危主动脉瓣狭窄患者的临床研究——PARTNER 3 和 EVOLUT 等研究结果的发布标志着重度主动脉瓣狭窄的 TAVI 时代全面来临。美国哥伦比亚大学医学中心的 Martin Leon 在会议上正式发布 PARTNER3 的研究结果：对于低危的重度主动脉瓣狭窄患者，接受爱德华球扩 TAVI 瓣膜植入的患者 1 年期死亡、梗死、再住院的复合终点事件发生率显著低于接受外科手术者。研究纳入来自 71 个中心的 1000 例患者，平均年龄为 73 岁，平均 STS 评分为 1.9%。研究的主要终点为复合终点，包括了 1 年的死亡、梗死、再住院事件率，研究结果显示 TAVI 组患者的主要终点事件率显著低于手术组（8.5% vs 15.1%）。TAVI 组患者的 30 天梗死率（0.6% vs 2.4%）、梗死或死亡事件率（1.0% vs 3.3%）、新发心房颤动率（5.0% vs 39.5%）均显著低于手术组。此外，TAVI 组患者平均住院时间更短（3 天 vs 7 天），30 天不良预后结局（死亡或 KCCQ 评分低）风险也更低（3.9% vs 30.6%）。主要血管并发症、永久性起搏器植入、中度或重度瓣周漏发生率两组之间无差异。

Evolut 研究共纳入 1468 例接受美敦力自膨 TAVI 瓣膜的患者，其中 1403 例接受了 TAVI 或外科手术，平均年龄 74 岁，主要研究终点为 24 个月的死亡或致残性梗死的复合事件。TAVI 组的 24 个月主要终点事件发生率为 5.3%，外科手术组则为 6.7%。TAVI 组的 30 天致残性梗死发生率（0.5% vs 1.7%）、出血并发症发生率（2.4% vs 7.5%）、急性肾损伤发生率（0.9% vs 2.8%）、心房颤动（7.7% vs. 35.4%）发生率均显著低于

外科手术组，但中度或重度瓣周漏发生率（3.5% vs 0.5%）、永久性起搏器植入率（17.4% vs 6.1%）则高于外科手术组。1 年时，TAVI 组的死亡率为 0.4%，而手术组为 1.2%（无显著性差异）。TAVI 组的全因死亡率和致残性梗死发生率较低（但在统计学上无显著性差异）（2.9% vs 4.6%），致残性梗死明显减少（0.8% vs 2.4%），心力衰竭住院治疗显著减少（3.2% vs 6.5%）。此外，TAVI 组患者在 12 个月时，跨主动脉瓣压差较低（8.6mmHg vs 11.2mmHg），有效瓣膜口面积较大（2.3cm^2 vs 2.0cm^2）。尽管 TAVI 术后瓣周漏反流比例较高，但只有 22% 的患者接受了第三代瓣膜，其增加了裙边以减少瓣周漏，因此随着该装置使用率增加，反流率应该会降低。

目前美国每年约有 60 000 例 TAVI。如果中等风险的患者完全进行 TAVI，可能会增加到 75 000 人次；如果扩展到低风险，则会增加到 100 000 人次或更多。葛均波院士对 TAVI 未来发展趋势进行预测，他指出 TAVI 的终极目标是全患群 TAVI（all comers TAVI），就是无论何种危险程度，无论什么样的解剖结构，甚至是无论什么年龄，只要是需要干预的主动脉瓣病变，都可以做 TAVI 手术。

2022 年的最新随访研究显示了美敦力长支架自膨瓣膜 10 年后毁损 5%～9%，NOTION 研究 8 年随访的 TAVI 瓣膜组血流动力学和瓣膜毁损率甚至低于外科开胸的生物瓣组，今后更多的大组长期随访研究会带来更多的介入瓣的随访数据。

六、无症状和急危重症严重主动脉瓣狭窄患者手术安全有效性的研究

早期 TAVI 的概念涉及两个人群，一是无症状的重度主动脉瓣狭窄患者，二是合并心力衰竭的中度主动脉瓣狭窄患者。无症状性主动脉瓣狭窄猝死率每年可达为 1%～2%，进行早期干预可能获益。

《新英格兰医学杂志》发表的一项韩国研究将 145 例无症状严重主动脉瓣狭窄患者随机分为早期手术组或保守治疗组。主要终点是手术期间或术后 30 天内死亡或整个随访期间心血管原因引起的死亡；主要次要终点为随访期间的全因死亡。在早期手术组中，随机分组后 2 个月内 73

例患者中 69 例（95%）接受了手术，无手术死亡。意向性治疗分析显示，主要终点事件：早期手术组 1 例（占 1%），保守治疗组 11 例（占 15%）（HR 0.09，95% CI 0.01 ～ 0.67，P=0.003）。全因死亡：早期手术组 5 例（占 7%），保守治疗组 15 例（占 21%）（HR 0.33，95% CI 0.12 ～ 0.90）。在保守治疗组中，猝死的累积发生率在 4 年时为 4%，在 8 年时为 14%。研究表明，在无症状严重主动脉瓣狭窄患者中，接受早期主动脉瓣置换术的患者随访期间的手术死亡或心血管疾病（CVD）死亡复合事件的发生率显著低于接受保守治疗的患者。

2016 年 *JACC* 的荟萃分析纳入 4 项比较无症状重度主动脉瓣狭窄患者进行瓣膜置换及观察策略预后的研究，结果提示单纯药物治疗组全因死亡率较早期瓣膜置换高 3.5 倍。而运动负荷试验阳性无症状患者，单纯药物治疗组全因死亡率较早期瓣膜置换高 6.5 倍，早期瓣膜置换可大幅降低心源性死亡风险（OR=0.18，95% CI 0.03 ～ 1.01）。无症状重度主动脉瓣狭窄患者占所有重度主动脉瓣狭窄患者的 40% ～ 50%，因此，当我们拥有了相较外科手术创伤更小、安全性更高的 TAVI 后，更积极地对主动脉瓣狭窄进行有效干预是一个非常重要的课题。

正在进行的 EARLY TAVI 研究计划将无症状重度主动脉瓣狭窄同时负荷试验阴性患者随机纳入药物治疗及早期 TAVI 治疗，主要终点为 2 年全因死亡、卒中及反复住院复合终点。心力衰竭患者，即使合并了中度主动脉瓣狭窄，其死亡率急剧上升，如果能安全地对主动脉瓣狭窄进行干预，也可能改善患者的预后。TAVI-UNLOAD 研究计划纳入 600 例优化药物治疗后仍存在心力衰竭（LVEF < 50% 或 NYHA 心功能分级 ≥ 2 级）同时合并中度主动脉瓣狭窄的患者，将其随机进行 TAVI 或药物治疗，主要终点与 EARLY-TAVI 研究基本类似。相信这些研究数据的公布能为 TAVI 适应证的拓展带来证据。研究表明，心力衰竭患者，即使合并中度主动脉瓣狭窄，其死亡率急剧上升，如果能安全地对主动脉瓣狭窄进行干预，则也可能改善患者的预后。相信这些研究数据的公布能为 TAVI 适应证的拓展带来证据。

重度主动脉瓣狭窄患者在多种情况下可能重复入院。2018 年美国杜克大学医学院的

Sreekanth Vemulapalli 研究，评估了经导管主动脉瓣置换术（TAVI）对重度主动脉瓣狭窄患者入院的影响。15 324 例来自美国 328 家医保定点中心的 TAVI 患者，中位年龄为 84 岁，中位 STS 评分为 7.0，61.1% 的患者通过经股动脉入路接受 TAVI 治疗。与 TAVI 前相比，TAVI 后心力衰竭入院率和住院天数减少（比率分别为 0.87 和 0.95；所有人均 $P < 0.01$）。然而，全因、非心血管和出血入院率和住院天数增加（所有人均 $P < 0.01$）。在 LVEF < 30% 的患者中，TAVI 后入院率减少最多。在所有 TAVI 患者和 1 年幸存者中，TAVI 后平均成本降低（比率分别为：0.95，$P < 0.01$；0.90，$P < 0.01$）。

TAVI 术后住院的最常见原因是心力衰竭，术后 1 年的心力衰竭再次住院率为 14.2%。TAVI 后住院率持续较高，显示主动脉瓣狭窄的缓解并不能阻止许多患者发生心力衰竭。他认为这一发现支持即使在高风险患者中，在发生广泛的心脏损伤之前，应重新审视是否进行早期 TAVI。

研究者分析了美国胸外科医师学会（STS）/ 美国心脏病学会（ACC）经导管瓣膜治疗（TVT）登记表中 2011 ～ 2016 年 TAVI 相关数据，纳入 40 042 例 TAVI 患者，将其分为择期 TAVI 组（36 090 例，90.1%）和急诊 TAVI 组（3952 例，9.9%）。主要终点是院内、30 天、1 年的全因死亡率，次要终点包括器械成功率、急性肾损伤（AKI）、严重或危及生命的出血及多种心血管结局。

（一）探索急诊经导管主动脉瓣植入的结局和独立预测因素

与择期 TAVI 组相比，急诊 TAVI 组的 LVEF 较低，更容易发生中重度瓣膜功能不全，因既往植入生物瓣膜退化而使用瓣中瓣 TAVI 明显较多，更加需要机械辅助循环、心肺转流术和经心尖或经主动脉穿刺。急诊 TAVI 组和择期 TAVI 组平均随访时间分别为 338 天和 394 天。在主要终点方面，急诊 TAVI 组较择期 TAVI 组术中死亡率（0.96% vs 0.49%）和院内死亡率（6.1% vs 3.0%）更高。两组的院内死亡率均低于 STS/TVT 登记模型预测值。在 30 天死亡率、1 年死亡率方面，急诊 TAVI 组明显高于择期 TAVI 组（30 天死亡率：8.7% vs 4.3%；1 年死亡率：29.1% vs 17.5%）。急诊 TAVI 组 30 天和 1 年死亡风险增加相关的独

立因素包括氧依赖性肺病、心房颤动或心房扑动、TAVI 术期间需心肺转流术和非股动脉穿刺。球扩瓣膜使用率与 30 天和 1 年的死亡率成反比。

在次要终点方面，急诊 TAVI 组的器械成功率明显较低（92.6% vs 93.7%），AKI 发生率也明显更高（7.0% vs 3.7%），住院时间明显更长；急诊 TAVI 组出院后更可能需要专业护理和持久保健服务或康复中心服务。总体来说，急诊 TAVI 组术后急性期器械成功率较高，且临床结果与择期 TAVI 相似，但其死亡率比择期 TAVI 组更高。研究者最后总结认为，急诊 TAVI 可行，临床结局可接受，或可作为部分重度主动脉瓣狭窄患者的合理选择。

（二）极低射血分数患者经导管主动脉瓣植入可行且获益

低 LVEF 的主动脉瓣狭窄（AS）患者可分为高平均跨瓣压力梯度（> 40mmHg）与低平均跨瓣压力梯度（< 40mmHg）。其中，低梯度患者可能为真正重度 AS 或假性重度 AS。既往，极低 LVEF 值的 AS 无论是外科手术还是 TAVI，都被认为是禁忌。PARTNER-I 试验将 LVEF < 20% 列为排除标准。然而，近期一些研究显示，极低 LVEF 值的患者 TAVI 也是可行的。研究显示，TAVI 术后，患者极低 LVEF 组（LVEF < 20%，n=21）与对照组的平均 LVEF 值在 6 个月内均呈升高趋势。其中，极低 LVEF 组由 17.9% 显著上升为 35%；根据 NYHA 心功能分级，极低 LVEF 患者的心功能也明显提高。

2013 年一项研究结果指出，1 年间，低流量、低梯度组（LEF-LG）与低流量、高梯度（LEF-HG）组的低 LVEF 患者（LVEF ≤ 40%）LVEF 值均呈上升趋势。其中，LEF-HG 组 30 天内上升幅度高于 LEF-LG 组，且在 30 天至 1 年内基本保持平稳。而 LEF-LG 组在 6 个月前较平稳上升，6 个月至 1 年有下降趋势。

Kaplan-Meier 生存曲线显示，左心室功能障碍患者较对照组 1 年时生存比为 70.2% 比 86.6%，2 年时生存比为 56.1% 比 79.6%；LVEF ≤ 30% 的患者在 TAVI 术后的生存率低于 LVEF > 30% 的患者。

极低 LVEF 患者行 TAVI 的策略：由于极可能出现循环崩溃现象，所以必要时提供全身麻醉、主动脉内球囊反搏（IABP）或体外膜肺氧合（ECMO）等血流动力学支持装置。在国外的 TAVR 治疗经验中，ECMO 的使用并非罕见。Huseer、Drews 及 Makdisi 等文章报道 ECMO 可在 TAVR 术中血流动力学不稳定时使用，能显著降低手术死亡风险，其优势的体现在预充量小、肝素化程度低、并发症少。此外，Trenkwaldwer、Seco 及 Singh 等的文章报道，在术前评估患者术中可能出现严重循环不稳的情况下，可预防性进行 ECMO。

七、主动脉瓣关闭不全的经导管主动脉瓣置换治疗技术

主动脉瓣反流（AR）是由主动脉瓣叶病变和（或）主动脉根部或升主动脉异常引起的，是以左心室容积和压力超负荷为特征的一种独特形式瓣膜病。一般人群中 AR 的总患病率为 4.9% ～ 10%，中度或更严重的 AR 患病率为 0.5% ～ 2.7%。AR 的患病率随着年龄增长而增加，男性患者病变往往更严重。与普通心力衰竭人群相比，严重 AR 死亡率更高，10 年内死亡率可达到约 50%。一旦出现失代偿性心力衰竭症状，未经手术治疗的死亡率可高达每年 10% ～ 20%。

根据超声心动图参数，AR 可分为轻度、中度或重度，或根据发病时间分为急性（心内膜炎或主动脉夹层）和慢性。在欧美国家，由于风湿性疾病现在已经很少见，严重的慢性 AR 常是由先天性疾病引起的，如二叶畸形或退行性疾病（瓣环主动脉扩张症）。慢性 AR 可分为：①主动脉狭窄伴反流；②单纯自体主动脉瓣反流（NAVR），无钙化；③生物瓣衰败主动脉瓣反流。在所有形式的慢性 AR 中，进行性左心室（LV）扩大通过维持低的左心室舒张末期压力和正常的左心室每搏量代偿反流部分，而偏心性肥厚则抵消了增加的后负荷。经过较长的潜伏期，左心室舒张末期压力升高，心肌灌注压降低，心肌耗氧量增加，导致呼吸困难和心绞痛等症状。

对于急性 AR 患者，需要紧急 / 急诊手术干预。对于慢性严重 AR 患者，手术是为了缓解症状，防止心力衰竭进展，减少死亡，并避免主动脉瘤患者的并发症。尽管没有来自随机试验的数据来比较手术治疗和非手术治疗，但强有力的观

察性研究证据表明手术比单纯药物治疗更有益。主动脉瓣替换术是 AR 的常用干预措施，单独进行时死亡率为 4%，同期行冠状动脉旁路手术的死亡率为 6.8%。主动脉瓣修复术只在特定的患者中进行（如脱垂的二叶主动脉瓣），但结果通常不如二尖瓣修复术好。在升主动脉瘤的情况下，带瓣管道置换术的死亡率为 1%～10%，这取决于主动脉瓣反流和左心室功能不全的严重程度。欧洲心脏病学会 / 欧洲心胸外科协会的最新指南指出，无论左心室射血分数（LVEF）如何，对有严重 AR 和无手术禁忌的症状性患者都应进行外科干预（Ⅰ级推荐，B 级证据）。另外，对于左心室功能受损（LVEF ≤ 50%）（Ⅰ级推荐，B 级证据）或严重左心室扩张（左心室舒张末期直径＞70mm 或左心室收缩末期直径＞50mm）的患者（Ⅱa 级推荐，B 级证据）应进行手术。无论主动脉瓣反流的严重程度如何，对于马方综合征（曾称"马凡综合征"）和升主动脉直径＞50mm 的患者，都应进行手术治疗（Ⅰ级推荐，C 级证据），对于最大主动脉直径的患者，应考虑手术治疗（Ⅱ级推荐，C 级证据）：①存在马方综合征和其他危险因素或 *TGFBR*1 或 *TGFBR*2 基因突变（包括 Loeys–Dietz 综合征）；②二叶畸形合并额外危险因素或主动脉缩窄时，升主动脉直径 ≥ 50mm；③所有升主动脉直径 ≥ 55mm 的患者。如果患者有主动脉瓣手术指征，主动脉直径 ≥ 45mm 时，应考虑同时更换主动脉根部或升主动脉（Ⅱa 级推荐；C 级证据）。

复旦大学附属中山医院单中心超声心动图数据库（纳入 30 万例患者）分析提示，国内 AS 发病率可能明显低于国外，而 AR 比 AS 常见。长海医院 20 年数据回顾分析显示，在接受外科主动脉瓣置换术（surgical aortic valve replacement，SAVR）者中 AR 比例明显高于 AS。最新的 2019 年 China-DVD 多中心调查研究显示，在 8638 例心脏瓣膜病患者中，894 例主动脉瓣反流，主动脉瓣狭窄 430 例，二尖瓣狭窄 286 例，二尖瓣反流 2248 例。

单纯性 AR 患者仍主要靠外科手术治疗。但是，Iung 等研究显示，由于年龄及严重合并症等原因，约 10% 的 AR 患者无法接受手术，在 LVEF 为 30%～50% 的单纯性 AR 患者中，只有

1/5 接受了手术治疗；当 LVEF 低于 30% 时，接受手术的患者比例低至 3%。而据统计，保守治疗的患者年死亡率高达 10%～20%，其 10 年并发症发生率和死亡率也不容乐观。

美敦力公司的 CoreValve 人工支架瓣膜较早在临床上被应用于单纯性 AR 患者的 TAVI 治疗。这是一款自展瓣膜，首选经股动脉入路植入，股动脉条件不好时，可次选锁骨下动脉、颈动脉等。其优势在于超过 50mm 的长支架及特殊的三级固定机制，其下部通过较高的径向扩张力挤压原生瓣叶，中部被压缩以避免冠状动脉阻塞，上部则扩大以将支架框架固定在升主动脉中心，并提供纵向同轴稳定性。因此，即使在没有钙化的情况下，该瓣膜也可以完成锚定。但是，这款瓣膜的使用也存在一些问题：①锚定不充分导致瓣膜移位，使瓣膜二次植入及术后中重度瓣周漏发生率较高。Roy 等对 14 家中心 43 例使用 CoreValve 瓣膜行 TAVI 的患者的研究结果显示，其瓣中瓣植入率及术后中重度瓣周漏的发生率分别为 19% 和 21%。②由于 CoreValve 瓣膜主要依靠瓣膜径向扩张固定在瓣环上，在选择瓣膜型号时，通常需要使人工瓣膜直径稍大于原生瓣环，以获得足够的径向支撑力以使锚定更加稳固，这种做法同时导致了瓣环撕裂的风险高。

2016 年一项 meta 分析汇总了 13 项研究，共 237 例无法耐受外科换瓣的单纯 AR 患者接受了 TAVI 手术。其中，自膨瓣的使用率占到了 80%，成功率为 77%～100%，由于瓣膜移位或者术后重度反流而需要植入第 2 枚瓣膜的概率为 7%，30 天全因死亡率为 0～30%。术后中重度反流的发生率为 88%（其中 Jena valve 亚组是 0）。可见，尽管研究纳入了 Jena Valve 这个二代设计的 TAVI 瓣膜，但是早期使用瓣膜的 TAVI 治疗单纯反流与 AS 相比，术后中重度反流及瓣膜移位发生率显著增高。

2017 年 S.H.Yoon 等总结带有定位辅助锚定系统的新一代 TAVI 瓣膜治疗单纯主动脉瓣关闭不全，其成功率明显高于一代的设计简单的 TAVI 瓣膜（81.1% vs 61.3%），显著降低了术后残余瓣膜反流和瓣周漏发生率（4.2% vs 18.8%），需要再次植入第 2 枚瓣膜的概率显著降低（12.7% vs 24.4%）。331 例主动脉瓣关闭不

全患者施行了 TAVI，平均 STS 评分 6.7 分 ±6.7 分（外科应该是中危以上）。119 例（36%）使用了早期植入装置，212 例（64%）采用了新一代植入系统。新一代植入系统的患者 STS 评分更低（6.2 分 ±6.7 分 vs 7.6 分 ±6.7 分，越接近低危患者），但统计学无差异。新系统经股动脉途径更多（87.4% vs 60.8%）。两组间 30 天死亡率无明显差别，1 年的全因及心血管死亡率两组分别为 24.1%、15.6%，1 年的全因死亡率与术后主动脉瓣反流程度有关，中等程度以上反流的死亡率达 46.1%，轻度以下反流死亡率降至 21.8%。多因素分析认为术后反流程度中等以上是 1 年全因死亡率的独立预测因素（增加 2.85 倍）。而且这其中并没有纳入国际公认治疗单纯反流效果最好的中国的 J-Valve 瓣膜。

国内一些中心也在尝试使用常规长支架自膨瓣膜经股动脉途径进行单纯主动脉瓣反流的治疗，结果显示在升主动脉不宽或左心室流出道较窄的外科高危病例，尝试不依靠主动脉瓣环的锚定进行股动脉途径 TAVI，但是瓣膜移位率和需要再次同期植入第 2 枚瓣膜概率仍然很高，而且还有瓣膜移位进入升主动脉或者下滑左心室影响二尖瓣功能造成必须马上开胸手术取出瓣膜的风险。因此该方法仅限于外科高危而且心尖途径其他 TAVI 瓣膜方法难以实施情况下进行。除了新一代瓣膜的研发，其他有助于改善预后的因素包括优化成像技术、术者经验增加和全身麻醉使用。术前进行经胸或经食管超声心动图和三维多层螺旋 CT 检查，以仔细检查瓣环和周围的解剖结构。瓣膜的尺寸应根据瓣环周长和面积的测量值选择，并建议尺寸偏大 10%～20%。当使用自膨瓣膜时，建议瓣膜周长偏大一些（≥15%），因为已经证明，这与术后 AR ≥中度发生率降低相关。

中国自主知识产权的 J-Valve 瓣膜设计有 3 个"U"形、适合主动脉瓣解剖结构的定位键，瓣膜分两步释放，然后组合发挥作用，能够更精确定位瓣膜和夹持瓣叶，可以对主动脉瓣狭窄和反流有效发挥作用。2014～2018 年 J-Valve 瓣膜经心尖途径 TAVI 治疗高危单纯无钙化主动脉瓣反流的多中心临床研究资料显示共纳入 82 例患者，年龄为 73.8 岁 ±6.3 岁（范围为 61～90 岁）。

欧洲心脏手术危险评估系统评分为 17.5% ±8.1%（范围为 10%～44.4%）。手术中 4 例患者因瓣膜移位术中中转开胸，瓣膜手术植入成功率为 95.1%（78/82），瓣膜成功率为 93.9%（77/82）。住院期间因中度瓣周漏并发多器官功能衰竭死亡 1 例，因肺部感染死亡 1 例。术后 82.1%（64/78）患者微量或者完全没有残余主动脉瓣反流；16.7%（13/78）的患者存在轻度瓣周漏，7.6%（6/78）的患者因三度房室传导阻滞安装永久起搏器。左心室舒张末期容积由术前 197.7ml ±66.8ml 减少为术后 1 个月的 147.2ml ±53.3ml（$P < 0.05$）；术后 1 个月主动脉瓣平均跨瓣压差为 9.5mmHg ±4.1mmHg，体现良好的血流动力学表现。二代股动脉 J-Valve 瓣膜为牛心包材质，2023 年国内多中心试验已结束。

对于单纯性 AR 常见的缺少钙化和主动脉根部及升主动脉扩张的问题，前者通过二代瓣膜锚定方式的不断改进在一定程度上得到了解决，而后者则是目前还无法攻克的一个难题，许多患者因此只能选择开胸手术甚至保守治疗。另外，与严重 AS 患者相比，单纯性 AR 患者通常伴有更为严重的临床症状，如肺动脉高压、心功能不全等。同时，单纯性 AR 导致的晚期左心室肥大、心肌纤维化及心功能不全即使在 TAVI 后也可能无法逆转，因此，这类患者的预后通常较差。

2020 年 AHA/ACC 指南认为，对于主动脉瓣环和主动脉根部扩张，以及许多缺乏足够的瓣叶钙化的 AR 患者，TAVI 具有挑战性。TAVI 治疗 AR 的风险包括经导管瓣膜移位和明显的瓣周漏。TAVI 很少可行，并且仅在仔细选择的重度 AR 和心力衰竭的患者中可行，这些患者具有极高危的手术风险，并且这些患者的瓣膜钙化和瓣环大小需适合经导管的方式。因此，指南推荐有 SAVR 手术指征的孤立性重度 AR 患者，不应该进行 TAVI。

八、起搏器置换并发症

传导阻滞是 TAVI 术后最普遍的并发症，具有重要的临床意义。随着技术改进、入路优化（如经股动脉入路而非经心尖入路）及外科医师经验增加，多数 TAVI 相关并发症的发生率降低。新发左束支传导阻滞（left bundle branch block,

LBBB）和需要永久性起搏器植入（permanent pacemaker implantation，PPI）的重度房室传导阻滞（high-degree atrioventricular block，HAVB）是TAVI术后最常见的传导阻滞类型。

与SAVR相比，TAVI手术后需要行永久性起搏器植入的重度传导阻滞发生率更高（3%～6.9% vs 10%～20%）。SAVR术后永久性起搏器植入率更低与不同的瓣膜置换技术及患者人群差异有关。行TAVI手术的患者年龄更大，通常术前更多存在传导阻滞及其他合并症（如肾功能不全、呼吸系统疾病、陈旧性心肌梗死、行动不便）。因此，对于在术前即存在传导阻滞等可能植入永久起搏器的高危患者，可选用球囊扩张式人工主动脉瓣膜行TAVI。对于TAVI术中出现短暂完全性房室传导阻滞或者需要较大的球囊后扩张以减少瓣周漏的操作、需要较深置入瓣膜、手术复杂且时间较长、怀疑主动脉瓣损伤或炎症的情况，则至少保留临时起搏器48h观察心律情况，如果不能恢复自主心律，则安装永久起搏器。对

于术后持续存在完全性或高度房室传导阻滞的患者建议安装永久起搏器，而对于新发左束支传导阻滞及QRS延长的患者，可建议使用无导线临时起搏器及长程监测出院。

由于心脏传导系统和主动脉瓣复合体的解剖关系毗邻，任何外科或介入干预均可能导致传导阻滞。尽管传导系统会随年龄增长而衰退，但也有证据表明主动脉瓣狭窄的严重程度与传导阻滞之间存在关联。怀疑由于传导系统存在和主动脉瓣相似的钙化，传导系统更容易受外部影响。

本部分对TAVI术后传导阻滞的不同方面进行了简要概述：传导系统的解剖及其与主动脉瓣复合体的关系；病理生理；LBBB和需要起搏器治疗的HAVB的发生、发展、危险因素、结局和预后，以及传导阻滞的管理。

（一）主动脉瓣复合体与传导系统的解剖关系

TAVI术后发生传导阻滞可能是传导系统与主动脉瓣复合体解剖关系毗邻所致（图1-1-8）。

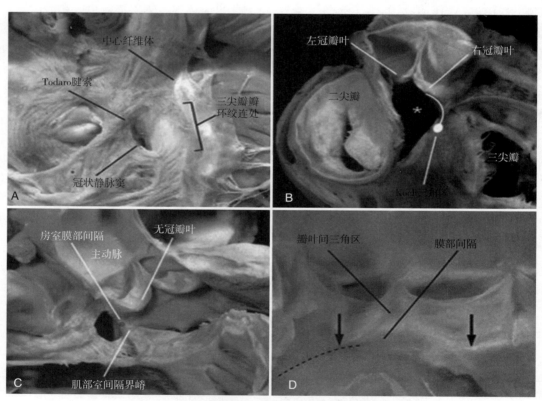

图1-1-8　主动脉瓣复合体与房室传导系统间的解剖关系

A.房间隔和室间隔的右侧视图，标识了Koch三角的位置。房室结位于三角的顶部，His束穿行于中心纤维体。B.His束的局部解剖，切除主动脉无冠窦，可见其深部二尖瓣和室间隔之间的憩室（星形）。标识了房室结和His束的位置。C.走行在室间隔膜部和肌部间的His束，是通过剥离右心室流出道显露主动脉根部后部而形成。D.左心室面主动脉根部视图。右冠窦和无冠窦窦底附着处（箭头指示处），左束支起始段的位置（黑色虚线）

房室结位于右心房 Koch 三角内，该三角由 Todaro 腱、冠状窦口及三尖瓣隔瓣附着缘组成。冠状窦口构成 Koch 三角形的底，顶点由 Todaro 腱和三尖瓣隔瓣附着缘的夹角构成。房室结位于 Koch 三角的顶部，延续为房室束（His 束）穿过中心纤维体。经过室间隔膜部，达肌部室间隔脊顶偏左侧心内膜下，与主动脉瓣环基底部及左心室流出道毗邻。在该处 His 束分出左束支，位于右冠瓣叶和无冠瓣叶交界下方。

（二）经导管主动脉瓣植入术后传导阻滞的机制

在 TAVI 术中，传导阻滞主要是人工瓣膜或钙化的自体主动脉瓣对房室传导束的机械压迫所致。人工瓣膜或钙化的自体主动脉瓣扩张压迫附近的 His 束时，容易引发传导阻滞。TAVI 术后重度房室传导阻滞患者的尸检报告显示，因 His 束受压局部水肿、血肿、坏死引发传导阻滞。另外，其他因素也会影响传导系统对 TAVI 术中损伤的易感性，如解剖变异。

房室结在 Koch 三角的位置及 His 束走行存在很大的解剖变异性。尸检结果显示主要存在以下 3 种解剖变异：约 50% 的个体 His 束走行于室间隔右侧的心内膜下，约 30% 位于室间隔左侧心内膜下，而 20% 的 His 束穿行于室间隔膜部下方心内膜内。尤其后两种变异，由于其紧邻主动脉瓣复合体，容易发生与 TAVI 相关传导阻滞的风险更高。

CT 测量显示较短的室间隔膜部与 TAVI 术后较高的传导阻滞发生率有关。室间隔膜部的下缘被认为是 His 束在左心室出口的解剖标志，室间隔膜部上下缘长度等于主动脉瓣环到 His 束的距离。对于室间隔膜部较小的患者，主动脉瓣环至 His 束的距离更短，在人工瓣膜扩张时难免对 His 束产生压迫。也有证据表明，主动脉瓣狭窄与传导阻滞间存在关联。考虑解剖关系毗邻，假设在传导系统和主动脉瓣上都有钙沉积，则术中传导系统更容易受损伤。因此，传导系统的老化，并与主动脉瓣复合体毗邻是 TAVI 致传导异常的根本原因。

（三）左束支传导阻滞

1. 发生率　新发 LBBB 是 TAVI 术后最常见的传导阻滞类型，因研究间方法学差异，现有文献报道的发生率各不相同。发生率取决于 TAVI 术中使用的瓣膜种类及是否纳入短暂性 LBBB。

据报道，使用 Medtronic 和 Edwards Lifes-cien-ces 的第一代 TAVI 瓣膜，新发 LBBB 发生率为 4% ～ 65%。使用球扩瓣膜——Edwards SAPIEN 瓣膜和 SAPIEN XT 瓣膜，新发 LBBB 发生率为 4% ～ 30%，而使用自膨瓣膜——Medtronic CoreValve 瓣膜发生率为 18% ～ 65%。新一代 TAVI 瓣膜的使用后数据目前有限。使用 Edwards Sapien 3 瓣膜 TAVI 术后新发 LBBB 的发生率为 12% ～ 22%。一项使用自膨 Portico 瓣膜（St Jude）的研究报道了类似的发生率，而两项使用机械扩张 Lotus 系统（Boston Scientific）的研究报道了更高的 LBBB 发生率（55% vs 77%）。

2. 发病时机　大多数传导阻滞发生围术期，85% ～ 94% 的 LBBB 的出现在此期间。新发 LBBB 主要发生在植入前的不同阶段，而不仅仅是在实际瓣膜植入过程中。一项在 TAVI 术中持续监测所有患者心电图的研究观察到，62% 的患者在实际瓣膜植入前新发 LBBB（如在硬导丝插入和主动脉瓣球囊预扩张时）。术后 LBBB 发生率较低，出院后也很少见。出院后新发 LBBB 的恢复并不多见。另外，随访 1 年后报道的 LBBB 发生率为 60%。

3. 危险因素　TAVI 诱发 LBBB 的危险因素可分为患者相关因素、手术因素和解剖因素。危险因素如表 1-1-2 所示。

表 1-1-2　TAVI 术后新发 LBBB 的危险因素

解剖因素	患者因素	手术因素
主动脉瓣环和左心室流出道严重钙化	女性	瓣膜植入深度
室间隔膜部上下径短小	糖尿病	应用 Medtronic CoreValve 瓣膜
左心室流出道狭窄	术前有传导阻滞（QRS 波群时限延长）	主动脉瓣环过度扩张
		瓣膜型号过大

续表

解剖因素	患者因素	手术因素
		置入引导导丝
		球囊扩张

手术操作是新发 LBBB 的主要预测危险因素。首先，TAVI 瓣膜在左心室流出道中植入深度被认为是主要的预测因素：瓣膜植入越深，发生 LBBB 的风险越高。与 Edwards Sapien 瓣膜相比，应用 Medtronic TAVI 瓣膜的患者 LBBB 的发生率更高，与上述结果一致。自膨 Medtronic 瓣膜支架在主动脉瓣的心室侧释放，因此对左心室流出道和室间隔膜部施加更大的径向力。瓣膜型号过大、主动脉瓣环径较小及左心室流出道狭窄也预示着 TAVI 术后新发 LBBB 的风险较高。标准的 TAVI 主动脉瓣成形术操作如术中硬导丝植入、导管撤出有可能引起传导阻滞。

多个患者相关因素与 TAVI 术后新发 LBBB 相关，包括女性、糖尿病、术前存在传导阻滞（主要为 QRS 波群时限延长）、主动脉瓣环及左心室流出道钙化严重。

4. 结果与预后　一项纳入 8 项研究 4756 例患者的 meta 分析，报告了 3 个 TAVI 术后 1 年随访结局指标：永久性起搏器植入率、全因死亡率和心源性死亡率。17% ～ 24% 的新发 LBBB 患者行永久性起搏器植入。术后 1 年全因死亡风险没有增加，不同 TAVI 瓣膜间的全因死亡率也没有差异。但是随访 1 年后，与新发 LBBB 相关的心源性死亡风险更高。

（四）需要永久起搏器植入的重度房室传导阻滞

1. 发生率　需行永久性起搏器植入的重度房室传导阻滞是 TAVI 术后常见的临床并发症。考虑起搏器植入的时机与不同指征具有高度依赖性，TAVI 术后以永久性起搏器植入率作为结局变量有一定的局限性。最新的欧洲心脏病学会指南推荐，无论是否有症状，发生严重房室传导阻滞（三度或二度 II 型）的患者都应行起搏器治疗。文献研究中永久性起搏器植入率是 TAVI 术后严重传导阻滞最常用的结局变量，因此在本部分中也被使用。

植入第一代 TAVI 装置后，约 17%（发生率为 2% ～ 51%）的患者发生严重传导阻滞并行永久性起搏器植入。TAVI 的临床随机研究——PARTNER 和美国 CoreValve 系统研究，报道永久性起搏器植入率为 3.6% ～ 19.8%。

植入新一代 TAVI 瓣膜的数据显示，瓣周漏等围术期并发症减少，术后永久性起搏器植入率也有所降低。常用的新一代 TAVI 瓣膜永久起搏器植入率：Edwards Sapien 3 瓣膜为 11% ～ 14%，Medtronic Evolut R 瓣膜为 15% ～ 22%，Boston Scientific Lotus 瓣膜为 28% ～ 37%，Symetis Acurate Neo 瓣膜为 5% ～ 11%，JenaValve 瓣膜为 12% ～ 15%，St.Jude Portico 瓣膜为 4.5% ～ 10%。

上述研究中提到的永久性起搏器植入率可能被低估了，因为大多数研究都将术前植入起搏器的患者纳入了对照组即非永久起搏器植入组。另外，很多医师为了减少患者术后住院时间更早或者预防性植入永久性起搏器（即未遵循当前指南）。

2. 发病时机　如前所述，60% ～ 96% 的 TAVI 诱导严重房室传导阻滞发生在围术期。迟发性 HAVB 的发生率较低，为 2% ～ 7%，即 TAVI 术后 24 ～ 48h 及以上出现。如果出院前患者无传导阻滞发生，出院后发生晚期 HAVB 的可能不大。17% 的新发 LBBB 会发展为严重房室传导阻滞。而且，术后住院期间没有传导阻滞的患者，术后 1 年行永久性起搏器植入的概率极低。

有趣的是，TAVI 术后对起搏器的依赖。一项术后随访 4 年的研究发现，高达 86% 的永久性起搏器植入患者心室起搏时间 ＞ 1%。几乎所有 TAVI 诱发的 HAVB 患者在术后 5 天内（中位数 3 天）接受了永久性起搏器植入。随着时间推移，不依赖起搏器及低心室起搏率（起搏时间 ＜ 1%）的 HAVB 会消失。研究发现，急性发作（24h 内）和迟发性 HAVB 术后 30 天的恢复率分别为 59% 及 25%。与迟发性 HAVB（6 天以上）相比，急性发作的患者恢复更快。

3. 危险因素　与新发LBBB的危险因素相似，除了前面提到的解剖学因素，还包括与患者相关因素、与手术操作相关因素。

TAVI术后永久性起搏器植入（PPI）的患者相关危险因素包括男性，术前存在传导阻滞，如右束支传导阻滞（RBBB）、一度房室传导阻滞或左前束支传导阻滞。主动脉瓣环、左心室流出道和二尖瓣环钙化也是其危险因素。

据报道，植入自膨CoreValve瓣膜的患者，TAVI术后发生严重传导阻滞并行PPI治疗的风险是植入球囊扩张式Edwards瓣膜患者的2～3倍。其他手术操作因素包括术中HAVB、瓣膜型号过大（大于10%）、瓣膜植入过深。而左心室功能和不同手术途径（经股动脉或经心尖）似乎与TAVI术后PPI风险增加无关。

男性、术前RBBB、术后新发LBBB或RBBB及QRS波群时限延长都是迟发性HAVB（术后>24h以上）的独立危险因素。

4. 结果与预后　一项大型meta分析研究发现，TAVI术后行PPI治疗的患者，随访1年后全因死亡和心源性死亡的风险均未增加，甚至心源性死亡风险有降低的趋势。然而，最近一项美国大型注册登记研究显示，PPI组1年后的死亡率更高。由于长期右心室起搏，可能更容易发生左心室功能不全和心力衰竭。然而TAVI治疗组的患者通常是高龄患者，多伴有其他非心脏合并症，而且预期寿命缩短。

（五）经导管主动脉瓣植入诱发左束支传导阻滞和重度房室传导阻滞的管理

目前，尚无关于TAVI术后传导阻滞的最佳管理策略。根据现有文献，推荐策略包括术前心电图分析和围术期（术后24～48h）心律监测直至出院。当患者术前存在一种或多种传导阻滞时，如RBBB、一度房室传导阻滞、左前束支传导阻滞、QRS波群时限延长，更容易发生严重传导阻滞。这会影响术中TAVI装置的选择，倾向选用HAVB发生率更低的装置，如球囊扩张型、置入位置更高的Sapien瓣膜。大多数传导阻滞发生在围术期，建议在心内科重症监护室（CCU）对患者进行心律监测。持续监测心律直至出院是观察可能出现的传导阻滞、及时诊断新发心律失常（如心房颤动）的一种简单方法。

图1-1-9给出了新发LBBB的管理方案。TAVI术中植入临时起搏器，当术中出现新发LBBB时，由于可能会发展为HAVB，建议连续观察24h。若LBBB恢复，可以移除临时起搏器，但要连续监测心律直至出院。当新发LBBB持续存在时，应考虑进一步检查（如体内心电记录仪）。当合并QRS波群时限延长（>150ms）或一度房室传导阻滞时，可考虑永久性起搏器植入治疗。术前就存在的LBBB或其他轻度传导阻滞不需要进一步观察。在随访期间，建议术后30天和1年对患者进行心电图检查，以便及时发现可能发展为更加严重传导阻滞的情况。

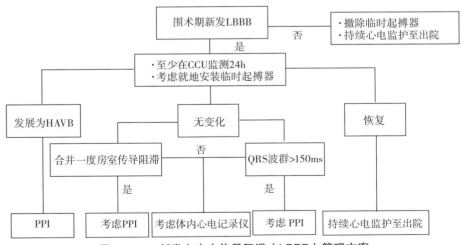

图1-1-9　新发左束支传导阻滞（LBBB）管理方案

CCU. 心内科重症监护室；HAVB. 重度房室传导阻滞；PPI. 永久性起搏器植入

如图 1-1-9 所示。当术中出现 HAVB 时，建议使用临时起搏器，观察 24 ～ 48h，但围术期出现的 HAVB 一般不会在 24 ～ 48h 后恢复。如果 HAVB 恢复，可以撤除临时起搏器，并进行心电监护直至出院。如果观察后 HAVB 持续存在或复发，出院前应行 PPI 治疗。如果 HAVB 演变为 LBBB，则参照上述 LBBB 的管理方案。

最新欧洲心脏病学会指南建议，TAVI 术后对 HAVB 或三度房室传导阻滞患者进行长达 7 天的临床观察，以评估是否为暂时性传导阻滞，能否恢复（Ⅰ类，证据水平 C 级）。但是，在三度房室传导阻滞伴心室率低的情况下及在围术期发生 HAVB 并持续 48h 以上时，可以缩短观察期。实际大多数 PPI 是在手术后 3 ～ 5 天进行的，不同于指南的推荐。TAVI 术后早期行 PPI 不会增加再入院和心源性死亡的风险。较长的观察期可能会避免短暂性 HAVB 患者不适当的 PPI 治疗，从而防止这些患者出现 PPI 并发症和长期心室起搏引起的并发症，如左心室功能不全、心力衰竭和再入院。另外，TAVI 诱发的 HAVB 观察期越长，住院时间及临时起搏时间就越长，会引起并发症，如长时间制动、感染、血栓栓塞和穿孔等。随访期间，建议术后 30 天及以后定期进行心电图分析和起搏器功能调节，以监测传导阻滞和起搏器功能。

（六）结论

本部分对 TAVI 诱发的传导阻滞进行了概述。由于主动脉瓣复合体与传导系统解剖关系毗邻，所以接受 TAVI 治疗的患者容易发生传导阻滞。在 TAVI 操作中，传导阻滞主要是人工瓣膜或主动脉瓣钙化对房室传导系统的机械牵拉、推挤所致。尽管 TAVI 在多方面进行了改善，但新发 LBBB 和 HAVB 仍不少见，且对术后及预后都有一定影响。此外，最新一代的 TAVI 瓣膜的应用减少了其他手术并发症，但永久性起搏器植入率较前无明显变化。建议在整个住院期间进行心电监测，以确定潜在传导阻滞的严重程度。此外，解剖因素、患者和手术相关的因素可以预测患者发生传导阻滞的易感性。最佳预测风险因素有术前存在 RBBB、自膨式 TAVI 瓣膜植入、植入过深、瓣膜型号过大、主动脉瓣环和左心室流出道过度扩张。TAVI 诱发的 LBBB 会导致更高的心源性死亡率、永久性

起搏器植入率（由于合并长期心室起搏并发症的 HAVB）及高死亡率。对于新一代 TAVI 瓣膜植入后传导阻滞的发生率及结局，特别是确定术后传导阻滞的最佳治疗时机，还需要进行更多的研究。

九、经导管主动脉瓣置换围术期脑梗死与脑保护

TAVI 过程中，尤其是经股动脉操作，从股动脉到主动脉瓣甚至到心室，通路上任何一个部位脱落的碎屑或急性栓子 / 组织 / 异物都有可能导致脑梗死发生，其中包括动脉壁、瓣膜组织、钙化斑块、异物、心肌、机化血栓或新鲜血栓等。经颅多普勒超声（TCD）及组织学已经验证了这些假设。TCD 的高强度信号（HITS）能反映栓子负荷。有研究显示，在 TAVI 过程中，导丝送行至主动脉弓、瓣膜定位及植入、后扩张等均伴有 HITS 实时增加，与 TAVI 过程中捕获的栓子病理相一致。栓子可以分布在脑血管的各个部位，包括大脑中动脉（38%）、大脑后动脉（33%）、大脑前动脉（2%）、脑干（27%）等。

TAVI 术后脑梗死发生率：通过头颅 MRI 影像学检查可检测出高达 42% ～ 80% 的患者有颅内缺血灶，只有 1% ～ 4% 的患者有临床症状，其余被称为静默无症状性脑梗死。2016 年美国胸科医师学会 / 美国心脏病学会经导管瓣膜病治疗注册研究年度报告指出，在 54 782 例行 TAVI 手术的患者中，术后 30 天脑卒中发生率为 2.1%，大出血发生率为 4.3%，威胁生命的出血发生率为 4.1%。

既往的随机对照研究及注册研究显示 TAVI 术后梗死的发生率为 3.5%（1.4% ～ 7%），近年来由于瓣膜设计改进和操作经验增多，脑梗死概率可以控制在 1% 以内。但以往研究所记载的梗死多为大的 / 致死性梗死。由美国 395 家医院参与的 TVT 注册研究纳入 42 988 例 TAVI 患者，结果显示，尽管随着 TAVI 经验增加，手术效果会更好，如中心的手术量与其病死率、血管并发症及出血事件呈负相关。

脑梗死增加死亡率：TAVI 围术期出现梗死增加 30 天的死亡率，相对于没有梗死的患者而言，梗死患者的死亡率增加 3 ～ 10 倍，致死性梗死患者的死亡率更高，1 年死亡率高达 67%（对

比 12%），2 年死亡率 83%（对比 20%）。梗死也会对患者的身体功能产生影响，20% ～ 40% 的脑梗死患者出现重度或严重的终身残疾，55% ～ 75% 的患者虽然能"完全康复"，但是还是遗留至少一侧肢体残余活动障碍。除此之外，梗死还会导致患者与社会隔离，无能力继续工作，难以和亲友保持联系等社会心理问题。部分脑卒中由心房颤动引起。

TAVI 术后脑梗死发生的急性期高峰是在手术后 2 天，其后发生率稳定在每年 0.8%。大多数患者有多发脑梗死，即使无症状的脑梗死，也

可以使将来的梗死风险增加 2 ～ 4 倍，死亡率增加 3 倍，痴呆增加 2 倍，并且导致认知功能障碍。

TAVI 脑梗死的预防：围术期合理应用抗凝治疗，识别产生栓子的危险因素，尽量减少在主动脉弓及主动脉瓣的操作，保持血流动力学稳定。此外，近些年专门应用于脑保护的介入装置也应运而生。目前，TAVI 脑保护装置（图 1-1-10）主要有以下 4 种：Embol-X 及 Embrella Embolic Defletor、Sentinel、Triguard 脑保护装置。其中后两种能保护主动脉弓的 3 个分支，从理论上来讲，疗效更为确切。

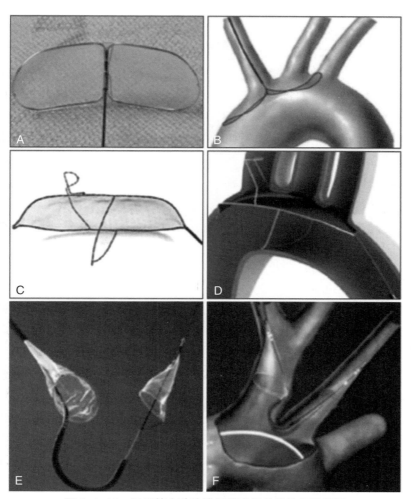

图 1-1-10 经导管主动脉瓣置换术相关的脑保护装置

A. 展开的 Embrella 装置；B.Embrella 装置放置在主动脉弓的位置；C. 展开的 Triguard 装置；D.Triguard 装置设置在主动脉弓的位置；E. 展开的 Sentinel 装置；F.Sentinel 装置放置在头臂干

CLEAN-TAVI 作为首个探讨 TAVI 术中使用脑保护装置对患者卒中发生率影响的研究，纳入了 100 例患者，以 1 : 1 的比例随机分配至试验组与对照组。在术后第 2 天及第 7 天行磁共振弥

散加权成像（cerebral diffusion weighted magnetic resonance imaging，DW-MRI），结果显示，置入脑保护装置的患者在术后第 2 天的脑梗死数量（4 vs 10，$P=0.009$）及术后第 7 天的脑梗死数量（3

vs 7, *P*=0.002 3）均明显低于对照组；且在术后第 2 天（246mm³ vs 527mm³，*P*=0.002 3）及术后第 7 天的脑梗死体积（101mm³ vs 292mm³，*P*=0.002）亦低于对照组。

TriGuard 是由一层肝素网构成，固定于主动脉弓部的防栓塞装置。临床研究发现，85 例 TAVI 患者中，采用 TriGuard 防栓塞装置的保护组新发缺血性卒中（11.5%）较无保护组（26.9%）明显减少。Van 等研究对 83 例 TAVI 术后患者的血栓滤网保护装置进行组织病理学检查，约 52% 患者的滤网上可见明显血栓，其主要成分是主动脉瓣叶或主动脉壁来源组织碎片。Claret CE 保护装置用于过滤流经头臂干动脉和左颈总动脉的血液，其 100 例 TAVI 患者的临床随机对照研究也得到肯定结果。国产的 TRIGUARD 3 脑保护滤网临床试验即将完成。

Sentine 脑保护装置在临床应用中被证实可以减少 TAVI 术后新发脑血管事件，但结果与对照组相比差异无统计学意义。

PROTAVI-C Pilot 试验中，41 名受试者 TAVI 术中使用 Embrella Embolic Deflector（EED）系统预防脑卒中发生，11 名受试者作为对照组。术后 7 天及 30 天行 DW-MRI，发现新发缺血灶在数量上两组间无明显差异，不过试验组的单个病灶体积明显小于对照组（30mm² vs 50mm²，*P*=0.003）。由于脑卒中的发生率较低，小样本的临床试验难以评价脑保护装置在减少脑卒中发生方面的价值，不过使用脑保护装置的患者相对较少、较小的脑缺血灶可能意味着术后的认知功能受损程度更小。如果后续研究进一步证实脑保护装置可减少术后脑缺血灶及神经系统症状，进行 TAVI 时使用脑保护装置可能会成为一项常规操作。

由于新一代 TAVI 瓣膜设计不断优化和操作人员经验增多，脑梗死率在很多中心可以控制在 1% 以内，因此价格数万元的介入脑保护装置在全世界范围内并没有得到常规应用。

十、瓣周漏和经导管主动脉瓣置换术中瓣膜移位机制

瓣周漏是 TAVI 的较为常见并发症，与此相比 SAVR 后瓣周漏发生率较低，在加拿大的一个大型队列中，3201 例 SAVR 患者术后轻度主动脉瓣反流（AR）的发生率为 4.2%。Villablanca 等最近的一项 meta 分析纳入了 42 项观察性研究和 4 项随机对照研究共 44 247 名行 TAVI 手术或 SAVR 手术的患者，结果发现 TAVI 术后中重度 AR 的发生率为 6.7%，而 SAVR 术后中重度 AR 的发生率仅为 0.8%。将观察性研究和随机对照研究分开分析也能得出相似的结果，在随机对照试验中更明显，因为其更有可能使用核心实验室。在高危和低危患者中也得出相似的结果。另一项纳入了 4 项随机对照研究的 meta 分析中，2 项研究采用了自膨（SE）CoreValve 瓣膜，2 项研究采用了 Edwards Sapien 瓣膜，结果发现 TAVI 术后中重度 AR 的发生率高于 SAVR。

需要指出的是，随着介入瓣的不断更新换代，以及临床经验的不断累积，中度及以上 TAVI 术后瓣周漏发生率极低，临床上多为微量或轻度瓣周漏。

瓣周漏对评估 TAVI 是否达到预期治疗效果具有重要参考意义。TAVI 术中瓣膜释放后，通常选择主动脉根部造影、超声心动图及 CT 检查评估瓣周漏情况。PARTNER 研究提示 1 年时中度或重度瓣周漏的发生率为 6.8%，而外科手术组只有 1.9% 的发生率。轻度瓣周漏无须治疗，中度或重度瓣周漏则定义为手术失败，应行补救措施。必要时需植入第 2 枚瓣膜支架或行外科手术。英国 TAVI 注册的 870 名患者中，不同程度的瓣周 AR 发生率为 61%，中到重度的发生率为 13.6%。欧洲经导管主动脉瓣植入注册研究的 4 500 名患者，出院前超声心动图显示 2 级 AR 的发生率为 7.7%，3 级 AR 的发生率为 1.3%。

Bocksch 等在对 Edward Sapien XT（ESXT）与 Edward Sapien 3（ES3）两种瓣膜比较的研究中发现，术后 30 天心脏彩超提示在无瓣周漏及微量瓣周漏的比例方面 ES3 具有明显优势（34.3% vs 89.7%，*P* < 0.001）；而在中重度反流的比较上，两者之间无明显差异（ES3 0% vs ESXT 2.9%，*P*=0.073）。

Belle 等分析了 FRANCE-2 的法国 33 个中心 2769 例 TAVI 的登记注册研究数据，平均年龄 83 岁 ±7 岁，Logistic EuroScore 评分为 21.5 分 ±13.8 分，球扩瓣膜和自膨瓣膜分别占 67.6%

（n=1872）和 32.4%（n=897）。75.4% 为股动脉途径。术后 14.9% 存在≥2 瓣膜反流，其中自膨瓣膜比例高于球扩瓣膜（9.8% vs 12.2%，P=0.000 1）。存在≥2 瓣膜反流者随访 1 年死亡率会比无瓣膜反流者高 2 倍（24.2% vs 11.9%，P=0.000 1），这在瓣膜类型上无差异，球扩瓣膜（27.1% vs 12.0%）和自膨瓣膜（20.5% vs 11.8%）。球扩瓣膜瓣周漏的高危因素包括主动脉瓣大瓣环（每增加 1mm 增加 1.09 倍风险，P=0.001），瓣膜尺寸小（每减少 3mm 增加 2.38 倍风险，P=0.000 1），股动脉途径（HR=1.70，P=0.006）。对于自膨瓣膜来说，股动脉途径增加 2.10 倍风险（P=0.008），瓣膜尺寸和瓣环大小无相关性。

来自 Nordic Lotus–TAVI 注册研究术后 30 天的结果显示，仅有 1 名患者出现中度主动脉瓣反流，其余患者均为轻度及其以下的反流。

同时，DISCOVER 研究对 Direct Flow 瓣膜在欧洲 10 个中心连续纳入的 100 例患者 1 年的随访结果显示，仅 21.2% 的患者发生轻度瓣周漏，其余患者均为无瓣周漏或微量瓣周漏。

先前的研究认为，TAVI 术后轻度主动脉瓣反流大多可在至少 1 年内保持稳定，不会导致心力衰竭、溶血等不良后果发生，不过最近的 meta 分析提示，TAVI 术后轻度主动脉瓣反流也可能增加患者死亡风险（HR=1.829；95% CI 1.005～3.329）介入瓣反流常见 3 类原因见图 1-1-11。

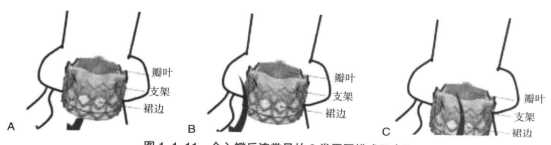

图 1-1-11　介入瓣反流常见的 3 类原因模式示意图
A. 瓣内反流；B. 瓣周反流；C. 瓣上反流

目前分析研究导致瓣周漏的主要原因如下。

（1）主动脉瓣膜植入位置过低或过高，造成植入瓣膜与主动脉瓣环贴合不佳：人工瓣膜植入深度是一个特殊的问题，尤其 CoreValve 这种与球扩瓣膜相比有较长裙边、植入深度较大的瓣膜。植入深度是 CoreValve 瓣膜植入术后瓣周主动脉瓣反流（PAR）的预测因子。植入过深导致 PAR 是因为它降低了由组织裙边提供的密封性，并且可能通过支架支柱在裙边上方产生瓣周漏。瓣膜植入过深将无法保证瓣膜和瓣环及左心室流出道之间良好的接触。一项初步研究发现最佳的植入深度为 10mm，深于目前的标准。一项更大样本的研究报道，平均植入深度 6.7mm 的患者中 PAR 均在中度以下。采取最佳的植入深度将永久性起搏器植入的风险降至最低（建议植入深度＜6mm），而最终的植入深度是在起搏器植入风险与 PAR 风险之间折中处理。而瓣膜厂家推荐的植入深度是 3～5mm。

（2）自身瓣膜、瓣环、左心室流出道钙化较严重，人工瓣膜植入受限：多项研究报道主动脉瓣钙化是 PAR 的预测因子。有趣的是，German 注册研究分析发现严重的瓣环钙化与 PAR 之间无相关性，但该研究采用肉眼对钙化程度进行主观评估。钙化程度可以用 Agatston 评分或钙化容积评分进行量化。由于钙化的不对称分布，钙化的位置对 PAR 的影响非常关键。左心室流出值（LVOT）出现钙化似乎对 PAR 影响巨大，一项使用 Sapien 瓣膜进行的研究发现 LVOT 钙化是轻度以上 PAR 的独立预测因子。一项研究表明，LVOT 钙化也是 Lotus 瓣膜植入后 PAR 的独立预测因子。一项使用了多种支架瓣膜的研究中，当 LVOT 钙化容积超过 10mm³ 时，瓣环复合体钙化增加与 PAR 呈相关性。瓣叶交界钙化是另一个 PAR 的预测因子。

（3）人工瓣膜尺寸选择偏差较大，与主动脉瓣环匹配不当：人工瓣膜尺寸过小将导致在自体瓣环上固定不良，增加 PAR 的风险。多项研究证实了这一假设。Detaint 等首次提出"覆盖指数"的概念，将其定义为［（人工瓣膜直径 – 经食管超声心动图测量瓣环直径）/ 人工瓣膜直径］×100%。覆盖指数 > 8% 的患者中没有出现 ≥ 2 级的残余 PAR，这实际上表示大于正常尺寸 8%。虽然覆盖指数的最初研究中使用了经食管超声心动图测量的二维直径，但是现已观察到三维测量在预测 PAR 发生方面更优。与二维经食管超声心动图测量相比，三维多层螺旋 CT 的使用使 PAR 发生率降低。根据比较研究，超声心动图通常低估了瓣环的直径，而且瓣环的椭圆形对其影响很大。多层螺旋 CT 测量具有较高的可重复性，基于瓣环面积的高估计算似乎是最佳的，因为它受瓣环偏心性的影响较小。大于或等于 10% 的面积与 PAR 显著减少有关。必须强调的是，这些研究中大多使用的是 Edwards THV 瓣膜。

（4）主动脉根部成角：由于自膨瓣膜的长度及与主动脉根部的相互作用，它面临的另一个特殊问题是主动脉成角。LVOT 和主动脉根部之间角度增大与 PAR 风险增加有关。Abramowitz 等在一项更大的队列研究中证实了这一点，发现水平面和瓣环面之间的角度大于 48° 能很好地预测出明显的 PAR 风险。相反，主动脉成角并不影响球扩瓣膜植入的成功率。

按照瓣膜反流的位置可以详细分为瓣内反流（支架膨胀不均匀瓣叶对合不良或者瓣叶损伤）、瓣周反流（钙化区域贴合不良或瓣膜偏小）和覆膜上反流（瓣膜过深覆膜区域全部在瓣环下）。其中覆膜上反流非常容易和普通瓣周漏混淆。

瓣周漏作为 TAVI 常见并发症，目前尚不能完全消除，但已有相应预防措施。对于瓣周漏发生风险较高的患者，可选择具有重新定位或可回收的瓣膜输送装置，反复调整至最佳位置释放。此外，具有裙边设计的瓣膜也能减少瓣周漏发生。再者，部分瓣膜释放后未能完全展开，可采用球囊扩张法进行后扩张贴合。但此方法易造成瓣膜移位及瓣环破裂，需谨慎操作。瓣膜尺寸的选择与瓣周漏的发生密切相关。较大型号的瓣膜可在一定程度上降低瓣周漏发生，但增加瓣环及流出道损伤的风险。因此，根据术前多层螺旋 CT、超声心动图等影像学检查结果，对主动脉瓣环尺寸及根部形态进行准确评估，选择合适尺寸的瓣膜是减少瓣周漏发生的关键。

TAVI 术后轻度瓣周漏被认为是良性无害的，可随访观察。在早期 CoreValve 及 PARTNER Ⅰ 研究中，中度和重度瓣周漏发生率分别为 7.8% 和 11.8%。随着使用新型设计的经导管植入心脏瓣膜，以及对优化瓣膜大小、裙边的设计和植入技术理解的加深，瓣周漏的发生率显著降低。在一项新一代 SPAPIEN 3 瓣膜的应用研究中，1 年随访结果无重度瓣周漏，且结果显示轻度瓣周漏对 1 年死亡率无明显影响，体现了较前代瓣膜明显的优势。

瓣周漏的评估可以使用多种方法来进行，并且通常推荐多参数方法。成像技术包括：①主动脉造影；②侵入性血流动力学压力测量（如主动脉瓣反流指数）；③超声心动图，经胸超声心动图和经食管超声心动图，后者需要全身麻醉；④心血管磁共振成像（CMR）。利钠肽可以评估 PAR。

（1）主动脉造影：是采用猪尾导管在升主动脉中以 15ml/s 的速度注射 20ml 左右造影剂，通常在右前斜 30° 或左前斜 20° ～ 30° 投影下进行血管造影。猪尾导管应放置于主动脉瓣上方 2cm 处。植入术后血流动力学恢复正常后，最好再次注射。对于自膨瓣膜则要求在植入瓣膜 10min 后再行造影，以便瓣膜能够完全扩展开。

Sellers 分类包括 4 个级别的主动脉瓣反流：0 级，无主动脉瓣反流；1 级，在舒张期少量造影剂进入左心室，但不充满整个心腔，并且在每个心动周期内清除；2 级，舒张期造影剂充满整个左心室，但密度较升主动脉中造影剂低；3 级，舒张期造影剂充满整个左心室，密度与升主动脉中造影剂相同；4 级，在第一次心脏搏动造影剂充满整个左心室，密度比升主动脉中造影剂更大。

血管造影是主动脉瓣反流的半定量评估方法，受到各种限制。由于它是一个主观的视觉评估，因此它的特点是可能的交互操作变量。猪尾导管的位置和造影剂的用量将影响主动脉瓣反流的严重程度。血管造影显示总主动脉瓣反流，包括跨瓣主动脉瓣反流和 PAR。由于操作者需要量化 PAR 的严重程度，以评估是否需要进一步干预，而有时造影是将左心室导丝通过主动脉瓣口进行的，所以导丝的存在导致人为的瓣膜关闭不全。虽然在没有导丝穿过瓣口的情况下进行主动脉造影可以解决这个问题，但在某些情况下支架瓣膜植入后需要后扩张，导丝的重新跨瓣可能会增加瓣周漏风险。血流动力学参数，如高血压，可导致 AR 等级被高估，而心率增快可导致由于舒张期较短而低估瓣膜反流。使用视频密度测量的新型血管造影技术与 CMR 分级相关性良好，且观察者之间的变异性较小。

（2）血流动力学指标：用血流动力学指标评估 PAR 是一个有吸引力的想法，因为它们避免了超声心动图的局限性。Sinning 等提出了一个单位的 AR 指数，定义为［（DBP-LVEDP）/SBP］×100，其中 DBP 为舒张压，LVEDP 为左心室舒张末压，SBP 为收缩压。研究中所有患者接受 CoreValve 瓣膜，瓣膜植入后 10～15min 进行压力测量。AR 指数与 PAR 超声心动图严重程度的增加成正比。他们发现，AR 指数明显增高预测 1 年死亡率显著增加（HR 2.9，95% CI 1.3～6.4，$P < 0.009$）。由于 AR 指数可以在术中评估，它允许操作者决定是否需要进一步干预以减少 PAR。有几个因素会影响 AR 指数的精确度。植入前 LVDEP 升高，容易低估 AR 指数，从而高估 PAR 的严重程度。心率增快会增加 DBP 和 AR 指数，低估真实的 PAR 严重性。

其他两个评估 PAR 对死亡率影响的研究中，尚未能确定 AR 指数的诊断界值。德国一项包括 723 例植入 2 种支架瓣膜的患者队列研究中，AR 指数 > 25 和 AR 指数 < 25 的患者术后 1 年的死亡率是相似的。Héllriegel 等发现在单变量分析中，AR 指数不能预测自膨和球扩瓣膜植入后 1 年的死亡率。

另一个血流动力学指标是舒张压时间（DPT）指数。其是为了解释舒张期时间和收缩压的变化。计算主动脉和左心室压力 - 时间曲线面积与舒张期时间之比。然后通过计算收缩压进行调整：校正 DPT 指数 =（DPT 指数 /SBP）×100。对于造影显示中度以下 AR 患者，这一指数明显高于正常人，而且是术后 1 年死亡率的独立预测因子。它在预测死亡率方面也优于 AR 指数，ROC 曲线

下面积也显著高于 AR 指数。需要进一步研究证实它的价值。这个指数的一个重要局限性在于它的相对复杂性。

（3）超声心动图：包括经胸超声心动图（TTE）、经食管超声心动图（TEE）和三维超声心动图（3D TTE），是最常用的评价 PAR 的方法。TEE 通常用于围术期评估，需要全身麻醉。由于 TAVI 逐渐转向极简模式，并且清醒麻醉越来越多，因此 TEE 在 TAVI 过程中使用的频率较低。一项研究使用瓣膜学术研究联盟（VCRC）-2 定义比较 3 种超声技术，与 TTE 相比，3D -TTE 与 PAR 的 CMR 分级有较好的一致性。3D-TTE 评价的反流分数（RF）与 CMR 显像的相关性优于 2D-TTE 评价的 RF 与 CMR 显像的相关性。3D-TTE 也具有较低的观察者间异质性，但它当然也受到同样的回声限制。

主动脉瓣反流的严重程度可以用半定量和定量两种方法来评价。半定量测量包括反流束宽度、压力半降时间、左心室流出道反流束宽度、降主动脉舒张期血流逆转，以及最近引入的人工瓣膜瓣周反流范围。所用的定量指标是反流容积、反流分数和有效反流口面积。根据 VARC-2 共识和新的 5 级分级方案对 PAR 进行评价的超声心动图标准见表 1-1-3。

由于受多种因素的影响，精确评估 PAR 具有一定挑战性。PAR 可以有多个反流束，并且全局量化是困难的。由于超声心动图测量标准适用于自体瓣膜和中心性血流，不适合于偏心性血流、瓣周漏等不符合相同血流动力学假设情况，容易导致分级不精确。瓣周漏是由一个不规则开口产生，它会造成偏心的、高速的喷射血流，喷射范围很广，多普勒超声通常会高估。定量等速表面积检测方法（proximal isovelocity surface area, PISA）方法假设一个半球形的等速度区和一个规则的反流束，最适用于瓣膜中心性反流。

最近的指南中采用 3 级评分标准评价 PAR，分为轻度、中度和重度，而以前的分级采用 4 级分类，3 级被认为是中度至重度。分级的不同增加了研究间 PAR 比较的难度。最新的专家共识采用了由 Pibarot 等提出的 5 级分类方案：①轻度；②轻度至中度；③中度；④中度至重度；⑤严重。

表 1-1-3　根据 VARC-2 定义和新 5 级分级方案评估 PAR 的超声标准比较

VARC-2	轻度		中度		重度
5 级分级方案	轻度	轻中度	中度	中重度	重度
半定量参数					
降主动脉舒张期血流反流	无或舒张早期反流		中间		明显反流，全舒张期
	无或舒张早期反流	中度反流	中度反流	全舒张期反流（舒张末期流速＞20cm/s，＜30cm/s）	全舒张期反流（舒张末期流速≥30cm/s）
瓣周反流范围（%）	＜10		10～20		≥30
	＜5	≥5，＜10	≥10，＜20	≥20，＜30	≥30
定量参数					
反流容积（ml）	＜30		30～59		≥60
	＜15	≥15，＜30	≥30，＜45	≥45，＜60	≥60
反流分数（%）	＜30		30～49		≥50
	＜15	≥15，＜30	≥30，＜45	≥45，＜50	≥50
EROA（cm²）	0.10		0.10～0.29		≥0.30
	＜0.05	≥0.05，＜0.10	≥0.10，＜0.20	≥0.20，＜0.30	≥0.30

注：EROA. 有效反流口面积；PAR. 瓣周主动脉瓣反流

瓣膜学术研究联盟共识（VARC）标准和评估人工瓣膜的 2009 年美国超声心动图学会（ASE）建议修订版中 PAR 的定量方法都是反流束的范围。然而对于严重 PAR 的界值，两个文献是不同的，在瓣膜学术研究联盟共识 2（VARC-2）中为 30%，ASE 建议中为 20%。在胸骨旁短轴切面中，通过小心地将探针扫向瓣膜的头端，以确定反流束的起源和最窄部分。在有多束反流的情况下，由于反流的起源位置并不总是在同一平面上，因此评估变得困难，需要在水平面上顺钟状转动探头以定位反流束。由于支架的错位，反流束的位置通常在瓣膜交界或钙化结节处。VARC-2 中的一个脚注提示，这一标准并没有得到良好的验证，而且与多普勒定量相比，可能会高估反流的严重程度。

（4）磁共振成像（MRI）：是评价主动脉瓣反流的一种新的有价值的方法，被认为是测量左心室质量、功能和容积的金标准。检查时需要屏气 8～16s。选择垂直于血流方向的图像切面，并选择高于流动速度的编码速度，以避免混叠。在 PAR 的情况下，经过主动脉特定的区域通常

在窦管交界或人工瓣膜近端的前向和后向血流，常用于计算反流容积和反流分数（RF）。CMR 对主动脉瓣反流量化是以观察者内和观察者间的良好一致性为特征，在这方面优于 TTE。但它受到金属植入物、幽闭恐惧症、屏气问题和心律失常的限制。CMR 定量不能区分中心和瓣周反流，而且不能区分冠状动脉血流，从而导致 PAR 的程度被高估。

第一项使用 TMR 评价 TAVI 后 PAR 的研究由 Sherif 等发表于 2011 年，仅包括 16 例患者，全部植入美敦力 CoreValve 瓣膜。它没有研究反流束的范围，并且超声评价主要基于胸骨旁长轴切面左心室流出道的反流束。CMR 反流分数小于 15% 为轻度，反流分数大于 50% 为重度，反流分数 31%～50% 为中重度。它以主动脉造影作为标准评估。超声心动图与 PAR 的 CMR 分级之间的相关性非常低，加权 K 值为 0.2。然而，血管造影和 CMR 之间的相关性高，K 值为 0.72。与 CMR 相比，TTE 低估了 50% 患者的 PAR 程度。

Ribeiro 等对 50 例 TAVI 患者采用 TTE 和 CMR 评估术前、术后的主动脉瓣反流，超声心动图标准中包括了瓣周反流范围。95% 以上的患

者植入的是球扩瓣膜。PAR 分为三类，第二类为轻度而非中度，第三类中重度病变为中度或重度，重度主动脉瓣反流的 CMR 标准为 30%，轻度主动脉瓣反流为 20%。TTE 与 CMR 在 TAVI 前的一致性较高，但在 TAVI 后的一致性较差，加权 K 为 0.3。与 CMR 相比，TTE 低估了 2/3 患者 TAVI 术后的主动脉瓣反流。主动脉瓣反流的瓣周反流程度与 CMR 分级不相关，主要是高估，有时也会低估 PAR 分级。Hartlage 等报道了使用主动脉瓣反流的瓣周反流范围标准时具有同样的高估趋势，虽然这是一个小样本研究，并将反流分数 > 40% 作为重度 PAR 的标准。

其他学者试图确定 CMR 诊断界值，作为 TTE 预测轻度以上 PAR 的标准。研究发现，最佳界值是反流分数等于 14%，低于 VARC-2 标准。然而，目前尚不清楚哪种技术可以作为金标准，而最佳的诊断界值应能够最准确地预测患者的生存。一项包括 135 名患者的多中心研究中，由 CMR 测量的反流分数 ≥ 30% 定义的中重度 PAR，明显降低术后生存，该评估是在 TAVI 后 40 天进行的。

超声心动图与 CMR 定量主动脉瓣反流的差异示例见图 1-1-12。

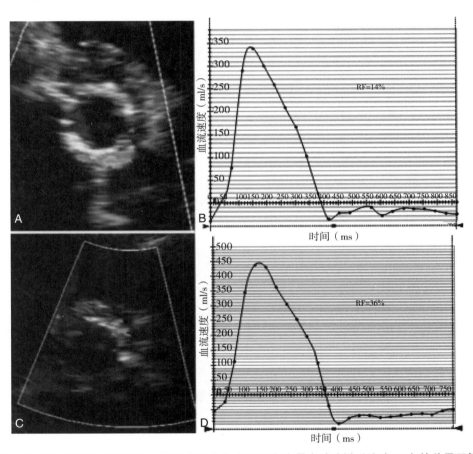

图 1-1-12　超声心动图和心血管磁共振成像（CMR）定量主动脉瓣反流（AR）的差异示例

A、B. 经胸超声心动图显示短轴切面中的反流束范围大于 30% 的周长（A），符合重度 AR，而 CMR 显示反流分数（RF）为 14%（B），符合轻度 AR；C、D. 经胸超声心动图显示短轴切面中的反流束范围覆盖瓣周周长（C）的 10% ～ 20%，与中度 AR 一致，而 CMR 显示的分流分数为 36%，与重度 AR（D）一致

支架瓣膜移位：TAVI 术中瓣膜移位的发生率为 0.8% ～ 5.6%，机制可能包括以下几种。

（1）瓣膜受到向下的挤压力：镍钛金属支架特性使支架瓣膜最初打开接触人体血液温度的部分相对容易膨胀，起始部分打开呈"开花"状

态时，受到自体瓣膜向下的挤压力，可使得瓣膜向下移位，尤其在二叶瓣（短轴方向不易打开）或风湿组织较滑而不易锚定，严重钙化，选择大瓣膜时，容易出现这种情况。预防策略：①采取高位释放策略。瓣膜的挤压力接近于水平，故不

容易向下移位。②选择小一点的瓣膜，或者充分预扩张，可以减少瓣膜释放开时被挤压的力量。③术中保持高张力拉住输送系统，以产生对抗下滑的力量。但过大的拉力可使瓣膜支架跳出瓣口，此时，术者手感很重要，牵拉输送系统的力量及幅度需要经验的积累。

（2）舒张期血液回流压力：人工瓣膜打开工作后，会受到主动脉血流动力学的影响。左心室收缩期，人工瓣膜是打开的，压差低，瓣膜受到向上的冲力很小。而在左心室舒张期瓣膜关闭，人工瓣膜受到主动脉舒张压产生的向下后坐力。$F=$ 瓣环面积（$0.0005m^2$）× 压差（$60mmHg$）× $133=4N$。$4N$ 的压力足够使瓣膜严重移位。选择瓣膜越大，这个向下的后坐力就越大，瓣膜越容易移位。研究已证实，选择越大的瓣膜，越容易放得更深。该机制的预防策略：①降低血压，包括快速起搏，药物降压或故意使瓣膜堵住瓣口时间延长；②前扩张不要过头，使瓣膜打开后仍然由充分钙化瓣膜组织锚定；③选择小型号的瓣膜；④释放时保持高输送系统张力。

（3）瓣膜如果定位过高容易向上弹跳移位：释放过高或不同轴严重时产生的挤压力就会变成是向上的，使瓣膜向上移位，跳到升主动脉。瓣叶越短，越要注意该现象的发生。左心室流出道较小，也会产生向上的挤压力，使瓣膜向上移位。预防策略：①瓣膜开始释放时不要定位过高；②看准瓣环、窦底的位置，减少误判；③术前预判到，适度放低瓣膜；④不同轴时不要轻易进行

后扩张。

（4）定位不准确：猪尾导管不在窦底，却以它为定位标记。输送系统与升主动脉不同轴（即与瓣环不垂直），瓣膜支架释放时深度一边高一边低，释放后瓣膜会自身弹开重新调整位置，仅仅考虑到一边深度会导致最终释放后瓣膜深度不理想。预防策略：①主动脉根部造影可以多次进行，显示清窦底，确认猪尾导管与窦底关系；②输送系统与升主动脉不同轴时，要综合考虑两边的深度。

十一、冠状动脉阻塞并发症

冠状动脉阻塞是 TAVI 术中少见但高危的并发症，报道的发生率为 0.7% ～ 3.5%，但 30 天死亡率达到 41%；国外对于生物瓣毁损后的介入瓣中瓣患者，发生率更高，达 2.3% ～ 10%；而且要知道，很多担心冠状动脉阻塞的患者已经被提前排除，不敢进行瓣中瓣了。目前很难对冠状动脉阻塞做出准确预测，已知的高危因素有女性、冠状动脉开口高度 < 10mm（亦有文献说是 12mm）、主动脉窦部宽度 < 30mm、生物瓣置换术后（尤其是包裹式或无支架的生物瓣）和虚拟导管瓣到冠状动脉距离（VTC）< 4mm。需要指出的是，中国生物瓣毁损的瓣中瓣技术极少有冠状动脉梗阻报道，主要原因之一在国内对于高生物瓣叶的外科生物瓣应用较少。

TAVI 术中冠状动脉阻塞常见原因见表 1-1-4。

表 1-1-4　TAVI 术中冠状动脉阻塞常见原因

瓣叶	1. 自身瓣叶过长，高于冠状动脉开口甚至窦管交界处的高度
	2. 靠近冠状动脉开口的瓣叶存在钙化团块
	3. 靠近冠状动脉开口的瓣叶过度增厚
主动脉窦	1. 冠状动脉开口高度（< 12mm）
	2. 主动脉窦较小
	3. 窦管交界处高度低，且窦管交界直径较小
	4. 主动脉瓣叶之间融合难以打开或瓣叶存在巨大团块，预计人工瓣膜移向对侧的冠状动脉开口
	5. 既往外科手术换瓣病史，如 David 手术和 Bentall 手术术后冠状动脉开口低
经导管瓣膜	1. 瓣膜植入位置过高
	2. 自膨瓣膜裙边不对称，裙边较高处对着冠状动脉开口

而冠状动脉延迟阻塞是另一种更加隐匿而危　险的并发症，报道的发生率只有 0.22%，但死亡

率高达 50%。其定义如下：① TAVI 成功后患者平稳离开手术室，之后发生左主干或右冠状动脉开口阻塞；②由造影、手术或尸检确诊；③不仅由已有的冠心病或支架内狭窄进展而来。

1. 球囊扩张造影评估 根据瓣膜设计的原理，选择大小合适的球囊，在进行球囊扩张的同时进行主动脉根部造影，观察冠状动脉的显影情况，有助于协助我们进一步评估冠状动脉阻塞的风险，是对 CT 评估冠状动脉风险的一种有效补充。以自膨瓣膜为例，根据腰的大小选择球囊。球囊扩张的同时造影可以评估瓣叶扩张程度及与冠状动脉口距离。

2. 冠状动脉保护策略 对于冠状动脉阻塞风险高的患者，需要额外桡动脉入路消毒铺巾备用，建议预留股静脉入路以备急救体外循环使用。推荐 GuideZilla 辅助，并留在左主干或右冠状动脉近段，而使指引导管离开冠状动脉口，避免瓣膜在植入过程中指引导管对冠状动脉开口造成损伤，同时也能保证瓣膜植入后球囊和支架顺利输送。左右冠状动脉指引导管首选 Judkins 系列。支架大小的选择，以左冠状动脉为例，需要根据左主干粗细、前降支和回旋支的优势情况及病变情况等综合考虑，支架释放后近端的位置需要在瓣膜框架的内侧。冠状动脉保护后，主动脉根部的材料较多，容易相互缠绕而影响操作，操作需要沉稳、精细，尤其在出现血流动力学不稳定时。团队必须有经验丰富的冠状动脉医生参与，团队分工明确，在瓣膜植入前进行演练，避免启动应急预案后出现慌乱。当 TAVI 出现急性冠状动脉闭塞，行经皮冠状动脉介治疗（PCI），如果效果不佳，建议尽快转外科开胸手术，行急诊冠状动脉旁路移植。

3. 介入瓣叶切割的 BASILICA 技术 2017 年，美国研究者提出了 BASILICA 技术，全称为"bioprosthetic or native aortic scallop intentional laceration to prevent iatrogenic coronary artery obstruction during TAVI"，旨在评估介入瓣叶切割技术解决 TAVI 过程中冠状动脉阻塞问题的有效性和安全性。2019 年，美国研究者接着在 *JACC：Cardiovascular Interventions* 上报道了 BASILICA 研究的结果。2018 年 2 ～ 7 月，入选了 30 例手术高危合并冠状动脉阻塞高危患者。

在 37 片瓣叶中成功实施 35 例 BASILICA 技术（成功率为 95%）。所有患者均无冠状动脉阻塞，无须再次手术。21 例（70%）患者达到首要安全终点，6 例由 TAVI 而非 BASILICA 技术导致心血管并发症，1 例（3%）致残性梗死，2 例（7%）非致残性梗死。1 例 30 天内死亡。1 例（7%）发生一过性血流动力学不稳定，TAVI 后立即恢复正常（图 1-1-13）。

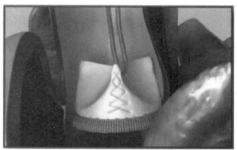
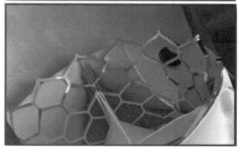

图 1-1-13 介入瓣膜切割的 BASILICA 技术

带有定位键系统的介入瓣膜，如杰成 J-Valve，由于定位键可以伸入瓣叶和冠状动脉窦壁之间，使介入瓣推挤自体瓣叶靠拢冠状动脉口有一定限制，从而自带降低冠状动脉梗阻风险的作用。

十二、经导管主动脉瓣置换术后肾损伤、心内膜炎、血管并发症

常见 TAVI 术后并发症有瓣周漏、脑梗死、血管并发症、心律失常和急性肾损伤，较罕见的有冠状动脉阻塞、瓣环撕裂等。随着 TAVI 瓣膜的发展及术者操作水平的不断提高，总体发生率不断降低。引起 TAVI 术后急性肾损伤的因素较多，但其常发生于糖尿病、慢性肾病和外周血管疾病的患者。在 PARTNER 1 研究中，急性肾损伤发生方面 TAVI 组（1.2%）与外科手术组（1.2%）比较，差异无统计学意义，但在 CoreValve 研究，急性肾损伤多见于外科手术组（6.0% vs 15.1%，

$P < 0.001$）。

目前，引起 TAVI 术后急性肾损伤的危险因素包括主动脉瓣周组织碎片造成肾动脉栓塞、快速起搏期间低血压灌注及造影剂过量使用。因此，术前充分水化、术中减少不必要造影、停用肾毒性药物及术后严密监测肾功能变化，必要时可采取紧急透析治疗，均能减少及预防急性肾损伤发生。TAVI 术后急性肾损伤有多种原因，包括快速起搏时血流不稳定、输血、围术期栓塞及使用造影剂等。一组统计数据显示外科换瓣术后急性肾损伤发生率为 3.4% ～ 43%，而 TAVI 术后发生率为 3.4% ～ 57%。目前通过采取合理围术期水化、减少造影剂使用等措施尽可能地避免急性肾损伤的发生。

急性肾损伤也是 TAVI 术后的常见并发症，文献报道的发生率差异很大，为 10% ～ 30%。根据 meta 分析的数据，TAVI 术后急性肾损伤（所有期别）的发生率为 22%，其中 2、3 期急性肾损伤的发生率为 8% ～ 10%，3 期急性肾损伤需肾脏替代治疗的比例约为 5%。多数研究提示，输血、经心尖入路、致命性出血、高 Euro Score 评分、外周血管疾病为急性肾损伤的独立预测因子。

与外科人工瓣膜感染性心内膜炎一样，TAVI 术后心内膜炎的诊断尤其困难。超声心动图诊断价值较低，即使是 CT，也未被证实能明确 IE 在其中的表现。未来的研究应包括 PET 等现代影像学技术。虽然指南指出对有充血性心力衰竭、瓣膜相关并发症及血栓高风险的心内膜炎患者尽早手术，但对 TAVI 患者却并非如此，因为这些患者往往存在禁忌证或手术高风险。在一项较大的注册研究中，TAVI 术后心内膜炎的在院死亡率高达 36%，2 年死亡率高达 66.7%。其中仅有 14.8% 接受了外科手术，但却无法明显降低院内死亡率。因此，最好的方法就是预防心内膜炎发生，包括预防性使用抗生素、严格无菌操作，消毒监护环境等。由于 TAVI 心内膜炎明确诊断困难且危害极大，越来越多的欧洲中心成立心内膜炎小组，包括心内科医师、心外科医师、影像学专家、传染病学专家、微生物学专家等，再次显示了心脏团队的重要性。

2019 年对 FRANCE-TAVI 注册研究的不同入路进行了比较，回顾了 2013 ～ 2017 年的 27

997 例 TAVI 患者，其中中心入路（指经心尖和升主动脉）1979 例，周围血管入路（股动脉、锁骨下动脉、颈动脉）25 666 例，将周围血管入路分成股动脉（TF-FAVR）和非股动脉（nTF-TAVR）两组，匹配后进行分析。2013 ～ 2017 年 TF-TAVR 的占比逐渐增加，而经心尖 TAVR 逐渐减少，经升主动脉路径已经基本不用。这一点在同期的美国统计中结果相类似。文章的结果，在周围血管入路中，TF-TAVR 和 nTF-TAVR 在有效性和安全性终点方面结果相似，甚至 nTF-TAVR 有着更低的血管并发症和血管修复的发生率。我们之前所担心的颈动脉 TAVR 因为阻断颈动脉而增加卒中的风险这一点，目前看来并不需要担心。这一结论在其他的研究中也被验证：爱尔兰单中心回顾分析 96 例颈动脉 TAVR，30 天总卒中发生率为 6%（均是短暂性脑缺血发作）。在中国经心尖途径 J valve 国产设计优良，可以同时应用于主动脉瓣狭窄或反流患者，操作简单，兼具保护冠状动脉的功能，因此应用较为广泛。

TAVI 血管并发症与操作有直接相关性。医院手术容量和较高的操作人员数量都与较好的住院结果相关。严重血管并发症主要包括胸主动脉夹层、非中枢神经性血管远端栓塞、导致死亡的介入性相关损伤、计划外的介入治疗或外科手术。CoreValve 研究显示，外科手术组仅 1.7% 的患者出现血管并发症，与 TAVI 组 5.9% 相比，血管并发症的发生率明显降低（P=0.003）。上述结论在 PARTNER 2a 研究中同样得到证实。

十三、经导管主动脉瓣置换术的入路选择

1. 影像学评估　每个 TAVR 患者在术前都建议完善主动脉全程计算机体层血管成像（CTA），其中 CTA 扫描范围必须包括双侧股骨头，因为多数患者的股浅动脉分叉处就在股骨头的范围内。在取得主动脉全程 CTA 的影像后，我们会用第三方软件进行重建，软件会描记出股髂动脉的中心线，沿中心线将股髂动脉拉直进行测量。CT 分析中我们主要关注以下 4 个方面的问题：血管直径、迂曲程度、钙化程度、股深动脉与股浅动脉的分叉位置。这里涉及股鞘比（SFAR）的概念，即股动脉直径和鞘管外径的比值。文

献报道，SFAR ≥ 1.05 时血管并发症发生率显著高于 SFAR < 1.05 时。当股动脉出现大于 90° 的钙化范围时，SFAR < 1.0 才比较安全。因为目前国内主流瓣膜一般要求 18 ～ 19F 的大鞘，外径为 20 ～ 22F，那么对血管要求的直径就是 6.5mm 左右。当遇到极度迂曲的股髂动脉时，需要判断是否可以被特硬导丝撑直，撑直后是否会产生 "风琴" 征导致器械无法通过，如果有这种可能，建议考虑好备选入路。因为我们要插入 20F 左右的大鞘，穿刺点要求在股总动脉，于是需要分清股浅动脉和股深动脉的分叉汇合位置。一般按股骨头三分法，将股骨头分成上 1/3、中 1/3 和下 1/3，穿刺时以股骨头定位穿刺。如果局部钙化较多，建议选择局部切开直视下置入大鞘。

2. 大鞘的选择　目前国内可以选择的大鞘主要有 3 种，即厂家自我研发的大鞘，还有戈尔的大鞘。其中厂家自带的大鞘只有两种规格，内径 18F 和 19F，外径基本都是 20 ～ 22F。有的鞘管进入血管后阻滞感偏强。大鞘尾部活瓣较容易漏血，故操作特硬导丝时需要注意调整导丝位置避免漏血。也可以在大鞘尾部插入 6F 小鞘以减少漏血，但在导丝跨瓣后记得撤出 6F 鞘。另一个常用的大鞘是戈尔的 dryseal 大鞘，有内径 18F、20F、22F、24F 4 种规格，外径只多 1F，有很好的亲水涂层，鞘芯和大鞘贴合度高，容易通过较复杂的股髂动脉。戈尔鞘尾部的水囊设计让大鞘基本不会漏血。每次水囊打入 1 ～ 1.2ml 生理盐水就可以达到很好的闭合作用。国外还有爱德华的 Esheath 和泰尔茂的 Solopath，这些都是可扩张鞘，可以更好地降低并发症的发生率。鉴于国内的现状，一般入路条件较理想的，可以选择厂家自带的鞘管，如果入路比较有挑战性，建议选用戈尔的大鞘。有时血管入路条件不佳，可以考虑使用无鞘技术，即不用鞘管直接经穿刺口送入输送系统，这样对血管直径的要求可以降至将近

4.5mm。无鞘技术在使用前，一般先插入 12F 大鞘，这样可以送入预扩的 20mm × 40mm 的球囊，预扩后，保留导丝退出鞘管，再直接送入瓣膜支架输送器。这种做法对瓣膜释放几乎没有影响，也不会明显增加出血量，不利的因素在于当支架移位时，无法经大鞘拉出支架，只能将支架释放于主动脉。

3. 缝合器的使用（图 1-1-14）　大血管入路缝合目前多使用预缝合技术，即穿刺后就预埋 2 个线结，然后插入大鞘进行手术，手术结束后，拔除大鞘，拉紧线结，完成缝合。使用最多的缝合装置是雅培的 Proglide 缝合器。Proglide 缝合器进入血管到位后会喷血，要在这附近找到刚好喷血的位置，切忌缝合器进入过深，后起脚、回拉贴壁，这样容易将内膜拉伤。在起脚贴住血管壁后，要用左手拉住缝合器，稍立起，让缝合器与皮肤成 45° 角，右手打缝合器。打缝合器后留些时间让线结贴合，不用着急拉线。16F 以上的腔径，需要预置 2 把缝合器，一般一把朝内向 2 点钟方向，一把朝外向 10 点钟方向。预埋的线用 2 把止血钳分开放置在两侧，避免缠绕。手术结束退出大鞘，务必保留一条导丝，然后两边预埋的线结一起拉长线，使线结绷紧缝合伤口。之后用推结器推结，此时不要太用力推结，应该在保持长线张力的情况下适当推结，避免推结器捅进血管造成大出血，另外拉线的力气不宜过猛。在两个结到位后，给 1min 左右时间止血，然后两边长线去张力，观察穿刺口出血情况，只要不喷血，即可以去掉导丝，拉短线锁结。如果这时仍有喷血，可以保留导丝，给予鱼精蛋白中和肝素，压迫 5min 观察出血情况，如果仍然喷血，可以锁结后沿导丝再加一把 6F 或 8F Angioseal 缝合器或再加一把 Proglide 缝合器。缝合器的使用特别在拉线推结时需要有一定的手感，有一定的学习曲线。

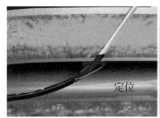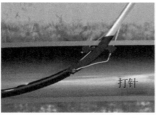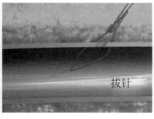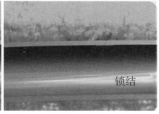

定位　　　　打针　　　　拔针　　　　锁结

图 1-1-14　经皮穿刺血管缝合器械的使用示意图

4. 定位穿刺技术 TAVR 患者以高龄、合并症多的患者为主，且长期主动脉瓣狭窄的情况下，外周血管负性重构，多数患者外周动脉条件并不理想。在利用 CT 检查选择好穿刺点后，还要注意避开穿刺口附近的钙化斑块，否则预埋缝合器最终缝合效果不理想。选择一个好的穿刺点，尽量从动脉前壁穿刺，避免穿透，其为减少血管入路并发症的一个重要因素。穿刺的目的是尽量穿刺在股总动脉远端无钙化斑块的位置上，所以方法主要有两种，一种是 DSA，一种是超声引导下穿刺。DSA 法的一种方法是把猪尾管从对侧翻山放到主侧股动脉分叉，透视下对着猪尾管进行穿刺，这种做法在股动脉迂曲狭窄的情况下操作起来比较烦琐。另一种方法是利用 DSA 的 Roadmap 模式，透视下进行穿刺（图 1-1-15），比较简单直接。具体做法是副入路穿刺后，用 JR4 造影管翻山，Roadmap 模式下注射造影剂标记主入路，然后透视下穿刺。这样既可以保证穿刺的位置在血管正前方，还可以看到导丝的走行，尽量避免了并发症的发生。但是如果穿刺口附近钙化斑块多，想要最大程度避开斑块，超声引导下穿刺是最佳选择。一般在消毒前可以用血管探头看清楚斑块位置，避开后做好标记。铺巾后再使用血管探头在直视下进行穿刺，可以非常清楚地看到进针位置，从而避开斑块和钙化。

血管并发症为 TAVI 术后第二常见并发症，发生率约为 10%。经动脉途径 TAVI 术后血管并发症的发生率明显高于经心尖途径 TAVI（发生率分别为 14% 和 3%），其中经动脉植入 Edwards SAPIEN 瓣膜后血管并发症的发生率是经动脉植入 CoreValve 瓣膜的 2 倍（分别为 22% 和 11%），这主要是因为植入前者时使用的多为直径较大的 22F 或 24F 输送鞘，而置入后者时使用的为 18F 输送鞘。随着器械和血管缝合技术的改进，血管并发症发生率将逐渐下降。

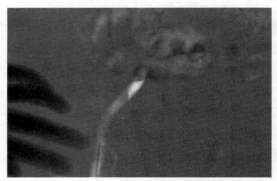

图 1-1-15　透视下血管穿刺

2020 年 STS/AATS 登记注册系统总结了 2011 ～ 2016 年 445 家医院 34 893 例 TAVI，9.3% 发生了血管并发症，7.6% 发生医院期间出血事件。但是各个医院之间差异比较大。血管并发症与 30 天死亡率（HR 2.23，95% CI 1.80 ～ 2.77）及术后 1 年死亡率（HR 1.17，95% CI 1.05 ～ 1.30）和再次住院率（HR 1.14，95% CI 1.07 ～ 1.22）都相关。出血事件也与术后 30 天死亡率、1 年死亡率、1 年再次住院率相关。见图 1-1-16。

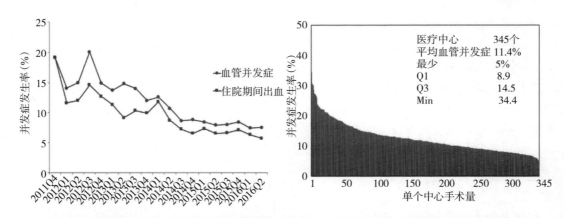

图 1-1-16　血管并发症的发生率逐年降低，各个中心有较大差异，经验多的单位相对较少

目前，股动脉直径、钙化程度、迂曲程度及 TAVI 术中动脉穿刺鞘的选择是预测血管并发症的可靠因素。此外，人工瓣膜释放引起主动脉瓣环、根部及左心室流出道损伤也是严重的血管并发症。TAVI 术中瓣膜植入区发生破裂的风险虽较低（1%），但后果严重，若不及时处

理,严重影响预后。研究也发现,TAVI 术中选择 14～18 F 穿刺鞘与 19～24 F 相比能明显降低血管并发症的发生率。随着操作经验的积累和介入器械的革新,术前对患者血管的充分评估及术中 14～16 F 穿刺鞘的应用,血管并发症的发生率呈下降趋势。

股动脉入路是 TAVI 最常采用的手术入路。通过股动脉进行 TAVI 的患者,严重血管并发症的发生率为 5.5%～20%。输送鞘管相对于患者动脉的直径比例与血管并发症的发生密切相关。随着器械的改进,更细鞘管的使用(如 Edward Sapien 3 运用于 23mm 瓣膜的 14F 鞘管)将有助于进一步降低血管并发症发生率。

Holper 等通过比较 30 例经股动脉 TAVI 的随机试验得出了血管穿刺不劣于外科切开的临床结果(89.7% vs 88%,P=0.24)。血管穿刺在 30 天[89(15%)vs 25(4.1%),$P < 0.001$]及中期随访[90(15%)vs 31(5.1%),$P < 0.001$]的轻度血管并发症的发生率低于外科切开;然而,具有更高的严重出血的风险[30 天:9(1.5%)vs 21(3.4%),P=0.03;中期随访:10(1.6%)vs 21(3.4%),P=0.04]。

2006 年股动脉入路 TAVI 由加拿大温哥华首先开始使用,后来很快成为国际主流入路。由于担心可能导致脑部严重的并发症,直到 2010 年,Modine 等才率先报道经颈动脉入路 TAVI。此后,系列研究报告显示,术前仔细评估颈动脉和脑血管后,经颈动脉入路 TAVI 和其他入路(经股动脉、经心尖)比,在并发症发生率及死亡率方面无差异。

最近,Pozzi 报道即使在已经实施颈动脉剥脱术的患者中,从该侧再次入路行 TAVI 也是安全可行的。此外,Rajagopal 报道即使在局部麻醉下,经颈动脉入路行 TAVI 也可行。

经颈动脉入路的优点:①入路路径短且笔直,输送系统不易蓄积应力,相对稳定;②血管表浅容易分离、缝合,局部出血容易被察觉;③血管较粗大,可进入较大鞘管;④更重要的一点是,引导鞘管可以直接到达主动脉瓣环附近,故可将未完全释放的自膨瓣膜拉进引导鞘管,实现瓣膜回收。

经锁骨下动脉入路的优点主要是对大脑血供影响小,本身血管斑块发生率低,造成斑块脱落的概率小,特别是对于有过脑梗死或颈动脉斑块的患者,比较适用。缺点是锁骨下动脉有时位置较深,游离和止血对医生的经验要求比较高。

利用 CT 和多普勒超声进行颅内血管检查;入路血管有明显动脉狭窄(＞ 50%)、有栓塞的高风险斑块或介入病史,或有先天性主动脉弓变异者(如牛型主动脉弓),不考虑颈动脉入路 TAVI;对侧颈动脉闭塞或严重狭窄、椎动脉狭窄或闭塞,也被认为是颈动脉入路 TAVI 的禁忌证。

所有患者术前应行脑磁共振血管成像(MRA)进行筛查,并由神经病学专家对其进行解释,以评估脑侧支循环血流。MRA 不能明确者,采用经颅多普勒超声检查进一步评估。Condado 发表研究显示,对于单侧颈动脉完全或者严重阻塞患者,进行 TAVI 或外科换瓣手术,其脑血管事件发生风险并不增高,这也提示阻塞单侧颈动脉不会引起脑血管事件。此外,对于无神经症状及脑血管病史患者,只行颈椎动脉 CTA 评估;对于有病史者,再行进一步评估。

经心尖入路(transapical,TA)同样在 2006 年加拿大温哥华首先临床开始使用,相比外周血管入路,有以下优势:①距主动脉和二尖瓣的距离均较短,术者可对介入器械实施精确控制,从而有助于瓣膜精准释放;②避免输送系统跨弓,从而减少卒中风险;③对输送装置的尺寸没有限制。这些优势使 TA 成了经导管二尖瓣治疗的理想入路,但需要全身麻醉、胸部小切口及术中、术后潜在出血风险显著限制了 TA 的使用。故心尖闭合器械应运而生(表 1-1-5),理论上来说,有效安全的心尖闭合器械能够完美地解决 TA 手术中的风险,同时提升入路优势,部分器械还可以在某些情况下允许多次 TA 操作。

1. Apica ASC 从最早获得 CE 批准的,作为最早进行人体试验,并曾在欧洲销售的器械,钛合金螺旋 Apica ASC 有良好的 FIM 数据:显著缩短手术时间,平均 60min ± 13min;术中失血量降低,平均 118.5ml ± 57.7ml;10 例患者无一出现任何程度的出血并发症(2012 年的数据)。这家公司已经 6 年多没有新进展(图 1-1-17)。

表 1-1-5　具有代表性的介入式心尖闭合装置

设备	厂商	主要特点	临床试验	欧盟批准
Suture-based				
CardioClose™	Entourage medical Technologies, CA, USA	螺丝钉两圈缝线	√	−
Transapical Woujnd Closure™ TA	LSI S Solutions, Victor, NY, USA	导丝周围的两个带垫片缝线	−	−
Heart Stitch™ TA	Sutura, CA, USA	自动缝线和打结	−	−
Suture-less				
Apica ASC™	Apica Cardiovascular, Gaiway, Iretand	心尖区域置入线圈可以反复使用	√	√
Permaseal™	Micro Interventional Devices, Bethlehem, PA, USA	自我缝合组织锚定，撤鞘后自动闭合	√	−
TA Plug	Departement of Cardiovascular Surgery, University hospital of Bem, Bem, Switzerland	纤维素制的自我扩张式设备	−	−
CardApex™	CardApex, Or Akiva, Israel	左心室心尖入路伞状设备可经皮介入	√	−

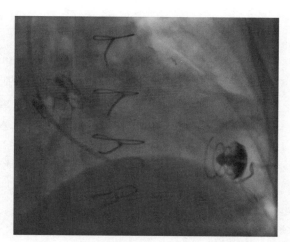

图 1-1-17　Apica ASC 介入心尖闭合装置

2. CardioClose　一种基于外科荷包缝合技术的器械，带有双螺旋针。已有急、慢性动物实验的结果，目前正在进行首次临床评估（图 1-1-18）。

3.SAFEX 心尖封堵器　如图 1-1-19 所示，其是一个自膨镍钛合金内外双盘的封堵器。发布了首次动物实验的结果，两步法释放，被认为操作简便，极有可能在后期的临床试验中取得较好结果（图 1-1-19）。

4.NovoGate　用镍钛铆钉来闭合心尖开口，而不采用任何缝线。已完成急性动物实验，正在准备入选临床患者。此器械特点是会在心脏表面留下花瓣样闭合环，非常漂亮（图 1-1-20）。

十四、主动脉瓣狭窄二叶畸形的经导管主动脉瓣置换治疗

二叶瓣是一种常见的先天性心脏瓣膜畸形，人群发病率为 0.5% ～ 2%，其中男女比例约为 3 : 1。二叶主动脉瓣指主动脉瓣异常发育导致瓣膜仅有 2 片工作的瓣叶且瓣叶间的对合缘小于 3 个，具体表型存在变异，目前最常用的分型方法为 Sievers 分型。根据融合嵴的数量分为 0 型（无嵴）、Ⅰ 型（1 个嵴，融合方式可为左冠窦 - 无冠窦融合、右冠窦 - 无冠窦融合及左冠窦 - 右冠窦融合）和 Ⅱ 型（2 个嵴，开口方式为左冠窦 - 无冠窦开口、右冠窦 - 无冠窦开口及左冠窦 - 右冠窦开口）。见图 1-1-21。

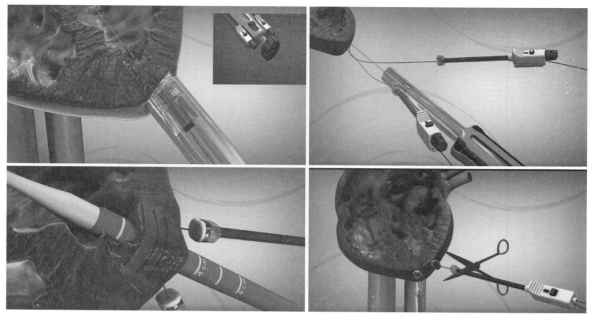

图 1-1-18　CardioClose 介入心尖闭合装置

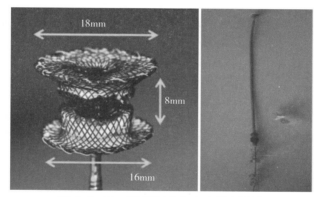

图 1-1-19　SAFEX 介入心尖闭合装置

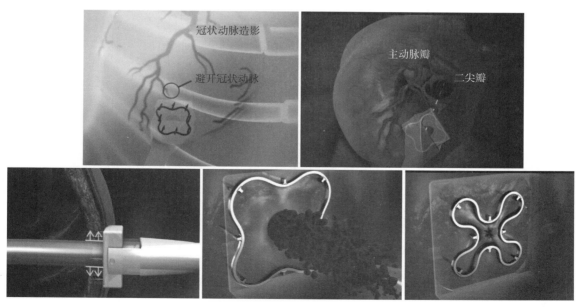

图 1-1-20　NovoGate 心尖闭合装置

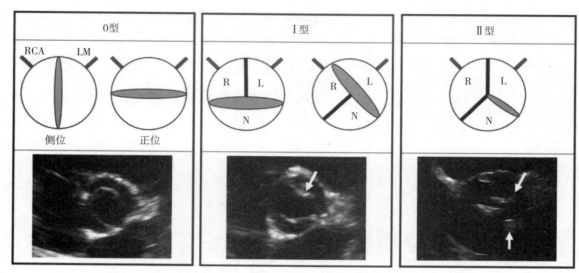

图1-1-21　常见主动脉瓣二叶畸形的分类
RCA. 右冠状动脉；LM. 左主干；R. 右冠窦；L. 左冠窦；N. 无冠窦

二叶主动脉瓣（BAV）瓣叶严重钙化而不均匀，可能阻碍瓣膜充分扩张、贴壁，从而影响瓣膜功能持久性，增加主动脉夹层、主动脉撕裂和瓣周漏风险。BAV患者进行TAVI时，常遇到以下几个难题：①升主动脉增宽的问题，若不处理，未来可能会有形成夹层或破裂的风险，而且合并横位心或称为横位主动脉比例增高（与瓣环正交的平面和水平参考线的夹角小于30°）（图1-1-22）。②二叶瓣瓣叶冗长，常出现较大的团状钙化，冠状动脉阻塞风险较高。③形态不同于三叶瓣，二叶瓣不对称严重钙化，给TAVI操作造成困难。④两个瓣环底部和三叶瓣不同，两点只能定直线，难以像三点那样定平面，从而难

以确定瓣环平面和最佳投射角度。有文献提出在两个最低点连线的基础上将与其垂直的另一条直线调整至最小时，或者将这个直线调整至与主动脉同轴垂直方向方可确定瓣环平面。⑤二叶瓣中比较常见梯形瓣叶形态（即瓣叶开口明显小于瓣环），容易出现瓣膜受挤压而向心室下移的情况，从而导致植入过深。⑥瓣膜支架植入二叶瓣中容易扩张受限或呈椭圆形扩张，不良的形态可带来生物瓣叶受力的变化，从而加速劳损，或者增加出现亚临床血栓影像学表现的风险。二叶瓣患者接受治疗时较为年轻的特点本身也可能成为耐久性不佳的危险因素。以上因素是否影响其术后管理或抗栓方案，值得关注。

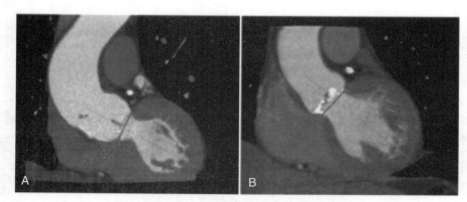

图1-1-22　常见主动脉瓣二叶畸形合并横位心

国产设计的多款介入瓣膜针对二叶瓣也采取了不同的针对性改进措施，Venus A瓣膜主要针对我国患者钙化严重和二叶瓣比例高的特点研

制，与CoreValve瓣膜相比，Venus A设计上具有更强的径向支撑力，而Vitaflow瓣膜设计的裙边结构可有效防止瓣周漏出现。国内多个中心处

理二叶畸形主动脉瓣狭窄病例时多采用略小尺寸的策略来选择球囊和支架瓣膜，临床效果证实安全有效性良好。

以往欧美少见的风湿性主动脉瓣狭窄因组织相对钙化少而光滑无相对锚定区，而被列为TAVI的相对禁忌证，但风湿性瓣膜病在发展中国家相对常见，特别是在我国TAVI患者中这类患者亦并不少。一项国内单中心的队列研究中，无钙化重度主动脉瓣狭窄行TAVI治疗的患者占总TAVI患者人数的15.4%。文章中将无钙化定义为：①钙化主观分级1～2级；②瓣叶连续性增厚；③增厚瓣叶占据超过50%的瓣叶。在无钙化组与钙化组TAVI的比较中，无钙化组患者平均年龄更小，STS评分更低，BAV比例更少，主动脉瓣平均跨瓣压差相对更低。但在两组手术结果的比较中，无论是30天及1年的死亡率还是主要术后并发症并无明显差异。在更进一步的分析中显示，对于无钙化重度主动脉瓣狭窄患者，TAVI时瓣膜选择的策略应更倾向选用相对较大的瓣膜，瓣膜释放过程应缓慢，避免瓣膜滑动和移位，以减少手术并发症发生。

新一代TAVI瓣膜有望优化TAVI治疗：除了影像学手段的进步，新一代TAVI瓣膜的问世也为优化BAV患者的TAVI治疗效果带来了希望。2016年Yoon等报道的注册研究纳入了来自欧洲、北美及亚太地区20个中心的301例患者，其中199例患者使用了早期TAVI瓣膜（Sapien XT：$n=87$；CoreValve：$n=112$），102例患者使用新一代瓣膜（Sapien 3：$n=91$；Lotus：$n=11$）。结果显示，使用新一代瓣膜的患者轻度以上瓣周漏的发生率明显较低（0 vs 8.5%，$P=0.002$），瓣膜成功率更高（92.2% vs 80.9%，$P=0.01$）。

2017年Yoon等将561例进行TAVI的BAV患者与4546例三叶瓣患者进行倾向性匹配，得到546对匹配的患者。比较的结果显示，两组患者2年全因死亡率差异明显（17.2% vs 19.4%；$P=0.28$）。使用早期球囊扩张式瓣膜进行TAVI的亚组中，BAV组比三叶瓣组主动脉根部损伤的发生率高（4.5% vs 0，$P=0.015$），而使用早期自膨瓣膜的患者中，二叶瓣组中重度瓣周漏发生率较高（19.4% vs 10.5%，$P=0.02$）。然而，在使用新一代瓣膜的患者中，BAV组与三叶瓣组

TAVI结果无明显差异。

Hasan Jilaihawi等研究报告中，二叶瓣TAVI和三叶瓣TAVI的30天术后死亡率并无显著性差异，但以两个交界为主的二叶瓣组的后扩张比例有2倍于三个交界组的趋势（21.6% vs 12.5%，$P=0.4$），提示在TAVI术中的不易操作性及自扩张瓣膜产品在二叶畸形组有可能圆周力学的变形程度差异较大。如何设计顺应性高以能有效控制瓣周漏的产品仍是关键。术前策划阶段，增加瓣环的大小具有一定的抗PAR能力，这点与常规的TAVI是类似的。每增加瓣环直径1mm（OR 0.8，95% CI 0.65～0.98，$P=0.034$）及获取更好的术前CT精准扫描（OR 0.33，95% CI 0.13～0.83，$P=0.018$）都能更有效减少PAR。轻度PAR与死亡率预测没有显著相关性（HR 0.66，95% CI 0.19～2.34，$P=0.73$），且中重度PAR有趋势相关性但无统计显著性HR 2.09，95% CI 0.70～6.24，$P=0.19$）。

2019年美国ACC年会西达赛奈医疗中心Raj R. Makkar教授发布一项源于STS/TVT的注册研究数据，比较了Sapien 3球囊扩张式瓣膜经导管治疗BAV狭窄与三叶主动脉瓣（TAV）狭窄的真实世界结果，表明二叶瓣膜和三叶瓣膜效果并无差异。2015～2019年共统计552个中心92 236例使用Sapien 3瓣膜行TAVI治疗的患者，最终入选2726例BAV狭窄（STS：4.9分 ±3.96分）、79 096例TAV狭窄（STS：6.5分 ±4.60分）。经过1∶1倾向性匹配，两组最终各纳入患者2691例。术前超声测量BAV组的瓣环内径大于TAV组，植入瓣膜型号存在差异，29mm瓣膜在BAV狭窄患者组中使用率更高。手术结局方面，BAV组转为开胸治疗、瓣环破裂、瓣中瓣植入发生率更高。30天结果显示，虽然BAV组梗死、起搏器植入率较高，但全因死亡、主要血管并发症发生率等未见显著差异。1年结果显示，倾向性匹配后，两组在全因死亡、梗死及两者复合终点上未见显著差异。采用Sapien 3球囊扩张瓣膜治疗的BAV狭窄对比TAV狭窄，呈现出相似的术后30天及1年生存率。虽然BAV组主动脉根部损伤、术中转为开胸治疗的风险略高，但就总发生率而言仍处于较低水平（＜1%）。BAV组围术期及术后30天梗死发生率增加，两

组在血流动力学方面（跨瓣压差有效降低、瓣口面积增加）表现相近。此外，根据 NYHA 心功能分级及 KCCQ 评分评估，两组均呈现出相似程度的生活质量改善。

2020 年 2 月美国胸外科医师学会（STS）/美国心脏病学会（ACC）经导管瓣膜治疗注册研究发布的最新报道表明，应用目前最新的器械，接受 TAVI 治疗的 BAV 狭窄患者的术中、术后、1 年预后与 TAV 狭窄患者相当。该研究利用 2011 年 11 月至 2018 年 11 月的数据，共涉及近 17.1 万例 TAVR，其中 BAV 狭窄患者占 3.2%。与 TAV 狭窄患者相比，BAV 瓣狭窄患者相对年轻，STS 评分较低。研究者表示，随着新器械的研发上市，TAVI 治疗 BAV 狭窄切实可行。该研究显示，与应用老一代器械相比，在应用目前最新器械为 BAV 狭窄患者进行 TAVI 治疗时，器械成功率增加（93.5% vs 96.3%），二度以上主动脉瓣反流发生率（14.0% vs 2.7%）明显降低。应用目前最新器械的情况下，与 TAV 狭窄患者相比，BAV 狭窄患者中器械成功率略微降低（96.3% vs 97.4%），残余中度或重度主动脉瓣关闭不全略高（2.7% vs 2.1%）。在医保患者中，1 年时，BAV 狭窄患者的校正后死亡风险比 TAV 狭窄患者降低了 12%，但脑卒中风险无显著差异。

二叶畸形和年龄明显相关，Roberts 等报道外科主动脉瓣狭窄换瓣手术中发现，小于 70 岁主动脉瓣置换者 59% 为二叶畸形，大于 70 岁者 41% 为二叶畸形。

在我国主动脉瓣钙化是老年人 AS 的最常见原因，≥ 75 岁者占 71.8%；BAV 是另一常见原因，尤其在较年轻患者，45 ～ 54 岁患者可占 22.7%，65 ～ 74 岁患者占 14.0%，≥ 75 岁患者占 1.5%；风湿病在 65 岁以下患者也是常见病因，在 65 岁以下风湿病是严重 AR 常见病因，而 ≥ 65 岁最常见病因是退行性改变。原发性（器质性）MR 最常见病因是二尖瓣脱垂（占 50.0%），其次为风湿病（占 30.8%）。2004 ～ 2011 年 Pan 等在复旦大学附属中山医院进行的另一项基于住院患者的单中心调查，入选的 287 556 例患者中严重 AS 检出率随年龄增长而增加，在 < 40 岁患者为 0.17%，40 ～ 64 岁为 0.37%，65 ～ 85 岁为 0.43%，≥ 85 岁为 0.47%。

Jilaihawi 等在位于美国洛杉矶的核心实验室（Cedars Sinai 心脏研究所）对我国首个 TAVI 瓣膜 Venus A 瓣膜临床试验所筛选的 120 例患者 CT 扫描结果与当地 232 例行 TAVI 的患者进行比较研究发现，我国 BAV 所占比例高达 47.5%，而当地 BAV 仅有 5 例（占 2.16%），在 57 例 BAV 中 31 例（54.4%）无嵴（0 型），26 例（45.6%）有嵴。国内几个中心之间 BAV 患病率也有差别，华东最高达 61.85%，西南为 58.55%，北方为 39.25%，主动脉瓣环周径各地无显著差别。在三叶瓣 AS 患者，我国人群瓣叶钙化严重程度明显高于洛杉矶当地患者（421mm³ vs 142mm³）（图 1-1-23）。

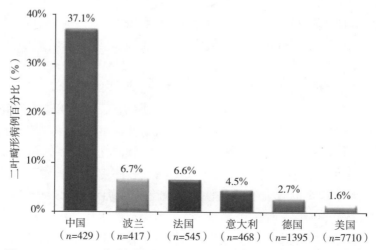

图 1-1-23　TAVI 临床研究中患者二叶畸形的比例国际多中心的比较

多个来自欧美发达国家的临床研究中，行 TAVI 患者中 BAV 比例为 1.8%～6.7%，患者平均年龄均大于 80 岁；而国内 TAVI 患者平均年龄约为 73 岁。故而从一定程度上解释了 BAV 患者在中国 TAVI 患者中比例较高的现象。2020 年中国专家发布了中国二叶畸形 TAVI 的专家共识。

Kong 等应用超声心动图对比了欧洲与亚洲 BAV 患者瓣膜形态、瓣膜功能及主动脉瓣疾病的人种差别，发现亚洲 I 型 BAV（伴右冠窦 - 无冠窦融合）比欧洲高（19.7% vs 13.6%，$P < 0.001$），而欧洲 0 型 BAV（2 个交界，无嵴）高于亚洲（14.5% vs 6.8%，$P < 0.001$）。欧洲人中、重度 AR 发生率高于亚洲（44.2% vs 28.8%，$P < 0.001$），且亚洲人主动脉瓣环和升主动脉面积大于欧洲人。这些信息对 TAVI 具有重要意义。

十五、微创或极简式经导管主动脉瓣置换

TAVI 已经成了高危主动脉瓣狭窄患者的标准治疗手段之一，欧美一些心脏团队正在尝试将 TAVI 从术前、术中、术后等多个环节上进行简化，做到极简式 TAVI，旨在降低手术带来的创伤，让患者能够在确保安全的情况下尽早出院，实现节省医疗资源的同时保证患者安全有效的临床结局。对不同的术者来说，"极简式"的意义也各不相同，大多数情况下我们认为"极简式"意味着避免全身麻醉和经食管超声心动图（TEE）。

TAVI 的极简式策略包括以下几项：在门诊进行准确的诊断；不需要全身麻醉，但需要麻醉医师协助让患者保持镇静；不需要 TEE，但是需要经胸超声心动图（TTE），并且需要超声科医师协助；需要经皮股动脉穿刺技术；可以在导管室进行，但要与手术室保持较近的距离；尽量少进行预扩，并进行瓣周漏评估；开放尽量少的静脉通路，不需要导尿管，尽量少用镇静药物，最好静脉注射镇痛药物；术后不需要常规进入 ICU，在恢复室进行监测即可；1～2 天计划出院；出院后要密切随访，给予积极的家庭支持，并在 1 个月内进行回访。

极简式 TAVI 主要目的在于简化住院手术治疗的过程，在安全的前提下精简相关的步骤，而保留关键环节。3M TAVI 研究是北美 13 家大型医院将渥太华极简式 TAVI 临床路径运用于临床的研究，目的是在行经股动脉球囊扩张式 TAVI 的患者中评估该路径的有效性、安全性和可行性。研究共计纳入了 411 例患者，主要终点事件为术后 30 天内的全因死亡及脑梗死，以及统计术后第 2 天出院患者所占比例。结果显示所有受试者术后 30 天内的全因死亡及脑梗死风险处于较低水平（2.9%），而且 80.1% 的患者都做到了术后第 2 天出院。与其他 TAVI 相关研究对比，该研究的各类不良事件的发生风险较低，且住院时间显著缩短，显示出了极简式 TAVI 的可行性与安全性。3M TAVI 研究提示我们 TAVI 完全可在局部麻醉＋轻度镇静的条件下进行，说明极简的术式的确可以显著缩短手术时间并减少患者的住院时间，且对 TAVI 术中 TEE 的必要性提出了疑问。

2018 年德国的一项大规模 TAVI 研究，比较了局部麻醉或有意识的镇静（LACS）和全身麻醉下 TAVI 预后的差异。LACS 可以缩短手术和住院时间，那么是否安全呢？研究一共纳入 16 546 例患者，其中 8121 例（49%）只是局部麻醉或有意识的镇静下进行 TAVI。LACS 情况下低心排血量综合征、呼吸衰竭、谵妄、心肺复苏和死亡发生率更低，瓣周漏没有差异（5% vs 4.8%）。LACS 将 3 天及以上的 ICU 监护减少了 18%，30 天死亡率低于全身麻醉下 TAVI（3.5% vs 4.9%），1 年死亡率两组没有差别（16.5% vs 16.9%）。结论认为局部麻醉或 LACS 下 TAVI 术后并发症和短期死亡率更低，建议广泛推广。

Maas 等对 TAVI 术中使用局部麻醉及全身麻醉的两种方式进行了系统评价及荟萃分析，结果显示采用这两种麻醉方式的患者在术后 30 天死亡率（RR 0.91，95% CI 0.53～1.56，$P=0.72$）及重要终点事件发生率无明显差异。相较于全身麻醉而言，局部麻醉患者的手术时间及住院时间相对较短，但起搏器植入率（RR 1.23，$P=0.02$）及瓣周漏的风险（RR 1.31，$P=0.006$）明显增加。

值得指出的是，局部麻醉＋镇静的手术方式已被证实是可行的，但是并不适用于某些患者，如重度肥胖、血管情况复杂、精神压力过大或存在慢性疼痛的患者。早期出院可以减少患者的住

院花费，有团队回顾性分析早期出院患者的资料，发现早期出院的患者通常手术情况并不复杂，患者临床基线状态较好，并且出现需要植入起搏器的传导系统阻滞也不一定增加患者的住院时间。在手术路径方面，现在绝大多数手术瓣膜已经完全可以实现经股动脉完成手术，经心尖及其他路径已经越来越少见。局部麻醉的方法就连带了术中超声由 TEE 转变为 TTE，因为局部麻醉下食管探头对高危老龄患者还是会带来很大痛苦和不耐受的情况。目前临床上在 TAVI 术中仍然广泛应用 TEE，只有少数使用 TTE，但在外瓣膜手术和超声科技术经验非常多的中心，很大部分经股动脉入路 TAVI 手术需要 TTE 就可以完成。

理想中的极简式 TAVI 不需要麻醉医师，不需要外科医师，不需要超声科医师，完全可在导管室进行，不需要即刻进行心肺转流术（CPB）或 ECMO，我们真的能够迎来这样的 TAVI 时代吗？可能世界上超过 70% 的 TAVI 确实都可以在这样的"极简式"的条件下完成，但目前仍然认为外科医师、超声科医师不在的情况下存在一定风险，百分百追求极简式 TAVI 是不现实的，也是不安全的，这一点在 TAVI 迅速推广到低危患者的今天非常重要。

总体来说，极简式 TAVI 缩短了患者住院时间，降低了医疗费用，3M TAVI 研究证实了其可行性，尤其是对于临床基线状态较好的患者，基本不影响患者的临床结局，我们还需要在真实世界中进行更多的实践。但对于中国许多刚刚开始尝试 TAVI 的中心，尤其是既往外科瓣膜手术或内科介入手术经验并不那么丰富的单位，不宜单纯追求极简式 TAVI 形式。

左心室导丝起搏简介：

2016 年法国学者 Benjamin Faurie 在《导管与心血管介入》（Cardiovascular & Catheterization Intervention）上首次介绍了在 TAVI 中左心室导线起搏的方法。在此之前，此项技术曾在一些先天性心脏病及单纯主动脉瓣球囊扩张中应用过。

将加硬的 0.035in 导丝（如 Lunderquest、Safari 导丝）按照常规方法塑形后送入左心室。起搏时起搏器的阴极夹在导丝的尾端，另外的阳极夹在腹股沟皮下。起搏过程中要将球囊或者 TAVI 输送器作为绝缘。起搏前需进行测试，此

时将球囊导管送入升主动脉或跨瓣膜，可将起搏器的输出设置到 10mV。如果完全房室传导阻滞在术中发生，可通过左心室导丝进行起搏，然后马上建立股静脉通路，放置临时起搏器。Faurie 在 2012 ~ 2014 年的 113 例 TAVI 患者中应用了这种方法，其有效性及安全性获得了证实。

Roland Hilling-Smith 等在 132 例 TAVI（包括 Sapien、Corevalve 及 Lotus 瓣膜）及 76 例单纯球囊扩张中引用此方法，证实其方便、安全、有效。2019 年 JACC cardiovascular intervention 上的一项多中心随机对照研究 EASY-TAVI 中，Faurie 等将 2017 年 5 月至 2018 年 5 月，303 例 TAVI 随机分为左心室导线起搏组（n=151）及常规右心室起搏组（n=152）。结果显示：左心室起搏减少手术时间平均 7min（48.4min ± 16.9min vs 55.6min ± 26.9min；P=0.001 3）。减少花费 700 美元（总住院费用 18807 欧元 ±1318 欧元 vs 19437 欧元 ±2318 欧元，P=0.001）。有效起搏成功率在两者无差异［124 例（84.9%）vs 128 例（87.1%），P=0.60。151 例（100%）及 151 例（99.3%）患者手术成功（P=0.99）］。30 天经导管主动脉瓣置换术的主要不良心血管事件（TAVI-MACE）在两组中分别发生 21 例（13.9%）和 26 例（17.1%）（P=0.44）；左心室导线起搏组的透视时间（min）较短（13.48min ± 5.98min vs 14.60min ± 5.59min，P=0.02）。另外，在右心室起搏组中出现 2 例心肌穿孔。30 天内起搏器植入率在两者间无差异，左心室导线起搏组中有 9.3%，右心室导线起搏组有 25.0%（P < 0.001）患者带起搏器返回到病房。

这些研究启示：TAVI 术中通过加硬导丝刺激左心室起搏可行而且安全，能缩短手术时间，降低右心室临时起搏器植入引发的相关并发症，而且能够减少直接费用。并且回病房后由于患者没有保留右心室起搏器，可以提前活动，早期出院。

因为术中放置起搏器不仅是为了提供球囊扩张及瓣膜植入时所需要的快速起搏心律，也是为了给术后可能发生的房室传导阻滞提供保障，所以这种导丝起搏的方法不能用于所有的 TAVI 患者，尤其是目前在国内多数都是应用自扩张瓣膜，Venous 瓣膜 TAVI 的临床试验显示起搏器植入率为 18.8%，略高于本文当中的 Sapiens 3 球囊扩张

THV 起搏器的植入，左心室组 17.9%，右心室组 11.8%，所以在决定是否采用左心室导线起搏前要评估患者的起搏器植入风险。术前合并右束支传导阻滞及其他传导异常、瓣膜高度钙化、膜间隔（MS）过短及瓣膜植入过深等患者均为术后植入起搏器的高危人群。符合这类特征的患者最好不要选择左心室导丝起搏。另外，术中如果出现 QRS 波群增宽，时限大于 150ms，或者出现房室传导阻滞，需要保留临时起搏器至 72h，以决定是否需要安装永久起搏器。目前可以确认尝试的患者是已经植入永久起搏器的主动脉瓣狭窄患者，如果进行 TAVI 治疗时完全可以采纳左心室导丝起搏的方法，则无须安装常规右心室临时起搏器。

最后，需要指出的是，左心室加硬导丝起搏并不能完全代替常规临时起搏电极作用，在左心室收缩和舒张过程中接触心腔内膜并不稳定，起搏也并不能完全保障完全。另外，许多术后传导阻滞的患者也许仍然需要保留临时起搏电极并多观察几天。

十六、经导管主动脉瓣置换瓣膜的不匹配情况

人工瓣膜不匹配（PPM）最早由 Rahimtoola 在 1978 年描述为植入瓣膜血流动力学与患者需要的心排血量不匹配。它是基于有效瓣口面积对应相应体表面积来定义的。主动脉瓣置换术的研究已经证实了 PPM 与死亡率和再入院率之间的关系，以及对功能改善、运动耐受性、左心室质量下降和晚期结构瓣膜恶化的不良影响。与外科换瓣相比，TAVI 产生了更大的有效瓣口面积，但是 PPM 与随后的 TAVI 结果的关联仅在小规模或有限的随访中被研究过。2018 年 TCT 会议上 Howard Herrmann 教授报告了 STS/ACC/TVT 2014 ～ 2017 年注册的所有 62 125 例患者，检查了 TAVI 后的 PPM 发病率、预测因子及与 1 年结果的相关性等数据。其表明严重和中度 PPM 是常见的，分别发生于 12% 和 24% 的患者。

严重的 PPM 与瓣膜和患者因素有关，包括小直径的 TAVI 瓣膜、瓣中瓣 TAVI、较大的体表面积、女性、年龄小。与中度或无 PPM 患者相比，重度 PPM 与 1 年死亡率和再次住院心力衰竭相关。研究结果并没有发现 PPM 和梗死或生活质量（KCCQ 评分）在 1 年之间的联系。此项大规模 TAVI 登记数据提示，在 TAVI 策略选择和术后随访中，要重视瓣膜面积不匹配现象，实际上在真实的临床 TAVI 中不匹配并不罕见，既往也有一些研究显示 TAVI 术后瓣膜面积不匹配对患者左心室重塑和生存率有影响，此次注册研究随访 1 年可能时间也有些短，其对患者治疗效果的影响还需要进一步深入细化研究和随访。PPM 对患者临床症状的影响也要结合年龄、体力活动要求等全面评估。见表 1-1-6。

表 1-1-6 主动脉瓣置换术后不同程度不匹配的超声指标分类

人工瓣膜狭窄程度	正常	轻度狭窄	中重度狭窄
V_{max}（m/s）	< 3	3 ～ 4	> 4
PG_{mean}（mmHg）	< 20	20 ～ 40	> 40
DVI	≥ 0.35	0.35 ～ 0.25	< 0.25
EOA（m²），BSA ≥ 1.6m²	> 1.1	1.0 ～ 0.8	< 0.8
EOA（m²），BSA < 1.6m²	> 0.9	0.9 ～ 0.6	< 0.6
PPM 程度	**不明显**	**中度**	**重度**
EOAI（cm²/m²），BMI < 30kg/m²	> 0.85	0.85 ～ 0.65	< 0.65
EOAI（cm²/m²），BMI ≥ 30kg/m²	> 0.70	0.90 ～ 0.60	< 0.60

注：V_{max}. 跨瓣峰值流速；PG_{mean}. 平均跨瓣压差；DVI. 多普勒速度指数；EOA. 有效瓣口面积；BSA. 体表面积；PPM. 人工瓣膜不匹配；EOAI. 体表面积指数；BMI. 体重指数

十七、经导管主动脉瓣置换瓣膜的耐久性

随着瓣膜设计的持续改进及技术理论体系的更新,目前诸如瓣周漏、传导阻滞、脑梗死、血管并发症、瓣膜栓塞、冠状动脉阻塞等 TAVI 相关并发症已经显著降低。凭借其微创优势及越来越多的强有力临床证据出现,TAVI 的适应证已经从不适合外科手术的危重患者、外科手术高危患者,拓展到指南推荐的传统手术中危患者,传统手术低危患者的外科换瓣对比 TAVI 随机对照研究——2019 年 PARTNER Ⅲ 和 EVOLUTE 研究一年结果已经显示了 TAVI 的创伤性和并发症、血流动力学均优于外科换瓣手术,此时作为一种生物瓣膜,TAVI 瓣膜的耐久性问题也逐渐成为关注的焦点(图 1-1-24)。

NOTION 研究是对低危主动脉瓣狭窄患者的自膨 TAVI 瓣膜随访,纳入 280 例患者,STS 评分为 2.9% ± 1.6%,6 年随访结果显示,TAVI 与外科换瓣组全因死亡率无明显差异,但有效瓣口面积(1.53cm^2 vs 1.16cm^2,$P < 0.001$)及平均压差(9.9mmHg vs 14.7 mmHg,$P < 0.001$)TAVI 均优于外科换瓣。同时,TAVI 结构性瓣膜退化发生率显著低于外科换瓣(4.8% vs 24.0%,$P < 0.001$),但非结构性退化及瓣膜衰败发生率两组无明显差异。

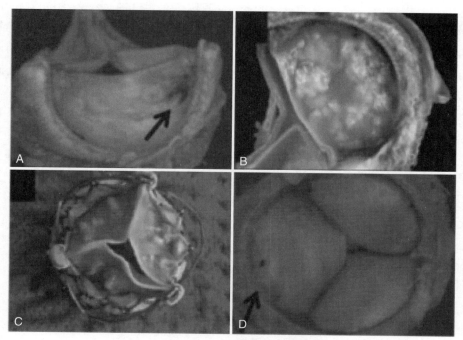

图 1-1-24　外科生物瓣毁损的常见模式

球囊扩张 TAVI 瓣膜的早期数据也令人振奋,PARTNER 1 研究的 5 年结果显示,TAVI 组及外科换瓣组均未出现需再次外科干预的瓣膜退化事件。但此研究在评价瓣膜寿命时有一个缺陷,即 TAVI 组高危患者的高死亡率(患者 5 年死亡率为 67.8%,大部分因非瓣膜原因的合并症死亡)难以评估甚至低估瓣膜退化的真实发生率。

此外,一项纳入 13 项研究早期结果的荟萃分析(8914 例患者;中位随访时间为 1.6 ~ 5 年)指出,介入主动脉瓣膜毁损发生率仅为每年 28.08/10000,其中仅有 12% 的患者需要再次瓣膜手术治疗。多个针对低危患者的球扩瓣膜及自膨瓣膜的临床试验正在进行,这些试验将针对低危患者长期瓣膜寿命问题给出确切的答案。

与 TAVI 瓣膜不同,外科生物瓣的寿命有大量研究可循。但以前对瓣膜衰败的定义不统一,且主要局限于再次瓣膜干预率(再次手术或瓣中瓣)。尽管如此,新一代的外科生物瓣还是展现了良好的性能,其 10 年时再干预率仅为 2% ~ 10%,而 15 年时为 10% ~ 20%。但是心脏超声发现的受血流动力学影响的结构性瓣膜退化发

生率要明显高于再次干预率，在5～10年时为10%～30%。最新的研究显示，外科植入瓣膜10年的瓣膜衰败率为6.6%，而在长达25年的随访研究中，其耐久性也得到了验证。虽然TAVI

真正的普及在2007年以后，目前长期随访结果也多为初代产品，但TAVI瓣膜的远期耐久性就目前而言，仍需要充分的令人信服的临床证据（图1-1-25）。

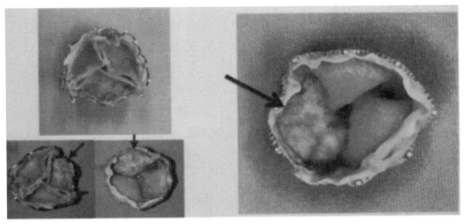

图 1-1-25　介入瓣的毁损模式

由于目前TAVI瓣膜和外科瓣膜对比研究的迫切需要，再加上先前研究对瓣膜的耐久性定义不同，2017年欧洲专家共识将生物瓣膜功能障碍（bioprosthetic valve dysfunction）与生物瓣膜衰败（bioprosthetic valve failure，BVF）区分开来。该共识指出，生物瓣膜功能障碍包括结构性或非结构性瓣膜退化、瓣膜相关血栓及心内膜炎。而生物瓣膜衰败是一个患者导向的临床终点，同时也包括瓣膜功能障碍引起的重要临床表现（再次瓣膜介入、瓣膜相关死亡）。心脏超声、经食管超声心动图及多排螺旋CT都是进行生物瓣膜功能评估的重要手段。

相对于传统的外科植入瓣膜，TAVI瓣膜的设计及植入过程中一些因素对耐久性的影响可能是我们需要深入了解和认识的。

（1）TAVI瓣膜生物材料直接附着于刚性支架上，由于缺少植入瓣膜塑料材料支架的弹性回缩（舒张期支架瓣膜可出现弹性回缩从而分担生物瓣叶的张力），舒张期瓣膜的应力就全部集中在了瓣叶本身，体外力学分析提示，瓣叶与金属支架连接区域的应力会明显增加，可能导致瓣膜耐久性指标降低。

（2）TAVI时需要对支架瓣膜进行压缩，可能导致瓣叶胶原纤维损伤断裂。

（3）由于需要对生物材料进行压缩，TAVI瓣膜生物材料的厚度较传统手术植入瓣膜薄，其

力学特性亦可能受到影响。

（4）由于TAVI瓣膜植入过程中不切除原有瓣膜，如原有瓣膜严重钙化，TAVI瓣膜扩张不充分，导致对合缘应力分布不均匀，从而造成解剖应力分布异常，亦有可能对耐久性产生不良影响。

但不得不提的是，相对于传统外科植入瓣膜，TAVI瓣膜无须设计额外的缝合环，使其瓣膜有效开口面积更大，多项大规模研究已经证实，相对于传统外科植入瓣膜，TAVI瓣膜血流动力学更稳定。而且目前全新的TAVI瓣膜无论在瓣叶材料力学结构，还是瓣架设计方面都较前代产品有了明显的优化，从而尽可能避免或减少上述潜在的不利因素。同时，在关键的生物瓣膜处理技术上，包括去除抗原性、抗钙化处理等，TAVI瓣膜与外科植入瓣膜并无本质上的不同，而且相较于外科植入瓣膜，TAVI瓣膜无疑有效开口面积更大。另外，开口面积更大也更有利于主动脉瓣膜二次介入，也就是所说的瓣中瓣技术（valve-in-valve）。这些因素也使得TAVI瓣膜远期耐久性的问题并不是目前临床证据所显示的那样令人担忧。

2022年最新的随访研究显示了美敦力长支架自膨瓣膜使用10年以上的毁损率为5%～9%，NOTION研究显示TAVI瓣膜组血流动力学指标和瓣膜毁损率甚至低于传统外科瓣膜组，今后更

多的大组长期随访研究会带来更多的介入瓣随访数据。

瑞士 Xeltis 公司研发的新材料 TAVI 瓣膜基于内源性组织修复技术，应用多孔可吸收生物材料，将此材料缝合在镍钛支架，植入自体主动脉瓣后，早期可发挥形态类似瓣膜的启闭功能。同时该材料具有促进机体组织生长和自然愈合的作用，其可诱发自身组织生长，在组织生长后该材料可逐步吸收，最终产生自身组织瓣膜。2017 年伦敦心脏瓣膜病介入治疗会议上公布的临床前研究数据显示 Xeltis 主动脉瓣膜在 3 ~ 6 个月显示了良好且稳定的血流动力学数据，平均压力阶差与目前商用瓣膜相似，显示了可吸收内源性组织瓣膜的可行性。2022 年美国 Foldax 公司进行的外科生物瓣采用人工合成材料 Tria 瓣膜临床植入已经随访到 3 年，无钙化，无血栓，显示了良好的前景。国内 2022 年已经有上海以心医疗器械有限公司等开展类似的介入瓣的初步临床试验。

十八、经导管主动脉瓣置换合并血小板减少

2006 年 Grube 等首先在高危患者 CoreValve 瓣膜 TAVI 描述了相关的血小板计数下降的情况。他认为噻吩吡啶使用与高危 TAVI 时体外循环支持与血小板计数下降有关。

研究显示，血小板减少原因可能包括血液稀释、血小板激活、骨髓抑制和机械性破坏等（图 1-1-26）。TAVI 术后血小板减少比冠状动脉支架植入、单纯主动脉瓣球囊扩张术后的血小板较少都要严重一些，与外科主动脉瓣置换类似。而且有研究显示重度血小板减少可以导致出血等严重临床不良事件，因此深入研究和加强监测具有很大的临床实际意义。更长时间的射线暴露、手术操作时间和更多造影剂的使用已经报道和血小板减少具有相关性。术前更小瓣口面积据报道和 TAVI 术后血小板减少也具有相关性。年龄也是一项预测相关因素，可能与高龄患者骨髓再生能力下降有关。TAVI 术后血栓炎性状态也是术后血小板减少的高危因素。TAVI 术中瓣膜位置不佳、发生移位时会对血管内皮造成损伤而引起血小板激活，从而导致血小板减少。最后，最近的数据表明重度主动脉瓣狭窄患者血小板减少与血管性血友病因子（von Willebrand 因子，VWF）代谢异常有关。这些研究人员发现，在主动脉瓣置换术后数小时内，通过狭窄主动脉环的高速血流对高分子量 vWF 多聚体的破坏是可逆的。有趣的是，这种回到基线水平的高分子量 vWF 多聚体作为血小板激活和清除的短暂生物触发器，导致了明显的 TP。这类主动脉瓣狭窄合并消化道出血症状被称为海德综合征（图 1-1-27）。

TAVI 术后血小板减少

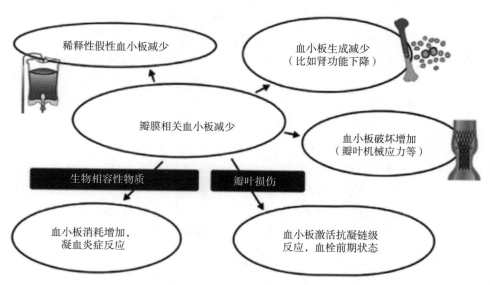

图 1-1-26　TAVI 血小板激活和消耗示意图

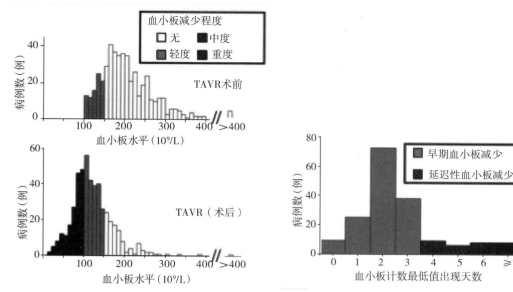

图 1-1-27　TAVI 术前和术后所有患者血小板数目、术后血小板减少事件

（引自 Danny Dvir 等，2014）

2014 年 Danny Dvir 等报道纳入两个医疗中心接受 TAVR 的 506 例患者，术前就存在血小板降低者 16 例（3.2%），随访中死亡 2 例，总共完整随访 488 例患者，平均年龄 84.7 岁 ±7.5 岁。术后仅有 2 例（0.4%）检查诊断为肝素诱导血小板减少。按术后血小板计数分为无 / 轻度血小板减少（$\geqslant 100 \times 10^9/L$）、中度血小板减少[$（50 \sim 99）\times 10^9/L$]、重度血小板减少（$< 50 \times 10^9/L$）。在 TAVI 术后 2 天的中位时间，176 例患者（36.1%）出现明显的血小板减少，149 例（30.5%）中度，27 例（5.5%）重度。出院时，绝大多数患者（90.2%）无 / 有轻度血小板减少。

几组之间年龄、性别、STS 评分、植入成功率、脑卒中、瓣周漏没有差异。术后 4 天以内的血小板减少与手术操作、血管并发症、输血等有相关性。4 天以上的延迟性血小板减少与术后的肾衰竭、重症感染、弥散性血管内凝血（DIC）等凝血功能障碍有关，预后更差。而血小板计数在 $70 \times 10^9/L$ 以上的患者预后良好。

尽管出现全部临床现象（不仅是非特异性免疫分析实验室结果升高）的概率很低（1%），但肝素诱导血小板减少的评估仍应根据建议进行。由于肝素诱导血小板减少通常在暴露后至少 5 天出现，因此在有延迟性血小板减少的病例中，对这种严重并发症的怀疑应该更高。

相比之下，重度血小板减少（$< 50 \times 10^9/$ L）的患者术后预后不佳，近 50% 在 30 天内死亡，即使是幸存的患者，长期生存率也更差。严重的血小板减少可导致出血事件增加而直接影响患者的预后。然而在目前的研究中，血小板减少对生存率的影响并不完全与出血有关。此外，出血事件大多发生在血小板计数非常低的情况下（$< 20 \times 10^9/L$），远低于目前研究中发现的死亡率增加的临界值 [$（50 \sim 70）\times 10^9/L$]。总体来看，血小板在不同的不良事件（如血管并发症、出血事件和脓毒症）中迅速代谢和消耗，可以作为一般临床状态的一个非常敏感的指标。

重度血小板减少的患者 30 天死亡率显著高于中度和无 / 轻度血小板减少组（48.1%、6.7%、3.5%，P 均为 0.001），而且住院期间主要血管并发症、危及生命的出血、脓毒症、急性肾损伤（Ⅱ / Ⅲ型）和多次输血的发生率较高（P=0.001）。

预测 30 天死亡时血小板最低值 $50 \times 10^9/L$ 具有高度特异性（96.3%），$150 \times 10^9/L$ 具有高度敏感性（91.2%），敏感度为 0.76%（图 1-1-28）。严重获得性血小板减少症患者 1 年的死亡率显著高于对照组（重度 66.7%，轻度 16.0%，中度 20.1%，P < 0.001）。在多因素 Logistic 回归分析中，严重血小板减少与 1 年死亡率独立相关（RR 3.44，CI 1.02 ~ 11.6，P=0.046）。

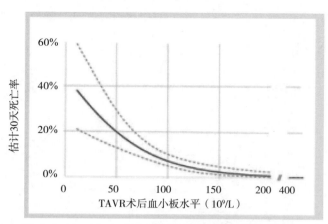

图 1-1-28　TAVI 术后血小板水平与 30 天死亡率关系

因素包括基线血小板减少、瘦体重、术前主动脉瓣面积小、主动脉峰值流速升高和基线肾功能恶化。严重血小板减少（血小板最低值 < 100×10^3/μl，或者与术前比下降 50%）预示着大血管并发症（OR 2.78，95% CI 1.58 ~ 3.82）和大出血（OR 3.18，95% CI 1.33 ~ 5.42）的风险增加。结论：TAVI 相关血小板减少是可预测的，在 TAVI 术前按血小板减少严重程度进行分类可以更好地预测住院期间的临床结果（图 1-1-29）。

2015 年 Flaherty 等研究 90 例采用 Edwards SAPIEN 瓣膜进行 TAVI 的患者，围术期评估血小板减少（thrombocytopenia，TP）情况，并利用血小板因子 4（PF4）抗体监测排除肝素诱导血小板减少情况。根据血小板减少的严重程度进一步分层：轻度血小板减少 [（100 ~ 149）$\times 10^3$/μl] 和中重度血小板减少（< 100×10^3/μl）。结果发现虽然 TAVI 相关的血小板减少是自限性的，不需要抗血小板药物或抗凝药调节，但 TAVI 术后血小板减少的发展和（或）恶化是普遍的，几乎是不可避免的，血小板减少术前发生率和术后血小板减少发生率分别为 40% 和 79%（P < 0.001），血小板计数最低值均出现在术后第 4 天。发生中重度血小板减少的基线预测

2015 年 Jilaihawi 等报道了单中心 246 例 TAVI 和 57 例接受外科主动脉瓣置换术（美国 Partner IA 试验外科手术部分）的相似人群的血小板变化。只有 1 例患者有可检测到的 HIT 抗体，但 HIT 血清素检测呈阴性。血小板在干预当天出现早期下降。术后第 1 天的下降两组相似，但外科手术组略大于 TAVI 组。TAVI 术后 37% 的患者出现早期血小板减少，但与大出血或卒中风险无明显关系，而急性肾损害（OR 1.76，95% CI 0.95 ~ 3.26，P=0.073）和死亡率（HR 1.47，95% CI 0.98 ~ 2.22，P=0.065）有增加趋势。7.7% 的 TAVI 患者持续存在严重血小板减少，这与死亡率独立相关（HR 3.65，95% CI 1.63 ~ 8.16，P=0.002）。因此认为 TAVI 术后血小板减少是一种常见现象，其程度与外科换瓣术后相似。它通常是短暂的，与不良后遗症无关，除非是持续性的（图 1-1-30）。

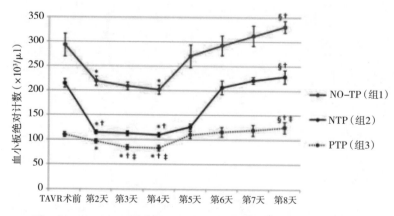

图 1-1-29　TAVI 围术期血小板变化趋势，第 4 天达到最低值

组 1：无血小板减少（NO-TP）；组 2：术后血小板减少（NTP）；组 3：术前有血小板减少（PTP）

（引自 Danny Dvir 等，2014）

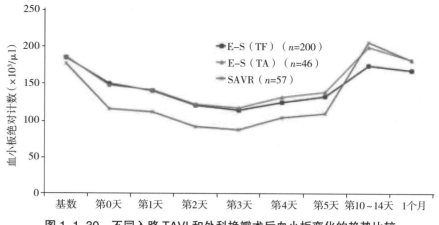

图 1-1-30　不同入路 TAVI 和外科换瓣术后血小板变化的趋势比较

E-S（TF）. 经股动脉 TAVI；E-S（TA）. 经心尖 TAVI

（引自 Flaherty 等，2015）

如果 TAVI 术后血小板减少确实是一个消耗性过程，那么在未来对其机制和治疗的理解中的重要研究内容包括：①是在瓣膜水平还是远程或者全身系统；②如果是在瓣膜水平，确定破坏的病因、生物瓣固定和保存液的毒性或对异物组织的免疫反应；③在许多情况下血小板计数长时间未能恢复的原因；④预防或治疗它的药理学靶点。

尽管有相似的围手术期处理措施，但不同的外科手术瓣膜术后观察到的血小板减少的程度存在差异。Van Straten 等比较了 Edwards Perimount、Medtronic Freestyle 无支架生物瓣膜和 ATS、St. Jude 机械瓣膜的主动脉瓣单瓣置换手术后血小板减少程度，结果显示在术后前 5 天，外科手术组生物瓣膜组的血小板计数低于机械瓣膜组。

Piccardo 等的研究结果显示，倾向匹配人群中接受 Freedom Solo 无支架生物瓣膜的患者严重（定义为 $< 30 \times 10^9/L$）血小板减少症的发生率（22%）明显高于接受 Edwards Perimount 生物瓣膜的患者（1%）。然而两组患者的血栓栓塞、术后出血性并发症和 30 天死亡率相似。Tarzia 等的补充研究已经表明，Freedom Solo 无支架生物瓣膜血小板计数的数量差异与血小板功能障碍无关。Syed 等回顾性收集 2014 年 6 月至 2017 年 1 月单中心接受 Perceval Solo 无支架生物瓣膜的患者（A 组：72 例）和 Perimount Magna Ease 生物瓣膜（B 组：101 例）患者的资料。结果：A 组体外循环和交叉阻断时间明显缩短，但是 A 组术后第 1 ～ 6 天血小板绝对值明显低于 B 组（P

< 0.05）。B 组 44% 的患者血小板恢复到术前水平，而 A 组仅 26% 的患者在出院时恢复到术前水平（$P=0.018$）。A 组中度血小板减少发生率（41%）明显高于 B 组（26%）（$P=0.008$），而重度血小板减少（$< 50 \times 10^9/L$）发生率为 6%，B 组未发生。这类无缝线生物瓣膜具有金属结构，可作为主动脉瓣的锚定系统，这可能是湍流、血小板破裂和机械结构的原因。金属支架可能在血小板激活中起作用，瓣膜旁渗漏也可能引发血小板激活和消耗。此外，这些瓣膜的金属支架可能会干扰图像质量，并可能掩盖或低估某些瓣膜旁微量瓣周漏的程度。

瓣膜支架框架的组成、环状与环状上的设计或瓣叶组成的不同可能会引发不同程度的炎症级联反应，从而导致血小板减少。Hernández 等进行了一项回顾性多中心研究，纳入 195 例患者（排除基线血小板计数 $< 100 \times 10^9/L$ 的患者），平均年龄 77.5 岁 ±6.7 岁，比较了使用球扩瓣膜（BEV）和自膨瓣膜（SEV）进行 TAVI 后血小板减少的发生率和意义。分为两组：血小板计数下降（DPC）$< 30\%$ 的患者和 DPC $> 30\%$ 的患者。与球扩瓣膜相比，自膨瓣膜暴露在循环中的金属体积更大，实际上会导致更严重血小板减少，但笔者发现恰恰相反，球扩瓣膜血小板减少更严重（36.3% ± 15.1% vs 27.7% ± 14.4%，$P < 0.001$），而且与术后 1 个月明显出血、严重感染和死亡率相关。而且多因素分析也显示球扩瓣膜是高危因素（67.4% vs 36.0%，OR 3.4，

95% CI 1.42 ～ 8.16）。当然两组间 TAVI 入路径存在差异，经心尖入路的比率球扩瓣膜组更高一些（总体为 17.4%，球扩瓣膜组为 24.7%），另一组股动脉切开、全身麻醉、更大的输送器比例会更高（图 1-1-31）。另外，在今天极简式

TAVI 概念下患者 TAVI 术后出院更早，许多患者在术后 3 ～ 4 天可能无法监测到真正的血小板计数最低点。也许血小板减少仍然是整体生理应激和不良预后的标志，而不是使用某种类型 TAVR 瓣膜的结果。

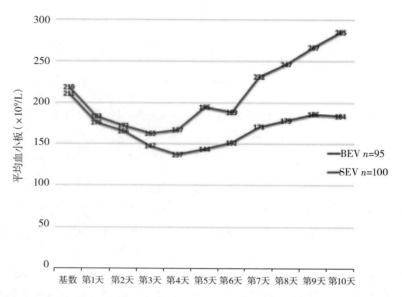

图 1-1-31　球扩瓣膜（BEV）和自膨瓣膜（SEV）在 TAVI 术后平均血小板的变化趋势

有研究者提出了瓣膜制备 / 固定保存的材料可能存在的免疫现象或毒性效应，可能是外科生物瓣膜术后血小板消耗的机制。在对 CoreValve TAVI 死亡患者尸检数据的解剖病理分析中，Noble 等报道在术后第 3 天、第 13 天甚至 103 天，在 TAVI 瓣叶上、支架上或自体瓣膜上观察

到富含纤维蛋白的血栓，其分布位置不相同（图 1-1-32）。TAVR 术后没有体外循环的情况下观察到明显的血小板减少，这与抗血小板药物治疗相似。在接受华法林治疗的患者中，我们确实观察到了不太明显的持续性血小板减少趋势，值得深入研究。

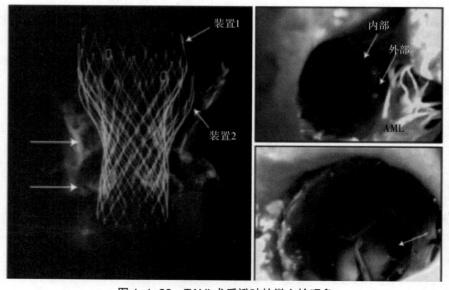

图 1-1-32　TAVI 术后瓣叶的微血栓现象

2018 年王建安等总结了 123 例 TAVI 患者资料，118 例为经股动脉入路，术前平均血小板为 $159 \times 10^9/L$，13 例（10.6%）术前存在中重度血小板降低。78 例（63.4%）术后出现血小板减少，52.0% 中度减少，11.4% 重度减少，平均血小板 $89 \times 10^9/L$，但是术后 7 天恢复正常，平均 $142.5 \times 10^9/L$，随访中保持稳定。35 例（28.5%）按照临床定义出现明显血小板减少（血小板计数 $< 100 \times 10^9/L$ 和下降 50%）。这些患者全身麻醉更多（42.9% vs 20.8%）、年龄更大（77 岁 vs 74 岁）、术前主动脉瓣口面积更小（$0.526 \ cm^2$ vs $0.595 \ cm^2$）、术后出血事件更多（65.7% vs 35.2%）和术后 1 个月随访死亡率更高（11.4% vs 1.1%）。Logistic 回归分析显示，明显血小板减少预测明显出血事件更多（OR 3.524，95% CI 1.546～8.031）和 1 个月死亡率更高（OR 11.226，95% CI 1.208～104.328）。比较了 45 例二叶瓣和 78 例三尖瓣的差异，结果显示二叶瓣术前和术后血小板均低于三叶瓣（术前 $147 \times 10^9/L$ vs $166 \times 10^9/L$，术后 $82 \times 10^9/L$ vs $98 \times 10^9/L$）。有趣的是，二叶瓣和三叶瓣术后血小板减少程度没有明显差异，提示其存在类似机制。

肝素诱导血小板减少（heparin-induced thrombocytopenia，HIT）在心脏外科一直是研究的热点和难点问题之一。心脏手术后 HIT 的发生率和死亡率分别为 0.3% 和 11.1%。2017 年 Telila 等统计美国自 1998 年以来代表美国所有医院出院情况的最大的美国国家住院患者样本（NIS）数据库。这是对美国社区医院出院的 20% 分层抽样，2011～2014 年 TAVI 的 33 790 例患者（女性 46.1%，平均年龄 81.4 岁 ±8.5 岁）中，HIT 累积发生率为 0.49%。在调整了患者和医院水平的特征后，有 HIT 的 TAVI 组的住院死亡率显著高于 HIT 组（OR 5.6，95% CI 2.0～15.6，P=0.001）。静脉血栓栓塞（OR 6.3，95% CI 1.4～28.8，P=0.0 1）和急性肾损伤（OR 6.1，95% CI 2.8～13.1，$P < 0.001$）与 HIT 显著相关。发生 HIT 的患者住院时间也较长（$P < 0.001$），中位住院费用为 68 168 美元，而未发生 HIT 的患者住院费用为 50 494 美元（$P < 0.001$）。总之，在接受 TAVR 的患者中，HIT 与较高的住院死亡率、静脉血栓栓塞、急性肾损伤、住院时间延长和费

用增加相关。令人惊讶的是，没有显示卒中、心肌梗死、主要血管并发症和需要输血的出血性并发症的发生率在有无 HIT 的情况下有显著差异。

比伐卢定是一种直接凝血酶抑制剂，已经用于有 HIT 病史的正在接受介入性手术的患者。Bravo-3 试验是对接受经股动脉 TAVI 治疗的患者应用肝素和比伐卢定时出血和包括血小板减少在内的不良心血管事件进行比较的最大试验。与肝素相比，比伐卢定并不能降低 48h 内大出血或 30 天内心血管不良事件的发生率，血小板减少的发生率也没有差异。此外，一项子研究显示 MRI 检测到类似的脑栓塞发生率。因此，TAVI 中比伐卢定临床效果并不亚于肝素。然而，比伐卢定在 TAVI 中的常规使用受到了警告，因为在出现重大血管（或）出血并发症和或需要紧急心脏手术的情况下，无法迅速逆转其抗凝作用，特别是在既往有肾损伤的患者。

十九、主动脉瓣狭窄和海德综合征

退行性主动脉瓣狭窄是老年人常见的心脏瓣膜病，并与胃肠道出血存在一定相关性，这种现象称为海德综合征，其由 Heyde 于 1958 年首先提出。此后，相关的病例报道不断涌现。20 世纪 70 年代，研究发现其与胃肠道血管发育不良有关。1992 年，Warkentin 等阐明了获得性凝血障碍在海德综合征发病机制中的作用，其主要与高剪切力状态下血管性血友病因子（vWF）高分子量多聚体耗竭有关。主动脉瓣狭窄与胃肠道出血之间是否存在其他机制，目前尚未完全清楚，临床对该病的认识也不足。

Pate 等回顾分析了 380 万例出院患者的情况，发现主动脉瓣狭窄与血管发育不良所致的胃肠道出血显著相关，血管发育不良可发生于胃肠道任何部位，但最常见于升结肠，尤其是盲肠，并多发生于 60 岁以上人群。其主要表现为肠道血管小而扁平，黏膜樱桃红样改变并伴有血管扩张。特征是有一个薄壁脆弱的血管网，结构紊乱，通透性增加，因而相较于正常的血管容易破裂。

vWF 由内皮细胞和巨噬细胞产生，是一种重要的止血和血管炎症介质，可介导血小板与内皮细胞及内皮下基质黏附，并可作为凝血因子Ⅷ在血浆中的载体，其止血功能与其大小密切相关。

在剪切流动力作用下，vWF 能够根据大小进行拉伸转变以适应增加的剪切速率。在主动脉瓣狭窄合并血液高剪切力的情况下，vWF 多聚体在经过狭窄主动脉瓣膜中的湍流时容易被机械破坏，从而使它们更容易被裂解酶降解。此外，这种湍流增加了 vWF 和血小板之间的相互作用，并引起微团聚体形成增加。由于 vWF 多聚体的存在对止血十分重要，因此，严重主动脉瓣狭窄患者出血风险较高。另外，近年来还发现 vWF 在血管形成中的作用越来越明显。

获得性ⅡA型血管性血友病最主要的实验室表现是血浆高分子 vWF 多聚体减少，但由于其含量甚微，诊断假阴性率偏高。凝胶电泳目前是其诊断金标准，若高分子 vWF 多聚体缺乏，将有助于其诊断。此外，出血时间延长及 vWF：RCo、vWF：Ag 水平降低也是其实验室表现，但活化部分凝血活酶时间（APTT）、凝血因子Ⅷ通常正常。在获得性ⅡA型血管性血友病部分亚型中，即使出血时间、vWF：RCo、vWF：Ag 正常，高分子 vWF 多聚体也明显降低。

胃肠道血管发育不良的临床诊断存在很多困难。一方面，畸形发育的血管通常纤细，不易观察到；同时，血管发育不良一般在选择性肠系膜动脉造影下才能确诊，而造影只在少部分不明原因胃肠道出血患者中运用。结肠镜检查可发现肠道血管发育不良，但部分确诊为血管发育不良所致胃肠道出血患者的结肠镜下表现也可以正常。此外，对于小肠出血检查更为有效的胶囊内镜、双球囊肠镜，以及核素标记红细胞扫描、超声内镜，均有助于胃肠道血管发育不良的诊断。

其他的机制研究如下。

老年退行性变学说：退行性变导致血管发育不良与主动脉瓣狭窄，与年龄相关的退行性变被认为是主动脉瓣狭窄发病的主要因素，同时有研究证实退行性变在胃肠道血管发育不良形成中也发挥重要作用。两者发病与年龄正相关，并都主要发生于老年患者。

低氧学说：该理论认为主动脉瓣狭窄导致的胃肠道血流灌注降低是海德综合征的主要原因。因为局部低氧血症，胃肠黏膜血管持续扩张，促进胃肠道血管发育不良发生与发展。

遗传因素：一些遗传因素可导致结肠血管发育不良和主动脉瓣狭窄。先天性结缔组织病变（如先天性主动脉瓣二叶畸形）不仅可以加重胃肠道结缔组织退行性变，而且同时能加速主动脉瓣狭窄的退行性变进程。

1987 年，King 等首次报道了 91 例海德综合征患者外科主动脉瓣置换术后出血倾向得到纠正。37 例行开腹手术，其中 35 例（95%）术后仍反复出血。16 例患者行主动脉瓣置换术，随访 8～12 年，仅有 1 例出现反复出血，而且究其原因是过度抗凝治疗。可见单纯主动脉瓣置换术的止血效果明显好于单纯胃肠外科手术，可能归咎于单纯肠段切除术并未解除主动脉瓣膜狭窄所致获得性ⅡA型血管性血友病，以及潜在的胃肠道血管发育不良未被完全切除，胃肠外科术后出血风险依然很高。国内刘芳等报道了 14 例海德综合征患者资料，11 例重度主动脉瓣狭窄中 6 例行瓣膜置换术，术后未再发消化道出血。

Thompson 等报道了 57 例采用主动脉瓣置换术治疗的海德综合征患者，79% 在随访中位时间为 4.4 年间无出血现象发生，其余受试者出血风险减少了一半。Bander 等发现在重度主动脉瓣狭窄患者中，vWF 降解在主动脉瓣置换术后显著下降，而在球囊瓣膜成形术后则没有。Spangenberg 等的研究也证实在 95 例患者中应用 TAVI 后 vWF 多聚体结构得到恢复。

2003 年 Vincentelli 等研究了明确记录出血史的 50 例主动脉狭窄患者。42 例严重主动脉瓣狭窄患者行瓣膜置换术。在基线和术后 1 天、7 天和 6 个月分别测定高切应力状态下血小板功能、血管性血友病因子胶原结合活性和抗原水平及血管性血友病因子的多聚体结构。21% 的严重主动脉瓣狭窄患者出现皮肤或黏膜出血。在高切应力、血管性血友病因子胶原结合活性降低和最大多聚体丢失的情况下，67%～92% 的严重主动脉瓣狭窄患者存在血小板功能异常，并与瓣膜狭窄的严重程度显著相关。术后第 1 天，原发性止血异常得到完全纠正，但 6 个月后通常复发，特别是当患者与瓣膜不匹配时（有效孔口面积小于 $0.8cm^2/m^2$ 体表面积）。结论：ⅡA型血管性血友病在严重主动脉狭窄患者中很常见。血管性假血友病因子异常与主动脉狭窄的严重程度直接相关，在患者与瓣膜不匹配的情况下，通过瓣膜置换可改善血管性假血友病因子异常。

Blackshear 等的研究也记录了主动脉瓣置换术前、后 vWF 异常的程度，并注意到当超声心动图显示与生物瓣膜不匹配时，vWF 持续性异常的证据。

有研究报道了第一例主动脉瓣置换术后因生物瓣膜不匹配导致中度主动脉瓣旁漏，而出现海德综合征的病例，该患者在再次手术后症状得到恢复，各种生理参数指标也恢复正常。值得注意的是，有些患者在主动脉瓣置换术 6 个月后，vWF 功能恢复的程度并不稳定，这可能与某些非抗凝患者组织瓣形成亚临床血栓，导致瓣膜梯度增加有关。

二十、生物瓣膜毁损的经导管主动脉瓣置换"瓣中瓣"技术的应用

按照最新 2020 年美国和欧洲心脏瓣膜病指南标准，目前年龄在 50 岁以上进行瓣膜置换术时选择生物瓣膜都是合理的。随着医疗技术的发展和人们对生活质量要求的提高，西方国家的年轻患者现在也更倾向选择生物瓣膜而不是机械瓣膜，中国的医师和患者选择趋势也是生物瓣的比例越来越高。全国瓣膜置换术中生物瓣膜比例已经上升到 20% ～ 30%，个别单位达到 70%。所有生物瓣膜都有耐久性问题，平均 10 ～ 20 年会出现衰败，就需要二次开胸手术。生物瓣膜毁损的患者年龄通常比较大，体质较为虚弱，特别是再次瓣膜手术操作复杂，粘连严重时，一般都会存在心脏停搏时间和体外循环时间明显延长，研究均显示生物瓣膜的再次换瓣手术治疗的死亡率

和并发症率都远高于第一次瓣膜置换手术，死亡率仍然可达 5% ～ 23%。

2002 年 TAVI 取得划时代的进步，开启了瓣膜病的介入治疗新篇章。目前全世界已经完成超过 80 万例 TAVI，在美国、德国等发达国家，TAVI 已经超过常规开胸主动脉瓣置换手术量。在此基础上学者们又研究发现生物瓣膜毁损后的瓣膜也可以进行支架瓣膜治疗，被称为瓣中瓣技术（valve in valve）。主动脉瓣生物瓣膜毁损的瓣中瓣植入相对容易，可以通过股动脉途径或心尖途径进行，操作流程与常规 TAVI 类似，甚至技术细节更简单、更安全。2007 年德国 Grube 教授团队 Peter Wenaweser 医师报道了第一例经导管主动脉瓣利用 CoreValve 瓣膜完成介入瓣中瓣手术并取得成功。但是二尖瓣生物瓣膜由于定位更复杂，周围冠状动脉、腱索、主动脉瓣、左心耳等解剖更复杂，因此难度比主动脉瓣瓣中瓣大。2009 年加拿大 Cheung 等首次报道将经导管瓣中瓣技术成功用于二尖瓣生物瓣膜毁损治疗（图 1-1-33）。2012 年美国 Elmariah 等首次报道二尖瓣瓣中瓣技术，2015 年日本 Tada 等首次报道采用二尖瓣瓣中瓣技术治疗。在这些研究中通常都应用爱德华 Sapien 瓣膜来完成二尖瓣毁损生物瓣膜的瓣中瓣技术治疗。2017 年美国 FDA 正式批准爱德华 Sapien 3 介入瓣膜应用于主动脉瓣和二尖瓣生物瓣膜毁损的介入瓣中瓣治疗。2019 年中国首例二尖瓣生物瓣毁损由北京安贞医院孟旭、张海波团队完成，国际二尖瓣生物瓣毁损的介入瓣中瓣技术发展见图 1-1-34。

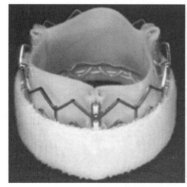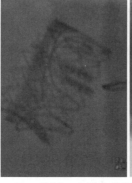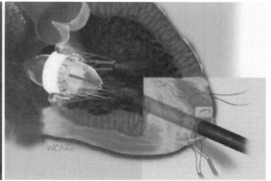

图 1-1-33 国际首例二尖瓣生物瓣膜毁损的介入瓣中瓣技术

（引自 Cheung，等，2009）

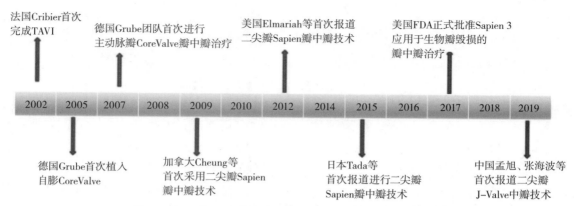

法国Cribier首次
完成TAVI

德国Grube团队首次进行
主动脉瓣CoreValve瓣中瓣治疗

美国Elmariah等首次报道
二尖瓣Sapien瓣中瓣技术

美国FDA正式批准Sapien 3
应用于生物瓣毁损的
瓣中瓣治疗

| 2002 | 2005 | 2007 | 2008 | 2009 | 2010 | 2012 | 2014 | 2015 | 2016 | 2017 | 2018 | 2019 |

德国Grube首次植入
自膨CoreValve

加拿大Cheung等
首次采用二尖瓣Sapien
瓣中瓣技术

日本Tada等
首次报道进行二尖瓣
Sapien瓣中瓣技术

中国孟旭、张海波等
首次报道二尖瓣
J-Valve中瓣技术

图 1-1-34　国际二尖瓣生物瓣毁损的介入瓣中瓣技术发展

（一）二尖瓣生物瓣膜毁损的介入瓣中瓣技术的风险和难度

二尖瓣瓣中瓣手术最初是通过经心尖入路实施的，近年经股静脉穿房间隔入路的尝试也逐渐增多。但目前看来经心尖入路可能仍然是最合适的，因为该路径距离短，易操作，定位准确，且具有良好的同轴性，显著降低了瓣膜移位的风险（图 1-1-35）。经股静脉穿房间隔入路具有创伤小，能够在局部麻醉下手术的优点。但缺点是由于造成了房间隔缺损，16.5% 的患者需要行房间隔缺损封堵，且瓣膜植入操作困难，同轴性不好，容易发生瓣膜移位甚至脱落。Frerker 等报道经心尖入路和经股静脉穿房间隔入路两者出血并发症（P=0.35）和血管并发症（P=0.13）未见明显差异，但是经心尖入路的患者具有较高的生存率（P=0.045）。

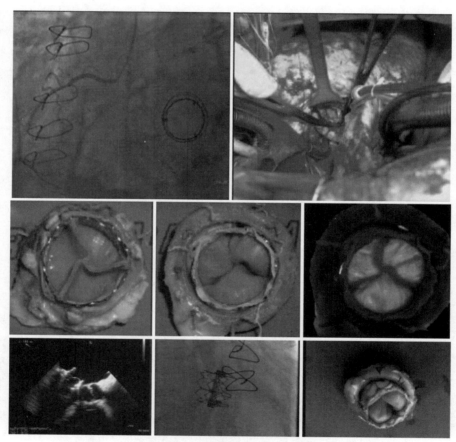

图 1-1-35　二尖瓣生物瓣毁损的瓣中瓣移位并发症

（引自 Jian YC 等，2014）

了解衰败外科生物瓣膜的实际尺寸参数对支架瓣膜型号选择尤为重要。另外，标签上的瓣膜内径实际是没有减去瓣叶厚度的，所以大多数外科生物瓣膜真实的瓣膜内径小于标签内径。此外，衰败的生物瓣瓣叶可能有钙化或血管翳的影响，造成真实瓣膜内径进一步减小。因此在瓣中瓣手术前必须精确测量外科生物瓣的真实尺寸，应用CT进行外科生物瓣三维重建非常重要，而不是仅仅以标签尺寸作为依据。

在瓣中瓣手术中必须植入合适大小的支架瓣膜，尺寸过小会导致瓣膜移位或引起明显瓣周漏，而尺寸过大又会使瓣叶变形，影响其功能及耐久性。目前主要采用相对较大瓣膜的原则来确定支架瓣膜的尺寸，具体原则根据支架瓣膜和生物瓣的特点有所不同。为了锚定支架瓣膜和防止瓣周漏，目前推荐支架瓣膜应比生物瓣或成形环内径大10%。

术中球囊预扩张是存在争议的，因为衰败的生物瓣可能钙化且通常较脆弱，球囊预扩张可能会增加急性主动脉瓣反流、栓塞和脑卒中的风险，需要权衡利弊。目前认为在生物瓣重度钙化狭窄的情况下，可以适当使用较小球囊进行预扩张。在生物瓣以反流病变为主的情况下，一般不建议预扩张。在外科生物瓣透视不显影的情况下，可使用球囊预扩张或心室造影来定位"新瓣环"，便于支架瓣膜顺利植入（图1-1-36）。

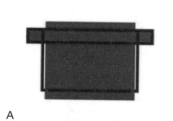 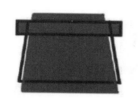 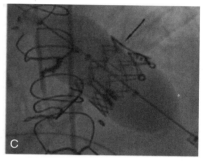

图1-1-36 精确测量对照设计内径，10%～20%的oversize瓣膜植入，可以保证展开和呈圆锥形，有效防止左心室高压力导致瓣膜向左心房侧移位

（引自TMVR多中心研究，2018）

加拿大温哥华St. Paul医院Ye等回顾性总结了2007～2013年31例二尖瓣生物瓣损毁的瓣中瓣技术，手术成功率高达98.6%。且远期随访结果令人满意，在术后1年随访中患者生存率高达88.7%。在接受二尖瓣瓣中瓣治疗后2年，所有患者的纽约心功能分级均为Ⅰ～Ⅱ级。而在随后公布的其他几项小样本量研究结果中也显示，瓣中瓣技术用于二尖瓣生物瓣损毁的患者安全、有效。其30天死亡率为0～17.6%，远期死亡率也在25%上下。且随着术者经验的增加及器械的改善，在2017年以后陆续公布的临床研究结果中显示，接受二尖瓣瓣中瓣治疗的患者术后30天死亡率均降低至10%以下，且在多项研究中术后30天内无死亡。

在TMVR多中心注册研究中纳入了接受二尖瓣瓣中瓣治疗的患者322例，平均STS评分为9.2%±7.2%，纽约心功能分级Ⅳ级占32.3%，左心室射血分数（LVEF）53.3%±11.5%，既往有心肌梗死者为12.1%。所有患者中59.9%的患者经心尖入路完成手术，其次38.8%的患者经间隔入路完成手术，其中93.8%的患者使用Sapien瓣膜，其余患者使用的瓣膜包括Melody、Lotus和Direct Flow瓣膜。手术即刻成功率达94.4%，导致手术失败的原因包括瓣膜移位需要进行开胸手术、需要第二个瓣膜植入、左心室流出道梗阻，术后30天结果显示，患者全因死亡率仅为6.2%，卒中和致命性出血的发生率皆为2.3%，血管并发症的发生率仅为1.6%。而术后1年的全因死亡率也仅为14%。同时，研究还指出，随着术者经验的积累，死亡率和并发症的发生率均有所降低。术后接受抗凝治疗的患者较单纯抗血小板药治疗术后1年发生血栓事件的概率明显降低（6.6% vs 1.6%，$P=0.019$）。

Hisato Takagi的meta分析结果显示，既往关于二尖瓣瓣中瓣的研究多为小规模临床研究，手术例数多在30例以下，患者30天死亡率为5.4%，中期死亡率（6个月至5年）为13.7%，显著低于术前预测值。由此可见，二尖瓣介入瓣中瓣技术在二尖瓣生物瓣损毁患者中治疗效果较好，可降低围术期死亡率，左心室流出道梗阻或瓣膜移位等严重并发症发生率较低。远期死亡率较低。且随着术者经验的积累，死亡率和并发症的发生率可进一步降低。且目前可使用瓣中瓣的外科生物瓣膜较多，目前主要应用 Edwards Perimount、Medtronic Hancock、Medtronic Mosaic、St Jude Medical Epic 等瓣膜。

（二）中国二尖瓣生物瓣毁损的介入瓣中瓣技术现状

TAVI 目前已经在中国方兴未艾，尽管在超过100家医疗中心开展，但成熟开展的中心仍然仅为10余家。使用这3种介入瓣膜均可以进行经导管主动脉瓣瓣中瓣手术，少数大型医院的初步结果证明效果良好。J-Valve 系统因为操作简便，定位键协助瓣膜定位和固定，对主动脉瓣反流和无钙化疾病具有很大优势。加拿大 Jian Ye 等在国际上首次报道使用 J-Valve 系统对主动脉瓣生物瓣毁损患者进行瓣中瓣技术治疗，效果良好。

但是，中国心脏瓣膜病中由于风湿性二尖瓣疾病的高发病率，二尖瓣置换术在所有瓣膜置换术中占近70%的比例，其手术量远远超过主动脉瓣置换、三尖瓣置换等其他瓣膜的置换手术。由于国内没有国际上常规使用的 Sapien 瓣膜，因此二尖瓣瓣中瓣技术领域一直处于空白领域。在前期经心尖 J-Valve 治疗高危主动脉瓣疾病的成熟经验基础上，2019年首都医科大学附属北京安贞医院团队创新性使用 J-Valve 系统经过术中技术改进，利用该支架瓣膜软性定位键的特性，反向安装，反向释放，有效经过前期反复尝试，在国际上首次成功完成二尖瓣毁损生物瓣的自膨瓣的瓣中瓣技术（图1-1-37）。

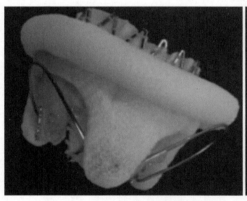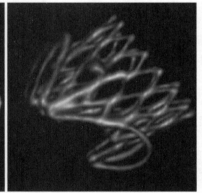

图1-1-37　J-Valve 的二尖瓣生物瓣毁损的介入瓣中瓣离体测试和在体 CT 扫描

二尖瓣瓣中瓣技术最大风险之一是支架瓣膜移位，由于左心室压力远高于左心房压力，因此既往二尖瓣瓣中瓣均有 Sapien 等支架瓣膜定位后向左心房侧移位的报道。J-Valve 系统短支架和左心室定位键经过二尖瓣生物瓣瓣角的交叉对合，可以起到预防支架瓣膜向左心房移位的作用，这一辅助特点是国际上 Sapien 瓣膜都不具有的特性。整个手术核心环节仅10min。

另外，首都医科大学附属北京安贞团队还在国际上首次成功完成了更加复杂的一个穿刺点进双瓣膜置换（二尖瓣生物瓣毁损、主动脉瓣疾病）的经导管 J-Valve 微创手术，以及二尖瓣和主动脉瓣双生物瓣毁损的双瓣介入瓣中瓣手术，主动脉瓣环非顺应球囊打断结合二尖瓣生物瓣毁损的双瓣介入瓣中瓣手术临床效果非常良好（图1-1-38）。在目前成功完成的平均年龄76岁，所有患者随访期间恢复顺利。不用常规开胸和体外循环对众多生物瓣置换术后的老年患者的创伤很小，这类技术已经在国内几家大型医院推广，取得了非常稳定的治疗效果。

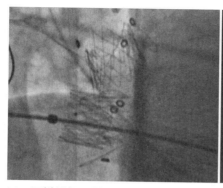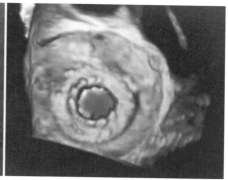

图 1-1-38 双瓣毁损 + 瓣周漏：主动脉瓣（19 号）打断瓣环 + 双瓣的介入瓣中瓣 + 瓣周漏封堵术

第二节 经导管主动脉瓣置换术路径管理

一、引言

尽管 TAVI 可以通过各种各样的动脉途径成功完成，但已收集的关于 TAVI 疗效的绝大多数科学证据均是经股动脉入路完成手术。目前临床实践中经股动脉入路可通过外科切开、经皮置入股动脉鞘获取。血管并发症是主要的 TAVI 相关并发症，这是经股动脉 TAVI 的主要不足，在瓣膜成功植入后，这些并发症有可能影响患者的预后。

二、股动脉路径的解剖

股总动脉（CFA）是一支短的大动脉，起始于腹股沟韧带后方分出腹壁下动脉的髂外动脉（EIA），为髂外动脉的延续。CFA 在腹股沟韧带以远 3 ～ 4cm 处分出股深动脉，然后延续为股浅动脉（SFA）。在起始处，股神经在其外侧，股静脉在其内侧，三者均被腹横筋膜向下的延续所包绕。在屈髋并稍外展和外旋时，由髂前上棘至耻骨联合连线的中点至股骨内上髁画一直线，此直线上 2/3 即为股动脉体表投影。股动脉穿刺体表标志为腹股沟韧带及动脉最大搏动点。CFA 的大小不定，平均直径为 5 ～ 7mm，平均长度为 3 ～ 5cm。从经皮介入的角度考量，动脉最安全的穿刺点为跨过股骨头的 CFA 前壁。穿刺位置太高，超越了腹股沟韧带水平，会导致腹膜后血肿发生率增加。穿刺点低于股动脉的分叉处，预示着产生缺血性和出血性并发症的风险都会增高。因为位置太低，血管管腔直径更小，而动脉损伤的风险增加；由于缺乏下方的股骨头的抵抗，

减少了压迫止血的效力，止血失败的风险增加。

三、手术前股动脉的评估

术前对患者进行影像学检查以便全面了解股动脉的特征，包括管腔的直径、血管的扭曲度、粥样硬化程度和钙化情况。最常用的方法包括血管造影、超声、多排螺旋 CT（MDCT）。作为对未经选择的患者进行筛选的有效手段，MDCT 被视为实际上的金标准。MDCT 的主要不利因素为使用造影剂，严重钙化的情况下 MDCT 可能会低估动脉管腔直径的大小。

四、入路实施的硬件

在施行股动脉入路操作的过程中，使用的主要硬件包括鞘管、加硬导丝和血管闭合器。

（一）鞘管

TAVI 过程通常使用的输送鞘应便于瓣膜输送系统插入和移除。输送鞘长度通常为 30 ～ 35cm，以完全跨过整个髂动脉段。利用新技术研发更细小的输送鞘，可以降低在瓣膜释放手术中对最小动脉管腔直径的要求，促进了实用性"动态鞘"的产生。这些血管鞘在被插入动脉后，可以改变它们的直径。SoloPath（Terumo medical）鞘就是这些鞘管中的一个例子，它是一个整体直径为 11.5F（3.8mm）的折叠鞘，它有一个充气球囊扩张器，一经进入动脉入路后，可以使鞘膨胀扩张内径达 14F（4.67mm）、外径达 17F（5.67mm）。这种血管鞘已被安全地应用于小于 5mm 的股动脉。其他种类的"动

态鞘"主要是爱德华公司的 eSheath（Edwards Lifesciences），它具有一种"薄膜活页"技术，可以在瓣膜通过时使其短暂扩张。14F 的 eSheath 外径为 5.8mm，在瓣膜通过时直径可以达到 7.65mm，瓣膜通过后在 23mm Sapien 瓣膜的病例中变为 7.14mm，在 26mm Sapien 瓣膜的病例中变为 7.26mm；16F 的 eSheath 动脉鞘具有 6.5mm 的外径，在瓣膜通过时直径可达 8.18mm，在瓣膜通过后直径为 8.1mm。

（二）硬导丝

路径获取所需的第 2 个重要硬件为加硬导丝，它被用于支撑 TAVI 鞘管插入。硬导丝是用于降低血管损伤并发症的基本器械，血管损伤与硬鞘在扭曲、薄弱、粥样硬化的动脉内前进相关。硬导丝也被用于引导瓣膜成形球囊和 TAVI 瓣膜进入左心室流出道（LVOT）。最近，硬导丝的一个创新性应用是被用于传导电能进行逆行性左心室起搏，以降低 TAVI 术中侵袭性创伤。目前，在临床工作中常用到的硬导丝，并非专用于 TAVI（Amplatz super stiff、Amplatz extra stiff、Lunderquist extra stiff wire）。国际上有的专属于 TAVI 的导丝已经可用，这些导丝具有连续性锥体核芯的特性和预塑形的头端，这些均有利于 TAVI 瓣膜输送传递（Confida Brecker and Safari 2 wires）。所有的硬导丝均可用于支撑血管鞘前进，但并不是所有的硬导丝都可以支撑 TAVI 瓣膜前进。对于 Lunderquist extra stiff wire 导丝，要注意其超硬的头端有增加左心室损伤的风险。

（三）血管闭合装置（VCD）

VCD 代表着经股动脉 TAVI 血管通路处理的一个进步。最常用的 VCD 是两种基于缝合原理的器械——Prostar XL10F 和 Perclose ProGlide，它们分别被用于闭合 10F 和 8F 血管入路。而在大鞘插入的病例，可采用"预埋置"技术。

Prostar 预埋置技术：Prostar XL10F 是一个与 0.035in（1in=2.54cm）导丝相兼容 10F 的装置，带有 1 个可旋转桶和 4 根针，用以布置 2 根聚酯编织缝合线。由从专用的标识腔返回的脉动性血流为标示，证实此装置施已经处于正确的位置，其缝针不要锁闭而从动脉壁拉出，在此装置布置完成后，用蚊式钳固定缝线以确保安全。在手术结束时，血管鞘和导丝被移除；保持近端压迫，

通过滑结，应用推结器推动线结，缝线被分别打结，系紧固定，确保线结的近端固定于血管壁的表面。

双 Proglide 预埋技术：Perclose ProGlide 装置有 2 个缝针，用来布置一根单股的聚丙烯缝线。将其用于闭合 TAVI 大鞘造成的孔洞时，使用预埋技术。序贯性插入 2 个 Proglide 装置，旋转 Proglide 装置使其相对成 30°～45°，形成一个间断 X 形缝合。在 Proglide 装置布置完毕后，用蚊式钳固定缝线以确保安全，然后插入 TAVI 鞘管进行后面的操作。手术完成后，序贯性使用 2 个推结器推动缝线打结，以闭合动脉创口。一个新的推荐技术称为"平行缝合技术"，这项技术是基于应用 2 个 Proglide 装置，将其展开并保持内外侧的张力，而不行任何的旋转。这些操作构成了平行缝合操作，这样缝合是模仿了标准的外科血管缝合技术（以取代 X 形缝合）。关于这些闭合装置之间的比较，不同的研究给出了相互冲突的结论。一个关于 TAVI 和 EVAR 的 meta 分析建议认为，双 Proglide 预埋技术具有更高的安全性。然而，除了两种闭合装置的技术差异和研究数据比较的内在局限性，不同术者使用每种器械的经验是预埋技术功效的一个主要变构因素。

五、入路的获取

（一）外科切开途径

外科手术获取入路需经腹股沟做切口，仔细分离皮下组织，显露股动脉，然后在股总动脉上缝置菱形荷包线，穿刺动脉，放置动脉鞘管。手术完成后，打紧缝线以达到止血的效果。外科手术途径的主要优点是可进行有效的控制性穿刺，选择最佳穿刺点，遇到血管并发症时，可在直视下修复股动脉。而且意外情况下可以迅速有效地完成体外循环或 ECMO 植入进行循环辅助。

（二）经皮穿刺途径

动脉穿刺　经皮入路是用穿刺针在跨越股骨头段水平股总动脉的前壁安全点处进行穿刺；任何与预想相偏离的操作均会增加产生并发症的风险。更常采用的动脉穿刺的指引方法是行血管造影引导，血管造影经由先前获得的另一辅助性动脉路径进行。这一辅助性动脉通路可能是对侧的股动脉（大多数术者常规的选择）、桡动脉或肱

动脉。辅助性动脉通路既用于经皮股动脉入路的指引，又用于 TAVI 中瓣膜释放的指引。

独立地经由所选择的辅助性血管路径，使用基于血管造影技术的不同的方法。

（1）血管穿刺前（用于了解动脉的走行和解剖特点）和穿刺后（用于确认恰当入路位置）单一的血管造影术。

（2）路径图指引的动脉穿刺：在动脉穿刺过程中，动脉造影被用于获得持续的动脉影像（使用血管造影设备携带的专门路径图工具）。

（3）导丝指引的动脉穿刺：在血管造影的指引下，将常规的 0.035in（1in=2.54cm）的 J 形导丝放置于股总动脉，在透视下朝已置入的导丝头端进行动脉穿刺。

（4）血管 – 导丝超声指引：在 J 形导丝被放置于股总动脉后，由超声引导进行动脉穿刺（因为 J 形导丝很容易被超声所识别，术者的手部可以免于 X 线暴露）。

六、血管入路并发症及其分类

严重血管入路并发症（VC）的发生与 TAVI 过程密切相关，并发症包括微小血肿和小的无血流的局限性血管夹层，以及威胁生命的状况如动脉破裂和撕脱。为了获得 TAVI 结果标准化的定义，瓣膜学术研究联盟（Valve Academic Research Consortium，VARC）提出了一个概念，这个概念随后被更新（VARC-2），它包括对伴随 TAVI 的血管并发症和出血的标准化（表 1-2-1）。

表 1-2-1 VARC-2 血管入路并发症及其分类

主要血管并发症

– 任何主动脉夹层，主动脉破裂，瓣环撕裂，左心室穿孔，新的室壁瘤 / 假性动脉瘤

– 入路点或入路相关的血管损伤（夹层、狭窄、穿孔、破裂、动静脉瘘、假性动脉瘤、血肿、不可逆的神经损伤、筋膜室综合征、经皮闭合器失效）导致的死亡、威胁生命的或大量的出血、内脏缺血、神经性损伤

– 需要外科手术治疗的血管源性远端血栓（非大脑源性），其导致截肢或不可逆的器官终末期损害

– 与死亡、大出血、内脏缺血或神经性损伤相关的非计划性血管内支架植入或外科手术干预手段的使用

– 由患者的症状、体格检查和（或）远端肢体血管造影显示的血流减少或缺血所证明的任何新的身体同侧下肢缺血

– 入路点相关的神经损伤所致的外科手术

– 入路点相关的永久性神经损伤

微小血管并发症

– 入路点或入路相关的血管损伤（夹层、狭窄、穿孔、破裂、动静脉瘘、假性动脉瘤、血肿、不可逆的神经损伤、筋膜室综合征、经皮闭合器失效）没有导致死亡、威胁生命的或大量的出血、内脏缺血、神经性损伤

– 需行栓子切除术和（或）血栓切除术治疗的远端栓塞，没有因此而导致截肢或不可逆性终末期器官损害

– 任何非计划性血管内支架或非计划性外科手术干预手段的使用，不符合主要血管并发症的标准

– 血管修复或需要血管修复（经由外科手术、超声指导的压迫止血、经导管栓子清除术或者血管支架植入）

经皮闭合装置失灵

– 经皮闭合装置失灵不能达到在动脉操作处的止血效果，从而导致使用其他的替代治疗方法（除了手动压迫止血或相关的血管内球囊封堵治疗）

血管并发症的发生对手术和临床结果都有着明显的影响，因为它增加了输血、肾功能损害和住院时间。此外，在像 TAVI 候选者这类虚弱人群的危重状况下，血管并发症被观察到可以用来预测晚期死亡率。

七、血管并发症的预测因素

多种因素可能会促使血管并发症发生。硬性风险因素包括女性、高龄、外周动脉疾病史。外周动脉疾病（特别是有重要的肢体缺血表现时）被发现独立地影响着 TAVI 术后的住院死亡率。例如，除了外周动脉硬化症，其他的不利的髂股动脉的解剖特征，如迂曲和血管的内腔大小，被认为是影响血管并发症的因素。一些学者建议使用简单的计分系统对血管并发症的风险因素进行分层，其包括 3 个要点，即最小血管内径、髂动脉钙化的范围、血管的迂曲程度。可变的因素包括鞘管的尺寸和鞘管 - 股动脉比值。为了限制血管并发症的风险因素，实际工作中，常规建议仔细评估鞘管尺寸和动脉节段是否为最佳匹配。为了便于术前流程中实现此目标，专属的软件系统被开发出来。

八、血管并发症的处理

对血管并发症的外科处理与延长住院时间和增加伤口感染风险相关，伤口感染必然会延迟患者下床活动。随着血管腔内技术的进步，或许可以经皮进行有效操作，完成紧急性血管并发症的治疗，其具有高的成功率及良好的短期和长期结果。为了对血管并发症进行腔内介入治疗，术者必须熟练掌握不同的技术，同时备有基本的外周血管介入器材。

1. 经皮血管闭合装置失败　血管闭合装置（VCD）失败现今被 VARC-2 认为是一个特定的事件，些 VCD 失败的风险因素包括严重股动脉钙化、女性、肥胖，以及操作者对这些器械的学习曲线。对于 VCD 失败的处理，延长手压迫止血时间也许是有效的。然而，熟练掌握血管腔内技术的术者常实施"球囊辅助止血技术"。此技术将一个合适尺寸的外周球囊放置（经由对侧路径插入）于由 VCD 失败导致的动脉渗血处进行充气，为了加快球囊辅助的止血操作，在移除血管鞘管之前，可插入造影导丝。

2. 髂股动脉夹层　既可以发生于外科手术切开途径，也可以发生于经皮鞘管插入途径。降低动脉夹层风险的关键要点是轻柔地插入鞘管。一旦遇有阻力，术者应避免粗暴操作，透视下仔细检查鞘管的进度（和最终动脉钙化移动的情况），可以使用石蜡油以降低鞘管与动脉壁的摩擦力。因为这些夹层大多数是逆行产生的，顺行血流倾向通过将内膜瓣片顺利地从血管壁移位而使血管张开。更严重的动脉夹层可导致急性血管闭塞，甚至导致严重的临床后果（严重的下肢缺血）。在这种情况下，可以尝试延长外周球囊的充气膨胀时间，以期恢复血流。当球囊充气扩张不能确切恢复动脉血流通畅时，合适型号的外周动脉自膨胀支架的植入可以安全地封闭血管夹层。

3. 动脉阻塞　在 TAVI 相关的导管操作过程中，可能导致整体髂股动脉轴损伤。动脉壁损伤，特别是在动脉壁有病变及血管不利特征如扭曲时，由于发生血管夹层或血栓进展，可能导致急性动脉管腔闭塞。在无广泛夹层情况下，血管阻塞更经常发生在血管管腔更小的部位，如髂动脉的远端和股总动脉；特别是被证实血管阻塞的后者动脉，其血管阻塞是由 TAVI 鞘管插入直接损伤导致的。一项近期研究表明，经皮穿刺 TAVI 中，所使用的基于缝合原理的闭合装置常导致明显的股动脉管腔缩窄。这可能是闭合装置缝合导致股总动脉局部解剖变形的结果。股动脉缩窄被认为与血管并发症相关。尽管存在潜在的机制（夹层/血栓），急性管腔阻塞可引起明显的下肢缺血。因此，只要任何时间怀疑下肢缺血（相关造影或多普勒超声显示顺行血流紊乱），即可应用外周血管成形球囊治疗，扩张受损的动脉部位。通常合适尺寸球囊的延时扩张能够恢复适当的管腔大小。尽管如此，为了防止动脉明显回缩，可考虑植入外周动脉支架。

4. 假性动脉瘤　动脉通路闭合失败（初始处理后的再开放）可导致血液潜隐而持续渗漏至周围软组织，在这种情况下，纤维壳包裹血性渗出液，而形成假性动脉瘤。临近手术结束时，入路部位常规的数字减影血管造影有益于动脉渗漏的鉴别与诊断，并可促使早期行球囊辅助止血处理，可同时进行外部压迫止血。如果不能立即行血管造影诊断，如出现手术后局部疼痛、搏动性腹股沟包块、包块部位可闻及的杂音，都应考虑存在假性动脉瘤的可能。假性动脉瘤发展的危险因素包括高龄、女性、高体重指数、低血小板计数、低穿刺位点（位于股动脉分叉以下）、应用抗凝和抗血小板药物并术后继续使用。诊断的第一个步骤仍然是物理检查，因为其具有高度敏感性和接近 100% 的精确性，特别是在有搏动性肿块的情况下。物理检查还应包括双相的超声扫描，其诊断基于超声的三联征发现——股动脉附近低回声囊块、囊块内高阻力的多普勒涡流和进出囊颈的"来回往返"或"正负"波。多普勒波形可用来排除伴发的动静脉瘘（动静脉瘘是特征性低阻力连续性血流）。一旦诊断为假性动脉瘤，建议立即进行处理，因为延迟治疗可能对非外科手术策略的成功率产生不利影响。主要的假性动脉瘤良性结果的预测因素包括囊内低流量血流和囊颈的长度。具有较好解剖的小假性动脉瘤（＜3.5cm）可以首先行保守局部压迫处理。绝大多数临床情况下，积极的非手术处理作为一线的治疗方法，包括在超声引导下的压迫疗法和超声引导下的局部凝血酶注射疗法。需要注意的是，凝血酶注射应用不推荐应用于囊肿颈不明显和动静脉瘘没有排除的病例。实际上，大多数中心仅在超声引导下压迫和（或）凝血酶注射后、大的残余假性动脉瘤仍然存在的情况下，才考虑行血管外科手术治疗。

5. 髂股动脉穿孔和破裂 粗大而僵硬的 TAVI 鞘管和 TAVI 输送系统在血管内行进过程中，具有引起血管壁严重损伤的可能，正如先前讨论的，硬导丝通过降低器械和血管壁的摩擦力而减少血管壁损伤的风险。尽管如此，血管迂曲，特别是在钙化的动脉，可阻碍穿于硬导丝上的器械前进；在这种情况下，由于导丝扭结打折，可发生危险的情况。这种状况应予以小心避免，一旦发生，推荐更换更硬的导丝。髂股动脉穿孔/破裂一旦发生，即难以避免地出现不良临床后果，这些临床后果包括急性失血性休克及隐蔽发生的腹膜后血肿均可发生。据此，关键是予以快速诊断，进行数字减影血管造影检查容易获得诊断，数字减影血管造影检查通常可立即显示病变是否存在，以及病变部位、血液漏出的量和范围。高度推荐术中血管造影术（与其他的诊断性检查相比，如 CT），因为通过此检查在手术台上就可获得即刻的诊断，并可指导行恰当的血管腔内处理。如果发现有血液渗漏，主要的挽救性操作是使用球囊封堵血管损伤处的近端，并应用鱼精蛋白对抗，反转肝素的作用。以上操作阻止了血液丢失，也就防止了失血性休克发生。如果血管损伤广泛，推荐使用专门的高顺应性阻塞球囊，它很容易拉长，适用于较宽范围的血管直径，而无须对损伤的血管施以径向压力。在小穿孔的病例，拉长的充盈球囊压迫可达到完全止血；然而，如果持续出血，确切的治疗措施是应用合适大小的覆膜支架。

6. 动脉撕脱 是一个很少见的并发症，此并发症的发生是由动脉内膜黏附于血管大鞘造成的。鞘管及早移除和撤除时鞘管旋转操作（需注意，在可膨胀鞘，不推荐旋转操作）可降低发生血管撕脱的风险。如果在撤除鞘管时有阻力而怀疑动脉撕脱，在鞘管被移除前，应准备好诊断性血管造影和血管内止血器械，以便快速辨别和处理这种可怕的并发症。覆膜支架可以固定短的动脉损伤，对于更糟糕的病例，外科手术可能是唯一的治疗方法。

7. 入路部位感染 与经皮穿刺股动脉的途径相比，外科手术切开途径入路部位感染的患病率更高。浅表皮肤感染对抗生素和适当的伤口用药反应良好；而深部感染可能引起严重的并发症，如败血症和死亡。对于入路部位的感染，应及时而细致地诊断和处理，推荐进行外科手术彻底刮除、清创。

第三节 经导管主动脉瓣置换术学习曲线及瓣膜中心构建

经导管主动脉瓣置换术（TAVR）又称经导管主动脉瓣植入术（TAVI），在经过大型随机对照研究证明了高危和中危患者行外科主动脉瓣替换术（SAVR）有良好获益后，手术量获得了显著增长。随着 TAVI 指征扩大，开展 TAVI 的中心数量及在每个中心的手术数量都有了显著增加。2012 年在美国 198 个中心开展了 4627 例手术，2015 年在 400 多个中心开展了超过 24 000 例手术。中国 2021 年超过 7000 例 TAVI。2023 年中国预计完成 1.3 万例手术。在未来几十年里，西方国家老年人口的比例不断增加，这对 TAVI 的需求增加，同时也需要增加更多的医师和中心。然而，TAVI 是一种技术上具有挑战性的手术，需要与介入心脏病学和心脏外科常规学习的不同技能。因此，为了保证良好的临床结果，优秀的 TAVI 术者及中心必须保持较高的质量控制。术者和机构手术量对手术成功率和患者预后的影响在外科文献中有很好的记录。

一、学习曲线

学习曲线是 1936 年 Wright 在飞机制造过程中，通过对大量有关资料，安全观察、分析、研究，首次发现并提出的，Wright 描述了飞机制造成本是如何随着时间和经验的增加而降低的。自那时以来，学习曲线已适用于包括医疗行业的其他行业，TAVI 在内的外科和介入手术都很难进行调查，因为它们具有复杂性和多样性，包括需要进行具体培训和持续经验积累以取得令人满意的结果。必须注意的是，外科技能不是一个可以直接测量的数量或变量。

在心血管医学中，介入手术和心脏外科手术都记录了学习曲线的存在。Bridgewater 等研究结果表明，在冠状动脉旁路移植术（CABG）中，外科医师的患者死亡率从完成住院训练后第 1 年的 2.2% 下降到培训第 4 年的 1.2%。同样，与新术者相比，经验丰富的外科医师 CABG 的手术时间减少了 17min 以上。在介入心脏病学中，学习曲线现象已被经桡动脉心导管和冠状动脉介入治疗（PCI）所证明。Ball 等通过对 28 名术者、1672 名接受经桡动脉 PCI 治疗的患者进行研究，发现前 50 名患者的失败率和造影剂使用明显高于经验丰富的术者，并且每增加 50 例失败率降低 32%。更大的 Cath PCI 注册研究报道了类似的结果，证实需要至少 50 例病例才能达到经桡动脉 PCI 的技术熟练程度。

二、经导管主动脉瓣置换的学习曲线

（一）学习过程

多项研究表明，随着手术经验的增加，TAVI 的学习过程包括手术时间、透视时间和造影剂使用将得到改善。关于经心尖 TAVI（TA-TAVI）的早期单中心研究表明，在经过最初的 150 例

手术后，透视时间（7.1min vs 6.2min）和造影剂用量（104ml vs 93ml）明显降低。Similarly、D'Anconna 等研究表明每完成 100 例 TAVI，手术时间减少 5%，辐射暴露降低 15%。Suri 等在 PARTNER 研究中报道通过 1100 例接受 TA-TAVI 的患者分析，在最初的 60 例后透视时间（14～12min）和造影剂用量（114～90ml）明显减少。

研究报道过由 1953 例患者组成的大型国际队列 TAVI 注册研究的学习曲线现象。随着手术病例持续增加，手术时间持续减少。在 TAVI 第四分位数（> 243 例手术）中仅 2.3% 的病例手术时间超过 120min，而在第一分位数中为 13.3%（< 62 例手术）。同样，在第四分位数中小于 5% 的病例使用超过 100ml 的造影剂，而在第一分位数中这个比例超过 15%。这些发现后来在美国 42 988 例 TAVI 患者参与的 TVT 注册研究中得到证实，即造影剂用量、辐射剂量和透视时间也随着经验增加而明显减少。

（二）临床获益

与评价手术获益的程序措施一样，多项研究已经研究并报道了 TAVI 的临床结果随着手术经验增加而有所改善。来自 Vancouver 团队关于学习曲线的初步报道，他们将最初的 270 例病例分为上下半年两部分，显示 30 天死亡率有所改善从上半年的 13.3% 下降到下半年的 5.9%。来自法国和日本 3 个中心的一项研究考察了 TA-TAVI 和 TF-TAVI 的早期学习曲线。TF-TAVI 在 Sapien 瓣最初 86 例后（34% vs 21%）和 CoreValve 瓣最初 40 例后（38% vs 14%）患者的 1 年死亡率显著改善。然而，TA-TAVI 的死亡率与更多的手术量没有显著差异，危及生命的出血（9% vs 1%）、脑卒中（5% vs 0）和急性肾损伤（16% vs 6%）仅在前 128 例后出现下降。

三项大型多中心研究研究了 TAVI 的手术量与临床获益的关系。Minha 等从 PARTNER 试验中进行 TF-TAVI 的 1521 例患者的数据中发现，80% 的植入成功是在 22 例后获得，70 例后主要血管并发症下降至 5% 以下，25 例后主要出血事件 < 10%。Wassef 等使用来自 9 个中心 1953 例患者的国际 TAVI 注册数据，并按时间顺序将所有病例分层（Q1 ≤ 62 例，Q2 63～133 例，Q3

134～233例，Q4≥234例）。随着TAVI手术量的增加，植入成功率显著增加（由Q1的78%到Q4的89%），中至重度瓣周漏发生率降低（由Q1的19%到Q4的11%），瓣膜栓塞率降低（由Q1的3.8%到Q4的0.2%）。早期安全终点的总发生率从Q1期患者的19%提高到Q4期患者的10%，主要血管并发症的发生率（9% vs 4%）、主要出血（4.4% vs 1.6%）和全因死亡率（8.3% vs 3.7%）显著下降。基线和手术变量的多因素校正表明，Q2（OR 2.18）、Q3（OR 3.82）和Q4（OR 13.5）与较高的植入成功率独立相关，而Q3（OR 0.67）和Q4（OR 0.41）与较高的早期安全终点相关。Q4期也与较低的死亡率（OR 0.36）独立相关。Carrol等对2011～2015年在美国395家医院进行的42 988例TAVI进行分析，发现第1例患者和第400例患者的模拟死亡率、血管并发症发生率和出血并发症发生率分别3.6% vs 2.6%、6.1% vs 4.2%、9.6% vs 5.1%。结果的差异在前100例中最为明显。

（三）TAVI 手术量与预后的关系

医院与术者手术量和不良外科手术预后结果的关系已经被1979年Luft等发表的第一份大型报道进行了很好的描述，与低手术量医院相比，各种外科高手术量的医院死亡率有所改善。可能影响更多患者医院手术结果改善的因素包括更多熟练的外科医师、转诊偏向有更好结果的外科医师，更熟悉和更有能力预测和管理术后并发症，更多的资源来管理复杂的患者，以及医疗团队之间更好的沟通。术后管理和"从并发症中抢救失败"的作用也被认为是手术量少的中心不良结果的另一个重要因素。

超过10万接受心血管外科手术的美国医疗保险公司（US Medicare）患者中一系列的结果显示，在年手术量只有大中心1/5的小中心进行手术主要并发症的发生率比在大中心高12%，且57%的患者进行手术时更可能死于并发症。虽然众多研究已经验证了术者个人和医疗机构的手术数量与预后的关系，但近期一项系统回顾表明，机构手术量更能预测复杂手术的不利结果，而术者个人手术数量则是较轻手术结果的合理预测因素。Birkmeyer等对近50万例接受各种常见外科手术的患者进行研究表明，医院手术量与校正后

的手术死亡率之间有很强的关系：旁路移植手术（年手术量大于162例为5.5%，年手术量小于101例为3.5%）、主动脉瓣置换（年手术量大于42例为10%，年手术量小于22例为6%）和腹主动脉瘤修复（年手术量大于18例为6%，年手术量小于8例为4%）。在介入心脏病学中，有几项研究报道了年手术量与临床预后之间的重要关系。对纽约PCI注册中心的数据进行分析，发现年PCI手术量小于600例的医院和年PCI手术量小于75例的术者，其手术死亡率（0.96% vs 0.90%）和同期CABG（3.9% vs 3.4%）明显升高。

（四）TAVI 手术量与预后的关系

TAVI是一种复杂的手术，需要多个专业的专家参与，包括介入心脏病学、心血管外科、心脏影像和麻醉科，以便进行适当患者选择、手术和术后管理。鉴于关于TAVI心脏团队术者手术量和临床预后关系的检验应用有限。美国医疗保险和医疗补助服务中心认识到医院手术量对各种医疗程序中的临床预后的重要性，要求一家医院至少进行50次SAVR，雇用2名或更多的心脏外科医师，并在被批准为TAVI站点之前进行≥1000次冠状动脉造影和≥400次PCI。

因为对于临床终点的兴趣，Kim等使用美国国家住院患者样本库资料（256家医院，7660例患者）进行研究发现临床预后与医院手术量之间存在相关性。低手术量TF-TAVI中心（＜20例TAVI/年）的全因死亡率（OR 1.55）、出血发生率（OR 1.53）和起搏器植入率（OR 1.39）高于大手术量中心（＞20例TAVI/年），卒中无显著性差异。同样，低手术量TA-TAVI中心（＜10例TAVI/年）的死亡率（OR 3.1）、起搏器植入率（OR 6.0）和心肌梗死发生率（OR 5.4）高于大手术量TA-TAVI中心（＞20例TAVI/年）。Khera等从2014年美国全国再入院数据库报道统计了美国所有住院人数的49%，发现医院TAVI数量与再入院率之间存在显著的反比关系。大手术量医院（≥100例手术/年）与中等手术量（50～100例手术/年）（OR 0.76）及低手术量（50例手术/年）（OR 0.75）相比，30天再入院率最低。这些观察表明，卓越的技术和优越的术后护理可能对导致临床结果差异贡献巨大。值得注意的是，TAVI的数量－结果关系也可能适用于TAVI质量

衡量。Verma 等最近的一项研究在检查了多个机构进行的 CT 报告，报道在大手术量中心（＞ 75 例 TAVI/ 年）进行的 CT 与独立报道瓣环尺寸和经导管瓣膜尺寸（r=0.96）有很好的相关性，这一发现没有复制到年手术量较低的中心。

（五）对临床实践的启示

TAVI 是一个复杂的手术，与心脏外科和介入心脏病学相比具有认知和技术方面的独特性和不同。这些包括了解潜在的病理生理学，理解和分析诊断检查结果，包括心脏血流动力学、无创成像，以及技术专长，手术植入的入路途径通道、瓣膜植入流程，以及按照适当的临床随访时间表预防潜在的术后并发症。由于这种复杂性，毫无疑问从以前的类似手术中获得的经验（即学习曲线）将进一步提高手术的成功，而将服务集中在大手术量中心将产生更好的结果。现有数据一致表明，TAVI 过程存在学习曲线现象和数量 - 预后关系。

2017 年 AATS/ACC/SCAI/STS 专家共识系统文件对新的 TAVI 方案提出了具体建议。其中包括介入性心脏病专家有 ≥ 100 例 TAVI 经验，包括 50 例作为助手，外科医师 ≥ 100 例 SAVR 职业病例或在前 1 年 25 例 SAVR、在前 2 年中 50 例 SAVR，以及医院每年进行 ≥ 300 例 PCI 和 40 例 SAVR。

（六）总结

TAVI 是一种成熟的技术，也是一种高度复杂和技术要求极高的手术，并且在机构手术量和患者获益之间具有临床上重要的关系。在处理 240 例手术后 TAVI 术者在手术方面会有明显提高。此外现有证据表明，每年 TAVI 数量大于 50 例的机构的临床结果会有所改善。

三、心脏瓣膜病介入中心标准和组建策略

（一）心脏瓣膜病介入中心

心脏瓣膜病介入中心（简称瓣膜中心）是一个多专业的中心，涉及瓣膜心脏团队的所有成员。通常，执行 TAVI 的介入心脏病专家和心胸外科医师应在同一次访问期间独立评估患者，并集体审查必要的数据，以确保采取最适当的管理途径。瓣膜疾病诊治的重点不应是放于选择介入主动脉瓣替换还是外科手术替换，而应判断是否需要主动脉瓣替换，然后根据临床病史、实验室检查和影像学检查进行准备，以提供最佳的治疗策略。团队应该包括心力衰竭专家、心脏病影像专家，还应该有老年病医师、社会工作者、姑息治疗专家、理疗师和精神科专家。这些会诊专家的每一种观点都可以提供对患者和对 AVR 采取整体方法的管理途径的新见解。根据患者的需要，可以咨询其他学科的专家，如肾病学、血液学 / 肿瘤学、呼吸病学等，为患者制订一个全面的计划。预先确定和评估整个团队可能面临的复杂疾病情况，可以提高手术的效率和减少并发症。

（二）我国瓣膜中心标准

2021 年中国心脏瓣膜病介入中心委员会发布了《中国心脏瓣膜病介入中心标准 1.0（认证和建设标准）》，该标准从瓣膜中心基本条件与资质、心脏瓣膜病规范化诊断与治疗、培训与教育、持续改进机制、中国心脏瓣膜病介入建设单位 5 个方面对我国瓣膜中心的建设标准进行了规范和制定。具体内容如下。

我国在心脏瓣膜病介入治疗领域起步较晚，心脏瓣膜病治疗及介入技术的发展欠规范。为了加快推进心脏瓣膜介入技术开展，培养更多的心脏瓣膜介入医师，中国心血管健康联盟发起成立中国心脏瓣膜病介入中心（以下简称瓣膜中心）。瓣膜中心建设的基本理念是以具有高水平、全面的心脏瓣膜病综合诊疗能力的医院为核心，通过整合区域医疗资源，提高心脏瓣膜病的诊断率、治疗率，从而提升心脏瓣膜病患者的生活质量及生存率。

瓣膜中心的建立有利于多学科合作，有助于推动心脏瓣膜病介入治疗体系化和规范化，最大程度提高心脏瓣膜病介入治疗的有效性和安全性。为使我国瓣膜中心建设达到规范化要求，由瓣膜中心委员会设计并制订出适应我国瓣膜介入技术发展的瓣膜中心标准，以指导我国瓣膜中心的建设与发展。

按照各单位开展心脏瓣膜病介入治疗的进度，分别制订出心脏瓣膜病介入中心认证标准和心脏瓣膜病介入建设单位标准。瓣膜中心建设和认证共同目标是规范我国心脏瓣膜病的介入诊治和改善心脏瓣膜患者预后的管理。《中国心脏瓣

膜病介入中心标准 1.0（认证和建设标准）》以评估经导管主动脉瓣置换术为主，后续随着瓣膜技术的发展，将持续更新完善。

1. 基本条件与资质

（1）医院要求：瓣膜中心是通过整合院内外相关优势技术和力量为心脏瓣膜病患者提供规范诊疗通道的机构，既可以是在不改变现有结构基础之上实体运作的虚拟机构，也可以是重新组建的实体机构。瓣膜中心的建设涉及医院多学科合作，需要建立一套相应的组织机构进行协调和管理，确定基本要求和任务。组织机构的形式可因不同医院的实际情况而调整，但基本要求和任务是相同的。

1）医院发布正式文件成立瓣膜中心及瓣膜中心委员会。要求：①由医院负责人或分管医疗副院长担任瓣膜中心专家委员会主任委员，主持瓣膜中心委员会的工作和重大决策，并建立相应的管理小组组织架构及分配职责分工。②医院组建的瓣膜中心专家委员会应由心内科、心外科、麻醉科、影像科（放射、超声）、重症医学、急诊科等学科的专家参与。③以书面文件形成明确瓣膜中心委员会的工作职责。④以书面文件形式明确瓣膜中心委员会具有调动医院所有资源为瓣膜中心建设和运行提供保障的权利，并承诺分配相应人力、设备和财政资源，并做好监察、考核、质量控制等工作，确保瓣膜中心规范化运行（具体事项应包括但不限于：对瓣膜中心在优化诊疗过程中所涉及的医院各部门的工作流程、管理制度进行相应调整，以适应瓣膜中心流程优化需求；承诺支持并协助有意向建设瓣膜中心的机构或其他相关机构实施各类培训计划及其他帮助）。⑤瓣膜中心成立并实际运行至少 12 个月，方可申请认证。

2）医院任命瓣膜中心医疗主任。要求：①医院正式任命 1 名具有心血管专业背景的高级职称医师担任瓣膜中心医疗主任，且该医师应具备较强的组织协调能力、专业技能，必须具备对心脏瓣膜病患者进行诊断及救治（含紧急处理及长期治疗）的能力。②以正式文件形式明确瓣膜中心医疗主任的职责。

3）任命瓣膜中心秘书 1 名。其主要协调各学科之间工作。

（2）瓣膜中心的配套功能区域及标识

1）门急诊设置及硬件设备。要求：①设立心脏瓣膜病专科门诊，由心脏瓣膜团队专科医师（心内科或心外科）坐诊。②心脏瓣膜病专科门诊应具备心电图、心脏超声检查条件，急诊应具备床旁心电图、心脏超声检查条件；急诊科应配备相应的设施（如心电图机、供氧系统、监护仪、除颤器、呼吸机等急救器材及急救药品）。上述抢救设备、面积、床位等配置应以能满足医院所承担的任务为原则。

2）医院床位设置及硬件设备。要求：①医疗机构应具备心血管疾病急危重症监护室或重症监护室，满足医疗救治条件；②具备常规和急诊心脏瓣膜病介入治疗 / 外科手术能力，导管室 / 手术室 / 杂交手术室基本设备［状态良好的数字血管影像设备、监护设备（无创和有创性血流动力学监护设备）、呼吸机、除颤器、心脏临时起搏器、体外循环等生命支持系统］能满足常规和急诊心脏瓣膜病手术的需要，并常备急诊手术所需的各类耗材；③医疗机构应具备多排螺旋 CT（至少 64 排）增强扫描的条件，并能开展心电门控心脏增强 CT 检查，获取的 CT 影像可供进一步的心脏、主动脉及外周血管分析。

（3）瓣膜中心的人员资质

1）接受过规范培训、具备心脏瓣膜病介入手术能力的高级职称的心血管内科专科医师及接受过规范培训、具备心脏瓣膜病外科手术能力的高级职称的心脏外科专科医师至少各 2 名。

2）具备实施经胸超声心动图及经食管超声心动图成像资质的高级职称的心脏超声科医师、具备外周血管入路及心脏结构评估能力的高级职称放射科医师、具备心脏科手术麻醉实施能力的高级职称的麻醉科医师、具有心脏外科重症患者管理经验的高级职称的重症医学科医师、有急性血管并发症（主动脉夹层及外周血管出血、夹层、狭窄等）救治经验的高级职称的血管外科专科医师、接受过规范培训并具备独立植入心脏起搏器资质的心血管专科医师（医疗机构制订心脏起搏专科医师值班制度，负责全天候的紧急临时起搏器植入）、具有急性卒中救治经验并有高级职称的神经科专科医师、具有急慢性肾功能不全救治经验的高级职称的肾脏科专科医师［且相应科室内具备肾脏替代治疗设备（如血液透析、血液滤过）］至少各有 1 名。

3）至少有 2 名经过专门介入辅助技术培训、熟悉导管室工作流程的导管室专职护士，且每年至少接受 1 次 4 学时以上的介入诊疗和心脏瓣膜病诊治的新知识培训。

4）经过专门培训且获得大型放射设备上岗证书的放射技术人员至少 1 名；其他相关医护及职业技术人员，包括心血管专科护士、营养师、心理及康复医师、临床研究协调员等。

（4）瓣膜中心的医疗技术条件：①瓣膜中心的心血管内科及心脏外科在当地具有相对的区域优势，能为本地区其他医疗机构提供心血管急危重症抢救、复杂疑难病例诊治及继续教育等服务和支持；②心血管内科经皮冠状动脉介入治疗手术量 ≥ 800 例 / 年；③心脏超声完成量 ≥ 3000 例 / 年，具备开展经食管超声心动图、负荷 / 运动心脏超声等复杂心脏超声检查的能力；④近 3 年开展经导管主动脉瓣置换术手术量 ≥ 150 例；⑤心脏瓣膜病外科手术治疗手术量 ≥ 100 例 / 年。

（5）数据库填报及管理

1）启用瓣膜中心认证云平台随访数据库，并至少提供 6 个月的数据供认证时评估。

2）制订数据库的管理规范、使用细则及监督管理制度，并有数据的审核制度，确保数据库真实、客观、准确。

3）应有专职或兼职的数据管理员。对相关人员进行数据库使用方法和相关制度的培训。

4）数据库的完整性应满足以下条件：①对于首诊心脏瓣膜病并接受介入手术治疗的患者，应及时在数据库中建档（行介入手术治疗患者的登记比例应达到 100%）；②对于所有登记在数据库中的心脏瓣膜病患者，均应进行随访。

5）数据的溯源性：患者的初次就诊时间、诊断、用药情况、手术情况及随访资料等均可以在病例资料等原始记录中溯源。

2. 心脏瓣膜病的规范化诊断与治疗　应组建由心内科、心外科、麻醉科、影像科（放射、超声）、重症医学、急诊科等学科专家组成的心脏瓣膜团队，在为每例心脏瓣膜病患者实施心脏瓣膜介入手术前进行团队讨论，形成书面化的团队讨论意见。患者围术期及术后若出现特殊情况（如并发症、合并重大疾病等），也应由心脏瓣膜团队讨论，形成一致的团队意见。

（1）心脏瓣膜病患者的筛查、风险评估

1）已制订心脏瓣膜病的筛查流程（主要针对心脏瓣膜病的易患因素，包括年龄、高血压、高脂血症、风湿病史等）。

2）瓣膜中心的一线医务人员熟悉心脏瓣膜病的筛查流程。

（2）心脏瓣膜病患者的诊断

1）已制订心脏瓣膜病的诊断标准，包括超声心动图的诊断标准、严重程度、分型分期。

2）瓣膜中心的一线医务人员熟悉心脏瓣膜病的诊断标准。

（3）心脏瓣膜病患者的综合治疗方案

1）已制订心脏瓣膜病的治疗方案流程，包括药物治疗、心血管介入治疗、心脏外科手术治疗。

2）瓣膜中心的一线医务人员熟悉心脏瓣膜病的治疗方案。

3）对心脏瓣膜病患者的多学科协同管理。

3. 培训与教育　培训与教育工作是瓣膜中心建设的重要工作内容和职责。瓣膜中心的培训和教育包括以下几个方面：制订统一培训框架，规范培训课程内容，分层分级组织培训，搭建团队培训模式；培训和教育可以采取多种模式，如瓣膜课程 / 讲座 -（线上会议学习）、瓣膜培训工坊 / 学习班 -（线下会议学习）、瓣膜亚专科轮转（长期学习）。根据培训对象的不同，瓣膜中心的培训和教育包括以下几个方面。

（1）瓣膜中心所在医院的全院培训

1）针对瓣膜中心医院管理人员的培训：对医院领导、医疗管理及行政管理人员应在瓣膜中心成立之前或最晚成立之后 1 个月以内至少培训 1 次。培训内容应包括瓣膜中心的基本概念、在瓣膜中心建设和流程优化过程中需要医院解决的主要问题等。

2）针对瓣膜中心核心科室专业医师和护士的培训：针对心血管内科、心血管外科、麻醉科、放射科（含 CT 室）、超声科等直接参与心脏瓣膜病救治工作的各专科医师和护士，应制订培训计划。该计划必须包括：应在正式成立瓣膜中心后 1 个月内完成全面培训，以后每年进行一轮以确保新增人员得到及时培训。培训内容应包括瓣膜中心的基本概念、各项管理制度、心脏瓣膜病最新诊治指南、本院瓣膜中心的救治流程图、心脏瓣膜病诊疗过程中的数据采集及瓣膜中心数据库填报等。

（2）针对瓣膜建设单位相关人员的培训：瓣膜中心有义务承担对刚起步开展心脏瓣膜介入的医疗机构及瓣膜建设单位的指导及培训，开展形式包括理论授课、模拟器操作、现场手术观摩等。内容涵盖心脏瓣膜团队建设、围术期患者的管理、超声心动图、CT 图像的采集和分析、麻醉管理、术中护理配合、手术操作步骤、并发症识别及处理，以及建设单位标准和流程等。使瓣膜建设单位通过培训逐步形成符合瓣膜中心认证标准的规范化体系，提升心脏瓣膜病救治能力。

（3）针对本地区周边医疗机构的培训：对本地区其他医疗机构的培训是瓣膜中心的重要职责之一。申请认证时必须满足以下全部条件：①制订针对周边医疗机构的培训计划，计划包括瓣膜中心的基本概念、心脏瓣膜病的综合救治流程、心脏瓣膜病的筛查与评估等；②应在成立瓣膜中心后 2 个月内完成上述全部培训计划，以后每年进行一轮；③至少 5 家以上的本地区其他周边医疗机构实施上述培训计划，达到周边医疗机构熟悉区域协同救治体系的概念及与瓣膜中心的联络机制。

（4）社区人群教育：是指瓣膜中心积极参与对社区人群进行有关心脏瓣膜病的症状和体征的识别及救治的培训。瓣膜中心必须承担公众健康教育义务，并积极致力于通过对公众教育提高大众对心脏瓣膜病的认知及重视，以实现及早筛查与救治，从而降低心脏瓣膜病的死亡率。①为社区人群提供心脏瓣膜病症状和体征及心脏瓣膜病治疗的培训计划，每年至少进行 1 次；②至少在 2 个以上社区实施上述培训计划；③至少在 2 个以上社区开展心血管疾病防治的义诊和健康咨询活动，需要提供现场照片。

4. 持续改进机制　持续改进是瓣膜中心认证的核心价值，要求瓣膜中心制订各项促进流程改进的措施和方法，并通过更新数据显示持续改进的效果。

（1）医院应制订促进流程改进和质量改进的计划措施

1）瓣膜中心应根据中国心脏瓣膜中心认证标准要求结合当前的实际情况确定本中心关键监控指标及质量改进计划，原则上应每年修改 1 次奋斗目标值，以体现持续改进的效果；申请认证时应提交所确立的监控指标及奋斗目标值。

2）制订并改进流程图，至少提交 2 个以上改进前后的关键流程图及改进说明。

3）制订并促进瓣膜中心质量改进的重要管理制度并付诸实施，主要包括联合例会制度（为推动瓣膜中心优化流程改进指标，召开包括与心血管专科及其他专科团队医护人员、医院合作相关科室团队和协作医院团队等的培训与制度改进例会）、质量分析会制度、典型病例讨论会制度。原则上各项制度会议的时间间隔不得超过 6 个月。

（2）持续改进效果：瓣膜中心通过流程改进心脏瓣膜病治疗的效率指标和干预指标，至少在近 6 个月内下列指标显示改进趋势。①院内死亡率：瓣膜介入手术围术期死亡例数/同期接受心脏瓣膜病介入手术总例数 ×100%；②术后 30 天死亡率：心脏瓣膜病介入术后 30 天内死亡例数/同期接受心脏瓣膜病介入手术总例数 ×100%；③术后 1 年死亡率：心脏瓣膜病介入术后 1 年内死亡例数/同期接受心脏瓣膜病手术总例数 ×100%；④术后 30 天卒中发生率：心脏瓣膜病介入术后 30 天内卒中发生例数/同期接受心脏瓣膜病介入手术总例数 ×100%；⑤术后 1 年卒中发生率：心脏瓣膜病介入术后 1 年内卒中发生例数/同期接受心脏瓣膜病介入手术总例数 ×100%；⑥术中转外科开胸手术发生率：心脏瓣膜病介入术中转外科开胸手术例数/同期接受心脏瓣膜病介入手术总例数 ×100%；⑦术后冠状动脉阻塞发生率：经导管主动脉瓣植入术后冠状动脉阻塞例数/同期接受经导管主动脉瓣植入术总例数 ×100%；⑧术后心肌穿孔/心脏压塞发生率：经导管主动脉瓣植入术后心肌穿孔/心脏压塞例数/同期接受经导管主动脉瓣植入术总例数 ×100%；⑨术后中度及以上瓣周漏发生率：经导管主动脉瓣植入术后存在中度及以上瓣周漏例数/同期接受经导管主动脉瓣植入术总例

数 ×100%；⑩严重血管并发症发生率：经导管主动脉瓣植入术严重血管并发症（参照 2012 年瓣膜学术研究联盟发布的第 2 版经导管主动脉瓣植入术标准终点定义共识）例数 / 同期接受经导管主动脉瓣植入术总例数 ×100%；⑪致命性出血发生率：经导管主动脉瓣植入术致命性出血（参照 2012 年瓣膜学术研究联盟发布的第 2 版经导管主动脉瓣植入术标准终点定义共识）例数 / 同期接受经导管主动脉瓣植入术总例数 ×100%。

5. 中国心脏瓣膜病介入建设单位标准　为了促进我国瓣膜中心建设，让各级医疗机构和专业人员更好地了解瓣膜中心的基本条件和要求，提前做好瓣膜中心的认证准备工作，根据各单位瓣膜介入技术发展程度，参照心脏瓣膜病介入中心认证标准，特制订瓣膜建设单位标准。中国心脏瓣膜病介入建设单位标准的具体要求如下。

（1）医疗技术条件：①瓣膜建设单位的心血管内科及心血管外科在当地具有相对的区域优势，能为本地区其他医疗机构提供心血管急危重症抢救、复杂疑难病例诊治及继续教育等服务和支持；②心血管内科经皮冠状动脉介入治疗量超过 500 例 / 年；③近 3 年开展经导管主动脉瓣植入术例数累计达到 30 例以上，并具备独立开展心脏瓣膜介入手术的能力；④心脏超声完成量不低于 2000 例 / 年，具备开展经食管超声心动图、负荷 / 运动心脏超声等复杂心脏超声检查的能力。

（2）数据库填报及管理

1）启用中国心脏瓣膜病中心填报云平台随访数据库，提供 30 例以上病例数据。

2）制订数据库的管理规范、使用细则及监督管理制度，并具有数据的审核制度，确保数据库真实、客观、准确。

3）应有专职或兼职的数据管理员，并对相关人员进行了数据库使用方法和相关制度的培训。

4）数据库的完整性，应满足以下全部条件：①对首诊心脏瓣膜病并接受介入手术治疗的患者应及时在数据库中建档（行介入手术治疗患者的登记比例应达到 100%）；②对于所有登记在数据库中的心脏瓣膜病患者，均应进行随访。

5）数据的溯源性：患者的初次就诊时间、诊断、用药情况、手术情况及随访资料等均可从病例资料等原始记录中溯源。

6. 结语　瓣膜中心的建立将加速推进我国瓣膜介入技术的规范、标准、科学和创新，建立统一标准的心脏瓣膜病介入诊疗规范和体系，制订瓣膜中心认证标准和瓣膜建设单位标准，实现全国瓣膜中心同质化管理，必将有助于提升我国心脏瓣膜病整体诊疗及研究水平，提高我国在心脏瓣膜病介入治疗领域的国际地位，最终造福广大心脏瓣膜病患者。

第四节　经导管主动脉瓣置换术的麻醉管理

自从 2002 年报道首例 TAVI 以来，对此类手术麻醉管理的讨论也在持续进行。在国内外权威学术期刊上发表了关于麻醉处理的临床专家共识及大量研究报告，主要内容涵盖 TAVI 团队中麻醉人员的能力要求、麻醉前评估方法、术中监测方法、麻醉方法选择、手术并发症的麻醉处理等内容。基于越来越多的主动脉瓣疾病患者接受 TAVI 作为治疗手段，人工瓣膜产品不断完善及手术经验不断积累，我国 TAVI 手术量呈快速增加趋势。麻醉人员应该清晰认识对此类手术麻醉处理需要的特殊考虑，为改善患者预后提供更加完善的术中处理。

尽管 TAVI 手术操作比体外循环（CPB）心外科手术过程简单、创伤小，但麻醉风险（包含麻醉相关和手术相关）依然不容忽视。从欧美权威医学中心的报道中可见，即使手术量呈增加趋势，患者术前评估风险等级也较早期降低，但是术中由局部麻醉复合镇静转为气管插管全身麻醉的发生率比较稳定（3% 左右）。麻醉质量是影响 TAVI 预后的重要因素之一。至今，全世界多数报道提倡 TAVI 麻醉采用局部麻醉复合镇静的方法。这种麻醉方法用药和操作简单，但是由于患者的特殊性和手术特点，这类手术的麻醉处理具有明显特殊性和风险，对麻醉人员也有特殊要求。

一、术前访视与评估

目前，我国 TAVI 患者多为高龄、病情严重且合并多种基础疾病者较多。麻醉前访视的内容包括了解患者的一般情况、病史和重要器官功能。

（一）一般情况及病史

一般情况评估应涵盖患者的现病史、既往史、合并疾病等情况。重点评估并存疾病和重要器官功能。

在 TAVI 患者术前评估中，国内外多数中心常使用虚弱指数对患者一般情况进行评估。虚弱指数是反映患者活动能力和机体整体状况的重要指标之一，常用于评价老年危重患者的整体综合情况。将虚弱指数用于 TAVI 患者麻醉前评估，对于患者耐受麻醉药物对循环系统抑制的程度、局部麻醉复合镇静下是否能够耐受较长时间的手术操作等，具有参考意义。

STS 评分和 Logistic EuroScore 评分是被普遍接受的 TAVI 患者术前情况与手术不良结局相关性的风险评估方法，其结果与术后早期死亡率有明确关联。这些术前评估指标与麻醉常用术前评估方法及麻醉风险发生率的关系，目前能获取的证据极少。在 TAVI 麻醉临床实践中需要不断总结。

（二）体格检查

除常规项目外，重点了解患者心肺功能状态相关检查结果。关注有无呼吸急促、肺部湿啰音、颈静脉怒张、腹水、周围性水肿等急慢性心力衰竭表现。对于主动脉瓣狭窄的患者，一旦出现心力衰竭症状，通常提示病情比较严重，麻醉风险显著增加。

（三）辅助检查

辅助检查包括心电图（ECG）、血常规、肝肾功能、电解质、凝血功能、心肌酶、心力衰竭标志物和动脉血气分析等。严重主动脉瓣狭窄患者，如并发心律失常，可明显影响麻醉过程血流动力学状态。

影像学检查：①胸部 X 线片，评估心脏大小、心胸比及肺水肿情况；②多排螺旋，测量主动脉瓣环大小和主动脉根部结构，了解瓣叶形态、钙化程度，了解冠状动脉开口位置及病变等；③超声心动图，估测瓣口大小、跨瓣压差或流速、二尖瓣反流情况、室间隔厚度等，评估左右心室功能和其他瓣膜情况，估测肺动脉压；④冠状动脉造影，确定是否合并冠心病，评估冠状动脉开口与主动脉瓣环位置关系；⑤颈部与双下肢血管超声，评价外周血管条件。

（四）各系统功能评估要点

1. 循环系统　根据患者的症状、体征、活动耐量及辅助检查结果，结合高血压病史及治疗情况，对心功能进行综合评估。重点了解瓣膜病变类型及其对循环功能造成的影响。患者平素血压水平是麻醉后血流动力学维护的重要参考依据之一，尤其对人工瓣膜释放前血流动力学的维护具有参考价值。

2. 中枢神经系统　对于高龄、高血压、糖尿病、动脉粥样硬化、既往有脑卒中的患者，应完善术前神经功能检查，最好进行认知功能评估。注意是否存在精神障碍等不能配合局部麻醉复合镇静下完成手术的情况。双侧颈动脉、椎动脉及基底动脉环情况可作为术中血流动力学波动对中枢神经系统产生严重影响的风险预测和指导术中处理依据。

3. 呼吸系统　术前需要了解患者是否存在慢性阻塞性肺疾病（COPD）、肺不张或感染等。对于上呼吸道感染者，需权衡利弊判断手术时机。对于 COPD 伴感染患者，宜控制感染后择期手术。对于心力衰竭或低蛋白血症致胸腔积液患者，应积极改善心功能，纠正低蛋白血症，改善肺功能。术前评估是否存在困难气道，其是保留呼吸麻醉患者术前评估重要内容之一。了解患者是否存在呼吸睡眠暂停综合征，对局部麻醉复合镇静患者麻醉管理难度和呼吸管理风险的准确评估具有重要意义。

4. 肝肾功能　对于肝肾功能不全的患者，术中应选择对肝肾影响小的药物，避免长时间低血压。长期使用利尿剂的患者应关注血钾水平。推荐透析患者术前一天进行一次透析，改善内环境，提高术中血流动力学稳定性。

5. 消化系统　既往有胃食管手术史、食管静脉曲张、上消化道出血史的患者，可选择经胸超声心动图（TTE）代替经食管超声心动图（TEE）检查。

6. 外周血管　如果存在双侧颈动脉重度狭

窄，术中由于血压过低而缺血性脑损害的风险增加，应进行行术中经皮脑氧饱和度（regional cerebral oxygen saturation，rSO_2）监测，便于及时发现由缺血导致的脑组织氧合变化。

（五）麻醉前用药

术前适当口服镇静药物，可帮助患者缓解入室后的紧张焦虑情绪，对预防心动过速诱发心脏不良事件有利。对于术前心力衰竭比较明显的患者，可不用术前药。术前持续服用的 β 受体阻滞剂和他汀类降脂药物者，建议使用至手术当日晨。

二、麻醉前准备

（一）设备及人员要求

1. 设备　建议在杂交手术室内进行 TAVI，房间大小应该满足摆放麻醉机、监护仪、超声心动图仪、CPB 机和血液回收装置等设备。手术空间要求完全符合外科无菌标准，配有数字减影血管造影机系统。手术室空间可以满足外科、内科、麻醉及护理、影像、超声、CPB 等多学科人员同时使用的需要。

2. 人员配备　麻醉医师应加入 TAVI 多学科团队。要求主持麻醉人员具有较丰富的心脏麻醉经验，具有较全面处理术中严重心脏不良事件的经验，具有多学科配合的工作能力。实际工作中，建议以实际心脏麻醉临床能力和经验作为评价依据。对于新开展业务单位，初始阶段是各种风险情况的易发时期，应更加谨慎选择麻醉人员。

（二）物品准备

1. 麻醉用品　无论手术选择什么麻醉方式，均需要按照能够完成心外科手术的标准进行必要准备。此外，应配备处理各种困难气道所需器材、心内起搏导线、临时起搏器、体外自动除颤贴片、除颤仪等。需要常规配备 CPB 机，对于病情较复杂和危重的患者，要具备快速转机条件。

2. 监测设备　多功能监护仪及测压装置、血流动力学监测仪、血气分析仪、激活全血凝固时间（ACT）检测仪、麻醉深度监测仪、脑氧饱和度监测仪、经食管超声心动图/经胸超声心动图机等。

（三）麻醉监测

1. 常规监测　根据国内共识推荐，TAVI 常规监测包括 5 导联 ECG、有创动脉压和中心静脉压、心率、呼吸频率、体温、经皮动脉血氧饱和度（SpO_2）。气管插管全身麻醉时，应选择呼吸末二氧化碳（$EtCO_2$）监测；局部麻醉复合镇静麻醉时，可将 $EtCO_2$ 采样管端固定于鼻孔附近，用以粗略监测呼吸状态。术中其他监测应包括出血量、尿量、血糖、血气分析和 ACT 等。依据患者情况，若术前存在射血分数低、心力衰竭和肺动脉高压的情况，可考虑置入肺动脉导管。极简式 TAVI 是目前发展趋势，术中监测尽量选择无创操作，注意观察指标的变化趋势。建议根据不同医疗机构的经验和病情的需要，在保证安全前提下适当简化监测方式和指标。避免由于追求极简理念，术中风险增加。

2. 超声心动图　对于气管插管全身麻醉患者，常规行术中经食管超声心动图监测。术中经食管超声心动图可较准确监测心脏收缩功能、心室容量、植入器位置及球囊扩张后主动脉瓣反流情况等。瓣膜释放前可观察定位器的位置与冠状动脉开口的关系，瓣膜释放后可检查主动脉瓣工作状态、反流和瓣周漏情况，以及确认冠状动脉开口状态和有无心包积液。对于局部麻醉复合镇静患者，可用经食管超声心动图替代。如果有经食管超声心动图通道的喉罩，建议可选择喉罩为人工气道进行麻醉，其麻醉深度介于气管插管和局部麻醉复合镇静之间，也可保留自主呼吸。

3. 脑电双频指数（bispectral index，BIS）　是监测患者镇静深度的指标，可实时评估患者的意识状态，推荐常规使用。对于局部麻醉复合镇静下的 TAVI 患者，BIS 监测能够实时评估患者的镇静深度，一方面有助于降低术中体动风险，另一方面可以避免镇静过深导致呼吸抑制。

4. rSO_2　目前认为，术前 rSO_2 下降与老年患者术后认知功能障碍相关，对选择经颈动脉入路的 TAVI 及合并双侧颈动脉斑块和严重狭窄的患者使用。

（四）药品及血液制品准备

1. 可根据需要，合理选择单独或复合使用常用急救药，具体如下。

（1）正性肌力药物：多巴胺、多巴酚丁胺、肾上腺素、米力农、毛花苷 C、氯化钙等。

（2）血管扩张药：尼卡地平、酚妥拉明、

硝酸甘油等。

（3）血管收缩药：去甲肾上腺素、去氧肾上腺素、间羟胺、垂体后叶素等。

（4）抗心律失常药：利多卡因、艾司洛尔、胺碘酮、阿托品、维拉帕米、硫酸镁等。

（5）其他：肝素、鱼精蛋白、碳酸氢钠、电解质溶液、呋塞米、甘露醇等。

2.可根据需要合理选择常用麻醉药，具体如下。

（1）静脉麻醉药：咪达唑仑、依托咪酯、丙泊酚、右美托咪定等。

（2）吸入麻醉药：七氟醚、地氟醚等。

（3）肌肉松弛药：罗库溴铵、维库溴铵、顺式阿曲库铵等。

（4）麻醉性镇痛药：舒芬太尼、瑞芬太尼等。

（五）血液制品

术前需要常规备血。无论是经股动脉入路或经心尖入路的 TAVI，都有可能出现严重术中出血情况，需要紧急输注血液成分。

三、麻醉方案

（一）麻醉方式选择

目前，关于 TAVI 麻醉领域讨论的热点问题之一，就是关于全身麻醉和局部麻醉复合镇静（监测麻醉或清醒镇静，均属此类）用于 TAVI 优劣的比较。TAVI 可选择在全身麻醉或局部麻醉复合镇静麻醉下完成。尽管国内外均有常规选择全身麻醉行 TAVI 的医疗机构，但考虑到 TAVI 患者创伤小、恢复快、并发症发生率低的总要求，一般情况下，对于条件尚可的经股动脉入路患者，多可选择局部麻醉复合镇静麻醉。经锁骨下、升主动脉及心尖入路的手术刺激较强，常规选择气管内插管全身麻醉。另外，需要全身麻醉的其他情况还包括：心力衰竭不能平卧者，微创开胸经心尖入路 TAVI，强直性脊柱炎、张口受限、病态肥胖等易并发困难气道的情况，精神疾病等依从性较差者，以及开展 TAVI 的初期医疗机构。麻醉方式选择应考虑患者情况、手术入路、术者经验、麻醉医师经验、团队合作默契程度等方面。

选择全身麻醉的利与弊：全身麻醉下 TAVI，可较好保证气道通气安全，便于进行 TEE 监测和检查，术中可绝对制动，另外，还可提供

必要的术中呼吸暂停。但是，全身麻醉患者的平均 ICU 停留和住院时间较长，医疗费用相应增加。较多临床观察显示，选择全身麻醉对正性肌力药和血管活性药的需求相对大，另外，用药种类增加也增加了药物过敏风险。有国外文献报道，全身麻醉 TAVI 患者的住院死亡率和术后 30 天死亡率高于局部麻醉复合镇静的患者。还有观察性研究认为，选择局部麻醉复合镇静的 TAVI 患者，术后放置起搏器的发生率高于全身麻醉患者，选择全身麻醉患者术后感染并发症发生率相对高、用血量相对大等。

选择局部麻醉复合镇静的利与弊：患者能够保留呼吸，能够部分配合医师指令，血流动力学相对平稳，麻醉用药和操作均较简单，术后可快速清醒回普通病房进行术后恢复。但是，局部麻醉复合镇静患者的呼吸道安全存在潜在风险（反流误吸、上呼吸道梗阻、呼吸暂停等）。另外，局部麻醉复合镇静时，有一定比例的患者由于各种原因需要转为插管下全身麻醉。另外，当手术时间较长患者难以配合时，患者会出现体动，从而需要被动加深麻醉，带来呼吸抑制和循环波动风险。局部麻醉复合镇静患者难以进行 TEE，对手术中需要更精确观察瓣膜情况者不利。尽管多数文献报道有研究局限性，从国内外整体趋势看，选择局部麻醉复合镇静下 TAVI 的病例报道是主流。笔者所在医疗机构 TAVI 麻醉方法选择的情况与国内外趋势一致。

（二）术中管理要点

TAVI 的麻醉管理基本原则同心血管外科麻醉一致，管理目的是保证患者术中生命体征平稳，为手术顺利进行创造镇静镇痛、循环系统稳定和内环境稳定的手术条件。即使操作非常熟练的心血管疾病医师团队，也有可能在手术过程中出现某些特殊问题，需要麻醉人员进行紧急处理。麻醉团队与其他团队的默契协作是 TAVI 成功的重要条件之一。

1.主动脉瓣狭窄（AS）患者的术中循环管理要点 因 AS 患者左心室流出道阻力长期处于较高状态，使左心室壁心肌肥厚，心室顺应性和舒张功能减退。基于以上病理生理特点，麻醉中应特别警惕麻醉药物扩血管作用或发生过敏反应，由于以上情况导致外周血管阻力快速下降和有效

循环血量相对不足,可出现严重血流动力学波动。麻醉过程中,推荐在超声心动图指导下调整适宜的左心室前负荷。术中心率过快对心室充盈和冠状动脉灌注不利。窦性心律对肥厚而舒张功能减退的心室功能至关重要,麻醉中应及时发现导致心律失常的原因并及时处理。术中需要维持稍高的左心室后负荷,保障术中充足的心肌灌注。

2. 主动脉瓣反流(AR)患者的术中循环管理要点 长期 AR 患者的左心室增大,心功能下降,心率对心排血量的维护相对重要。基于以上病理生理特点,麻醉时维护充足的前负荷、避免心动过缓及维护窦性节律。稍低的后负荷对提高前向血流有益,因此,麻醉中应避免诱导药物导致明显血管扩张、心肌收缩力显著抑制造成的舒张压过低、冠状动脉供血不足甚至严重心律失常。

TAVI 进程中,麻醉医师需要关注手术进程并保持与台上医师沟通。在判定异常监测结果是否与手术操作相关时,应及时沟通并尽快化解异常情况。在临床实践中体会到,由操作诱发的术中血流动力学波动情况越严重,持续时间越长,TAVI 患者不良结局发生率则越高。两者的关联需要严格设计的临床观察进行研究。

(三)诱导前准备

诱导前准备是提高重症心脏病患者麻醉安全性和质量的重要环节,是针对即将到达手术室的患者和各种可能的突发情况,在设备、器具、药品等方面的准备。尤其是检查处理紧急气道所需物品和器具、机械通气装置及循环支持药物,随时做好心肺复苏准备。患者入室即刻的异常情况可能由转运中应激条件所诱发。对于心力衰竭及明显心肌缺血的患者,建议在转运过程中持续吸氧,持续泵注改善循环状态的血管活性药物等。有的患者,需要入室后尽快处理,有的甚至需要紧急行 TAVI 才能缓解。

(四)全身麻醉管理方案

1. 麻醉诱导 诱导药物:可用于此类患者全麻诱导的药物包括依托咪酯、芬太尼类、罗库溴铵或顺式阿曲库铵,也可根据患者具体情况和自己所在医疗机构经验进行选择。诱导过程的原则是缓慢给药,避免血流动力学波动,及时处理药物抑制导致的血管扩张等情况。重度 AS 患者诱导过程中的低血压容易导致心肌缺血和心律失

常,并可诱发更严重的血流动力学异常。建议在诱导时小剂量持续泵注缩血管药,尽可能维持血压与心率稳定。对于心功能较差的患者,诱导时可同时泵注肾上腺素或多巴酚丁胺等正性肌力药物。术前存在严重血容量不足的患者,需要及时补充。诱导后,尽早进行一次血气分析。

2. 中心静脉穿刺 一般选择右颈内静脉进行中心静脉穿刺,并放置中心静脉导管或肺动脉导管。麻醉诱导前,如果患者非常脆弱,建议先在局部麻醉下行深静脉穿刺置管,在经中心静脉持续泵注正性肌力药的同时进行诱导。

3. 麻醉维持 通常选择静吸复合麻醉,可选药物包括异丙酚、七氟醚、地氟醚、瑞芬太尼、舒芬太尼、芬太尼、右美托咪定等。麻醉诱导完成至切皮前应注意防止低血压。重要手术步骤操作前,要确认麻醉深度,避免体动。麻醉医师要根据手术进程,动态调整麻醉深度。TAVI 过程中熟练应用区域神经阻滞技术,如椎旁阻滞、肋间神经阻滞和局部浸润等,非常有利于完善镇痛和血流动力学稳定。关于不同区域神经阻滞技术与患者术后结局关系的临床研究,至今尚无大样本临床研究。

4. 特殊操作过程的麻醉管理 在透视或 TEE 引导下的临时起搏器漂浮电极,应置于右心室近心尖处,可由麻醉医师或手术医师放置,经颈内静脉或锁骨下静脉通路均可。手术开始前,需要再次确认临时起搏器工作状态、漂浮电极位置及其稳定性。

经股动脉入路 TAVI 建立血管入路及导丝置入过程中,注意血流动力学变化,避免低血压。经心尖入路 TAVI 切皮前要做好肋间神经阻滞,行心尖荷包缝合时,建议加深麻醉以稳定血流动力学指标。导丝对血管的刺激可诱发迷走反射。导丝在跨主动脉瓣时,常诱发室性心律失常,注射利多卡因对症处理后多数可好转。

AS 患者在球囊扩张主动脉瓣和释放瓣膜时需要快速心室起搏(RVP),RVP 一般持续 10 ~ 20s,以免引起心室颤动。麻醉诱导后,根据血气分析结果,积极调整内环境,使手术进行到 RVP 前有较好的内环境状态,从而提高患者对 RVP 过程导致的严重血流动力学波动的耐受性。这种耐受性较好的标志包括出现 RVP 相关

低血压时，较少出现心律失常；当RVP结束时，血压和心率能较快恢复到之前水平。内环境指标主要包括酸碱平衡、电解质水平、血红蛋白和体温。操作过程中，最好以患者平素血压和心率为参照进行血压维护。停止起搏后若出现室性心律失常或室上性心律失常，可给予胺碘酮或利多卡因等抗心律失常药物处理。如出现持续低血压，应迅速使用TEE/TTE评估后进行相应的处理。

需再次球囊扩张的情况下，最好等待血流动力学基本恢复至首次RVP前状态后再进行。球囊扩张过程是患者出现循环崩溃的危险阶段，需要密切监护并及时处理。当患者出现心室颤动后应立即行电复律，复律失败者尽快行胸外心脏按压，同时采取脑保护措施。必要时可使用肾上腺素等心肺复苏药物。部分患者在采取抢救性快速置入瓣膜后，情况可出现较快速的恢复。如果经过积极处理，患者的循环状态依然难以维持，可以决定使用CPB装置维护循环稳定并行进一步处理。

根据术者习惯和使用的瓣膜类型决定释放过程是否需要RVP和（或）呼吸暂停。释放瓣膜前应采取RVP使MAP降至50mmHg（1mmHg=0.133kPa）左右，有的需要调整呼吸参数。RVP结束后恢复正常起搏和机械通气设置。瓣膜释放过程中会出现一过性低血压，需要密切观察，并适量使用药物，避免瓣膜狭窄解除后出现重度高血压。

（五）瓣膜释放后的麻醉处理原则

（1）及时通过TEE/TTE和造影结果，了解瓣膜位置、功能及冠状动脉显影情况。结合以上影像学信息，对患者血流动力学维护策略做出调整。正常情况下，患者的血压在瓣膜释放后多有不同程度升高，根据情况调整补液速度及正性肌力药和血管活性药使用量。

（2）对于术前有左心室功能减退者，瓣膜植入后仍需要注意适当支持左心功能。即使此时血压有所提高，也不宜过快减少正性肌力药物用量。

（3）如果存在无法处理的严重瓣周漏、冠状动脉阻塞、植入瓣膜脱落及其他各种原因造成的异常情况，需要立即建立体外循环并行开胸手术，需要尽快全量肝素化（3mg/kg）使ACT达到体外循环需要水平。

（4）注意观察出血量，通过血气分析结果发现血细胞比容（HCT）的变化。当出现难以解释的血压波动和HCT下降时，应及时与手术医师沟通，排除内出血风险。同时，做好血液回收准备，必要时输注异体血液制品。

（5）经心尖入路TAVI进行至心尖荷包缝合步骤时，建议行控制性低血压，可降低严重出血风险。经心尖入路的出血非常凶猛，需要快速止血或循环支持。

（六）局部麻醉复合镇静管理方案

局部麻醉复合镇静/局部麻醉主要用于经股动脉入路TAVI，麻醉药可选用咪达唑仑、右美托咪定、异丙酚、瑞芬太尼等。对于能平卧并保持制动、不存在困难气道的患者，可选择局部麻醉复合镇静下完成手术。术中用TTE代替TEE，常规行BIS麻醉深度监测。术中应密切关注患者呼吸变化（频率、幅度），通过呼吸频率监测，或通过放置在患者口鼻处的EtCO₂取样管道，可以较清晰发现患者的呼吸变化。必要时，为保持呼吸道通畅，在良好的表面麻醉后，置入口咽/鼻咽通气道或喉罩。采用局部麻醉复合镇静时，麻醉医师应提前做好紧急转为全身麻醉的各种准备。

理想的局部麻醉复合镇静麻醉深度，需满足以下几点：患者能平静入睡，BIS值为60～70，对周围环境和有创操作反应淡漠，对语言指令可以配合，无明显呼吸抑制，血压和心率稳定。应用此麻醉方法时，手术医师做的局部麻醉质量是影响整体手术麻醉效果的重要因素。局部麻醉液中添加长效局部麻醉药（如罗哌卡因），增强局部麻醉时效。气道安全及呼吸管理是局部麻醉复合镇静/局部麻醉下行TAVI时的关键环节。球囊扩张、RVP和瓣膜释放过程是手术的关键时点，绝对避免体动，注意适当加深镇静镇痛。如果出现需要转全身麻醉的情况，则需尽快给予静脉麻醉药物（镇静、镇痛、肌松）后行气管插管时。需要注意的是，在杂交手术室内进行紧急气管插管时，操作可能受环境和空间的限制。因此，应常规备好易于快速建立气道的各种工具和药物。

（七）术中其他管理

1.输血输液管理 由于患者多为高龄、心功能差并存缺血性疾病的情况，根据指南推荐，术中应维持较高的血红蛋白水平（＞100g/L）。多数患者可采用限制性补液原则，液体种类以平衡盐溶液为主。

2. 肾保护　因术中低血压及使用造影剂，术后可能出现急性肾功能损伤。围术期视情况采用容量管理方案，慎用人工胶体液，适当使用利尿剂，术中持续监测尿量。

3. 脑保护　在钙化的主动脉瓣上进行球囊扩张、瓣膜释放等操作可能会引起钙化斑块脱落，导致卒中。对于术前颈动脉严重狭窄的患者，术中更应关注动脉血压，保证充足的脑灌注，术中监测 rSO_2 变化可一定程度了解大脑血供变化信息。

四、术中并发症的麻醉处理

TAVI 术中的常见并发症包括出血、血管并发症、心脏压塞、瓣膜异位植入、冠状动脉阻塞、心脏传导阻滞、瓣周漏和脑卒中等。

常见血管并发症有破裂、穿孔、夹层、血肿和假性动脉瘤等，多发于髂动脉、股动脉等穿刺部位，通常为瓣膜输送系统直径偏大而操作损伤所致。术中如果出现血流动力学不稳定或不明原因的 HCT 进行性下降，即需考虑血管损伤的可能。

心脏压塞多由瓣环破裂、心室或主动脉穿孔所致，是极危重情况，需要紧急转 CPB 下外科手术。TEE/TTE 监测有助于及时确诊此类情况，此时，麻醉医师设法积极维持生命体征，维护重要器官灌注。

瓣膜异位植入包括瓣膜植入位置过低（左心室流出道）、过高（主动脉根部）或脱落。瓣膜在流出道可干扰二尖瓣前叶运动，使心脏充盈射血受阻；瓣膜在主动脉根部可能会阻塞冠状动脉开口，引起急性心肌缺血；瓣膜脱落至左心室、升主动脉、主动脉弓或腹主动脉的内脏供血动脉开口时，需要外科手术处理。瓣膜如果能安全稳定固定在降主动脉内，则无须外科处理，在瓣环处再次植入瓣膜即可。麻醉医师在瓣膜释放阶段的血流动力学维护中，需要注意心肌收缩过强或血压过高，其可增加瓣膜异位风险。调大 RVP 输出，使用非感知模式，可减少心室射血带来的影响。

一旦发生冠状动脉开口阻塞，可发生严重心律失常、急性心力衰竭和心源性休克等不良结局。

术前超声心动图和 CTA 检查可精确测量主动脉瓣环和冠状动脉开口之间的距离，从而预测这种并发症的发生风险。麻醉医师术前访视时，一定要了解冠状动脉开口高度相关信息，根据可能的风险进行相应的应急准备。术中一旦发生这种情况，可行紧急冠状动脉支架植入，无法植入支架者，需紧急开胸行冠状动脉旁路移植手术。

由于房室结和希氏束在室间隔走行表浅且毗邻主动脉瓣环，因此，人工瓣膜对左心室流出道及室间隔心内膜下传导束压迫为 TAVI 术后传导阻滞的常见原因。术中出现传导阻滞合并心动过缓可用临时起搏器控制心率，部分患者出院前需要植入永久起搏器。麻醉中，当手术进行至瓣膜定位和释放阶段，设法保证患者绝对制动，有利于手术医师精确操作，对降低传导阻滞发生率有益。有报道，全身麻醉下 TAVI 后，放置永久起搏器的发生率低于采用局部麻醉复合镇静。

瓣周漏的原因包括严重瓣膜钙化、人工瓣膜异位、型号不匹配或未充分扩张等。多数临床观察研究显示，约 70% 的患者 TAVI 术后存在轻度及以下无血流动力学意义的瓣周漏，麻醉中也无须其他处理。严重的瓣周漏处理包括二次球囊扩张、圈套器、植入瓣中瓣和介入封堵，麻醉医师应考虑手术时间相应延长给术中管理带来的血容量补充、麻醉用药量增加和术后清醒时间延长等问题，并做出正确处理。

造成脑卒中的原因包括脱落的升主动脉或弓部的粥样硬化斑块和主动脉瓣的钙化斑块、导管内血栓、空气微栓、长时间低血压或头臂干夹层等。在主动脉根部和瓣膜上操作导丝和导管，以及瓣膜释放期间都是栓子最易发生时期。密切进行血流动力学监测、脑功能监测及局部麻醉复合镇静／局部麻醉下唤醒或全身麻醉后尽早苏醒有助于早期发现脑卒中。

五、术毕转运与交接

无论是否选择全身麻醉，均推荐术后早期清醒。对于全身麻醉患者，可在手术室内拔除气管插管。拔管前，应确保患者的呼吸和循环状态达到满意的拔管条件。对于被动转为全身麻醉的患者，转为 CPB 心脏手术的患者，术中出现严重并发症或术后血流动力学难以维护的全身麻醉患者，建议适当推迟拔管时间，送回 ICU 继续监护治疗。

转运前，应确定患者生命体征平稳和意识状态。转运过程中，推荐连续监测有创动脉血压和心率、心电图和血氧饱和度。麻醉医师应向 ICU 医师详细介绍术中处理过程，包括镇静镇痛药物用量、手术经过、术中补液量及血液制品用量、特殊心血管用药等。术后随访应重点关注麻醉相关并发症，并详细记录。

六、术后镇痛

经股动脉入路 TAVI 多不需要术后镇痛，经心尖入路的患者可以加用区域神经阻滞缓解肋间引流管和切口疼痛。提倡加速术后康复理念下的多模式镇痛，按需使用静脉或口服镇痛药。

第五节　经导管主动脉瓣置换术前计算机断层成像的技术要求

优质的影像图像及精准的术前评估是 TAVI 成功的基础。CT 以其成像时间短，扫描范围广，获得数据便于后期三维打印等优点，在主动脉瓣疾病患者 TAVI 的术前适应证筛选、瓣膜准确定位释放和功能评估及手术入路规划方面有着不可替代的位置，成为 TAVI 分析首选影像学方法。

一、术前检查

（一）数据采集

主动脉根部的 CT 数据采集策略和扫描协议推荐使用 64 排或更高的扫描仪用于 CTA 检查。所有方法的关键是需要采用心电（ECG）门控计算机断层血管造影（computed tomographic angiography，CTA）技术，该扫描方法至少覆盖主动脉根窦部，以获得主动脉窦无搏动伪影的解剖信息。然后进行非 ECG 门控的 CTA 检查采集覆盖主动脉全程、髂动脉及股动脉数据。

1.扫描策略和扫描范围　主动脉根部图像采集过程中，患者屏气的好坏是影响 CT 图像质量的重要因素。扫描前应进行严格的呼吸训练，同时监测患者心率，判断屏气时会不会引起心率波动。CTA 静脉留置针一般选用 18G 或 22G，尽量选取前臂粗大清晰静脉。主动脉根部结构及主动脉（包括髂动脉、股动脉）的 CTA 数据获取根据扫描硬件的不同采取不同的扫描策略，一般采用两种不同的方法获取。

方法一：　先行主动脉根部和心脏的 ECG 门控 CTA 检查，然后是胸部、腹部和骨盆的非 ECG 门控 CTA 检查。虽然这种方法可导致主动脉根部和心脏结构数据重复采集，但 ECG 门控数据采集被保持在最低水平，从而降低了整体造影剂量。笔者所在中心采用此扫描方法，方案如下：采用西门子双源 CT 进行扫描，先做胸腹部屏气定位像及冠状动脉平扫，再进行增强扫描，增强扫描应用高压注射器于肘前静脉注入 70ml 左右非离子造影剂 370mgI/ml 和 20～50ml 生理盐水，应用造影剂跟踪法（bolus-tracking），在主动脉根部层面选择感兴趣区监测 CT 值，当 CT 值达到 100HU 时，延迟 6s 自动触发扫描。扫描参数：按心率≤ 70 次/分、70～80 次/分、≥ 80 次/分进行分组扫描，采用回顾性 ECG 门控扫描（管电压：120kV；管电流：330mA），管电流调节技术窗依次为 65%～77%、35%～76%、35%～50%RR 间期，窗外剂量减少为 20%。患者在按心率分组后每组均按 BMI < 18.5kg/m^2、18.5～24.9kg/m^2、25～30kg/m^2、> 30kg/m^2 分组，对应扫描参数依次为 100kV 220mA、100kV 330mA、120kV 330mA、120kV 430mA。其余扫描参数为准直 2mm×64mm×0.6mm，每层 0.6mm，矩阵 512×512，显示野（FOV）150～180mm，机架旋转时间 280ms，螺距（pitch）范围为 0.2～0.5，根据心率自动调整。对于心律失常的患者，可以采用固定螺距的扫描方式，螺距固定为 0.22。

方法二：先行胸部 ECG 门控 CTA 检查，获取心脏、主动脉根部、胸主动脉数据，然后行腹部和骨盆的非 ECG 门控 CTA 检查。该检查整个胸腔采集的时间相对较长，辐射剂量相对较高，可能需要更大的造影剂剂量。

2.ECG 门控主动脉根部及心脏扫描技术　基于对心动周期中主动脉根部几何形状和尺寸动态变化的考虑，大多数主动脉根部数据采集建议采用覆盖整个心动周期的图像采集方式。回顾性 ECG 门控系统可以覆盖整个心动周期，同时通过心电图编辑提供最佳数据便于准确测量。

3. 主动脉／髂动脉／股动脉的非 ECG 门控 CTA 在主动脉根部 ECG 门控扫描后，进行全主动脉（包括髂动脉、股动脉）的非 ECG 门控 CTA 检查。扫描范围应从胸廓上口延伸至股骨小转子，覆盖胸主动脉、腹主动脉、髂动脉和股动脉，这是常用的血管通路。扫描范围可以扩展到头侧，以完全包括锁骨下动脉，评估这一替代通路。扫描方案如下：采用双源 CT 进行扫描，先行胸腹连续定位像扫描，再进行增强扫描，扫描范围从胸廓入口至耻骨联合水平，增强扫描应用高压注射器于肘前静脉注入 70ml 非离子造影剂，注射完立即注射 20 ～ 50ml 生理盐水。采用非 ECG 门控大螺距扫描，应用造影剂跟踪法（bolus-tracking）于主动脉根部层面选择感兴趣区监测 CT 值，当感兴趣区内 CT 值达到 100HU 时，延迟 6s 自动触发扫描，主动脉扫描在心脏扫描结束后机器紧接着自动进行胸腹主动脉扫描两期间隔约 8s。扫描参数和重建参数均相同：80/100kV，参考管电流 110mA，自动毫安控制技术（CARE Dose 4D，Siemens），螺距 3.0，准直 2mm×64mm×0.6mm，每层厚 1.0mm，重建间隔 0.8mm，矩阵 512×512，FOV 200 mm× 200mm ～ 320 mm×320mm。

4. 辐射参数及注意事项 采集参数应该采用 "低至合理可行"（as low as reasonably practicable，ALARP）原则。一般情况下，100 ～ 120 kV 管电压对大多数患者的主动脉根部和心脏成像来说是足够的。将管电压提高到 140 kV，可以产生更高能量的 X 线，具有更好的组织穿透力，且可降低图像噪声，这对体型较大的患者可能是必要的。对于体型较小的患者和儿童，将管电压降至 100kV 或 80kV 可以显著降低 30% ～ 50% 的辐射暴露，同时保持足够的对比噪声和诊断图像质量。应根据患者个体的体型，将管电流调整至保证图像噪声可接受的最低限度，降低管电流导致的图像噪声增加，可以通过图像迭代重建的方法加以缓解。大多数商业扫描设备提供自动调控管电流的功能及相关降低噪声的软件算法。

目前，患者接受 TAVI 治疗的主要人群为 70 ～ 80 岁（欧美）的老年人群，而我国 TAVI 患者年龄略轻（65 ～ 80 岁）。因此，成像方案首要考虑的应该是确保诊断图像的质量，尽量减少重复 CTA 检查和重复使用造影剂。对于较年轻的患者，降低辐射剂量最有效的方式是尽量减少 ECG 门控扫描的范围，同时限制剂量调制时的最大剂量覆盖。

5. 造影剂的使用 主动脉根部解剖及路径的准确评估，需要充分的对比增强。最佳的图像需要动脉内的 CT 值超过 250HU。通过肘静脉注射造影剂，ECG 门控的数据采集的开始可以通过对升主动脉感兴趣区 CT 值监测追踪来实现。通常 4 ～ 6ml/s 的流速能达到足够的密度值。造影剂总量一般为 50 ～ 100ml，推荐的造影剂使用详见表 1-5-1。

表 1-5-1 推荐的造影剂使用

参数	推荐
碘浓度	因各个机构使用的造影剂不同而异
流速	4 ～ 6 ml/s
用量	与各个机构常规冠状动脉 CTA 的用量相同，通常为 50 ～ 100ml
注射途径	肘静脉
触发时间	团注追踪法，使升主动脉造影剂达到峰值

对于肾功能受损的患者，应在保证血管内足够的造影剂浓度的同时将总量降至最低，可以通过使用低流速（低至 3ml/s）、低管电压（低至 80kVp）、多相注射造影剂及扫描方法和时间的精心优化来实现。前瞻性大螺距成像是低造影剂用量时有用的辅助方法，同时能保证图像质量。

6. 患者准备 指导患者在检查前保证足够的液体摄入。在估算肾小球滤过率（eGFR）≥ 30ml/（min·1.73m²）的患者中，不采取预防性静脉水化在预防急性肾损伤方面非劣于静脉水化组。在严重肾功能不全的患者中，检查前静脉内水化可能是有益的，应根据不同机构的方案慎重考虑。

虽然心率升高可能会对图像质量产生负面影响，但考虑到严重主动脉瓣狭窄患者存在潜在副作用的风险，不建议使用 β 受体阻滞剂进行常规心率控制。有明显主动脉瓣狭窄的患者使用舌下硝酸盐是禁忌的。

7. 重建技术　ECG 门控 CT 数据应重建为轴向、薄层、多相数据集，即 4DCT。为了优化空间分辨率，多相数据集应该在小于 1mm 的层厚下，使用仅包含心脏结构和 512×512 矩阵的视野（FOV）进行重建。在图像重建之前，应手动检查心电图，以确保扫描系统正确识别 R 峰，如果需要，还应手动校正。当使用回顾性 ECG 门控时，可以考虑心电图编辑以减少心率变异导致的图像伪影。图像重建在心脏周期的采集部分以 10% 的间隔进行，或者可以使用 50ms 的间隔重建。

主动脉 / 髂动脉 / 股动脉的非 ECG 门控 CTA 采用连续或重叠的方式，以 1.5 mm 层厚、大 FOV、滤波反投影或迭代重建。

8.CT 图像质量的判断　在进行 CT 评估前，需对所得 CT 影像进行判断，根据图像质量分为以下 4 级。

1 级：无增强效果，无法看到清晰的边界，无法对图像进行分析，需要重新扫描。

2 级：可看到部分边界，但仍无法对图像进行分析，需要重新扫描。

3 级：可看到边界，可进行大致分析，但难以保证精准，建议补充扫描。

4 级：边界清晰锐利，较少不规则图形，可进行精确分析。

（二）术前 CT 评估内容

患者进行 CTA 检查后，可以及时利用 CT 机的影像工作站进行及时的影像学分析和评估，主要进行主动脉瓣的形态学、主动脉瓣环、主动脉根部、外周血管入路等的测量和分析。国际心血管 CT 协会（SCCT）认为增强 CT 对 TAVI 术前主动脉根部解剖具有良好的测量能力。有助于指导患者筛选、瓣膜选择和手术方案的实施。主动脉和髂动脉的 CTA 扫描范围至少要从锁骨下动脉延伸到股骨头水平的股浅动脉，作为测量金标准纳入 TAVI 评估流程（图 1-5-1）。MSCT 作为一种无创性影像学技术，可以为评估主动脉瓣狭窄程度、手术可行性、瓣膜尺寸选择、入路选择等提供丰富的信息。

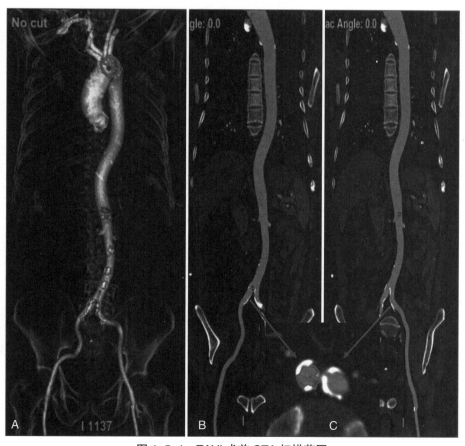

图 1-5-1　TAVI 术前 CTA 扫描范围

A. 从锁骨下动脉延伸到股骨头水平的股浅动脉；B.CT 评价外周血管及主动脉；C. 量化测量血管横截面内径及钙化范围

1. 主动脉瓣的形态学测量　CT可评估主动脉瓣瓣叶的大小、形态、数目、位置及瓣叶和交界区瓣环处的钙化形态和程度。通过旋转及调整显示径线，可从冠状位、矢状位和横截位显示主动脉根部及主动脉瓣局部的清晰结构和解剖学关系（图1-5-2）。

CTA对主动脉瓣的形态有良好的显示作用，可清楚区分二叶瓣、三叶瓣及四叶瓣等不同解剖结构（图1-5-3）。针对较为常见的二叶瓣，建议详细观察自左心室流出道起瓣叶、融合嵴、钙化团块、纤维化融合、瓣叶间粘连的情况，以及有无关闭不全，预估上述解剖与瓣膜支架间的相互作用，是否可能被推挤开及推挤程度。通常而言，位于瓣叶游离缘的条状钙化、散在的点状钙化等对瓣膜支架扩张的限制较小，而团块状钙化、钙化或纤维化的嵴、融合的对合缘、二叶瓣的短径等由于占据较为固定的空间位置会限制瓣膜支架的扩张或推挤瓣膜支架向限制点更少的位置锚定。二叶瓣患者中横位心（与瓣环正交的平面和水平参考线的夹角大于60°）也比较常见，需要在术前CT评估中进行识别。

2. 主动脉瓣环的测量　主动脉瓣环为瓣叶所在窦底最低点确定的虚拟平面，正确定位主动脉瓣环是测量的关键。建议选择收缩期30%～40%时相进行测量，于双斜位标记各个窦部最低点后经由测量软件自动生成主动脉瓣环平面，测量瓣环长短径并勾画瓣环水平曲线，由测量软件生成平均径、周长及面积（图1-5-4）。

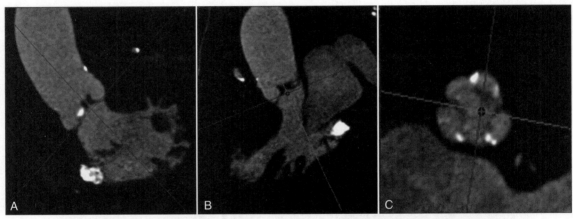

图1-5-2　不同切面显示主动脉根部及主动脉瓣局部的清晰结构和解剖学关系
A.冠状位；B.矢状位；C.横截位

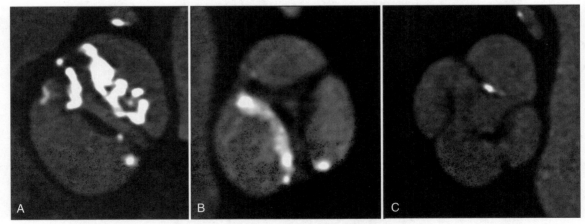

图1-5-3　CT评价不同主动脉瓣形态
A.二叶主动脉瓣；B.三叶主动脉瓣；C.四叶主动脉瓣

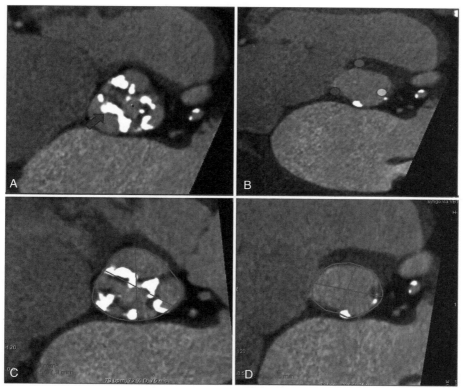

图 1-5-4　CT 测量主动脉瓣环

A. 选择收缩期 30% ～ 40% 时相进行测量，此时瓣叶开放；B. 标记各个窦部最低点；C. 主动脉窦层面的测量；D. 主动脉瓣环的测量，可提供平均径、周长及面积等信息

3. 锚定区钙化　THV 锚定区由瓣叶、主动脉瓣环和 LVOT 构成。LVOT 和主动脉瓣严重钙化会导致瓣周反流、房室传导阻滞的风险明显增加，尤其是钙化突入 LVOT。根据钙化的环周程度、向下延伸至 LVOT 的深度、钙化突入 LVOT 的厚度等分为无钙化、轻度钙化、中度钙化和重度钙化。轻度钙化为单发附壁钙化灶；中度钙化为≥ 2 个钙化结节或单发钙化略突入腔内；重度钙化为单发或多发钙化结节明显突入腔内和（或）延伸至 LVOT。

4. 二叶主动脉瓣（bicuspid aortic valve, BAV）的确定和测量　BAV 在 TAVI 患者中占 6%，其手术成功率较低，瓣周反流的发生率较高。常用的 BAV 形态学分类方法为 Sievers 法，根据闭合线数量（3 条或 2 条）和有无嵴，将 BAV 分为三大类：①3 条闭合线，临床中通常称为"功能性"或"获得性"BAV；②2 条闭合线有嵴型（相当于 Sievers-1 型）；③2 条闭合线无嵴型（相当于 Sievers-0 型）。TAVI 术前 CT 报告需要系统描述瓣膜形态特征，包括嵴的钙化程度，因为严重的嵴钙化造成瓣周反流风险增加。瓣环平面

的确定是 BAV 的难点，尤其是 Sievers-0 型，因为只能根据 2 个附着处确定瓣环平面，因此方法有所不同。此外，对于 BAV 患者，手术前也需要测量瓣环大小，以及评价升主动脉情况。

5. 冠状动脉开口高度和 SOV 的评估　冠状动脉闭塞是 TAVI 的严重并发症，预后差，CT 可以在术前评估冠状动脉闭塞的风险，其也是影像学评价的金标准。冠状动脉开口距离瓣环较近（＜ 12mm）、SOV 平均直径＜ 30mm 均提示冠状动脉闭塞的风险增加。但是，这些测量值的特异性相对较低，不能作为绝对阈值而成为禁忌证。

6. 窦管结合部（sinotubular junction，STJ）和升主动脉　所选择的 THV 需要与 STJ 尽量贴合，因此需要测量 STJ 直径和高度。如果 STJ 直径＜ THV 直径，则 STJ 损伤的风险增加。STJ 高度应该采用互相垂直的电子卡尺测量瓣环平面到 STJ 最下缘的距离。STJ 直径应在其横截面上测量，还应通过多平面重建（MPR）的双斜位测量升主动脉直径，评价有无主动脉病变。

7. 最佳投影角度　CT 可用于提供患者个体化的"最佳"C 形臂角度，优化初始透视角度的

设定，减少重复设定，降低辐射剂量，减少造影剂用量和缩短手术时间。

8.THV 选择的相关因素　CT 是主动脉瓣环测量和 THV 选择的无创成像金标准。球囊扩张装置的尺寸主要依据瓣环面积进行选择，自扩张装置则主要依靠周长。尺寸过大是指所选择的 THV 尺寸大于主动脉瓣环，表示为百分比，公式如下：尺寸过大百分比＝（THV 正常测量值 / 瓣环测量值 −1）×100%。必须注意，尺寸过大百分比计算主要取决于瓣环测量值，面积值过大产生的影响超过了周长或直径过大带来的影响。THV 明显尺寸过大（尤其是超过 20%）会导致瓣环破裂。

瓣环和瓣环下钙化，尤其是突入腔内时，会导致瓣环破裂和瓣周反流的风险增加。如果同时伴有 THV 瓣环尺寸过大，则风险进一步增大。锚定区钙化的有无、位置、特征应该体现在 TAVI 术前 CT 报告中。

球囊扩张和自扩张人工瓣膜植入深度的增加被认为是左束支传导阻滞的预测因子。在 TAVI 过程中，减少植入深度能够明显降低死亡率和永久起搏器植入率。另外，室间隔膜部较短与术后传导紊乱风险增高有关，长度 < 8mm 则高度提示房室传导阻滞的风险。室间隔膜部可在冠状位上测量，即瓣环平面和室间隔肌部的最长距离。

9. 血管路径　血管并发症与 TAVI 术后致死率和致残率增加有关，约为 4.5%。血管并发症的危险因素包括外鞘直径超过最小血管直径（早期多采用直径比 ≥ 1.05，现因技术进步调整为 ≥ 1.12）、中度或重度钙化、血管迂曲等。因此，经股动脉入路需要分析髂股动脉的大小、钙化、迂曲，是否能够实现或者是否需要其他路径。CT 能够准确定量这些信息，对血管并发症的预测价值高于有创的血管造影。CT 可通过 MPR 或曲面重组（CPR）等后处理方法测量主动脉瓣至两侧股总动脉间的最小管腔直径，而横断面影像不能用于评价血管管径大小。CT 可采用主观半定量分级方法描述髂股动脉钙化的严重程度：无、轻度（斑点状）、中度（团块状）、重度（大块状、突出状、马蹄状、环周）。在分叉处或迂曲血管处出现环周或接近环周的马蹄状钙化时尤为重要，会影响导管鞘和人工瓣膜通过。

虽然 CT 横断面影像可评价血管迂曲程度，但是采用容积再现的不同方位影像进行评价更为便捷。无钙化的髂股动脉迂曲不是股动脉入路的禁忌证，而伴有钙化的迂曲血管节段将会带来巨大风险，甚至造成手术失败。CT 可确定穿刺点，保证局部没有影响动脉穿刺和动脉闭合装置放入的狭窄或钙化。对于股动脉入路，应该评估胸主动脉、腹主动脉相关病变，尤其是升主动脉瘤和升主动脉严重钙化，其他病变还包括腹主动脉伸长、迂曲、夹层、动脉瘤等。如果股动脉入路不可行，那么还需要根据临床实际情况测量和报告锁骨下动脉和（或）颈动脉的相关参数。如果采用经腔静脉入路，那么邻近下腔静脉的主动脉壁有无钙化、钙化大小和位置都应该报告。

冠状动脉 TAVI 的术前 CT 扫描评价冠状动脉狭窄程度具有一定挑战，尤其是冠状动脉严重钙化、高心率造成运动伪影时。除了评价冠心病之外，冠状动脉畸形和走行异常也应该进行评价。TAVI 术前 CT 的所有影像均应该由接受过培训的放射科医师仔细判读有无偶然发现，其后续处理和临床建议取决于具体的患者和临床状况。

CTA 图像后处理：首先采用容积再现（VR）技术（图 1-5-5A），大体评估主动脉的情况，带骨骼的 VR 图像（图 1-5-5B）提供股动脉入路的解剖定位信息。

MPR 在术前主动脉瓣周数据测量中具有最重要作用，具体操作步骤如下：从默认的轴向、矢状和冠状面方向的多平面影像开始，将"十"字定位线中心置于主动脉瓣上（图 1-5-6，图 1-5-7）。在此视图中，旋转定位线，找到冠状窦的最底插入点（图 1-5-8，图 1-5-9）。瓣叶的最底插入点同时显示在一个层面上，由此层面平行向上可以获得冠状动脉窦及窦管结合部的径线，在斜冠状位上测量主动脉窦的高度，瓣环一般为椭圆形，在横断面图像上需要测量大小两个经线（图 1-5-10，图 1-5-11），还可以测量瓣环的周长和面积；采用互相垂直的电子卡尺测量瓣环平面到冠状动脉开口下缘的距离（图 1-5-12，图 1-5-13）。依次测量主动脉瓣环径、主动脉窦部管径、窦管结合部管径、升主动脉管径（图 1-5-14）。通过 MPR 或曲面重组（CPR）等后处理方法测量主动脉瓣至两侧股总动脉间的最小管腔直径（图 1-5-15，图 1-5-16）。

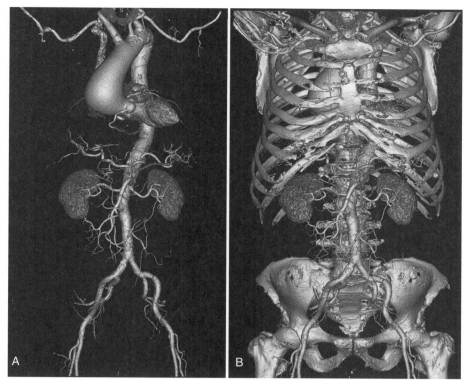

图 1-5-5 CT 容积再现图像

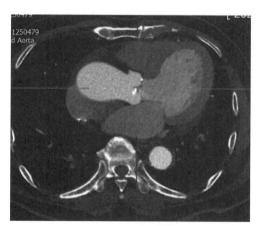

图 1-5-6 矢状面影像

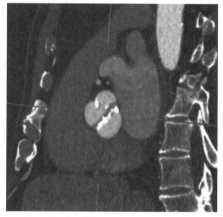

图 1-5-8 寻找冠状窦最底插入点切面 1

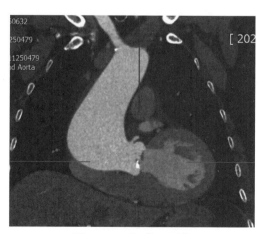

图 1-5-7 冠状面影像

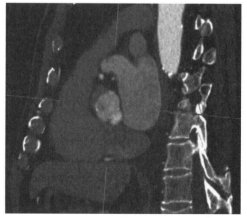

图 1-5-9 寻找冠状窦最底插入点切面 2

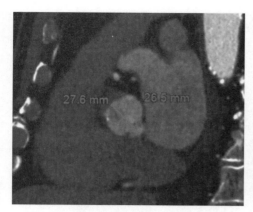

图 1-5-10　斜冠状位上测量窦的高度

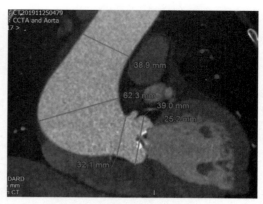

图 1-5-14　依次测量主动脉瓣环径、窦部、升主动脉内径

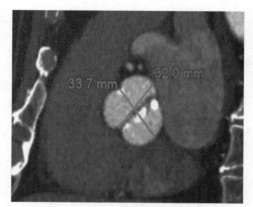

图 1-5-11　横断面图像上测量瓣环径线

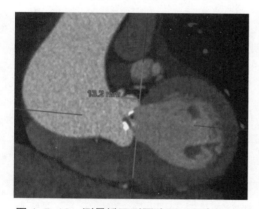

图 1-5-12　测量瓣环到冠脉开口距离切面 1

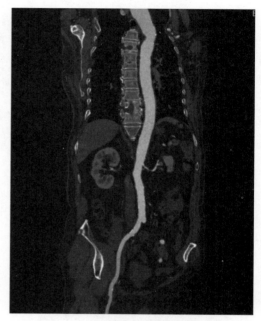

图 1-5-15　测量右侧股总动脉内径

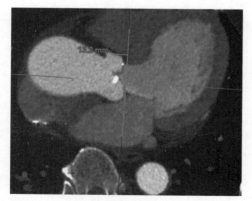

图 1-5-13　测量瓣环到冠脉开口距离切面 2

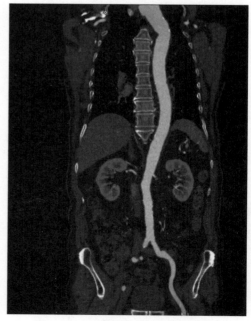

图 1-5-16　测量左侧股总动脉内径

二、术后计算机断层成像评估

主动脉瓣 TAVI 术后 CT 可评估瓣膜有无位移、瓣膜植入深度、瓣膜膨胀程度，结合舒张期瓣叶根部形态及四维 CT 动态图像可观察有无新发瓣叶增厚或亚临床血栓形成，具有重要的参考意义。目前其主要用于临床研究影像学随访，以及评估器械远期效果或针对个体制订抗凝抗栓策略。

1.CT 扫描方案 TAVI 术后 CT 数据采集仅进行心脏扫描，主要观察主动脉瓣膜置换后人工瓣膜的位置情况。扫描方法同扫描方案。扫描参数：按心率 ≤ 70 次 / 分，70 ～ 80 次 / 分，≥ 80 次 / 分进行分组扫描，采用回顾性心电门控扫描（管电压：120kV；管电流：330mA），管电流调节技术窗依次为 65% ～ 77%、35% ～ 76%、35% ～ 50% RR 间期，窗外剂量减少为 20%。患者在按心率分组后每组均按 BMI < 18.5kg/m²，18.5 ～ 24.9kg/m²、25 ～ 30kg/m²、> 30kg/m² 分

组，对应扫描参数依次为 100kV 220mA、100kV 330mA、120kV 330mA、120kV 430mA。对于心律失常的患者，可以采用固定螺距的扫描方式，螺距固定为 0.22。双源 CT 测量时对心率的要求以心率 70 ～ 80 次 / 分为界，心率 ≤ 70 次 / 分的患者，最佳重建期相位于舒张期 65% ～ 80%RR 间期，单一重建期相就可清晰显示三支冠状动脉和主动脉瓣膜，心率 ≥ 80 次 / 分的患者最佳重建期相位于收缩期 35% ～ 50%RR 间期，并且对心率大于 100 次 / 分的患者也能清晰地显示冠状动脉和主动脉瓣膜。而心率 70 ～ 80 次 / 分的患者，最佳成像期相在舒张期或收缩期。

2. 影像诊断 CT 对评价 TAVI 术后人工瓣膜形态具有重要参考价值，可通过不同切面评估支架的形态、位置并进行相关数据测量，观察扩张度是否良好及是否影响冠状动脉开口等情况（图 1-5-17）。

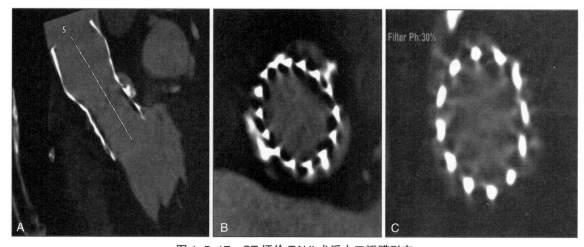

图 1-5-17 CT 评价 TAVI 术后人工瓣膜形态
A. 矢状位人工瓣膜植入后形态；B. 横断面人工瓣膜植入后形态；C. 横断面人工瓣膜植入后形态

尤其需要注意的是冠状动脉阻塞和瓣周漏，需要重点评估左、右冠状动脉开口局部的瓣叶情况，支架瓣膜与自体瓣叶的贴附情况，应用 CTA 全期相评估金属支架瓣膜外周是否有异常造影剂并测量其大小，注明位置。此外，还需要评估术后双肺是否存在感染、胸腔积液及心包积液等相关并发症。

三、小结与展望

CTA 在 TAVI 中的应用具有举足轻重的作用，能够快速获得患者的可靠影像学信息，术前快速了解到患者主动脉根部、瓣叶、瓣环及外周血管入路等重要信息，便于术前适应证的筛选、瓣膜的准确定位释放和功能评估及手术入路的规划、制订 TAVI 方案等，术后应用 CTA 随访可获得支架的形态、位置、瓣叶增厚或亚临床血栓形成等重要信息，为临床进一步治疗方案提供参考。目前 CT 机自带的工作站已能进行绝大部分的分析功能，同时，还有 3mensio Medical Imaging（Bilthoven，The Netherlands）、

Circle Cardiovascular Imaging CVI42（Calgary，AB，Canada）、Materialise Mimics（Leuven，Belgium）、FluoroCT、Horos、OsiriX 等多款专用于查看和分析 CTA 图像的心血管后期处理软件，专门用于 TAVI 的术前及术后评估，为实现 TAVI 的精准治疗提供了有力支撑。此外，优质的 CTA 图像也可为后续的三维建模和三维打印提供数据，发挥出重要的作用（详见后续章节）。随着 CTA 机设备的不断更新，目前已有心血管专用型 CT — CardioGraphe 等投入使用，可以让患者在自由呼吸状态下接受扫描，一个心搏周期内即可完成心脏的高清扫描，以更快的速度、更低的辐射获得更高质量的影像学诊断，为促进更为精准及个性化的 TAVI 治疗提供可靠保障。

第六节　杂交手术室建设与管理

复合技术是在同一空间和时间内运用心血管介入与外科手术的复合技术。复合手术室（hybrid operation room，Hybrid-OR）又称联合手术室、杂交手术室、镶嵌手术室，是指将先进 MRI、DSA（X 线血管造影系统）、CT、放疗、C 形臂、导航设备直接安装于手术室中，最早出现在 1992 年的美国。目前，DSA（X 线血管造影系统）虽有其设备特殊性，但是安装条件简单于其他设备，因此目前各医院重视在手术室安装和使用 DSA 设备，使外科医师在手术室内不仅可以进行常规外科手术，还能对患者进行血管造影及介入治疗，促使患者在更加全面、安全的环境下进行治疗，它兼顾外科手术室及内科导管室的特点。合理的设计和科学的布局是复合手术室建设的基本要求，也是开展复合手术所必需的条件。

复合手术室要首先满足国家标准，建设应参照《医院洁净手术部建筑技术规范》GB50333—2013，《医用 X 射线诊断放射防护要求》GBZ130—2013。建立在独立的区域，应设在清洁和安静的位置，要与有关的病区和工作相关科室邻近，以方便工作，又要避免 X 线机对四周环境辐射损害，还要通过相关部门审批取得资格。

内科介入治疗对空气净化的要求较低，外科手术对空气净化的要求较高。根据洁净手术室分级的要求，开展心脏外科手术的需要，复合手术室的净化标准应达到洁净手术室要求，手术室的Ⅰ级标准。目前笔者所在医院手术室是洁净手术室。洁净手术室（clean operating room）是指采用空气净化技术，将手术环境空气中的微生物粒子及微粒总量降至允许水平的手术室。

一、杂交手术室的布局

（一）布局设计及要求

首先设计是为了实现其使用功能，所以复合手术室的设计应同时满足手术室要求和机房要求。所以要有手术间、控制室、污物间、设备间。手术间与设备间最好配 2 个独立空调系统，设备间的工作环境为 18 ～ 22℃，湿度为 30% ～ 70%，不能有冷凝水。复合手术间根据 DSA 的最大射线剂量，进行防护设计。复合手术室需要配置多种医疗设备，因此在空间面积上比一般手术室大，符合要求的复合手术室总面积为 90 ～ 120m²，根据百级层流各种风道的尺寸和布局要求，可以估算出房间净高要在 4.5m 以上，按照《医院洁净手术部建筑技术规范》楼顶高度不应低于 2.7m。

（二）洁净度标准

应符合手术室建设标准，洁净手术部的各类洁净用房应根据其空态或静态条件下细菌浓度和空气洁净度级别按表 1-6-1 划分等级。

（三）复合手术室的使用

复合手术间布局应有利于提高医疗效率，将复合手术间排班纳入整体手术计划，虽然复合手术应该优先排序，但从实用的角度来看，手术室也需要将这个手术间用作普通手术间使用（图 1-6-1）。

表 1-6-1　洁净手术室和洁净用房细菌浓度和空气洁净度分级

等级		沉降（浮游）细菌最大平均浓度	空气洁净度级别
I	洁净手术室	手术区 0.2 个 /30 分·Φ90 皿（5 个 /m³）	手术区 100 级
		周边区 0.4 个 /30 分·Φ90 皿（10 个 /m³）	周边区 1000 级
	洁净辅助用房	百级区 0.2 个 /30 分·Φ90 皿（5 个 /m³）	1000 级（局部 100 级）
		周边区 0.4 个 /30 分·Φ90 皿（10 个 /m³）	
II	洁净手术室	手术区 0.75 个 /30 分·Φ90 皿（25 个 /m³）	手术区 1000 级
		周边区 1.5 个 /30 分·Φ90 皿（50 个 /m³）	周边区 10 000 级
	洁净辅助用房	1.5 个 /30 分·Φ90 皿（50/m³）	10 000 级
III	洁净手术室	手术区 2 个 /30 分·Φ90 皿（75 个 /m³）	手术区 10 000 级
		周边区 4 个 /30 分·Φ90 皿（50 个 /m³）	周边区 100 000 级
	洁净辅助用房	4 个 /30 分·Φ90 皿（50 个 /m³）	100 000 级
IV	洁净手术室	5 个 /30 分·Φ90 皿（50 个 /m³）	300 000 级

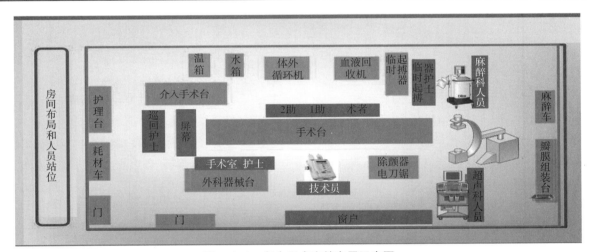

图 1-6-1　复合手术室的布局示意图

二、杂交手术间基本装备

（一）普通手术间配备的基本装备

详见表 1-6-2。

表 1-6-2　洁净手术室基本装备

装备名称	每间最低配置数量
无影灯	1 套
手术台	1 台
计时器	1 只
医用气源装置	2 套
麻醉气体排放装置	1 套

续表

装备名称	每间最低配置数量
医用吊塔、吊架	根据需要配置
免提对讲电话	1 部
观片灯（嵌入式）或终端显示屏	根据需要配置
保暖柜	1 个
药品柜（嵌入式）	1 个
器械柜（嵌入式）	1 个
麻醉柜（嵌入式）	1 个
净化空调参数显示调控面板	1 块
微压计（最小分辨率达 1Pa）	1 台
记录板	1 块

（二）杂交手术间配备的特殊装备

详见表 1-6-3。

表 1-6-3　杂交手术间特殊装备

装备名称	每间最低配置数量
血管造影机	1 套
多导联生理记录仪	1 台
高压注射器	1 台
血管内超声显像设备	1 套
光学相干断层成像（OCT）设备	1 套
基本抢救设备	根据需要配置
数据存储系统	1 套
射线防护设备	根据需要配置
装瓣器械	1 套
用于装瓣的二氧化碳	1 瓶

注：可按医疗要求调整所需装备。

三、复合手术室管理

复合手术室的管理工作包括对人员、物品及环境等方面的管理。

（一）人员管理

医护人员应严格执行手术室准入制度，在非洁净区换鞋、更衣后，进入洁净区，在手卫生后进入手术室，术前严格执行外科手消毒，穿无菌手术衣并采用无接触式戴无菌手套，术毕应原路退出手术部。手术室各级人员应分工明确，严格执行无菌技术操作。手术医师应与患者同时到达手术室，充分做好术前准备。非手术人员不得擅自进入手术室。手或上肢患皮肤病、有伤口或感染者不得参加手术。上呼吸道感染者，如必须参加手术，则应戴双层口罩。手术室内人员应保持肃静，尽量避免咳嗽或打喷嚏。术中尽量减少人员活动。患者从非洁净区进入，应在洁净区换车或清洁车辆。并应在洁净区进行麻醉、手术和恢复，术后退出手术部至病房或 ICU。

复合手术室护士应具备丰富的临床护理工作经验，既要熟悉介入手术操作流程，也要熟悉外科手术操作流程以完成术中的配合工作，熟练掌握各种抢救设备及药物使用方法和注意事项以应

对术中各种突发情况的处理。杂交手术室影像技术人员要求有大型医疗设备上岗证。

（二）物品管理

术中使用耗材遵循其他心脏外科耗材使用规定，于术前一日发送信息排台系统，特殊要求外科医师应在手术前一日与复合手术室巡回护士共同沟通，保障次日手术顺利进行。

常规无菌物品在供应中心消毒后，通过密闭转运或专用洁净通道进入洁净区，并应在洁净区无菌储存，应按要求送入手术室。

手术间内的物品应为手术专用，整齐有序地摆放在固定位置，用后放回原处，做好消毒、保养工作。手术间内应准备各种急救物品。无菌物品应定期消毒，按消毒日期顺序使用，与有菌物品分开储藏。已打开或铺置的无菌物品不能再放回无菌容器内，并需要在规定时间内使用，超过消毒期限者（无论使用与否）应重新灭菌。

手术使用后物品流程宜符合下列规定。

可复用器械应在消毒供应中心密闭式回收，再送到污染区进行清点、分类清洗、消毒、干燥、检查和包装，灭菌后的复用器械应送入无菌储存间，并按要求送入手术部。

可复用的布类手术用物应在洗衣房密闭式回收，并清洗、消毒，集中送回消毒供应中心，进行检查、包装和灭菌处理，灭菌后应送入无菌储存间，并按要求送入手术部。医疗废弃物应就地打包，密封转运处理。

复合手术室影像技术人员应定时对手术间相关设施进行检测，包括射线防护设备的检测及维护。

（三）环境管理

洁净手术部房间静态空气细菌浓度及用具表面清洁消毒状况是卫生学的基本要求，应符合现行国家标准《医院消毒卫生标准》的规定。地面及室内物表用消毒湿巾擦拭。

为保障手术室的无菌环境，必须建立严格的消毒隔离制度。感染手术与非感染手术应分开安排，若两类手术安排在同一手术间，应先安排无菌手术。

复合手术实现了多种技术的有效联合，充分实现了优势互补，使一些非常复杂的手术得到简化，降低了手术损伤，扩大了手术治疗的范围。

同时，其拓宽了治疗指征，使腔内手术与外科手术一期完成，减轻创伤，避免了患者多次麻醉和转运带来的风险，出现腔内并发症时迅速通过外科手术解决。因此，未来如何有效利用现有资源，以先进的 DSA 设备为依托，快速有效建立复合手术室以满足快速增长的复合手术及微创手术需求，已成为未来医院发展和科室建设的努力方向。

第二章
经导管主动脉瓣置换术的操作流程

第一节　经导管主动脉瓣置换的预测因素及风险评分

一、概述

经导管主动脉瓣植入（TAVI）又称经导管主动脉瓣置换，可作为外科主动脉瓣置换术（SAVR）的替代治疗，适用于症状性严重主动脉瓣狭窄（AS）且外科手术风险较高，或者老年体弱的患者。目前 TAVI 患者的选择依赖于来自外科手术患者群体的风险评估模型（EuroScore 评分和 STS 评分），许多研究也在关注这些模型是否可以用来预测 TAVI 死亡率或并发症风险。TAVI 患者预后的评估仍然具有挑战性，因为心脏瓣膜团队应考虑各种预测因素，这些预测因素可分为 3 组：术前、术中和术后。前者与患者相关，包括临床病史、合并症、心血管结构和功能指标；术中预测因素主要为技术相关问题（如血管路径、植入瓣膜类型、预扩张、后扩张等）；术后预测因素包括轻微或严重并发症，其是死亡等主要不良事件的预测因素（如传导阻滞、瓣周漏等）。

二、死亡的预测因素

死亡率被认为是主要临床结果，包括常被评估为主要终点的全因死亡率和次要终点的心血管死亡率。此外，它通常分为早期（院内和 30 天）、中期（1 年）和晚期死亡率。

（一）术前预测因素

在术前预测因素中，超声心动图和患者的基线特征需要进行讨论。

在第一组中，射血分数（EF）降低、低流速低压差（LF-LG）狭窄和每搏量指数（SVI）降低被认为是死亡的重要预测因素。有文献报道了 TAVI 术前左心室射血分数（LVEF）对死亡影响的对比数据。在 PARTNER 试验中，左心室射血分数降低与预后不良无关。相反，最近的两项荟萃分析显示，在低 EF 患者中，全因死亡和心血管死亡风险均显著高于正常 EF 患者。

在 LF-LG 患者中，平均跨瓣压差＜ 40mmHg 是重症患者预后较差的独立危险因素，因为它代表了疾病自然病程的晚期。此外，在 TAVI 患者中，只有 LF-LG 合并低 LVEF（也称为经典 LF-LG）患者的死亡率显著高于 LF-LG 合并正常 LVEF（也称为自相矛盾 LF-LG）患者。最近，Conrotto 等表明低 LVEF 合并 LF-LG 是 TAVI 患者不良预后最强的独立预测因素（单独考虑 LVEF 和平均跨瓣压差与预后无关）。该学者（两个参数的界值均为 40mmHg）指出，至少有一个值（左心室射血分数或平均跨瓣压差）超过 40mmHg，会有相似的良好预后，而两者的结合可使 3 年死亡率增加 2.4 倍。相反，Baron 等研究指出，与 LVEF 无关，LF-LG 与较高的死亡率（HR 1.21，95% CI 1.11 ～ 1.32，$P < 0.001$）和较高的心力衰竭（HF）发生率相关（HR 1.52，95% CI 1.36 ～ 1.69，$P < 0.001$）。

最近的数据表明，SVI 降低（＜ 35ml/m^2）可能是 TAVI 术后死亡的独立预测因素。一项纳入 7673 例患者的荟萃分析评估了低 SVI、低 LF-LG（＜ 40mmHg）和低 EF（＜ 50% 和 ＜ 30%）与 1 年全因死亡率之间的关系：每个因素与 TAVI 术后 1 年死亡率增加相关，具有相似的影响（HR 1.52 ～ 1.60）。

术前患者的临床特征是一个矛盾的问题。多种合并症的存在增加了外科手术的风险，使医师更容易选择经导管入路。另外，这些合并症也是 TAVI 术后全因死亡和心血管死亡的预测因素。

其中，以下是全因死亡率的重要预测因素。

（1）慢性阻塞性肺疾病（COPD）：是

TAVI 术后中期死亡率的一个公认的强而独立的危险因素（HR 3.14，95% CI 1.05 ～ 9.40，P=0.04）。此外，在 COPD 患者中，气道阻塞程度越高和活动能力越低的患者，肺并发症和死亡率的风险就越高。在超过 1/3 的 COPD 患者中，TAVI 治疗没有益处，6min 步行试验步行距离＜170m 会降低 TAVI 的获益。此外，COPD 是晚期再入院的一个预测因素，也是 TAVI 术后中晚期死亡率的独立预测因素（HR 1.56，95% CI 1.02 ～ 2.39，P=0.043）。

（2）慢性肾脏病（CKD）：术前 CKD 和透析已被证明可以独立预测 TAVI 术后中晚期死亡率。尤其是，TAVI 术前估算肾小球滤过率（eGFR）＜ 30ml/min 与死亡风险增加（OR=3）相关，eGFR 每减少 10ml/min，全因死亡风险增加 35%（P ＜ 0.001）和心血管死亡风险增加 14%（P=0.018）。此外，CKD 或终末期肾病（ESRD）患者 TAVI 术后院内预后更差。此外，CKD 增加 TAVI 术后急性肾损伤（AKI）的风险，这与死亡率升高有关。

（3）美国纽约心脏病协会（NYHA）心功能分级：严重 AS 患者行 SAVR 时，NYHA 心功能分级 Ⅲ级或Ⅳ级与较高的死亡率相关。同样，在 TAVI 患者中，基线 NYHA 心功能分级 Ⅲ至Ⅳ级与较高的晚期死亡率相关。此外，TAVI 术后心功能受损患者的全因死亡率和心源性死亡率明显多于 NYHA 心功能分级 Ⅰ级患者。

（4）体重指数（BMI）：VARC-2 已将 BMI ＜ 20kg/m^2 定义为虚弱。事实上，较高的 BMI 与 TAVI 术后 30 天死亡率较低相关，而较低的 BMI 与 SAVR 和 TAVI 术后晚期死亡率增加相关（HR 2.45，P=0.01）。

（5）心房颤动（AF）：与 SAVR 术后 AF 存在与较高的死亡率相关类似，AF 也是 TAVI 术后不良预后的显著预测因素。在德国注册登记研究中，慢性 AF 与 1 年不良结局显著相关，是独立的心血管和全因死亡率预测因素（分别为 HR 2.33 和 1.88）。

（6）肺动脉高压：基线肺动脉收缩压（PASP）＞ 60mmHg 是 TAVI 患者心力衰竭及其他原因死亡的独立超声心动图预测因素（OR 分别为 1.99 和 1.90）。

（7）糖尿病（DM）：这种合并症已被许多文献广泛评价，研究结果有着明显的异质性。在 PARTNER 试验的亚组分析中，糖尿病患者与非糖尿病患者相比有良好的预后。然而，其他研究表明，糖尿病对 TAVI 的预后要么有不利的影响，要么没有显著影响。在一项评估糖尿病对 TAVI 患者预后影响的大型荟萃分析中，糖尿病与 1 年全因死亡率增加相关，但与早期死亡率无关。糖尿病对早期死亡率、大出血或主要血管并发症没有影响，而糖尿病患者在 TAVI 后发生 AKI 的风险高于非糖尿病患者。

（8）虚弱：在确定老年患者在 TAVI 或 SAVR 术后恢复能力方面起着关键作用。然而，由于缺乏测量的共识，其在临床实践中的应用一直受到限制。事实上，许多以 TAVI 为中心的虚弱量表已经得到了不同的结果。在多变量分析中，4 项必要性虚弱工具指数评估（essential frailty toolset，EFT）显示了与 1 年死亡率（OR 3.72，95% CI 2.54 ～ 5.45）显著相关，在识别 TAVI 术后不良预后方面优于其他虚弱量表。

（9）冠状动脉疾病（CAD）：严重 AS 患者合并冠心病的比例很高（约 50%）。大多数手术风险评分（EuroScore 评分、STS 评分）也用于筛选 TAVI 患者，而 CAD 也是这些风险评分中的变量。既往证据表明，CAD 不增加 TAVI 术后不良事件风险，不需要预先进行完全再血管化。此外，一项纳入 2472 例患者的荟萃分析显示冠心病并不影响中期结果。

（二）术中预测因素

1. 植入瓣膜的类型　表面上看死亡率差异似乎与瓣膜类型无关。事实上，Tarantini 等比较了自膨瓣膜 CoreValve 瓣膜和球扩瓣膜 Edwards SAPIEN XT 瓣膜的远期临床疗效和血流动力学。笔者发现无论何种类型瓣膜，对远期临床预后与血流动力学（即平均跨瓣压差、有效瓣口面积和主动脉瓣反流的发生率）都是有利的。同样，在 UK TAVI 登记研究中，多变量分析提示两种主要瓣膜的存活率没有显著差异。尽管有这些结果，但植入瓣膜的类型仍然是其他 TAVI 相关并发症如传导阻滞等的重要预测因素。

2. 血管入路　非股动脉入路与 TAVI 术后早期和晚期死亡率显著增加相关。特别是多变量分析显示，经心尖入路手术与早期和中期死亡率增加相关。同样，采用经心尖入路与晚期心力衰竭死亡风险增加相关（HR 2.38，95% CI 1.60～3.54，$P < 0.001$）。经锁骨下动脉入路也与晚期死亡率增加有关。与这些发现相反，德国主动脉瓣注册登记研究（GARY）分析发现经心尖入路不是死亡的独立预测因素。

（三）术后预测因素

1. 瓣周漏、传导阻滞及脑血管事件 这些并发症是死亡的预测因素，因而应进行积极治疗。

2. AKI 是 TAVI 术后常见的并发症，并具有重要的预测价值，因为它与死亡、大出血和血管并发症风险增加有关。高血压、COPD、输血、经心尖入路、术前肌酐值、外周血管疾病和术中出血事件是 AKI 的预测因素。一项纳入接近 9000 例 TAVI 患者的荟萃分析中，AKI 分期 > 2 期是 30 天死亡最强的预测因子（OR 18.0，95% CI 6.25～52），AKI 3 期是中期死亡的重要预测因子（OR 6.80，95% CI 2.55～15.66）。

3. 脑钠肽（BNP） 在症状性 AS 患者中升高，SAVR 手术成功后降低。在 TAVI 患者中，术前 BNP 和 pro-BNP 水平是 TAVI 术后短期和长期死亡率的独立预测因子。在关于 AKI 的同一个荟萃分析中，基线升高的 pro-BNP 水平（TAVI 术前 24h 测量）是 30 天（OR 5.35，95% CI 1.74～16.5）和中期死亡率（OR 11，95% CI 1.51～81）的一个强有力的独立预测因子。对于术前 BNP 水平较高的患者，瓣膜介入治疗的不良预后被认为与左心室收缩和（或）舒张功能受损有关，这表明这些患者在进行 TAVI 前可能受益于血流动力学状态的优化。笔者认为此因素是术后预测因子，证据提示 TAVI 术后 30 天 BNP 水平升高是术后 1 年死亡的独立预测因子（OR 1.82，95% CI 1.26～2.62）。BNP 持续升高提示这些患者的心室壁应力不完全降低，而术后瓣周漏是容量超负荷的潜在原因。

4. 心肌损伤 心肌肌钙蛋白 T 和（或）肌酸激酶同工酶（CK-MB）超过参考上限 5 倍，是 TAVI 术后常见并发症。心肌损伤对短期预后和远期预后的影响仍存争论。心肌损伤最有可能是由心肌缺血引起的，这是由供氧和需氧的不

匹配引起的。50%～60% 的患者肌钙蛋白 T 和 CK-MB 升高，并成为 30 天死亡的独立预测因子，而与中期死亡率的相关性较小。相反，Stundl 等发现心肌损伤与术后 1 年全因死亡率之间没有显著相关性。

（四）风险模型统计

风险模型已被开发并被应用于诊断、治疗和预后的所有医学领域。任何风险模型的组成部分都包括许多自变量（也称为预测因子、因素或参数）、因变量（可以是疾病、事件或结果）及与之相关的方程式。每个变量可以是定量的，也可以是分类的，因变量可以是横向的，也可以是纵向的。

在心脏手术和介入治疗中，院内或 30 天的手术死亡率是风险模型构建中最常见的终点事件。其他值得关注的结果包括 1 年后的长期死亡率、脑卒中、心肌梗死、出血、肾衰竭、再次手术、重症监护、延期出院或复合终点事件。模型参数选择的范围甚至更广，包括人口统计学资料、现病史、既往史、调查和程序特点。风险模型的构建可能来源于不同地点（如多中心研究）或时间（如相隔几年）的患者群体，我们从群体中收集这些变量进行多因素分析。一般来说，风险模型在其原发的群体中表现最好。有时，患者群体被随机分为发生群体（用来构建风险模型）和验证群体（用来测试发生群体风险模型的性能）。由于两组来自相同的原始群体，因此验证群体并不是真正额外独立的样本。

心脏手术是医学领域中风险程度最高的操作之一，风险模型在治疗模式的决策中起着至关重要的作用，并至少在过去 20 年中一直指导着围术期护理。许多心脏手术的风险模型已被开发出来，包括 EuroScore 评分、STS 评分、新英格兰北部心血管疾病研究组评分、纽约心脏手术报告系统、Ambler 评分、ACEF 评分等。EuroScore 评分和 STS 评分在目前应用最为广泛。EuroScore 评分和 STS 评分都可以在线计算，并且也是指南推荐的 AVR 和 TAVI 术前评估的风险模型。

最初的 EuroScore 评分来源于 1995 年 9～11 月 8 个欧洲国家连续进行的各种心脏手术的 19 030 例患者，并于 1999 年作为可加模型发表，

随后在 2003 年作为 Logistic 模型发表。它的设计目的是评估术后 30 天或同一住院期间的手术死亡率，估算值为 4.8%，并经内部验证。最常见的手术方式是孤立的冠状动脉旁路移植术，占 64%，其次是瓣膜手术，占 30%。这是多年来唯一被广泛使用的心脏手术风险评分。然而，随着时间的推移，EuroScore 评分显示持续高估手术死亡率，这在许多研究和两项荟萃分析中都可以看到，其中一项是针对瓣膜手术的，尽管判别力仍然足够，C 统计量为 0.73 ~ 0.77。这是因为随着手术技术的进步、患者的筛选和围术期的管理，手术结果得到了改善。因此，约 10 年前一种新的风险模型应运而生。

EuroScore Ⅱ 来源于 2010 年 5 ~ 7 月包括欧洲国家在内的 43 个国家连续进行的心脏手术的 22 381 例患者，手术死亡率为 3.9%，并在最终的模型中有一些参数略有不同。在这一群体中，孤立的冠状动脉旁路移植术和瓣膜手术的比例分别为 47% 和 46%。EuroScore Ⅱ 的目标是提高校准，这在最近的研究和荟萃分析的外部验证中得以证实，尽管判别力与 EuroScore 的差异不大，C 统计量为 0.73 ~ 0.79。指南随后也建议将 EuroScore 替换为 EuroScore Ⅱ，用于冠状动脉和瓣膜手术中。

STS 数据库为建于 1998 年的美国心胸外科数据库，到 2008 年涵盖了美国 90% 的心脏外科手术，是世界上最大的注册机构。STS 评分发表于 2009 年，基于该数据库 2002 ~ 2006 年的心脏手术经验，并具有两个独特的特点。首先，不同类型的心脏手术有不同的模型，其中有两个相关的模型分别是孤立的 AVR 模型和孤立的 AVR 合并冠状动脉旁路移植术模型。这两种模型的发生群体中分别有 67 292 例和 66 074 例患者，手术死亡率分别为 3.2% 和 5.6%。

STS 评分的第 2 个特点，是对除手术死亡率之外的一系列结果有单独的 Logistic 模型。这些指标包括脑卒中、肾衰竭、机械通气 > 24h、纵隔炎和住院再次手术、复合不良事件发生率或死亡率及住院时间长短。STS 评分的计算似乎比 EuroScore 评分更复杂，参数更多，但这完全是它可以预测更多的结果导致的。在当前的心脏外科临床中，STS 评分也具有良好的判别和校准能力，与 EuroScore Ⅱ 类似，C 统计量为 0.75 ~ 0.76。目前 STS 评分得到了广泛应用，尤其是在美国。值得注意的是，所有这些手术风险模型都是使用 Logistic 回归方法建立的，没有一个模型能够预测手术的长期结果，如死亡率。

TAVI 随机试验通常使用 STS 评分作为患者选择标准，这可能与大多数试验在美国进行有关。PARTNER Ⅰ 试验建议 STS 评分 > 10% 为高手术风险，然后根据外科医师的判断决定是进入高风险"可手术"试验组——TAVI 与 AVR 对照研究的 PARTNER Ⅰ A，还是进入"不宜手术"试验组，即 PARTNER Ⅰ B。事实上，这两项试验中 4 组患者的 STS 评分平均得分相近，为 11.2% ~ 12.1%。CoreValve 试验的不同之处在于，患者的选择依赖于"一致性"判断，即患者 30 天死亡风险 > 15%，并发症风险 < 50%，未指定使用特定的风险模型。研究中 TAVI 组和 AVR 组的平均 STS 评分为 7.3% ~ 7.5%，突出了临床判断和风险评分的差异。PARTNER Ⅱ 研究使用 STS 评分 4% ~ 8% 作为中危患者的选择标准，平均 STS 评分为 5.8%。最后，另一项关于中危患者的研究 SURTAVI 试验，入选患者的 STS 评分范围更广，为 3% ~ 15%，并在所有试验中 STS 评分的平均值最低，为 4.4% ~ 4.5%。

随机试验中另一引人关注的是 30 天死亡率。总体来说，它们明显低于相应的 STS 评分，表明评分存在明显的高估和校准不良。这不仅仅存在于 TAVI，也存在于 AVR，同时观察值与预期值比例为 0.38 ~ 0.71。然而，STS 评分仍具有一定的判别能力，STS 评分较高的亚组，即使校准效果较差，其 30 天观察死亡率也大多较高，无论是 TAVI，还是 AVR。在这些试验中，没有对判别进行正式评估。

荟萃分析总结了 2011 ~ 2015 年 24 项研究，共计 12 346 例 TAVI 患者，以评估 EuroScore、EuroScore Ⅱ 和 STS 评分对 TAVI 术后死亡率的判别和校准能力。重要的是，该 3 种评分对 30 天死亡率的区分度都不高，C 统计量为 0.62；对术后 1 年死亡率区分度同样不高，C 统计量为 0.58 ~ 0.66。在校准方面，Peto 比值比显示 EuroScore 评分 0.31——显著高估，EuroScore Ⅱ 评分 1.26——轻微低估，STS 评分 0.95——适当。

Labbe 平面图显示，EuroScore Ⅱ 在所有研究中略微低估了手术死亡率，而 STS 评分则存在低危研究中低估了死亡率、高危研究中高估了死亡率的情况。

手术风险评分在 TAVI 研究中表现欠佳有几个原因。第一，心脏手术风险模型的设计源于包括 AVR，而不是 TAVI 在内的心脏手术；然而，这并不能解释为什么模型对随机试验中的 AVR 组的校准也很差。第二，在一定程度上，最近几年的手术结果有了很大提高。相比于 10 年前根据 2002 ～ 2006 年的病例发表的 STS 评分，最近的临床试验发表在 2014 ～ 2017 年，TAVI 的结果也有望随着时间、经验和新技术的发展而改善。第三，或许也是最重要的原因，风险模型在风险的极端情况下通常表现不佳。在风险评分的发生群体中，只有一小部分患者是高危患者，而拟行 TAVI 的患者大多是高危患者。这一现象在其他高危心脏手术患者中也有类似的报道，虽然在这一亚组中 STS 评分可能优于 EuroScore Ⅱ。最后，可能还有其他重要的 TAVI 预测因子未纳入手术风险评分。

（五）经导管主动脉瓣植入特异性风险模型

由于传统手术风险模型对 TAVI 的评估性能不足，由 TAVI 团队开发的多个风险模型近期陆续发表，包括 OBSERVANT、post-TAVI、FRANCE-2、TAVI2-Score、CoreValve 和 STS/ACC/TVT 评分。OBSERVANT、FRANCE-2、Core-Valve 和 STS/ACC/TVT 评分用于术后 30 天或院内死亡率，CoreValve 还与 post-TAVI、TAVI2-Score 一起用于术后 1 年的死亡率。30 天死亡率的多因素模型构建采用 Logistic 回归，纵向或生存结果（如 1 年死亡率）的多因素模型构建采用 Cox 比例风险回归。报道显示，30 天或院内死亡率为 5.3% ～ 7%，1 年死亡率为 15% ～ 23%，与随机试验中 TAVI 亚组相比，30 天死亡率高于试验组的 2% ～ 5%，但 1 年死亡率与试验组的 7% ～ 31% 相似。

这些研究中，尽管患者入选的持续时间较长，为 1.5 ～ 5 年，但研究的规模很小，其中唯一一个与手术风险模型相比具有发生群体规模的模型是 STS/ACC/TVT 评分。因此，在多因素

分析中发现的独立预测因素数量较少，风险模型中的参数比外科评分中的少。此外，其中一些评分的参数以前从未用于手术风险评分，如 CoreValve 评分的低白蛋白、生存辅助、家庭吸氧，TAVI2-Score 的瓷化主动脉和主动脉瓣跨瓣压差、FRANCE-2 和 STS/ACC/TVT 评分的 TAVI 入路。这些独特的预测因素也可以部分解释为什么手术风险模型在 TAVI 患者中表现不佳。

在国际指南中，EuroScore Ⅱ 和 STS 评分仍然是严重主动脉瓣疾病管理中选择的风险模型。对 AVR 具有中度判别能力和足够的校准能力；然而，如前所述，需要对 TAVI 的高危患者采取谨慎的态度，因为评分可能不太准确。这两种 Logistic 风险模型计算出的数据只能用于评估 AVR 患者的手术死亡率，而不适用于评估 TAVI 患者的手术死亡率，两者可能不一样。美国指南建议手术死亡率 STS 评分＞ 8% 为高危，4% ～ 8% 为中危，＜ 4% 为低危，该建议被作为 TAVI 随机试验和临床实践的标准。

三、生活质量的预测因素

TAVI 和 SAVR 均能改善严重 AS 患者的症状和健康相关生活质量（QoL）。采用疾病特异性的堪萨斯城心肌病调查问卷（KCCQ）进行评估，这些益处在瓣膜置换术后早期可见，1 年后继续改善，3 年随访后也基本维持。

Arnold 等提出 TAVI 术后 6 个月预后不良的定义，包括死亡，KCCQ 评分＜ 45 分（相当于 NYHA 心功能分级 Ⅳ 级），或 KCCQ 评分较基线下降 10 分以上。来自 TVT 登记研究的数据显示，根据上述定义，严重 COPD、透析或基线健康状况差可预测术后 1 年的不良结果。最近对 GARY 注册研究数据的分析中，采用 EuroQoL（EQ-5D）问卷评估 TAVI 术后的生活质量。瓣膜置换术意味着生活质量改善，年龄、女性、BMI、NYHA 心功能分级 Ⅲ 或 Ⅳ 级、透析、外周动脉血管疾病、二尖瓣关闭不全、术后短暂脑缺血发作或脑卒中、术后住院治疗是生活质量改善不明显的独立预测因素。然而，EuroQoL 问卷是一种通用的健康状况测量方法，在检测症状、功能和生活质量的变化方面可能不如疾病特异性健康测量方法敏感，因此，它可能低估接受

TAVI 患者受益程度。

四、脑血管事件的预测因素

脑血管事件（CVE）是 TAVI 最危险并发症之一，因为它们本身是术后死亡率和并发症增加的重要原因。这些事件主要是缺血性的，一小部分是出血性的。在 PARTNER 试验中，严重 AS 的高危患者在 TAVI 术后 30 天和 1 年 CVE 发生的风险明显高于 SAVR。多年来，心血管疾病的风险已经下降至 2.5% ～ 3%，这主要是由于越来越多的操作经验及瓣膜技术和患者选择的改进。例如，在 PARTNER Ⅱ 试验 30 天脑卒中风险为 3.2%，而 PARTNER Ⅰ 试验 30 天中脑卒中风险为 5.5% ～ 6.7%。

首先，CVE 可分为两大类：近期事件，早期（手术后 7 天内）或亚急性（30 天内）事件；远期事件（1 年及以后）。这一分类提示在 CVE 发病的基础上存在不同的危险因素和机制，以及不同的预测因子。一般来说，早期和中期心血管事件与围术期密切相关，而远期事件则取决于患者和（或）疾病相关因素，突出了更严重的全身动脉粥样硬化负担。50% ～ 60% 的脑卒中发生在 TAVI 术后 24h 内，第二高峰出现在术后 1 周内。这可以解释为什么我们对近期 CVE 的预测因素要比远期多。

（一）早期脑血管事件的预测因素

根据上述预测因素的分类，预测早期 CVE 的因素包括女性、高龄、主动脉环小和主动脉瓣瓣口面积小，这可能是因为在 TAVI 过程中，较紧的瓣膜提示钙化严重，更可能出现栓塞。事实上，男性出现早期脑血管事件的风险较低，这可能是由于主动脉环和左心室流出道较大，从而减少在定位和植入过程中自体瓣膜和人工瓣膜之间的机械作用。此外，CKD 等合并症与 CVE 相关，而最重要的术前预测因素是心房颤动病史，在不同的研究中与近远期 CVE 相关。

随着瓣膜技术提高和术者操作经验积累，手术得到了广泛改善。尽管有不同类型瓣膜不同预后的报道，但根据最新的证据，瓣膜类型和手术入路似乎并不直接影响 CVE 的发生率。然而，尽管有相似的脑卒中风险，但每个瓣膜固有的脑卒中时间可能存在差异。瓣膜定位和释放时是脑

卒中高危期。Kahlert 等表明在缓慢植入过程中 CoreValve 瓣膜的脑卒中风险更高，而在植入前缓慢定位时，Edwards 瓣膜的脑卒中风险最大。

另一个预测因素是球囊后扩张，其用于降低瓣周漏风险。事实上，不同的研究已经证明了球囊后扩张与脑卒中之间的联系，使主动脉根部的操作（独立于 TAVI 入路）而不是主动脉弓的操作（典型的经股动脉入路）可能是 CVE 的决定因素这一概念更加明确。此外，可以推测球囊后扩张导致的瓣叶变形/损伤可能增加生物瓣膜血栓形成的风险。

除了新发心房颤动，AKI 和血管并发症（VC）是术后近期 CVE 最有力的预测因素。

（二）远期脑血管事件的预测因素

远期 CVE 的预测因素研究较少。这种风险似乎更多地与 TAVI 术前患者的特征相关，而不是与手术或术后因素相关。尤其是，既往主动脉冠状动脉旁路移植和心房颤动病史是 1 年内卒中最有力的预测因素。此外，在 PARTNER 试验中，远期脑卒中的预测因素包括术前 6 ～ 12 个月的脑卒中史、非经股动脉入路（可以解释为更严重的动脉粥样硬化和血管病变）和更高的 NYHA 心功能分级。

血栓栓塞的另一个来源可能是生物瓣不完全内皮化。瓣膜和主动脉瓣之间的自由间隙，表现为瓣周漏，可能增加异常血流的风险。然而，尽管先前的一项较小的研究表明瓣周漏和脑血管时间有关，但在随后的研究中发现，瓣周漏与脑血管事件的发生没有关系。

（三）脑血管事件是死亡的预测因素

如前所述，CVE 本身就是死亡率的预测因素。TAVI 术后 CVE 严重程度影响卒中患者的生存。非永久性神经功能缺陷的卒中患者，其死亡率可能不会受到影响。然而 PARTNER 试验中，TAVI 术后发生严重卒中的患者 1 年死亡率显著增加。

五、传导阻滞的预测因素

TAVI 相关的传导阻滞，主要是新发左束支传导阻滞（LBBB）和需要植入永久起搏器（PPM）的高度房室传导阻滞（AAVB），仍然是该手术最常见的并发症。虽然操作人员的经验增加，瓣膜定位/可回收性提高，以及新型瓣膜具有抗瓣

周漏特性，但这些并发症仍会随着时间的推移而增加。为了快速识别这些并发症，至少需要48h的心电图监测。事实上，大多数传导阻滞发生在TAVI过程中或之后数小时内。很大一部分传导阻滞是暂时的（尤其是LBBB），特别是使用球扩瓣膜。迟发性AAVB（TAVI后≥48h）比围术期AAVB少见，应根据PPM的需要进行评估。

此外，新发的LBBB和PPM本身是患者不良预后的预测因素。LBBB与1年心血管死亡的风险明显相关，可能是由于心源性猝死及心室收缩不同步导致收缩功能障碍的风险增加。

能够预测传导阻滞的主要因素是解剖学因素。事实上，偏左侧或仅位于心内膜下的左束支、膜部间隔较小、传导系统或主动脉瓣钙化，及左心室流出道大小在预测这些问题时特别重要。除解剖学方面因素外，其他术前预测因素包括术前传导异常、女性及既往冠状动脉旁路移植和糖尿病。

至于术中预测因素，最主要取决于植入瓣膜的类型。事实上，机械扩张的Lotus瓣膜植入后，新发左束支传导阻滞的发生率更高。此外，自膨CoreValve瓣膜比球扩Edwards SAPIEN瓣膜和自膨Portico TAVI系统更容易引起新发左束支传导阻滞。这种可以解释为人工瓣膜植入左心室流出道的深度越大，在传导系统附近施加的径向力越大。球囊预扩张时出现传导阻滞也可以此原因解释。需要指出的是，近些年的左右窦重叠和零位释放技术使长支架自膨瓣膜的传导阻滞风险有所降低。

男性、左束支传导阻滞或右束支传导阻滞及TAVI后QRS持续时间＞128ms是远期高度房室传导阻滞的独立预测因素。

与左束支传导阻滞相似，自膨瓣膜患者PPM发生率是接受球扩瓣膜患者的2～5倍。一项荟萃分析中，Sintis等发现男性、一度房室传导阻滞、左前分支传导阻滞和右束支传导阻滞为PPM的术前预测因素，而术中高度房室传导阻滞和使用自膨瓣膜是术中预测因素。正如对左束支传导阻滞的报道，TAVI术后主动脉瓣和二尖瓣环钙化、瓣膜植入深度等特征均与PPM有关。

六、瓣周反流的预测因素

最常见的TAVI并发症之一是瓣周反流（PVR）。TAVI术后PVR的发生率是SAVR术后的6倍。大多数情况下，PVR是轻微的，但20%的病例为中度到重度反流，这与预后较差有关。

（一）术前预测因素

本部分涉及所有可能导致瓣膜-患者不匹配的问题，提示瓣膜尺寸过小。较大的体表面积（BSA）和男性是PVR严重程度的预测因素，因为它们与较大的主动脉环相关。之后，解剖学方面是最重要的术前预测因素。大瓣环和偏心环被认为是PVR的预测因素，事实上，主动脉瓣环内径＜22mm的患者中从未发现中度以上PVR。

此外，形状越偏离圆形，人工瓣膜就越不能完全覆盖瓣口。二叶主动脉瓣存在所有这些解剖特征，它们确实有更高的PVR风险。

另一个解剖学因素是升主动脉（支架瓣膜上部的锚定区域）和左心室流出道（支架瓣膜下部的锚定区域）之间同轴性：角度越大，PVR发生率越高。较大角度影响人工瓣膜密封周围空间的能力，尤其是CoreValve这样的长支架瓣膜。

然而，研究最多的术前预测因素是主动脉瓣钙化。一些研究发现主动脉瓣钙化与PVR之间存在显著相关性。显然，当自体瓣膜周围存在大量钙化时，人工瓣膜和主动脉壁就不能完美同轴，从而导致PVR。尤其是主动脉水平的钙化（从流出道到瓣环和瓣叶）及其不对称或突出是轻度以上PVR的预测因素。量化钙化的一种方法是通过CT进行Agatston评分，结果证实Agatston评分＞3000 HU的患者发生PVR的风险明显增加。

在一项研究中Watanabe等发现了Edwards瓣膜中度及以上PVR的两个独立预测因素，即瓣膜直径与通过CT计算的瓣环平均直径（CAAD）比值及定义为主动脉根部钙化容积与BSA比值的瓣膜钙化指数（VCI）。瓣膜直径与CAAD比值＜1.055得1分，VCI＞418.4mm^3/m^2时得1分。当评分为0分、1分或2分时，PVR的发生率分别为5.3%、11.8%和37.5%。

总之，由钙化的形态或范围不同及瓣环不对称导致的人工瓣膜和自体瓣膜不同轴，是PVR最有力的术前预测因素。恰当的TAVI术前计划应包括仔细分析瓣环大小、量化钙化程度，以及用CT对左心室流出道及瓣环的不对称性进行评价。

（二）术中预测因素

瓣膜尺寸过小和位置不当是导致 PVR 的主要原因，这一机制适用于球扩瓣膜和自膨瓣膜。

无论瓣膜类型如何，瓣膜尺寸已被证明是 PVR 的最强预测因素之一。较大的瓣膜与较低的 PVR 风险相关，瓣膜尺寸增加＞ 25% 时 PVR 风险最低。另外瓣膜尺寸过大与许多并发症有关，如传导阻滞和脑血管事件。综上所述，适当增加瓣膜尺寸有助于预防 PVR。

Détaint 等描述了由公式 [（人工瓣膜直径 – 经食管超声心动图测量瓣环径）/ 人工瓣膜直径]×100% 表示覆盖指数，该公式已被证明是中度以上 PVR 的独立预测因素。覆盖指数＞ 8% 与显著的反流无相关性。Santos 等定义了一个"错配指数"，表示为三维经食管超声心动图测量的瓣环面积 / 人工瓣膜面积。与之前的研究一样，他们只评估了 Edwards SAPIEN 瓣膜，发现这个指数是显著 PVR 的唯一独立预测因素。

CT 是确定主动脉瓣环大小的最佳成像方法。以 CT 为基础过大尺寸的人工瓣膜与 PVR 的发生率降低相关，而以二维经食管超声心动图测量的过大尺寸的人工瓣膜与 PVR 的发生率无关。当符合 CT 测量标准时，PVR 的发生率下降了 21%。

TAVI 使用的器械类型可能对术后 PVR 的发生率有重要影响。这可以用不同的人工瓣膜结构和植入技术来解释。现有的证据几乎完全与第二代瓣膜有关，CoreValve 瓣膜与 Edwards SAPIEN 瓣膜相比具有更高的 PVR 风险。相反，在 PRAGMATIC 试验中，接受自膨 CoreValve 瓣膜和使用球扩瓣膜进行 TAVI 的患者，1 年的中重度 PVR 发生率没有统计学差异。然而，与 Edwards SAPIEN 瓣膜相比，CoreValve 瓣膜组中 / 重度 PVR 的发生率有升高的趋势，并且可能由于与以往荟萃分析相比样本量较少，该结果未能达到统计学意义。

自膨瓣膜的瓣周漏发生率高可能有以下几个原因。首先，镍钛合金支架径向支撑力较弱，特别是对严重钙化病变。事实上，虽然镍钛合金支架可能比不锈钢支架更能承受压力和操作，但它缺乏承受钙化瓣膜压力的硬度。瓣膜不完全扩张和由此导致的 CoreValve 瓣膜与自体瓣环及左心

室流出道的错位是有关系的。此外，与 Edwards SAPIEN 瓣膜相比，CoreValve 瓣膜的长支架在这一过程中起到了重要作用，特别是当左心室流出道和升主动脉之间的角度非常小时，自膨瓣膜密封瓣周间隙的能力显著降低了。

植入深度对 PVR 有显著影响。当瓣膜植入过高或过低时，人工瓣膜的裙部不能在瓣周提供足够的密封。使用 CoreValve 瓣膜时尤其如此：由于其梯形下段，其植入深度更具挑战性，较低的植入深度可以预测 PVR，而距无冠瓣瓣尖 5 ～ 10 mm 的植入深度可以将 PVR 的风险降至最低。

然而，随着第三代瓣膜的广泛使用，PVR 的发生率预计将显著降低。Medtronic CoreValve Evolut R 瓣膜可以完全回收和重新定位，以获得最佳的瓣膜定位，并具有加长的密封裙边。Sapien 3 系统包含一个围住瓣膜底部的裙边，目的是降低 PVR。Portico 自膨瓣膜的可回收性能以及在瓣环部位有一个大的囊腔，可以将 PVR 的风险降到最低。与老一代支架瓣膜＞ 50% 的瓣周漏发生率相比，新一代瓣膜将 PVR 的发生率降至 30% 以下。显然，术者的经验也是 PVR 发生率的重要预测因素。

（三）PVR 是死亡的预测因子

证据表明，残余中重度 PVR 对 TAVI 术后生存率有明确的负面影响，而轻度 PVR 对预后的影响了解较少。事实上，根据 VARC-2 的标准，PVR ＞ 2 级被定义为瓣膜植入失效，是急性和中期死亡的最强预测因素之一。一些研究表明，即使是轻微的 PVR 对预后也有不利的影响。事实上，PARTNER 试验队列 A 的结果表明，对于球囊扩张瓣膜，即使是轻微的 PVR，2 年和 5 年生存率也较低。严重的 PVR 与 NYHA 心功能分级的改善不佳及较高的再住院率相关。

七、血管并发症及出血并发症的预测因素

对血管并发症（VC）和出血并发症（BC）的预测因素主要有两个。首先，根据 VARC-2 分类，BC 被视为 VC 的一种，根据 VARC-2 分类包括欧美出血学术研究会（BARC）定义的出血类型 2 型、3 型和 5 型。其次，VC 是 BC 的主要

预测因素之一。预测因素的识别已被多个研究所评价，已确定多个独立的预测因素，但研究中使用了不同的 VC 和 BC 定义。VARC-2 标准允许在主要和次要的 VC 之间有一个更有意义的区分，因此 VC 和死亡率之间有更强的关联。

（一）血管并发症

VC 取决于入路：由于经股动脉入路是最常用的入路，股动脉并发症是最常见的，我们将重点关注。

血管通路并发症的发生率受多种因素的影响，这些因素包括术前因素（患者的解剖）和术中因素（器械的大小和操作人员使用血管闭合器的经验 / 技术）。

血管尺寸小和中重度钙化是最重要的解剖学预测因素，这两个解剖学特征同时出现与较高的 VC 发生率相关。Blakeslee-Carter 等建立了髂骨形态评分（IMS）模型来预测 VC。IMS 包括髂动脉钙化和 CT 评价的髂动脉最小直径。高 IMS（≥ 5 分）和股动脉面积是 VC 的强预测因素。

比髂股动脉直径的绝对测量值更重要的是鞘股动脉比值，其定义为输送鞘外径与股动脉最小管腔直径之比。比值 > 1.05 是主要 VC 和 30 天死亡率的强预测因素。

在患者特征中，女性、年龄、身高、糖尿病、CKD 和外周动脉疾病与 VC 相关。事实上，所有这些因素都与较小的动脉直径或动脉壁钙化有关。正如之前报道的其他类型的并发症一样，在这种情况下，术者的经验起着关键作用。

最重要的术中预测因素是输送鞘的直径。最近来自 STS/ACC 经导管瓣膜治疗注册研究的数据表明，VC 的发生率随着时间推移而下降。事实上，新一代 TAVI 瓣膜需要更小的输送鞘，从而显著降低了主要 VC，将并发症从 8%（使用 22 ~ 24 F 鞘管）降至 1%（使用 18 ~ 19 F 鞘管）。

瓣膜的类型似乎并不影响 VC 的发生率，除了一些罕见的并发症，如瓣环破裂，这种情况在球扩瓣膜且瓣膜尺寸过大时出现的频率高。主要的区别在于是否需要使用鞘管：与需要内径为 22 ~ 24F 鞘管的老一代 Edwards SAPIEN 瓣膜相比，Medtronic CoreValve 瓣膜具有更低的 VC 风险。与第一代瓣膜相比，新一代 SAPIEN XT 瓣膜（18F 或 19F 输送鞘）和 Edwards Sapien 3 系统（甚至更小的输送系统）的 VC 更低。一项欧洲多中心注册研究对两种新一代瓣膜进行了比较，发现 CoreValve 瓣膜与 Edwards SAPIEN XT 瓣膜的 VC 发生率没有差异。最近，采用 14F 输送鞘的 Medtronic CoreValve Evolut R 系统和采用 14F 输送可膨胀鞘管的 Edwards Sapien 3 系统获得批准（允许在瓣膜输送过程中短暂鞘管膨胀，并在之后立即恢复到较小的直径），VC 的实际发生率预计会下降。

最后讨论血管闭合器。事实上，与 Prostar XL 系统相比，Preclose Proglide 系统的 VC 和 BC 发病率更低。在 CONTROL 多中心研究中，Prostar 的使用与 VC 和 BC 均独立相关，与 Proglide 相比，主要并发症风险增加 6 倍。

（二）出血并发症

出血事件可以分为早期出血（围术期）和晚期出血。前者是由穿刺部位或邻近部位引起的入路出血，主要与手术或技术因素有关。后者一般为非手术部位出血，似乎是患者出血易感性的表现。女性、年龄、外周动脉疾病、CKD、心房颤动、低 BMI、外科手术高风险及糖尿病是早期和晚期 BC 的最强预测因素。

出血事件的一个主要方面是治疗。在 TAVI 患者中，在术前使用单抗血小板治疗（SAPT）与双抗血小板治疗（DAPT）的策略可以减少危及生命的大出血事件。最近 OCEAN-TAVI 登记研究的结果显示，DAPT 与 SAPT 相比，BC 增加了 2 倍。TAVI 术后抗血小板方案在预测 BC 中的作用存在更多的争论。荟萃分析表明，TAVI 术后 30 天，与 SAPT 相比，DAPT 可能有更高的出血风险；然而，最近的另一项荟萃分析发现，只有在非随机试验的情况下，DAPT 的 BC 发生率更高，在随机试验中两者无显著差异。

八、展望

最近，新的变量被用来预测 TAVI 术后患者的预后。有结果表明，生长分化因子 -15（一种应激反应性细胞因子）和白细胞介素 -8（参与先天性免疫反应）升高与 1 年死亡率增加有关。此外，这些生物标志物与 EuroScore Ⅱ 的结合增加了风险评分的预后信息。既往有血栓形成性血小板减少（TP）的 TAVI 患者住院期间临床结果较差，发生主要 VC 和 BC 的风险分别增加了 2.8 倍和 3 倍。最后，TAVI 术中有创性监测心脏指数（CI）< 1.9 L/（min·m²）的严重 AS 患者，在 30 天和 1 年内的死亡率明显较高，而在基线时 CI 较低而瓣膜植入术后 CI 无明显改善的患者在 1 年随访中的生存率最差。

这些新的预测因素的确切作用还需要进一步的研究来证实，但在未来，预测模型中可能会增加新的变量，以提高预测 TAVI 相关死亡率和并发症的敏感性。

第二节 经导管主动脉瓣置换术后的瓣叶运动异常

经导管主动脉瓣植入（TAVI）已成为治疗严重主动脉瓣狭窄的成熟技术。尽管迄今为止来自 PARTNER 系列试验的客观可信的数据显示，TAVI 组在 8 年内没有瓣膜结构的衰败，但瓣膜失功可能随着时间推移而发生。瓣膜功能障碍的原因如下：①瓣膜结构衰败（即钙化、瓣叶纤维化、撕裂或融合）；②非结构性瓣膜衰败（即瓣膜内或瓣周的反流、植入瓣膜移位）；③血栓形成；④心内膜炎。经导管主动脉瓣血栓形成，虽然罕见，却是一个已知的可能令人非常意想不到的临床并发症。部分瓣膜血栓形成的病例中，亚临床瓣叶运动异常可能导致 X 线下密度降低的瓣膜增厚（HALT）和（或）瓣叶活动性减低（RELM）。HALT 和 RELM 是 TAVI 领域的较新的概念，比有症状的生物瓣膜内血栓形成更频繁。虽然瓣膜血栓形成是一种由临床、解剖、手术和药物等因素相互作用决定的多因素现象，但根据 Virchow 的理论可以确定 3 种主要机制。这些机制包括瓣膜表面因素、血流动力学因素和内环境因素。瓣膜表面本身可能通过黏附血小板、白细胞和红细胞黏附及凝血酶生成和补体激活来促进血栓形成。植入瓣膜的内皮化不完全、瓣叶损伤和瓣膜衰败可能进一步促进凝血级联的激活。血流动力学因素，如低心排血量，瓣膜移位和瓣膜血流动力学结构可能促进血栓形成。最近有学者推测，瓣膜经导管释放后可能产生"新窦部"，即原生瓣膜和经导管主动脉瓣叶之间形成的间隙，其中复杂的血流模式与瓣膜血栓形成有关。最后，内环境因素，如原发或继发高凝状态或非最优抗凝治疗等，在瓣膜运动异常的发病机制中起着核心作用。

一、经导管主动脉瓣血栓形成

根据 VARC-2 标准，瓣膜血栓形成被定义为任何附着或邻近植入瓣膜的血栓，阻塞了部分血流路径，干扰了瓣膜功能，或血栓足够大以致明确急需治疗。经导管主动脉瓣血栓形成（TAVT）的发生率 0.6% ~ 2.8%。它可以根据其时间分为急性（TAVI 术后 0 ~ 3 天）、亚急性（TAVI 术后 3 天至 3 个月）、慢性（TAVI 术后 3 个月至 1 年）和极慢性（TAVI 术后 1 年）。Latib 等对 4266 例接受 TAVI 治疗的患者进行的研究中，在瓣膜植入 2 年内，所有 TAVT 病例被检测出来，血栓形成时间中位数为 181 天。根据诊断的确定性不同，可以将 TAVT 分为 3 类：①确定——临床、影像和病理标准匹配且有临床指征启动抗凝治疗；②高度可能——根据临床和影像（CT 或超声）标准；③不确定——基于不确定的临床标准。

大多数 TAVT 患者在临床随访中出现新发的或加重的呼吸困难，但很少会出现非 ST 段抬高心肌梗死和栓塞事件，如卒中或心搏骤停。实验室检查可能有助于诊断，因为血清氨基端脑钠肽前体（NT-proBNP）在瓣膜血栓形成患者中明显升高。几乎所有患者（92.3%）表现为平均主动脉瓣跨瓣压差显著增加，而 76.9% 的病例表现为瓣叶增厚或血栓聚集，只有 23% 的病例瓣叶上附着大量血栓。

尽管 TAVT 发生可能没有特定的原因，但一些明确的因素已被确定为 TAVT 的独立预测因素，如瓣中瓣、肥胖、使用球扩瓣膜、植入瓣膜较小（< 23mm）等。

一系列研究表明，瓣中瓣 TAVI 会出现更高的术后跨瓣压差。瓣中瓣植入可能导致瓣叶上的机械应力增加，并出现血流湍流，促进血栓形成。有趣的是，所有瓣中瓣血栓形成的病例中，包括 Hancock Ⅱ 和 Mosaic，即使再次外科手术置换后，也面临更高的血栓形成风险。另一可能因素是较高的 BMI 可能通过脂质介导的炎症反应机制导致主动脉瓣生物瓣毁损。此外，糖尿病和代谢综合征，这两种与肥胖密切相关的疾病，可能容易导致血栓形成。脂质炎症途径的作用需要进一步阐明。球囊膨胀瓣膜中 TAVT 风险增加的机制仍不得而知，可能与瓣膜过度膨胀和膨胀不足、支架内皮化不良及球囊膨胀过程中原生瓣膜开裂有关。虽然几项研究表明，PPM 是生物瓣衰败的独立危险因素，但较小的瓣膜口径是否与瓣膜血栓形成风险有关还需要进一步证明。

TAVT 患者抗凝治疗已被证明在慢性和系统性血栓形成的情况下也同样有效。目前，治疗 TAVT 的首选药物是维生素 K 拮抗剂（VKA），但比较新型口服抗凝药物与双抗血小板治疗或 VKA 的临床试验目前正在进行。在抗凝治疗失败的情况下，可选择的治疗方案是经导管瓣中瓣手术或传统主动脉瓣置换手术。

由于 TAVT 是一种潜在的危及生命的情况，诊断的中位时间是 6 个月，一些学者建议在 1 个月、3 个月和 6 个月时进行更密切的影像学随访，然后每年进行随访。关于经胸超声心动图、经食管超声心动图和 CT 哪种检查是最佳检测 TAVT 的成像技术这一问题需要进一步研究。

二、亚临床瓣叶血栓形成

2015 年在正在进行的临床试验中，接受 TAVI 的患者在 CT 中出现植入瓣膜瓣叶运动减弱的现象。Makkar 等认为可能是"亚临床血栓形成"，公布的数据来自 Portico 和两个随后由医师发起的注册研究（SAVORY 和 RESOLVE）。在 Portico IDE 研究中，瓣叶运动减弱发生率为 40%，在注册登记研究中瓣叶运动减弱发生率为 13%。这些发现导致学者和科学界对 TAVI 的安全性和耐久性提出质疑，美国 FDA 随后发表一个声明称现有的临床证据支持了以下结论，即这些瓣膜仍然安全有效，而且迄今为止有关瓣叶运动减弱的调查结果并没有改变这些瓣膜在经批准的适应证中使用的总体有利的收益–风险权衡。因为在抗凝患者中未观察到瓣叶运动异常，而且应用抗凝药物可以解决瓣叶运动异常，这些都表明瓣叶运动异常与瓣膜血栓形成有关。

根据 CT 发现，亚临床瓣叶血栓形成可分为

X 线下密度降低的瓣膜增厚（HALT）和（或）瓣叶活动性减低（RELM）。瓣叶运动可以定义为正常、轻度减低（＜50% 减少）、中度减低（减少 50%～70%）、严重减低（＞70% 减少）或完全不动。在三项研究中报道了 HALT/RELM 的流行情况。Makkar 等报道了他们在 55 例患者中的发现。他们使用三维容积渲染（VR）成像，在 187 例患者中 39 例（20.9%）出现 RELM，其中包括多种经导管瓣膜类型，包括 Portico 瓣膜、Edwards 瓣膜（Edwards SAPIEN、SAPIEN XT 和 Sapien 3）、Medtronic CoreValve 及 Lotus ™ 瓣膜（Boston Scientific，Marlborough，MA，USA）。Pache 等应用增强 CT 对 156 例接受 Sapien 3 瓣膜 TAVI 治疗的患者进行了研究，研究的时间中位数是术后 5 天。16 例患者（10.3%）出现 HALT。Leetmaa 等在对 140 例接受 SAPIEN XT（Edwards Lifesciences）瓣膜植入后 3 个月内的患者进行了 CT 检查；TAVT（定义为 HALT）存在于 5 例患者（4%），其中 4 例患者无症状，没有显著跨瓣压差升高的超声心动图证据。

Chakravarty 等公布了手术主动脉瓣置换和 TAVI 术后患者接受 CT 检查的数据，表明接受 TAVI 治疗的患者中亚临床瓣叶血栓的发生率高于接受手术的患者（13% vs 4%）。Mylotte 等假设几种可能的机制以解释瓣叶血栓形成率较高的原因：①老年 TAVI 人群中有可能有共存的原发性疾病（如癌症）促进血栓形成；②金属 THV 框架可能为血栓形成提供附着点；③不完全 THV 膨胀可产生瓣叶褶皱和血栓形成的潜在腔隙；④ THV 伏贴不良造成主动脉壁的内皮化延迟；⑤原生瓣叶可能会超出球囊膨胀系统，造成血流减少和停滞的区域。经胸超声心动图（TTE）在排除瓣膜关闭不全和（或）瓣膜狭窄方面起着至关重要的作用，但它提供不了足够的细节来评估 HALT/RELM。虽然亚临床瓣叶血栓形成患者中相当比例的主动脉瓣跨瓣压差超过 20mmHg。在某些情况下，在 CT 检查发现之前或之后，经食管超声心动图（TEE）可能有助于检测 RELM。但是，在绝大多数情况下，特别是在正常跨瓣压差和 TTE 没有出现可疑发现时，提倡使用 TEE 是不切实际的。从理论上讲，CT 采集和重建可

视为瓣叶成像的金标准成像工具；然而，它不提供血流动力学信息；因此，CT 实际上是对 TTE/ TEE 的"补充"，但在所有已发布的研究中，CT 检查都可以用于确认诊断（图 2-2-1）。

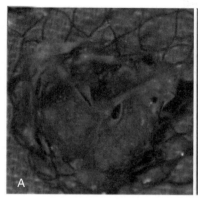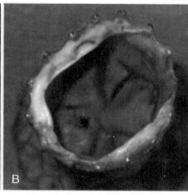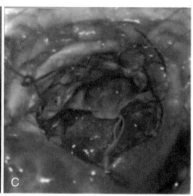

图 2-2-1 瓣膜血栓形成

A.CoreValve 的正常基座被半透明的新生内膜鞘覆盖了上部的镍钛合金框架，值得注意的是，瓣膜的主动脉侧在游离瓣叶表面有棕色的血栓组织存在，并没有明显钙化；B、C.白色纤维样组织覆盖了植入瓣膜流入道框架的内外表面

（引自 Chakravarty 等，2016）

所有应用正式评估瓣叶运动和增厚的数据采集方案都采用增强 CT 和追溯门控法。采集通常以从主动脉弓到膈肌的头 - 足方向执行，在 0.6mm 厚、0.3mm 重叠的切片下，以 10% 间隔，在 0 ～ 90% RR 范围内迭代重建，进行评估。为了尽量减少辐射暴露，可以使用剂量调节方法，从而减少 55% ～ 100%RR 范围内的剂量（舒张期）。CT 图像通常使用 3mensio Valves Version 7.0 或 7.1 版本（3mensio Medical Imaging BV, Bilthoven，The Netherlands） 和 Vitrea Software Version 6.7.2（Vital Images，Inc.，Minnetonka, MN，USA） 进行收缩期重建。瓣叶可以使用二维（轴截面评估）和三维 -VR 成像来评估。VR 图像可以使用中心线重建和曲棍球功能在"3mensio"或使用前切平面或五个厚板 VR 功能在"Vitrea"生成。在"Vitrea"，采用了介质除干扰过滤器。值得注意的是，虽然具有正常运动功能的瓣叶很难在四维 VR-CT 上可视化，但在三维或四维图像中可以清楚地看到运动减低的瓣叶。X 线低密度病变可以在最大强度投影（MIP）二维 CT 上进行研究，并通过使用标记功能的"3mensio"软件和使用 VR 自动匹配 MIP 功能的"Vitrea"软件，与瓣叶运动减低相关。CT 和超声心动图之间存在差异。尽管 CT 的亚临床血栓发生率为 10% ～ 15%，但超声心动图的跨瓣压差升高（平均压差＞ 20mmHg）并不常见。这一现象意味着 CT 检查早期亚临床血栓，而超声心动图检查血栓形成的晚期结果（如瓣膜狭窄）。这也表明，并非所有的血栓形成产生于瓣膜退化，即早期血栓形成可能自发产生。动态四维 CT 成像一直用于检查亚临床血栓，但缺乏对 CT 检查中瓣叶血栓形成的定义和定量的共识，并且应在进行前瞻性研究和临床使用之前就应该建立。此外，TAVI 之后对有意义的瓣叶血栓的 CT 检查的时机是未知的。据推测，成像的时机可能会影响不同瓣膜类型的瓣叶血栓形成的比例；然而，没有"证据"支持血栓形成与特定类型的生物瓣膜相关。大多数 HALT/RELM 患者是无症状的，在 CT 上偶然发现亚临床瓣叶血栓形成。实验室检查可能显示 D- 二聚体和 NT-proBNP 水平较高。Leetmaa 和 Pache 等提供的临床随访有限，在发现 HALT 的患者中，没有严重脑卒中、暂时性脑缺血发作（TIA）或血栓栓塞等并发症发生。Makkar 等报道，在 Portico 临床试验中，脑卒中 /TIA 或血栓栓塞并发症的发生率没有差异；然而，在注册登记研究中，瓣叶运动减低与 TIA 风险显著增加有关。Chakravarty 等证明，亚临床瓣叶血栓形成与 TIA 发生率增加及所有的卒中有关（图 2-2-2）。

在正常主动脉瓣跨瓣压差并且无症状的患者中，如何治疗 HALT/RELM 仍不得而知。抗凝可以解决覆盖在瓣叶上的低密度区域，与恢复正常的瓣叶运动有关，这表明血栓形成可能是导致瓣叶运动减低的原因，而不是结果。

在有力证据表明 HALT/RELM 本身与临床

相关之前，TAVI 患者的管理不应改变（ESC 和 ACC/AHA 指南都为 DAPT 提供了 Ⅱ b 类建议，但不建议常规抗凝）。

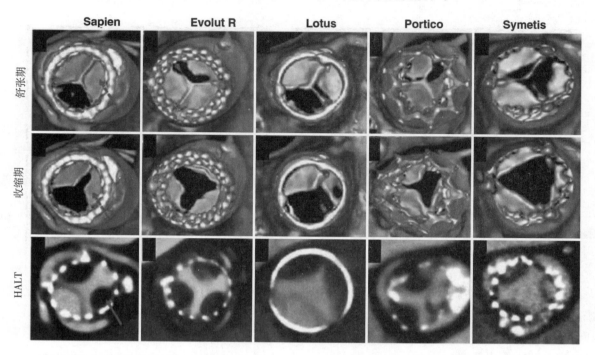

图 2-2-2　不同瓣膜种类放射低密度的瓣叶增厚（HALT）在二维 CT（灰度图像）和容积渲染 CT（彩色影像）的对比
（引自 Yanagisawa R 等，2017）

第三节　经导管主动脉瓣置换术中及术后的抗血栓治疗

经导管主动脉瓣置换术（transcatheter aortic valve replacement，TAVR）近年来在临床的应用发展非常迅猛。针对 TAVR 术后的血栓和出血风险，抗血栓治疗的选择应基于 TAVR 过程、患者临床特征、共病情况。临床上，心脏外科医师遵循外科生物瓣的手术经验习惯采用华法林进行抗血栓治疗，而内科医师遵循经导管瓣膜介入治疗的经验习惯采用阿司匹林和氯吡格雷的双联抗血小板治疗（dual antiplatelet therapy，DAPT）方案，由于采用经导管瓣膜介入治疗的内科医师较多，且患者通常高龄体弱，多数难以耐受华法林，因此欧美相关指南均推荐 DAPT 方案的等级高于华法林。

一、经导管主动脉瓣置换抗血栓管理概述

2002 年以来，20 余项多中心随机对照研

究显示，TAVR 是治疗老年症状性重度主动脉瓣狭窄的有效方法。2019 年 COAPT 研究和 EVOLUTE 研究将低危老年主动脉瓣狭窄患者随机分为开胸手术组和 TAVR 组，治疗后随访 2 年结果显示，TAVR 组的血流动力学、输血、创伤等方面优于开胸手术组。因此欧盟 CE 认证和美国 FDA 对 TAVR 的适应证已经包括了低危老年主动脉瓣狭窄患者。然而近些年的 CTA 技术的不断进步和对 TAVR 瓣膜的研究显示，TAVR 术后血栓栓塞和出血并发症并非少见，因此制订 TAVR 术中和术后最佳抗血栓治疗方案至关重要。

2017 年欧洲心脏病学会（European Society of Cardiology，ESC）/欧洲心胸外科协会（European Association for Cardio-Thoracic Surgery，EACTS）指南建议对 TAVR 术后 3 ～ 6 个月的患者进行 DAPT（小剂量阿司匹林＋氯吡格雷），然后进行终身单一抗血小板治疗（Ⅱa），对符

合其他口服抗凝药（oral anticoagulants，OAC）（Ⅰa）应用指征的患者进行 OAC 治疗。2021年 ESC 瓣膜性心脏病指南建议，TAVR 术后若伴有肺栓塞、静脉滤网等其他 OAC 适应证，应终身使用 OAC（Ⅰ级推荐）；TAVR 术后若不伴有其他 OAC 适应证，建议术后终身使用单药抗血小板治疗，无须 DAPT（Ⅰ级推荐）；不建议对 TAVR 术后患者常规使用 OAC，除非有其他 OAC 适应证（Ⅲ级推荐）。

2020 年美国心脏病学会（American College of Cardiology，ACC）/ 美国心脏协会（American Heart Association，AHA）指南建议对无 OAC 适应证的 TAVR 患者，推荐使用阿司匹林 75 ～ 100mg/d（Ⅱa，B）；对于出血风险低的患者，可以考虑使用阿司匹林＋氯吡格雷 3 ～ 6 个月（Ⅱb，B），或使用维生素 K 拮抗剂（vitamin K antagonist，VKA）抗凝至少 3 个月（Ⅱb，B）。指南中未提到 TAVR 术前氯吡格雷负荷，也未因并发症而接受 OAC 治疗的 TAVR 患者提供具体建议。

近年来，TAVR 术后早期微血栓的现象提示单纯 DAPT 可能需要调整。研究显示，华法林在预防 TAVR 术后微血栓或微血栓溶栓等的作用比较明确，但是针对个体化治疗策略目前各中心研究结果仍然不一致。2021 年 4 月，ESC 血栓工作组、欧洲经皮心血管介入学会（European Association of Percutaneous Cardiovascular Intervention，EAPCI）及 ESC 瓣膜性心脏病委员会联合颁布了《经导管主动脉瓣植入患者抗血栓治疗的管理共识》。2021 年 8 月，Davide 等基于最近的研究和随机对照试验（randomized controlled trial，RCT），参考最新的指南推荐和研究结果，综述了对 TAVR 围术期和术后抗血栓治疗的最新治疗见解。

研究显示，TAVR 围术期和 TAVR 术后早期（术后 1 年）卒中发生率为 1% ～ 8%，可归因于血栓、瓣膜组织和异物的栓塞。虽然血栓保护装置可以减少脑梗死发生，但并不能改善患者结局。TAVR 后期发生卒中是由于血栓栓塞，栓子来源可为 TAVR 生物瓣膜本身或由心房颤动（简称房颤）产生。此外，TAVR 术后血栓形成很少出现症状（1% ～ 3%）。尽管 TAVR 患者常合并冠状动脉疾病，但围术期心肌梗死较为罕见

（1% ～ 3%）

在 TAVR 术后 1 年，危及生命和致残性出血事件发生率为 3% ～ 11%，其中 50% 为手术相关，即使术前通过 CT 评估血管入路、超声引导穿刺、较小直径的鞘管及缝合装置等措施也难以避免出血事件发生。高龄、合并 vW 因子缺陷和 TAVR 术后中度血小板减少等常见的合并症也会增加出血风险。以上均为选择最佳抗血栓治疗时需要考虑的因素。此外，术前及术后定期进行出血风险评估也是必要的。

TAVR 术后瓣膜血栓形成患者由于跨瓣压差增加导致心力衰竭发生的概率较低（1% ～ 3%）。最近的 CTA 研究中，接受抗血小板治疗的患者中，高达 25% 的患者发现亚临床瓣叶血栓形成，并且有证据表明新型口服抗凝药（new oral anticoagulant，NOAC）可有效预防和逆转瓣叶血栓形成。然而，在不改变抗血栓治疗的情况下，亚临床瓣叶血栓形成也可能自发消退。相关研究显示，亚临床瓣叶血栓患者的血栓栓塞事件有所增加，亦有研究显示，在术后 1 个月和 12 个月，亚临床瓣叶血栓形成时瓣膜梯度稍有增加，但并未在 GALILEO 及其他相关研究中得到证实，可能由于 CTA 对微血栓分辨的技术在各个研究中心存在差异，并不能得出瓣叶血栓形成对瓣膜功能或临床结果会产生有害影响的结论，并且没有证据支持需要术后常规进行 CT 检查明确 TAVR 后亚临床瓣叶血栓形成。

二、经导管主动脉瓣置换围术期的抗血栓策略

（一）TAVR 术前的抗血栓策略和调整

TAVR 术前的抗血栓策略强调务必评估出血风险，而且对没有 OAC 适应证的患者，推荐考虑应在 TAVR 之前开始服用低剂量阿司匹林。如有阿司匹林禁忌证，应使用氯吡格雷。

（二）TAVR 术中的抗血栓策略和调整

① VKA 或 NOAC 应用是否延续或中断应根据个人情况决定；②当继续应用 VKA 时，国际标准化比值（INR）应处于治疗范围的下限（约2）；③ OAC 治疗的患者不需要额外应用阿司匹林；④ TAVR 过程中常用的抗凝药物为普通肝素，活化凝血时间（activated clotting time，ACT）控

制在 250～300s 以降低导管血栓形成和血栓栓塞；⑤ACT 指导下采用鱼精蛋白逆转普通肝素是合理的；⑥比伐卢定是普通肝素禁忌证患者的替代方案；⑦卒中高危患者可以使用栓塞保护装置。

（三）TAVR 术后的抗血栓策略和调整

①定期评估出血风险；②不符合 OAC 适应证的情况下首选低剂量阿司匹林；③符合 OAC 适应证首选单独应用 VKA 或 NOAC；④冠状动脉支架植入后，如果出血风险高，慢性冠脉综合征的 DAPT 方案应缩短至 1～3 个月，急性冠脉综合征的 DAPT 应缩短至 3～6 个月；⑤应用 OAC 患者接受冠状动脉支架植入术后，如果出血风险高，慢性冠脉综合征患者应用氯吡格雷应缩短至 1～3 个月，急性冠脉综合征患者应用氯吡格雷应缩短至 3～6 个月；⑥当冠状动脉支架植入术在 TAVR 3 个月内进行时，应考虑继续应用 DAPT 或 OAC 联合氯吡格雷。

三、不符合口服抗凝药物适应证患者的抗血栓治疗

POPULAR TAVI 随机对照试验（队列 A）证实，与阿司匹林联合氯吡格雷相比，阿司匹林单独使用可减少出血，50 例（15.1%）患者单独应用阿司匹林，89 例（26.6%）患者应用阿司匹林联合氯吡格雷（RR 0.57，95% CI 0.42～0.77，$P=0.001$），阿司匹林单独治疗的患者心血管疾病死亡、卒中或心肌梗死比例并不亚于阿司匹林加氯吡格雷（9.7% vs 9.9%，$P=0.004$）。

GALILEO 研究将未参加 OAC 试验的患者随机分配到低剂量利伐沙班（10mg）加阿司匹林或者单独阿司匹林两组治疗 3 个月，之后单独使用利伐沙班或者使用阿司匹林加氯吡格雷治疗 3 个月，再之后单独使用阿司匹林。由于全因死亡率显著增加 69%，VARC 2 级重大、威胁生命或使人致残的出血事件增加 50%，死亡和血栓栓塞事件增加 35%，试验提前终止。因此，目前的证据不支持不符合 OAC 适应证的患者 TAVR 术后使用利伐沙班加阿司匹林。

四、符合口服抗凝药物适应证患者的抗血栓治疗

多数 TAVR 治疗的心房颤动患者均符合基于

CHA2DS2-VASc 评分的 OAC 适应证。目前心房颤动相关指南推荐对符合 NOAC 适应证的患者应用 NOAC（Ⅰa 级）。多项研究显示，血栓栓塞风险与 TAVR 术后应用 NOAC 无相关性。目前缺乏证据支持心房颤动患者 TAVR 术后应用 NOAC 优于 VKA。伴有心房颤动的 TAVR 患者比未伴心房颤动的患者死亡风险更高，而需要抗血栓治疗的患者 TAVR 术后死亡风险更高。尽管联用抗血小板药物和抗凝药物能更好地防止血栓形成，但出血风险也相应增加。

PARTNER Ⅱ 试验的事后分析发现，OAC 联合抗血小板治疗（HR 0.43，95% CI 0.22～0.85，$P=0.015$）和单独抗血小板治疗（HR 0.32，95% CI 0.16～0.65，$P=0.002$）均可以降低卒中发生率。POPULAR TAVR 队列 B 研究表明，对于符合长期应用 OAC 适应证的 TAVR 术后患者，与 OAC 联合氯吡格雷相比，OAC 单药治疗可显著降低包括致死、致残的出血事件发生率，且不会增加血栓栓塞事件的发生率，从而产生有益的净临床效益。

综合以上各项研究的结果，对于符合 OAC 适应证的患者，单独使用 OAC 而不使用抗血小板药物可能是合理的一线治疗。对于有明显 OAC 禁忌证的患者，可以考虑行左心耳封堵术。

五、经导管主动脉瓣置换围术期接受经皮冠脉介入治疗

在 TAVR 围术期进行经皮冠脉介入治疗（percutaneous coronary intervention，PCI）的患者比例约为 20%。根据 ESC 指南，建议支架植入后使用 DAPT 的疗程，慢性冠脉综合征患者为 6 个月，急性冠脉综合征患者为 12 个月；在出血风险高的患者中，慢性冠脉综合征的 DAPT 应用时间可缩短至 1～3 个月，急性冠脉综合征的 DAPT 应用时间可缩短至 3～6 个月。因此，在大多数 TAVR 患者中，由于潜在的高出血风险，缩短 DAPT 疗程更为可取。

在符合 OAC 适应证的 TAVR 患者中，支架植入后最佳抗血栓形成的方案较为复杂。目前的欧美瓣膜病指南建议仅在血栓风险高的患者中联合使用 NOAC 联合氯吡格雷和非常短时间的阿司匹林（三联疗法，持续时间从仅在经皮冠脉介

入治疗期间到 1 个月）。在没有直接证据的情况下，双联疗法的持续时间应遵循经皮冠脉介入治疗后的建议，但应根据出血风险尽可能短（1 ～ 6 个月）。

在经皮冠脉介入治疗后早期进行 TAVR 时，尚不清楚 TAVR 围术期是否应继续进行抗血栓治疗，但专家意见建议在 PCI 术后的 3 个月内继续抗血栓治疗，因为在此时间范围内支架血栓形成的风险最高。

总而言之，对于 TAVR 术后对抗栓治疗的实际需求及其持续时间，目前尚无定论。各项有关的临床试验逐渐加强了抗血栓治疗策略的循证证据，主要根据是否符合 OAC 适应证进行个体化抗血栓治疗。对于不符合 OAC 适应证且近期未植入支架的患者，目前证据支持单独使用阿司匹林。对于符合 OAC 适应证的患者，单独使用 OAC 而不使用抗血小板药物可能是合理的一线治疗，可在规避出血风险的同时降低脑和心脏的缺血／血栓风险。

第四节　经导管主动脉瓣置换的球囊预扩张和后扩张

一、球囊预扩张

主动脉瓣钙化合并狭窄病变行 TAVI 过程中进行球囊预扩张是保证手术成功的必要过程，这得益于冠状动脉血管成形及冠状动脉支架植入术中的经验。尤其是严重钙化狭窄病变，预扩张使支架瓣膜更容易通过狭窄病变部位并有助于支架充分展开。TAVI 中，预扩张的目的主要有 3 点：①扩大主动脉瓣瓣口面积使瓣膜输送导管更容易通过狭窄病变；②改善血流动力学；③重塑钙化病变瓣膜从而预防回弹力造成的支架瓣膜展开不充分问题。此外，预扩张对瓣膜大小的选择及冠状动脉梗阻的预判是有帮助的。

（一）预扩张的技术要点

TAVI 术中预扩张的操作流程遵循主动脉瓣膜球囊扩张成形术。首先是跨瓣，建立动脉入路后，导丝逆向送入主动脉瓣根部，使用 Amplatz L1 或 L2 导引导管和 0.035mm 直头软导丝，在右前斜 30° 体位进行跨瓣。跨瓣成功后，将导引导管送入左心室，使用 J 形导丝进行交换，猪尾导管替换导引导管，之后超硬导丝替换 J 形导丝。可供选择的超硬导丝有几种类型：Amplatz Super Stiff™（Boston Scientifc，Marlborough，MA，USA）或 Lunderquist Extra Stiff wire（Cook Medical，Bloomington，IN，USA）。不同导丝的支撑强度不一样。尚可考虑预塑形的支撑导丝。

球囊扩张前，需要常规放置临时起搏电极至右心室。球囊扩张时，快速心室起搏 180 ～ 220 次／分，目的是降低心排血量以便稳定球囊位置。对于永久起搏器植入术后的患者，可通过新植入临时起搏电极进行超速起搏。最近，使用单根 0.035″ 导丝进行左心室快速起搏被证明是安全可行的方法。这种方法给一些特殊的患者提供了选择。

可用于预扩张的球囊包括半顺应性球囊（Tyshak Ⅱ，Braun International Systems）和非顺应性球囊（Z-Med™，Braun Interventional Systems Inc.，Bethlehem，PA，USA）。目前，被认为能增加稳定性并降低主动脉根部破裂风险的 "八" 字形或 "沙漏状" 球囊也已经进入临床应用。可供选择的有 V8™（InterValve Inc.，Minnetonka，MN，USA）、NuCLEUS X™（NuMed Inc.，Hopkinton，NY，USA）。国产的启明 "8" 字形球囊也在临床试验中。此外，中空设计可使球囊扩张时仍有血液射出的球囊当前正在进行临床试验（ClinicalTrials.gov identifer：NCT02847546）。这种球囊，即 True™ Flow balloon（BARD PV Inc.，Tempe，AZ，USA），因为中间有腔，能够使球囊扩张时有一定的心排血量（约 1L/min），因而无须快速起搏，避免球囊扩张时血流动力学不稳定。

目前使用何种球囊进行预扩张取决于术者偏好，而对于球囊大小的选择则基于术前主动脉根部 CT 的测量分析。球囊的大小通常略小于主动脉瓣环的平均直径，以避免主动脉根部破裂或夹层。这主要基于对主动脉瓣瓣叶形态（二叶／三叶）、瓣膜钙化积分及分布，以及累及左心室流出道钙化的考虑，以避免主动脉损伤及瓣环破裂。

预扩张时，使用碘克沙醇注射液（威视派克）常规按盐水∶造影剂 4∶1，充起球囊，持续约 3s。充分扩张并保持球囊稳定时进行根部造影记录图像。满意的预扩张通常是跨瓣压差显著降低，瓣口面积增加。跨瓣压差的测定可通过超声或者导管测压的方法来实现。球囊扩张后峰值压差下降 50mmHg 或 40%～50% 对于其效果是有保证的。而 TAVI 时，压差下降的幅度偏小一些是可以接受的，因为预扩张的目的是方便后续操作中瓣膜通过狭窄部位。预扩张时需要注意团块钙化瓣叶向冠状动脉开口方向运动，同时行根部造影，这对于判断是否发生冠状动脉开口梗阻是有帮助的。

（二）球囊扩张在经导管主动脉瓣植入术中的并发症

TAVI 术中预扩张所造成的并发症与传统主动脉瓣球囊成形术的并发症相似。绝大部分可通过介入方法处理，然而主动脉根部破裂及左心室穿孔仍需要紧急外科处理。因此，欧洲心脏病学学会（ESC）及欧洲心胸外科协会（EACTS）一致认为 TAVI 必须在同时具备心内科和心外科的中心开展。

1. 心脏穿孔　心脏穿孔及所致心脏压塞是围术期致命的并发症，常需要紧急外科处理。原因通常为主动脉根部破裂、超硬导丝所致左心室壁穿孔。当血流动力学突然不稳定时，必须立刻超声探查排除心脏压塞。需要注意，并非球囊预扩张时可出现心脏穿孔及心脏压塞，该并发症可出现在 TAVI 术中的各个阶段，如放置临时起搏电极、导丝跨瓣、人工瓣膜释放、球囊后扩张时。随着术者经验累积和具有降低左心室损伤风险的预塑形支撑导丝的广泛应用，心脏穿孔的发生率已显著降低。最新发表的多中心注册研究，受试者人数 > 27 000 例，在 2013～2016 年接受 TAVI，因导丝所致左心室破裂穿孔而需要紧急外科处理的发生率仅为 0.23%。

2. 血管损伤　血管并发症在 TAVI 中十分常见，通常出现在球囊植入和预扩张过程中。根据瓣膜学术研究协会预先制定的标准化标准，血管损伤可分为轻微和严重并发症。依据目前随机的

TAVI 研究，总体上，主要血管并发症发生率为 6%～7.9%。此外，应根据损伤部位对并发症加以区分。穿刺点和入路相关血管损伤，如出血、夹层、血栓栓塞通常是由经股动脉血管鞘、瓣膜输送系统或者穿刺点闭合不良造成的，而这些绝大部分是可以通过经皮介入方法解决（如压迫止血、交叉球囊阻塞、支架植入）。

另外，非入路相关血管损伤如主动脉根部破裂、主动脉夹层，通常是由于球囊扩张造成，常造成患者死亡。

文献报道中主动脉或瓣环破裂的发生率为 0～2%，通常预后不良。在 EuRECS-TAVI 的注册研究中，主动脉瓣环破裂需要紧急外科手术的概率为 0.25%，院内死亡率为 62.2%。通常，依据损伤部位和临床表现选择不同的处理策略，如保守治疗或者紧急外科手术。根据临床经验，发生主动脉根部破裂的原因多样，并非是因为球囊 / 瓣环比例不匹配（如球囊型号过大）。好发因素包括小瓣环（< 20mm）合并窄的主动脉根部、主动脉瓣环状钙化、左心室流出道钙化及左心室肥大。正因为该并发症常是致命的，术前应认真进行 CT 和经食管超声心动图分析评估人工瓣膜锚定区血管内径、瓣膜和左心室流出道钙化程度及形态，从而评估主动脉破裂的风险。

另一个并发症是主动脉夹层，发生率约为 0.2%，包括急性和迟发性夹层。当出现不能解释的血流动力学不稳定、心包积液或脑供血不足时应考虑急性夹层形成。医源性主动脉夹层的处理包括密切观察、血管内支架植入及紧急外科手术。尽管缺乏强有力的证据，但其潜在发生的病理生理机制可能与瓣环破裂相似，由主动脉根部钙化和球囊或人工瓣膜对血管施加的管壁张力等因素共同导致。

3. 严重主动脉瓣反流（AR）　常出现在球囊扩张后即刻。尽管伴随新一代介入瓣膜的出现和手术经验的积累，但 TAVI 术后严重瓣周漏的概率显著降低，球囊扩张后严重 AR 仍是潜在的缺陷。严重 AR 可通过侵入血流动力学监测方法（如 AR 指数）检出，或者通过影像学检查（主动脉根部造影或超声心动图）明确。当球囊扩张后出现心力衰竭表现伴随舒张压骤减，和（或）左心室舒张末压升高时应考虑严重 AR 发生。

主动脉瓣严重狭窄时，左心室重塑，代偿性心肌增厚，心室壁顺应性降低，这类患者在TAVI术中出现严重AR时，左心室对容量负荷耐受性很差。因此，球囊扩张后急性严重AR一旦出现，紧急快速起搏降低舒张期时限并尽快植入支架瓣膜是十分必要的。

4. 脑卒中/脑栓塞 与主动脉瓣球囊扩张成形术（BAV）相似，预扩张时可导致主动脉瓣叶钙化/碎片脱落移动导致栓塞并发症。据报道，BAV无论是作为主要治疗，还是作为TAVI的桥接，脑卒中发生率为0.5%～0.8%，提示涉及脑栓塞方面，预扩张的安全性是可以接受的。最新的TAVI队列研究显示，接受BAV和TAVI的中危患者30天脑卒中发生率分别为3.4%和5.5%。

有意思的是，经颅多普勒超声研究显示TAVI术中栓塞主要发生于瓣膜定位和释放过程中，而非预扩张。另一项回顾性研究显示，在TAVI患者使用头颅磁共振探查到无预扩张的患者比使用预扩张的患者脑组织缺血容积更大。这意味着，TAVI术中使用预扩张与脑栓塞之间的关系并不明确。总体来说，使用预扩张没有明显的卒中/栓塞风险。对于脑卒中/脑栓塞的治疗需要多学科联合，包括放射科、神经内科、神经介入科，并按照当前治疗指南进行。

5. 传导阻滞 高度房室传导阻滞（HAVB）及左束支传导阻滞（LBBB）在TAVI中非常常见，有的甚至在球囊预扩张之后就出现了。HAVB及LBBB可呈临时性或者永久性。只要预置临时起搏电极，球囊扩张所导致的新发传导阻滞并无太大临床不良后果。

关于其发生的潜在机制，目前有"两次打击"学说。第一次打击是由预扩张球囊造成，第二次则是植入支架瓣膜。在一些回顾性研究中，越小的球囊（<23mm）与使用自膨瓣膜TAVI术后较低永久起搏器植入率相关。另一项匹配研究报道称，TAVI术中不预扩张，新发LBBB发生率低，然而对起搏器植入率没有任何影响。总体来说，关于预扩张所致新发传导阻滞的证据很有限，在目前正在进行的随机研究中可能会更好被阐述。

6. 冠状动脉梗阻 发生率不高（<1%），但在TAVI中属于致命的并发症，通常影响左冠状动脉。冠状动脉梗阻常见于低左冠状动脉开口和（或）主动脉窦部细小的患者，尤其是在使用球扩瓣膜时，梗阻风险更增加了。尽管目前没有临床数据显示预扩张在其病理生理机制中起到特殊作用，然而预扩张常作为评估冠状动脉梗阻风险的有效方法之一。尤其是针对那些CT不能明确或者无法行CT检查的患者，预扩张可有助于评估瓣叶钙化和冠状动脉开口之间的位置关系，有无可能遮挡冠状动脉开口的风险。严重低血压和ST段改变提示预扩张时短暂冠状动脉梗阻。而且，预扩张所造成的冠状动脉梗阻是可变化的，因为瓣叶本身具有回弹。如果瓣膜释放后出现冠状动脉梗阻，亦可通过经皮介入治疗或植入"烟囱"支架进行干预，部分患者也可根据病情考虑外科旁路移植处理。

（三）常规预扩张或直接经导管主动脉瓣植入

最早在高危或外科手术禁忌患者中开展TAVI的时期，预扩张被认为是不可或缺的常规步骤。PARTNER作为早期的临床研究，使用的是第一代的Edwards SAPIEN瓣膜，在该研究中预扩张被作为研究方案的一部分，而且这项研究中的很多操作方法在今天仍在使用。随着临床认识的加深和手术经验的增加，以Eberhard为首的术者提出的不预扩张直接植入支架瓣膜的方法对预扩张的概念提出了挑战，这削弱了常规使用预扩张操作的趋势。理论上，省去预扩张的操作可节约手术时间，乃至减少潜在并发症。因此，有推测称省去预扩张的操作可降低脑卒中、肾衰竭及全身炎症反应（与预扩张时造成全身低灌注有关）风险。然而，从另一角度来看，不预扩张直接放瓣理论上会导致后扩张、瓣膜支架展开不充分/瓣膜形态不圆的概率增加，从而出现不良的血流动力学，增加瓣周漏发生概率。综合以上原因，是否预扩张需要综合考虑患者的解剖及形态特点进行个体化选择。然而，即便是充分预扩张，瓣膜支架展开不充分的情况也时有发生，解决此类争议需要更加系统的研究。

1. 回顾性分析 关于比较TAVI术中预扩张和不预扩张的临床结果的回顾性研究有很多。小样本研究通常为研究某一特定类型瓣膜，较大样本量的常来源于国家范围内多中心的注册或者单中心且包含多种瓣膜类型。UK TAVI研究证实了 TAVI 术中不预扩张的安全性和可行性。这项由 Martin 等主导的包含 5888 例患者的研究，使用 Medtronic CoreValve 和 Edwards SAPIEN 两种瓣膜，揭示了预扩张和不预扩张具有相似的临床结果。

Pagnesi 等发表了包含 837 例患者用于比较预扩张与不预扩张安全性的单中心研究。该研究使用了多种瓣膜（如 Medtronic CoreValve、Evolut R、Edwards SAPIEN 和 SAPIEN XT），并证实不预扩张直接植入瓣膜与常规预扩张方案的安全性相当。使用倾向性评分匹配校正基线资料后分析发现不预扩张直接植入瓣膜后扩张的概率较高。巴西的一项包含 761 例患者的 TAVI 临床注册研究近期发布了研究结果。该研究使用了 CoreValve 和 Edwards SAPIEN 两种瓣膜。在进行倾向性评分匹配基线资料后，提示两种方法的临床和超声结果相似，并无明显差异，然而使用预扩张时 LBBB 的发生率增高，这一现象在多因素分析中被证实。

2. 预扩张在自膨瓣膜中的应用　自膨瓣膜充分展开依赖于镍钛合金支架对周围组织的径向作用力。因而，对于自膨瓣膜，充分球囊预扩张可撑开钙化瓣叶似乎有助于自膨瓣膜展开充分。2011 年 Eberhard Grube 及其同事证明了不预扩张直接植入自膨瓣膜行 TAVI 安全可行。该研究对 60 例患者使用 CoreValve 瓣膜实施了这种方案。另一项单中心研究（高风险患者，使用 CoreValve 瓣膜）报告了使用预扩张和不使用预扩张两种方案的手术成功率、生存率及血流动力学结果（跨瓣压差和瓣周漏）均相似。在手术成功率及生存率方面，Toutouzas 等也报道了相似的研究结果（纳入 210 例患者，使用 CoreValve 瓣膜）。该回顾性研究发现，不预扩张方案的中度以上瓣周漏的发生率更低。有意思的是，Lange 等发现使用小球囊（≤ 23mm）预扩张再放瓣（研究中使用 CoreValve 瓣膜）时永久起搏器植入率更低。

Kim 等在一项使用 ACURATE neo 瓣膜（Boston Scientifc Inc.，Marlborough，MA，USA，手术均为经股动脉入路）的研究中发现，对于重度 AS 合并轻中度钙化的患者，采用不预扩张直接放瓣的方案可显著减少手术时间和透视时间（该研究使用倾向性匹配评分，匹配后两组基线数据无显著差异）。

3. 预扩张在球扩瓣膜中的应用　相对于自膨瓣膜，球扩瓣膜通过预装的球囊进行输送和释放。在关键性临床试验中，预扩张被认为是球扩瓣膜植入前必需的操作。对于某些 TAVI 相关并发症，如主动脉根部破裂、冠状动脉梗阻，使用球扩瓣膜占主要原因。因而，一些回顾性研究发现，球囊预扩张可对此具有一定预测作用。

对于主动脉瓣中度钙化的患者，研究发现直接植入瓣膜相对于常规操作可获得相似的早、中期死亡率和手术成功率。在一项匹配性研究（使用 Edwards SAPIEN 瓣膜，入路包括经股动脉入路和经心尖入路），Conradi 等发现无预扩张的方案可获得相似的临床和血流动力学结果。因而手术时间和造影剂的使用会更少。Hamm 等再次证明了使用直接植入瓣膜的方案（使用 Edwards SAPIEN XT 和 Sapien 3 瓣膜，经股动脉入路）可减少手术时间，而手术安全和成功率两种方案相似。Abramowitz 在一项研究中发现使用小球囊（≤ 22mm）适度预扩张相对于直接植入瓣膜方案可获得相似的临床结果。同时该研究发现，使用直接植入瓣膜的方案需要更少的透视时间。然而，直接植入瓣膜方案与更大的脑缺血损伤容积相关，不过该结果在其他研究中不可重复。

4. 荟萃分析　目前，关于使用预扩张和直接植入瓣膜的安全性和可行性的荟萃分析已发表的共有 3 篇。Liao 等（包含 18 项研究，病例数 > 2000 例）总结了直接植入瓣膜的方案不仅安全，而且近期死亡率和并发症（脑卒中、瓣周漏、永久起搏器植入）发生率更低。另一篇报道中（Bagur 等，16 项研究，病例数共计 1395 例）揭示了相似的结果（在瓣周漏、脑卒中、永久起搏器植入方面）。此外，包含最大样本量的报道显示两种方案具有相似的安全性，同时强调了针对该问题进行随机对照研究的必要性。

5. 随机对照研究　关于此问题目前仅有一篇随机研究发表。该研究共纳入 60 例患者，手术入路包括经股动脉入路和经心尖入路，使用球扩瓣膜（Edwards SAPIEN XT）。研究发现，在早期死亡率和血流动力学结果方面，两种方案之间无明显差异。然而，因为样本量小和患者异质性方面因素使得无法得出强有力的结论。关于该问题一些更大规模的随机研究正在进行当中，如 SIMPLIFy（NCT01539746），DIRECT（NCT02448927）、EASE-IT（NCT02760771，NCT02127580）。这些研究有助于阐明常规预扩张和直接植入瓣膜两种方案的潜在益处和风险。

从技术层面，TAVI 术中球囊预扩张操作是效仿了主动脉瓣狭窄球囊成形术，因而其相应的风险和系列并发症也与其相似，归因于术者经验增加，在过去几年中，不断呈现出省略预扩张操作直接植入瓣膜的趋势。尽管回顾性研究和荟萃分析报道了省略预扩张的安全性和有效性，然而尚缺乏大规模研究。在一些病例中，省略预扩张似乎有助于缩短手术流程、减少透视时间及造影剂使用。然而，常规预扩张对临床安全终点事件似乎影响不大，尤其是涉及潜在致死并发症（脑卒中、主动脉破裂、冠状动脉梗阻），当前证据并未证明预扩张操作增加上述风险。因缺乏随机对照试验，当前手术操作规范中仍保留预扩张步骤。然而，是否预扩张需要结合患者个体情况，对于严重钙化狭窄或二叶畸形病变，预扩张可能更有助于瓣膜释放。正在进行当中的临床研究，如 SIMPLIFy、DIRECT、EASE-IT，有助于阐明常规预扩张和直接植入瓣膜两种方案的潜在益处和风险。

最近发表了一份使用 Edwards Sapien 3 瓣膜（Edwards Lifescience，Irvine，CA，USA）的前瞻性、双臂、多中心登记（EASE-IT TA）对接受经心尖入路 TAVI 的患者使用或不使用 BAV 治疗的研究。61 例接受初次 BAV 治疗的患者与 137 例未经 BAV 治疗的患者相比，其最大和平均跨瓣压差均出现了相似的下降，而且，未经 BAV 治疗的透视时间明显缩短（4.7min vs 7.9min；P=0.039）并且儿茶酚胺给药的比例显著降低（17.5% vs 32.8%；P=0.017），但是即使在多变量校正后的 6 个月，复合终点也没有观察到差异。

BAV 作为一种预扩张的工具将继续在 TAVI 中发挥作用，特别是在瓣膜面积特别小、瓣叶钙化广泛及无法"直接"通过瓣膜的情况下。最后，在瓣膜膨胀不足或与瓣环不匹配的情况下，通常需要 BAV 进行后扩张来减少瓣周漏，而瓣周漏已被证明会恶化长期预后。瓣膜膨胀不足在透视

上可见，而主动脉瓣周漏流通常在经食管超声心动图或主动脉造影上可见。在这些情况下，与植入瓣膜相比，BAV 通常使用较小尺寸的球囊来完成，以尽量减少瓣环破裂的风险。

二、经导管主动脉瓣置换术后的球囊再扩张

TAVI 由于没有像开胸手术（可以对主动脉瓣叶和瓣环进行切除和清理）那样在直视下植入瓣膜，因此 TAVI 存在瓣周主动脉瓣反流（AR）的风险。轻度以上 AR 的出现与晚期不良的临床结局相关。TAVI 偶尔会无法充分缓解主动脉狭窄，这也是出现人工生物瓣膜功能障碍时最常遇到的情况。

因此，建议采用球囊后扩张（BPD）优化 TAVI 期间的瓣膜性能。尽管 BPD 可能会进一步扩大瓣膜支架，降低植入后 AR 的严重程度，并改善收缩压梯度，但风险还包括主动脉瓣环破裂、新植入瓣膜移位和错位、新植入瓣膜瓣叶损伤和（或）卒中。在本部分中，我们回顾性分析了 TAVI 后 AR 对结局的影响，评估与 BPD 相关的获益和风险，并描述通过 BPD 优化瓣膜扩张的最佳方法，同时，分析有关人工生物瓣膜破裂的早期手术数据，以优化瓣中瓣（ViV）TAVI 的血流动力学性能，讨论仅限于美国 FDA 批准的两种 THV 系统。

（一）经导管主动脉瓣植入后主动脉瓣反流

据报道，行 TAVI 的患者与 SAVR 患者相比，AVR 术后的瓣周漏（PVL）发生率更高。主动脉造影最常用的分级系统最初由销售商所描述：①1 级（轻度 AR），为少量造影剂在每次心动周期中进入左心室并排除；②2 级（中度 AR），为造影剂在舒张期充满整个左心室，但比主动脉中的密度小；③3 级（中度至重度 AR），为造影剂在舒张期充满整个左心室，密度与主动脉中相同；④4 级（重度 AR），为第一次搏动时，造影剂即在舒张期充满整个左心室，比主动脉中的密度更大。瓣膜学术研究联盟-2（VARC-2）通过超声心动图已鉴定出半定量参数（降主动脉舒张逆流、PVL 的周向范围）和定量参数（反流容积、反流分数、有效反流瓣口面

积），可对 TAVI 后的轻度、中度、重度 AR 进行分类。评估的时间点也很重要，因为放置后立即进行评估可能会高估整体 AR 的程度。

从历史上看，PVL 的最强预测因子包括设备尺寸偏小、钙化导致支架撑杆与自体瓣环对合不完全和（或）瓣膜错位。使用经食管超声心动图确定主动脉瓣环尺寸时，设备尺寸偏小更为普遍，但是当前常规使用的多层计算机断层扫描（MDCR）成像已减少了尺寸错误，并降低了PVL 的发生率。此外，THV 系统的更新版本专门解决了 PVL 的问题。为了减少 PVL，Edwards Sapien 3 瓣膜沿支架框架流入端设有聚对苯二甲酸乙二酯外裙部。CoreValve Evolut Pro 瓣膜系统

使手术医师可以重新捕获并复位支架瓣膜，从而减少瓣膜位置不当的发生。支架瓣膜本身在支架瓣膜流入端设有外部猪心包层，以尽量减少 PVL 发生。

TAVI 术后 AR 的有害作用已得到充分的研究证实。Hayashida 及其同事进行的分析评估了连续 400 例接受 TAVI 患者的临床结局，按 AR 后 0/1 级（占总人数的 75%）、2 级（占总人数的 22%）、3/4 级（3.0%）进行分层，结果表明，30 天死亡率无明显差异，但随着 AR 增加，长期死亡率逐步增加（图 2-4-1）。经多变量分析，术后 AR ≥ 2 级被确定为长期死亡率的独立预测因素（HR 1.68，95% CI 1.21 ～ 1.44）。

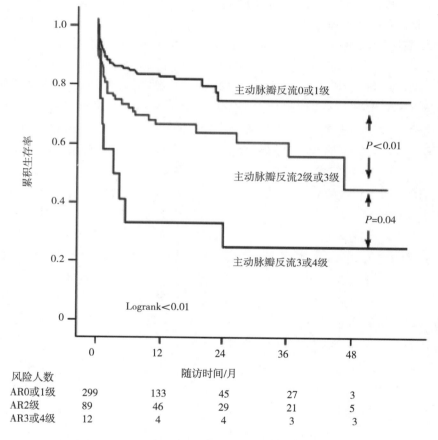

图 2-4-1　TAVI 术后主动脉瓣反流的远期生存率
（引自 Hayashida 等，2012）

PARTNER 试验和登记中心报道，无 / 微量、轻度、中 / 重度 PVL 患者的短期结局（< 30 天）相似，但 1 年全因死亡率增加（15.9% vs 22.2% vs 35.1%，$P <$ 0.000 1）、心源性死亡（6.1% vs 7.4% vs 16.3%，$P <$ 0.000 1）、再住院（14.4%

vs 23.0% vs 31.3%，$P <$ 0.000 1）的比率更高，PVL 恶化。在多变量分析中，尽管中 / 重度 PVL 患者的死亡风险明显较高（HR 2.18，95% CI 1.57 ～ 3.02，$P <$ 0.000 1），但即使轻度 PVL 也与较高的 1 年死亡率相关（HR 1.37，95% CI

$1.14 \sim 1.90$，$P=0.012$）。对近 13 000 例患者进行的 45 项研究的分析报告，TAVI 后中度或重度 AR 的发生率为 11.7%（95% CI $9.6 \sim 14.1$），并与 30 天（OR 2.95，95% CI $1.73 \sim 5.02$）和 1 年的较高死亡率相关（OR 2.27，95% CI $1.84 \sim 2.81$，$P=0.001$）。

（二）经导管主动脉瓣植入球囊后扩张的指征和结局

考虑轻度以上 PVL 与短期和长期不良结局之间的关联，BPD 可能是一种安全有效的方法，可以适当扩大 THV 支架框架，从而减少总体 PVL 发生率。BPD 的经验已经通过美国的两种商用 THV 系统进行了描述。尽管 BPD 减少了接受 CoreValve 瓣膜或 SAPIEN 瓣膜治疗患者的术后 AR，但 1 年结局存在重要差异。

在参加 CoreValve 试验（极高危风险临床试验小组、高危风险临床试验小组及两者的长期随访，$n=3532$）的患者中，有 782 例（22%）患者在最初的瓣膜植入后行 BPD。BPD 最常见的指征是中度或更严重的 AR（58.1%）。根据是否进行扩张分类时，BPD 发生率之间没有差异（25.2% vs 21.6%，$P=NS$）。在行 BPD 患者与未行 BPD 患者之间，院内主要不良心血管和脑血管事件（MACCE）发生率、全因死亡率、卒中发生率、TAVI 后永久起搏器植入率无显著差异。然而，行 BPD 患者的急性肾损伤发生率（12.7% vs 9.9%）和危及生命/致残性出血（15.9% vs 10.5%）的发生率更高。

总体而言，参加 PARTNER Ⅰ试验（A 组和 B 组及非随机继续访问登记组，$n=2135$）的患者中 12.4% 在 TAVI 后行 BPD。BPD 患者手术性卒中的发生率较高（4.9% vs 2.6%，$P=0.04$）。术后 7 $\sim$ 30 天或 > 30 天差异无统计学意义。重要的是，在 1 年时，全因死亡率呈上升趋势（25.4% vs 20.3%，HR 1.30，95% CI $0.99 \sim 1.70$，$P=0.054$），而在 1 年时全因死亡率和卒中发生率较高（28.2% vs 23.0%，HR 1.29，95% CI $1.01 \sim 1.66$，$P=0.04$），经过多变量调整后仍然存在。

（三）经导管主动脉瓣植入后球囊后扩张的风险

导致 TAVI 继发血流动力学不稳定的 BPD 的最大风险是主动脉损伤和瓣环破裂。Barbanti 及其同事分析描述了与球囊扩张型 SAPIEN 瓣膜 TAVI 期间主动脉根部破裂相关的解剖因素和手术因素。与没有破裂的匹配患者相比，尽管在 31 例中瓣环破裂与瓣膜下/左心室流出道钙化增加和过度定型有关，但主动脉破裂也与 BPD 有关（22.6% vs 0，$P=0.005$）。

然而，也可以通过保守选择 BPD 气囊尺寸来降低这种风险。根据 CoreValve 在最初的极高危和高危患者临床试验及长期随访研究中的经验，有 3 例瓣环破裂导致死亡，均发生在采用大直径（28mm）球囊时。

笔者推测，这些死亡很可能是由于瓣环和左心室流出道钙化，以及相对于自体瓣环尺寸而言 BPD 球囊过大。

行 BPD 手术时，至关重要的是确保整个主动脉瓣膜上的导丝位置正确。Noble 及同事报道了 1 例病例，其中 BPD 是在首次经心尖入路植入 26mm SAPIEN XT 瓣膜后 6 天进行的，结果出现 AR2 $\sim$ 3$^+$ 级。在 BPD 期间，导丝被不慎放置于瓣周空间，未被识别，导致 SAPIEN XT 瓣膜被压碎，并出现大量 AR，呈现血流动力学不稳定，在紧急放置 CoreValve 瓣膜后得以解决。

（四）减少经导管主动脉瓣植入中瓣周漏的最佳实践

1. 术前　在 TAVI 术前，减少 PVL 最重要的一步，同时也是行 BPD 的潜在需要，就是进行详细的术前规划。

MDCT 已成为标准（超越经胸超声心动图或经食管超声心动图），用于精确评估瓣环尺寸、几何结构及瓣环/瓣叶和左心室流出道钙化程度，这些因素可能会影响瓣膜平台的选择和瓣膜的尺寸调整。对于介于不同尺寸之间的瓣环尺寸，使用两种瓣膜尺寸中较大者可能会提供更好的密封性，并带来较低的 PVL 发生率，前提是要为两种尺寸中较大者考虑足够的冠状动脉间隙。因此，必须通过 MDCT 研究进行详细的根部评估，以确保为所选择的瓣膜尺寸留有足够的主动脉窦尺寸和冠状动脉窦高度。

2. 瓣膜释放后　THV 完全释放后，第一步是仔细评估残余 AR，包括经胸超声心动图或经食管超声心动图、血流动力学评估、血管动态造影。这包括对瓣膜进行目视评估，以确保适当的框架膨胀，以及对瓣膜植入的深度进行评估。关于 CoreValve 植入深度和 PVL 发生率的报道存在矛盾。尽管较早的研究表明，随着植入深度增加，PVL 发生率会增加，但近期的分析并未显示在较低的植入深度中，BPD 的发生率较高。对于 CoreValve 瓣膜，此项评估通常在瓣膜植入后约 10min 进行，以使镍钛框架有时间升温和膨胀。如果对 AR 进行了可视化，则手术医师必须尝试确定其是否为瓣周 AR。如果检测到 PVL，如可行，则通常建议采用 BPD，以获得最佳效果。

然而，将这一中期结果与瓣周 AR 的严重程度、术前解剖结构、患者的总体特征相结合很重要。例如，BPD 可能应在瓣环和左心室流出道重度钙化的背景下较为缓和，而过于积极的 BPD 会使灾难性瓣环破裂的风险升高。如果植入深度较高（即支架瓣膜流入端处于自体瓣环平面），那么过于积极的 BPD 会使 THV 脱离瓣膜平面的风险升高。

3. 确保 BPD 成功的环节　一旦手术医师决定继续进行 BPD，那么成功进行 BPD 的最关键环节就是球囊类型和尺寸调整。对于诸如 SAPIEN 之类的球囊可扩张系统，通常可以在用于植入 THV 的递送球囊中添加 1～2ml 的稀释造影剂，从而无须移除递送系统，然后再放置另一个主动脉瓣膜成形术球囊。对于其他球囊，需要注意的是，许多半顺应性球囊通常会在 5atm 下达到其标称直径，这是用手充气时无法达到的。通常通过手动充气实现的气囊内部压力，即约 2atm 下，这类球囊（如 Z-Med Ⅱ）的直径通常比指示的球囊直径小 1mm。相反，非顺应性球囊（如 Bard True 球囊）可以通过手动充气达到目标直径，施加最小的径向力，直到达到特定直径为止。

对于大多数 BPD，我们更倾向使用半顺应性球囊（如 Z-Med Ⅱ）并进行手动充气。选定的球囊尺寸应使其充气直径比 MDCT 研究中源自面积的直径小 1～2mm。例如，如果瓣环的平均直径为 24.5mm，那么我们选择的最大直径球囊则是 25mm 的 Z-Med Ⅱ 球囊（而已知手动完全充气后，最大膨胀直径将为 24mm）。该球囊还应允许手术医师在手动完全充气之前停止，在

达到手动完全充气之前，应可以通过放射线照相技术观察到支架框架所需的膨胀程度。

上述 BPD 技术的例外是瓣中瓣（ViV）TAVI。在这种情况下，精确的瓣环尺寸是事先测量好的，而 BPD 的作用则是允许 THV 框架在其流入端直接对人工生物瓣膜环内完全膨胀。因此，选择与人工生物瓣膜环的内径相匹配的非顺应性球囊。

一旦选择了合适的球囊，就将其放置在适当位置，使球囊的远端标记（标记远端球囊的肩部）位于 THV 的流入端。在 BPD 期间，快速心室起搏非常关键（典型值为 170～200 次 / 分），以确保在充气和放气过程中保持精确的球囊位置。直到左心室每搏输出量产生 < 10mmHg 的脉搏压时，气囊才应开始充气。如果球囊出现"西瓜籽"效应进入左心室，则可能对左心室顶点或二尖瓣膜造成直接损伤，或者新的 THV 可能会从其瓣环位置脱落。笔者建议在球囊放气开始后继续快速起搏 1s，以最大程度减少部分放气的球囊造成创伤或支架瓣膜移动的风险。

（五）瓣中瓣经导管主动脉瓣植入中的人工生物瓣膜破裂

近年来，瓣中瓣（ViV）TAVI 已成为具有人工生物主动脉瓣功能障碍患者的创伤较小的治疗选择，美国 FDA 批准的自扩张和球囊扩张平台均适用于开放手术再次瓣膜置换术风险较高的患者。然而，PPM 是这类患者中的一个重要问题，可能在 > 30% 的行 ViV TAVI 患者中发生，其通常定义为 BMI < 30kg/m² 的患者有效瓣口面积（EOA）< 0.65cm²/m²，或 BMI ≥ 30kg/m² 的患者有效瓣口面积 < 0.6cm²/m²。VIVID（瓣中瓣国际数据）登记中心的最新数据表明，即使经过多变量调整，重度 PPM 与 1 年死亡率也有相关性。此外，与中型（21～25mm）或大型（≥ 25mm）外科人工生物瓣膜患者相比，应用小型人工生物瓣膜（≤ 21mm）进行 ViV TAVI 治疗的患者 1 年死亡风险也可能增加。

已经提出了一些降低 ViV TAVI 重度 PPM 风险并增加 EOA 的策略，如使用超瓣环 CoreValve Evolut 系统，以及将经导管流入端植入支架框架的较高处，以改善血流动力学效果。CoreValve Evolut R 瓣膜和 SAPIEN XT 瓣膜均优于 Evolut

第二章 ■ 经导管主动脉瓣置换术的操作流程

Pro 瓣膜和 Sapien 3 瓣膜，因为前两者在人工瓣膜中缺少外部密封材料，对 ViV TAVI 的收缩阻塞更少。由于 TAVI 瓣架位于人工生物瓣膜支架框架内，因此受到人工生物瓣膜的约束，无法充分扩张，从而引起潜在的扩张不足和残余瓣膜狭窄导致血流动力学性能不理想的担忧。在 ViV TAVI 中，BPD 经常使用，并且几乎是惯例。即使原外科瓣膜已放置并正常工作，许多患者仍符合 PPM 标准。近年来，已有现有人工生物瓣膜球囊成功过度扩张和破裂的病例报道。在最大的人工生物瓣膜破裂病例系列研究中，BVF 导致平均梯度降低（从 20.5mmHg ± 7.4mmHg 降至 6.7mmHg ± 3.7mmHg，$P < 0.001$）而 EOA 升高（从 $1.0cm^2 ± 0.4cm^2$ 升至 $1.8cm^2 ± 0.6cm^2$，$P < 0.001$）。

可破裂的人工生物支架框架包括 St. Jude Biocor Epic、Medtronic Mosaic、Sorin Mitroflow、Carpentier-Edwards Perimount、Edwards Magna Ease、Edwards Magna。重要的是，St. Jude Medical Trifecta 和 Medtronic Hancock Ⅱ 无法破裂。通常，非顺应性 Bard True 球囊（有时称为 Bard Atlas 球囊）所选择的尺寸要比标称的人工生物瓣膜直径大 1mm（如 21mm 人工生物瓣膜使用 22mm 球囊）。使用充气器将非顺应性球囊从 10 ～ 24atm 进行充气，直到人造生物瓣架破裂，通常在荧光检查中，通过扩张时球囊腰部释放得到可视化（图 2-4-2）。球囊瓣膜破裂的时机是有争议的，在经导管瓣膜植入之前或之后进行球囊破裂均具有潜在的优势。

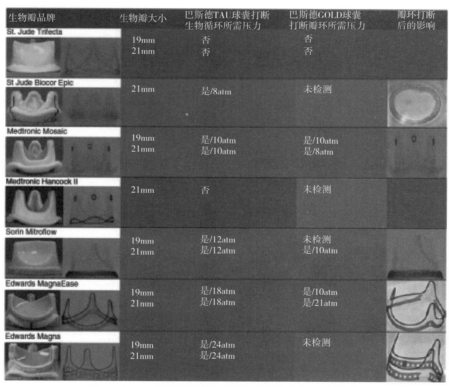

生物瓣品牌	生物瓣大小	巴斯德TAU球囊打断生物循环所需压力	巴斯德GOLD球囊打断瓣环所需压力	瓣环打断后的影响
St. Jude Trifecta	19mm	否	否	
	21mm	否	否	
St Jude Biocor Epic	21mm	是/8atm	未检测	
Medtronic Mosaic	19mm	是/10atm	是/10atm	
	21mm	是/10atm	是/8atm	
Medtronic Hancock II	21mm	否	未检测	
Sorin Mitroflow	19mm	是/12atm	未检测	
	21mm	是/12atm	是/10atm	
Edwards MagnaEase	19mm	是/18atm	是/10atm	
	21mm	是/18atm	是/21atm	
Edwards Magna	19mm	是/24atm	未检测	
	21mm	是/24atm	未检测	

图 2-4-2　生物瓣瓣膜压裂选择球囊和充气压力的建议

（引自 Saxon，2018）

在经导管瓣膜送入之前将框架压裂可能会允许经导管放入较大的瓣膜；此外，新的瓣膜瓣叶不能承受高压和可能影响瓣膜耐用性的亚临床损害。然而，如果发生严重的主动脉反流，则在 TAVI 之前发生破裂会有血流动力学不稳定的风险。在传统的 ViV 手术后，将瓣膜压裂作为扩张后过程的一部分，可以评估血流动力学，从而有

可能避免瓣膜破裂的需要。Saxon 及其同事提供了有关球囊选择和充气压力的建议。

重要的是，球囊过度膨胀有潜在威胁生命的危险，导致人工生物瓣膜破裂。尽管最大的病例系列研究没有报道不良结果，但仍有可能释放人工生物瓣膜碎屑，导致卒中和周围血栓或远期神经系统后遗症；2 例患者发生了围术期卒中

（*n*=30）。重度 AR 的潜在风险也会来自瓣叶损伤、瓣环破裂、需要植入永久起搏器的心脏传导阻滞、冠状动脉阻塞。该病例系列研究尚未报道主动脉瓣环破裂。还需要进一步研究来充分阐明人工生物瓣膜破裂作为 ViV TAVI 一部分的安全性、有效性、作用性。

第五节　合并冠状动脉疾病的主动脉瓣狭窄

一、背景

TAVI 对于高危主动脉瓣狭窄患者能够实现临床和功能改善。而患者的长期预后则主要取决于除了主动脉瓣疾病之外的其他合并症。由于主动脉瓣狭窄的危险因素和动脉粥样硬化的危险因素相似，所以冠状动脉疾病（CAD）在主动脉瓣狭窄患者中普遍存在。CAD 包括各种明确诊断的心绞痛，左心室功能降低，既往心肌梗死，或既往接受过手术再血管化治疗。CAD 对接受外科主动脉瓣瓣膜置换（SAVR）患者的预后有负面影响，因此其在最常用的手术风险评分中是经常评价的危险因素，此外，同期行冠状动脉旁路移植（CABG）和 SAVR 的风险比仅行 CABG 的风险更高。对于接受主动脉瓣或二尖瓣手术治疗的患者，冠状动脉狭窄≥ 70% 才需要同期进行 CABG（Ⅰ c 类）。相反，CAD 对接受 TAVI 治疗的重度主动脉瓣狭窄患者预后的影响及是否需要 PCI 也有待讨论。欧洲关于心肌再血管化的指南建议，接受 TAVI 的患者如果冠状动脉近端直径狭窄 > 70%，则需要 PCI 治疗（Ⅱ a 类）。而目前的瓣膜指南认为，将 PCI 和 TAVI 结合起来是可行的。

二、拟行经导管主动脉瓣置换患者冠状动脉疾病病变程度的评估

目前，文献中对 CAD 在接受 TAVI 患者中的重要性没有达成共识。关于主动脉瓣狭窄（AS）患者合并 CAD 的另一个挑战是 CAD 病变程度的划分。鉴于在 AS 患者中，广泛心肌缺血会经常存在，所以通过非侵入性功能检查明确诊断是非常困难的。心肌灌注扫描假阳性率可高达 20%，这主要是心肌肥大、心肌纤维化或心肌梗死形成瘢痕及左心室扩张造成的。此外，在没有冠心病的严重 AS 患者进行心脏 MRI 时，心肌灌注却是异常的。再者，诊断心肌缺血的负荷试验由于其诊断价值低和潜在的风险所以不推荐在严重瓣膜性心脏病患者中常规应用。在非 AS 的患者中，有创功能检测 [如血流储备分数（FFR）] 评估冠状动脉病变的严重程度并指导再血管化与冠状动脉造影相比可减少主要心血管不良事件（MACE）发生。在有创功能检测中，同时存在 AS 可能影响冠状动脉血流动力学和功能指标。Pesarini 等对 54 例严重 AS 患者的 133 处冠状动脉病变进行了 FFR 检查，评估了 FFR 在 TAVI 瓣膜植入前后的功能相关性变化。尽管在 AS 解除前后的总体 FFR 值没有差异，但在 TAVI 之后 FFR 检测还是发现了不同的趋势。TAVI 后阳性 FFR 值（FFR ≤ 0.8）减少了（0.71 ± 0.11 vs 0.66 ± 0.14）。相反，TAVI 后阴性 FFR 值（FFR = 0.8）增加了（0.92 ± 0.06 vs 0.93 ± 0.07）。与之相似，TAVI 之后，FFR 显示血管狭窄直径 > 50% 的病变减少了（0.84 ± 0.12 vs 0.82 ± 0.16，*P*=0.02），而 FFR 提示轻度病变（狭窄直径 < 50%）增加了（0.90 ± 0.07 vs 0.91 ± 0.09，*P*=0.69）。尽管在 TAVI 之前和之后 FFR 值存在差异，但治疗方式仅在 6% 的病例中发生变化。另外，在 AS 患者中，使用瞬时无波形比率（iFR）在瓣膜治疗后表现出显著且大多不稳定的个体变异。事实上，增量 iFR 受 TAVI 引起的跨瓣压差下降程度的影响。与 iFR 相比，在接受 TAVI 的重度 AS 患者中，FFR 评估似乎提供了有关冠状动脉病变功能相关性的更可靠信息。

根据 SYNTAX 评分（SS）得出的 CAD 范围和复杂程度可能影响患者接受 TAVI 的预后。根据冠状动脉造影计算出的术前 SS 显示，与低 SS（SS < 22 分）及不合并 CAD 的患者相比，高 SS（SS > 22 分）的患者在 1 年内的复合终点事件包括心血管死亡、卒中或心肌梗死（MI）显著增加。心血管死亡是增加的主要不良事件，而卒中和 MI 的风险是相似的。此外，在再血管化后，

残存的冠脉狭窄也与患者 1 年的不良临床事件发生有关。最近，SS-Ⅱ评分也在接受 TAVI 的患者中进行了应用，对其临床结果的预测能力进行了评估。SS-Ⅱ评分的升高与患者 30 天的死亡率和出血事件发生有关。此外，SS-Ⅱ评分最高的 1/3 患者，其 1 年死亡率和 MACE 的发生率明显增加，SS-Ⅱ评分是长期死亡率和 MACE 的独立风险因素。

三、经导管主动脉瓣置换患者再血管化的指征

虽然 CAD 的患病率很高，为 44.3%～77.6%，在接受 TAVI 治疗的患者中，其最佳治疗方式仍有待阐明，其中许多患者可能需要 PCI。首先，明确 CAD 对接受 TAVI 患者的预后有至关重要的作用。其次，对于具有多种合并症的老年患者，CAD 已经非常严重，确定需要 TAVI 和 PCI 联合治疗。

CAD 在接受 TAVI 治疗的患者中对预后的影响仍不得而知。CAD 的存在对接受 SAVR 的患者的预后有负面影响，而在接受 TAVI 的患者中的影响却存在争议。在严重 AS 患者身上应用的风险评分经过外科患者验证，在 TAVI 人群中准确率却较低，从而限制了这些患者的评价和风险分类。对于接受 TAVI 的患者合并 CAD 的最佳治疗方法并没有达成共识。研究表明，合并严重 AS 相关的 CAD 与更高的死亡率有关。

然而，有限的文献（主要是观察性研究）报道只接受 TAVI 的 CAD 患者死亡率更高。另外，几项研究发现，CAD 对临床预后没有影响，PCI 和 TAVI 结合的治疗方法令人质疑。一项关于综合治疗方式的研究发现将单独接受 TAVI 治疗的 CAD 患者的主要心血管事件和死亡率与复合治疗方式进行了比较，MACE 和死亡率在 1 年没有显著差异，说明复合治疗方案并没有优势，但当没有执行 PCI 时，心肌梗死的发生率更高。此外，Griese 等发现，接受 PCI 和 TAVI 的患者中，较单独接受 TAVI 的患者，心血管死亡率增加，心肌梗死增加。D'Ascenzo 等介绍了关于 CAD 对 TAVI 患者预后影响的研究，第一次荟萃分析了 2472 例应用爱德华 SAPIEN 瓣膜或 CoreValve 瓣膜的患者。虽然 CAD 在这些患者中是常见的合并症，但调整混杂因素后，CAD 并不影响研究的中期结果。最后，正在进行的 ACTIVATION 研究将是第一个随机试验，将单纯 TAVI 与 TAVI 结合 PCI 进行比较。这项研究将揭示这些患者的最佳治疗方法。

TAVI 患者必须进行 CAD 筛查，明确哪些是显著的 CAD。通常，如果冠状动脉狭窄影响心肌区域广泛则被视为显著病变。根据最新的心肌再血管化治疗欧洲指南，如果计划 TAVI 结合 PCI，主要近端冠状动脉病变血管狭窄必须＞70%，冠状动脉主要包括左前降支、右冠状动脉或回旋支（Ⅱa 类建议，证据等级 C）。同样，冠状动脉病变应适合 PCI 治疗，并具有成功行 PCI 的较高可能性。因此，复合手术的候选者必须从有显著症状的患者中选择，同时病变是技术上可及的并且血流量明显受限的狭窄。PCI 的潜在好处可能是改善左心室射血分数，因为冠状动脉血流有所改善。这样，患者可以更好地耐受 TAVI 中的快速起搏。

在接受 TAVI 治疗的患者中应考虑潜在 PCI 风险。死亡风险、心肌梗死、CABG 或卒中，以及入路血管并发症或肾衰竭，可能会限制复合治疗策略在某些虚弱和老年患者中的应用。例如，存在高达 1% 的支架内血栓形成，在 TAVI 过程中，特别是在快速心室起搏期间，明显低血压会加剧血栓形成。植入支架后进行抗血小板治疗可能在 TAVI 期间增加出血风险。此外，在 TAVI 术前 5 天至 24h 进行血管造影与肾衰竭风险增加有关，这一促进关系在杂交手术中也观察到，因为复合手术比单一手术持续时间更长，使用造影剂更多。

总之，目前的指南没有提供具体的建议，并且对有显著 CAD 和严重 AS 的患者的管理必须个性化和多学科综合治疗。

四、再血管化的时机：同期或分期手术

对严重 AS 患者合并 CAD 的最佳治疗时机并没有共识。一旦对患者的临床状况和风险进行了评估，患者就可以考虑接受 PCI 结合 TAVI 的复合治疗。干预的顺序仍然具有争议，干预顺序的最优策略一直是讨论的主题。目前存在两种选择：同期进行 PCI 和 TAVI，或在 TAVI 之前分期

进行 PCI 干预。

（一）分期 PCI 和 TAVI

一些学者提倡分期手术，即先行再血管化治疗，间隔一段时间后再行 TAVI 治疗。在 TAVI 之前进行再血管化在控制辐射剂量、保护肾功能方面存在优势，对于一些复杂病变及操作困难的病变，需要谨慎处理时候，分期手术表现出了技术上的优势。分期的 PCI 治疗允许医师更专注于困难冠状动脉狭窄病变的处理，并可以对 TAVI 过程中产生的缺血负荷产生保护作用。此外，左心室收缩功能的改善能帮助患者更好地耐受 TAVI。最后，TAVI 治疗的程序风险将减少，因为 TAVI 干预的复杂性和持续时间都将降低。较短的手术时间也会降低辐射暴露和所需的造影剂的总量，从而保护肾功能。事实上，正如许多现有文献所表明的，与单纯 TAVI 相比，在 TAVI 之前进行 PCI 时，相关并发症没有增加。

另外，反对这种方法的原因主要集中在抗凝的出血风险和支架内血栓形成的风险。关于支架内血栓形成，除了短时间停止服用抗血小板药物增加血栓风险外，右心室快速起搏过程中的低血压也可能增加血栓形成的风险。同样，在 TAVI 之前进行 PCI 治疗，由于抗血小板治疗，可能会增加在 TAVI 阶段出血并发症发生的风险。

在所有并发症中，肾衰竭必须予以重视，因为尽管 TAVI 和 PCI 是分期进行的，但 TAVI 之前 5 天至 24h 的血管造影手术，由于造影剂累积，肾衰竭风险可能增加。此外，分期手术中患者需要两次住院，造成治疗费用增加。尽管对分期手术存在争论，但没有发现在 TAVI 之前进行 PCI 的策略会增加瓣膜相关并发症发生。考虑到患者的临床特征和血管解剖学的差异，在预计 PCI 复杂性增加时，可以考虑在 TAVI 之前进行再血管化治疗，以减少围术期并发症发生并优化再血管化治疗的结果。

（二）同期 PCI 和 TAVI

第二种治疗方案是同期 PCI 和 TAVI 的方法。这种方法的优势是，它可以消除在分期治疗中未进行治疗的疾病相关并发症的发生。研究表明，同期治疗严重的 AS 和显著的冠状动脉病变是一个安全可行的治疗方案。同期 TAVI 和 PCI 的方法可减少住院次数及与 DAPT 相关的出血并发

症。Penkalla 等分析了 389 例接受复合 TAVI 与 PCI 治疗的患者，并报道接受复合手术的患者与只接受 TAVI 的非 CAD 患者之间的早期生存率和 3 年生存率是相当的，但同期手术治疗比传统方法更加复杂。

另外，同期 PCI 和 TAVI 的主要缺点是辐射量大，造影剂用量多，以及手术时间长。由于使用了大量的造影剂，肾衰竭的风险也会增加。应该重视的是复杂的 CAD 病变可能会在某些困难情况下增加不可接受的干预风险。因此，整体手术风险和患者个人风险必须根据每名患者的具体情况进行平衡。如果手术的复杂性允许，就应考虑同期 TAVI 和 PCI 的治疗方案。

总之，每种方案都应该根据患者的临床特点和患者医院进行选择。在预计冠状动脉病变较复杂时，分期手术具有更大的优势。分期手术可以减少随后的 TAVI 并发症，并可能改善 TAVI 干预前的左心室射血分数，减少手术时间和造影剂应用。相反，同期 TAVI 和 PCI 手术可以一次性解决 CAD 和 AS，从而减少与侵入性手术相关的并发症发生。如果 PCI 的复杂程度预期较低，则应考虑这种方法。

（三）合并 PCI 与 TAVI 后的治疗

目前没有关于 TAVI 之后最佳抗血小板治疗方案的有力证据。目前的欧洲指南只给出了单纯 TAVI 后的抗血小板治疗建议，包括低剂量阿司匹林和 P2Y12 受体拮抗剂合用，其次是单用阿司匹林或 P2Y12 受体拮抗剂。美国心脏协会（AHA）指南建议在 TAVI 之后的 6 个月内，阿司匹林每天 75 ～ 100mg 联合氯吡格雷每天 75mg，然后单用阿司匹林 75 ～ 100mg 终身服用。DAPT 的剂量和持续时间未做进一步推荐。这些建议以专家共识为基础；由于迄今为止相关研究有限，不同中心间的报道也存在差异。

在这方面，尚未就 PCI 和 TAVI 联合治疗提出具体建议。为了定义最佳的抗血小板治疗方案，必须考虑出血风险和冠状动脉支架选择的种类。

1. 出血风险　尽管 TAVI 具有临床益处，但它与围术期和术后出血并发症相关。抗血小板治疗的患者，特别是那些接受 DAPT 的患者，其出血风险可能增加。接受 TAVI 治疗的患者中，围术期危及生命的和重大出血事件的发生率为

5%～38%。如上所述，Pilgrim 等分析了 TAVI 患者围术期出血的危险因素，确定肾损伤、糖尿病和经心尖入路（TA）是发生危及生命出血事件的独立危险因素。此外，发生围术期出血并发症的患者具有较高的 Logistic EuroScore 评分、进行性肾脏疾病及更差的 NYHA 心功能分级。比较不同的治疗方案（DAPT 或 SAPT、单纯抗凝治疗或抗凝与抗血小板治疗相结合）或同期再血管化治疗，未发现出血事件有显著差异。此外，Bogdan Borz 等进行了多因素分析，发现经心尖入路是危及生命出血事件的唯一独立危险因素。颈动脉狭窄和经心尖入路是主要出血事件的独立危险因素。

在接受 PCI 和 TAVI 复合手术的患者中，特别是在接受分期手术的患者中，应准确解决抗血小板治疗方案，以便尽可能防止出血并发症发生。

2. 在 TAVI 患者中治疗 CAD 的冠状动脉支架的选择　为了给每名患者选择最合适类型的支架，出血风险和支架内血栓形成的风险应认真权衡。药物洗脱支架可降低冠状动脉再狭窄发生率，以及支架内血栓形成的风险；而裸金属支架的主要优势是 DAPT 时间缩短。此外，支架类型的选择对需要抗凝治疗心房颤动（AF）的患者特别重要。

第六节　经导管主动脉瓣置换的药物治疗

一、主动脉瓣狭窄和动脉粥样硬化

钙化性主动脉瓣狭窄（AS）是最常见的心脏瓣膜病，发病率为 3%～9%，是 60 岁以上患者瓣膜置换的主要原因。AS 的自然史包括无症状的潜伏期和明显的进展期。心绞痛、呼吸困难和晕厥是 AS 的典型症状，症状的出现是预后不良的征象，与生存率迅速下降有关。

传统上认为主动脉瓣硬化和纤维化是导致瓣膜病变的主要原因。一些潜在的机制可能加快疾病进展，包括慢性炎症，如动脉粥样硬化，代表了 AS 发展的主要疾病机制。此外，重度的 AS 与冠心病（CAD）之间有很强的相关性。重度 AS 的组织学研究显示，其钙化、纤维化和脂质沉积数量与动脉粥样硬化相当。由于 AS 和 CAD 都是与细胞增殖和内皮结构钙化有关的退行性过程，衰老过程和动脉粥样硬化炎症似乎是这两种情况的主要病因。高胆固醇血症和其他冠心病危险因素使主动脉瓣钙化，尤其是老年人更明显。

动物模型证实高胆固醇血症可加重高脂血症性病变的发展。高胆固醇血症诱导主动脉瓣细胞增殖和钙化。此外，他汀类药物在家兔体内可以降低动脉粥样硬化的程度。这些数据表明，他汀类疗法揭示了潜在的作用，特别是在瓣膜钙化这种疾病的早期阶段，可能会减弱重度 AS 和主动脉瓣置换术成为必要的时间。因此，他汀类药物的作用在一些 AS 的患者科研项目中进行了研究。

几项回顾性研究表明他汀类药物通过减缓 AS 进展而受益。Bellamy 等研究表明在治疗期间服用他汀类药物的患者 AS 进展明显缓慢。Navaro 等研究表明，未经他汀类药物治疗的患者主动脉瓣口面积平均每年减少 $0.11cm^2$，这一比例与患者总体的平均值相当。然而，他汀类药物治疗组显示狭窄进展明显减少 45%，年狭窄率为 $0.06cm^2$。另一项研究显示血管紧张素转化酶抑制剂（ACEI）和他汀类药物联合治疗对延迟瓣膜狭窄的影响。在这里，他汀类药物可以显著减轻中度及重度 AS 的血流动力学进展，而 ACEI 不能减轻 AS 的进展。他汀类药物的多效性或抗炎性可能比其降胆固醇作用更重要。

在所有这些研究中，与未接受他汀类药物治疗的患者相比，他汀类药物治疗减缓了进展速度。大多数研究纳入的是轻度至中度 AS 患者。相反，到目前为止，只有一项研究表明他汀类药物对重度 AS 患者有良好的治疗效果。一般来说，上述研究并未证明 AS 减轻与低密度脂蛋白（LDL）减少之间有任何关联。

然而，有随机试验已经显示了他汀类药物的阴性作用。第一项研究是苏格兰主动脉狭窄和降脂试验（SALTIRE），旨在阐明每天服用 80mg 阿托伐他汀的强化降脂治疗是否会减缓主动脉瓣口流速的进展或者诱导回归正常流速，以及减少心脏 CT 评估钙化性主动脉瓣狭窄患者的主动脉瓣钙化积分。这项研究是随机、双盲、安慰剂对照的，包括一项降脂治疗的平行组试验。结果表明，大剂量阿托伐他汀可降低血清 LDL-C 浓度。令人惊讶的是，没有证据表明阿托伐他汀对 AS 有作用。此外，血清 LDL-C 浓度与 AS 的进展没有关系，也没有任何临床终点的降低。另一项随机、双盲试验，包括 1873 例轻度至中度的无症状 AS 患者，研究辛伐他汀加依西替米与安慰剂对主要或次要终点时间的影响（SAES 研究）。未发现他汀类药物治疗对主要终点时间有益。没有随同对照试验（RCT）能证明他汀类药物介导的广泛降脂治疗与 AS 的改善相关。

对 AS 疾病中他汀类药物治疗缺陷的几种机制进行了讨论。动脉粥样硬化可能是 AS 发病机制的重要组成部分，但动脉粥样硬化主要发生在 AS 早期，而在 AS 晚期，其形态学特征是相关的。与 CAD 中的经典动脉粥样硬化有着显著的不同，AS 中动脉粥样硬化特点是持续的机械应力、高血流速度和瓣膜组织柔韧性丧失。因此，动脉粥样硬化只是 AS 发展的一个触发因素，没有进一步的作用。这些假说可以解释为什么他汀类药物不能减轻机械性退行性变和瓣膜钙化。

AS 的另一个重要方面是缺乏平滑肌细胞增殖和富含脂质的巨噬细胞，这导致早期和更广泛的钙化。降低血脂水平和稳定冠状动脉斑块代表了在 CAD 中他汀类药物的基础，其对 AS 进展的影响可能更小。

相反，由于 AS 和 CAD 之间的紧密联系，他汀类药物可能能够降低二级预防的总死亡率，以减少心血管不良事件，如心肌梗死。

二、主动脉瓣狭窄和冠心病

AS 和 CAD 之间的关联是众所周知的。约 40% 的主动脉瓣置换患者患有严重的冠心病。他汀类药物被推荐用于确诊的冠心病，血浆 LDL-C 水平升高是动脉粥样硬化的病因。他汀类药物能有效降低至少 50% 的 LDL-C，似乎也能阻止进展，甚至有助于冠状动脉粥样硬化消退。AS 的进展程度受低密度脂蛋白胆固醇水平的影响，在进展期 CAD 患者中发展更快。冠心病二级预防可改善 AS 患者的预后，但没有研究

能从统计学上可靠地证实这些。例如，在 SEAS 试验中，已知糖尿病和动脉粥样硬化（包括冠状动脉和外周动脉）的患者被排除在外。在解释本研究的阴性结果时，应考虑到这一事实。相反，大多数对他汀类药物治疗有良好疗效的试验纳入了 AS 的危险因素显著增加的患者，这可能强调了合并症是 AS 疾病进展被低估因素的假设。因此，他汀类药物治疗对存在合并症的 AS 患者可能更有效。重要的是，现实世界中约 2/3 的 AS 患者患有高胆固醇血症、冠心病或糖尿病。因此，RCT 的结果应该转移到没有动脉粥样硬化合并症的患者。

AS 的病理生理学应该是非常复杂的。高胆固醇血症是 AS 进展的一个倍增因素，这在前瞻性但非随机的瑞舒伐他汀影响主动脉瓣内皮（RAA-VE）研究中得到证实，只有高胆固醇血症和接受瑞舒伐他汀类药物治疗的患者被证明受益于他汀类药物治疗。对照组主动脉瓣口面积每年进展 $-0.10cm^2 \pm 0.09cm^2$，而瑞舒伐他汀组每年进展 $-0.05cm^2 \pm 0.12 cm^2$（$P=0.041$）。

根据目前的指南，强烈建议对有 AS 及其他危险因素的患者使用他汀类药物。尤其是中重度 AS 的老年患者，其更有效地受益于心血管死亡率的降低；因此，在没有轻度 AS 的患者中，未来不良冠状动脉事件和先前心肌梗死的发生率更高。目前尚不清楚他汀类药物是否能改善主动脉瓣硬化或轻度 AS 的预后，因为这些患者通常被排除在大型试验之外。SEAS 和 ASTRONOMER 的试验设计具有足够和现实的研究能力，但是只纳入轻度至中度 AS 患者，因此适当降低低密度脂蛋白胆固醇水平，也可能没有任何效果。因此，需要更多的前瞻性随机试验研究他汀类药物的影响，特别是在 AS 的早期。

三、他汀类药物和心脏外科手术

他汀类药物在心胸外科手术中显示了一些有益的作用。最近有研究表明，他汀类药物可以降低冠状动脉旁路移植手术后心房颤动的发生率。其他研究表明，他汀类药物治疗减少冠状动脉旁路移植术后患者不良心血管事件。可能的解释包括减轻炎症和氧化应激，改善血管内皮功能、

术后高脂血症和血脂异常。冠状动脉旁路移植术后他汀类药物的作用：可能减少卒中率、心房颤动率、术后血小板增多及血栓形成的风险。术后感染发生率减少33%，术后住院时间延长减少20%。此外，术前他汀类药物治疗可以保护接受冠状动脉旁路移植术患者肾脏，减少移植静脉粥样硬化发生。

他汀类药物在心脏瓣膜手术患者中也有积极作用。生物瓣膜早期钙化的问题是众所周知的。与早期动脉粥样硬化相似，猪生物瓣膜组织中存在脂质沉积和单核细胞浸润。即使没有钙化作用，这些变化也会在长时间内导致结构性瓣膜退化。高胆固醇血症可能被认为是生物瓣膜钙化的危险因素，甚至可能是移除的必要性。在一项纳入144例生物主动脉瓣或二尖瓣切除患者的研究中，移除瓣膜组的平均血清胆固醇水平明显高于未移除瓣膜组（189mg/dl vs 163mg/dl，$P < 0.0001$）。这支持了高胆固醇血症作为生物瓣膜钙化的一个危险因素的角色，可能需要移除。高胆固醇血症似乎是生物主动脉瓣或二尖瓣钙化的一个独立危险因素。

据报道，他汀类药物可以减少人工生物主动脉瓣的退行性变。与未接受他汀类药物治疗的患者相比，接受他汀类药物治疗的患者生物瓣膜退行性变的发生率显著降低。他汀类药物在减缓生物瓣膜退行性变方面的有益作用不是由于其降脂作用，而是由于其除了降脂以外的多效作用，包括抗炎作用。但是，一些回顾性研究表明，只有较小的年龄而不是高脂血症才是再次手术的重要预测因素。

而且，对二叶主动脉瓣进行了更为深入的研究。二叶主动脉瓣是最常见的先天性心脏畸形，发生率为1%～2%。改善这些患者的治疗可以避免AS和其他并发症发生，如主动脉根部扩张、主动脉瓣反流和主动脉瘤。对于这些并发症，他汀类药物的一些有益作用是不值得的。如前所述，他汀类药物可以降低低密度脂蛋白胆固醇，这是AS进展的一个重要因素。它们还可以减弱主动脉瓣钙化，这是形成二叶畸形AS的关键机制。此外，他汀类药物对基质金属蛋白酶（降解基质成分的内源性酶）的产生也有限制，而基质金属蛋白酶与动脉粥样硬化性主动脉瘤的形成有关。

四、家族性高胆固醇血症的主动脉瓣钙化

家族性高胆固醇血症（FH）是一种由 LDLR 基因、APOB 基因和 PCSK9 基因突变引起的常染色体遗传性疾病，因此，可能会出现 LDL 水平升高。纯合突变的 FH 患者中，未经治疗的总胆固醇浓度可能非常高（高达1277 mg/dl，即33.2 mmol/L），而主动脉瓣钙化的发生率可能高达100%，通常是有症状的。钙化评分与年龄有很强的相关性，但与总胆固醇无关。因此，临床观察表明，一旦发生亚内皮损伤，钙化可能独立于胆固醇水平的升高。缺乏数据证明在 FH 患者中早期使用他汀类药物治疗能否阻止形成钙化性主动脉瓣狭窄。由于他汀类药物不能延缓AS的进展速度，因此迫切需要进一步研究抑制瓣膜钙化的治疗方案。

五、药物治疗的现代方法

随机对照试验结果显示降脂治疗对AS的进展或临床结局没有显著益处，根据这一证据，除了LDL可以通过保守治疗得到改善外，还需要更多的研究来确定其他的危险因素。脂蛋白Lp（a）是脂蛋白亚类，是冠心病、脑卒中等动脉粥样硬化性疾病的危险因素，促进动脉粥样硬化性狭窄和血栓形成，也有助于伤口愈合。血浆Lp（a）水平由基因变异决定，基因多态性显著影响Lp（a）水平的表达。

LP（a）在AS中的作用只是最近才被研究过。一项大规模的全基因组关联研究发现，LPA 基因中的 SNP rs10455872 与欧洲人群中主动脉瓣钙化的存在密切相关，并且在来自多个种族的独立队列中复制。终身升高的Lp（a）水平导致成年人的主动脉瓣钙化的患病率显著增加，提示其与主动脉瓣疾病的发生有关。Lp（a）水平测定似乎是评估AS风险的有效方法，但降低Lp（a）水平是否能降低AS的发病率或进展尚不清楚。Lp（a）靶向治疗将是未来研究试验的重点。

他汀类药物不能显著性改善Lp（a）水平，因此新的治疗药物如PCSK9抑制剂和反义寡核苷酸靶向降低Lp（a）成为一个新的研究热点。

PCSK9 突变与低密度脂蛋白受体降解减少有关，导致肝细胞对低密度脂蛋白胆固醇的摄取增加。因此低密度脂蛋白胆固醇水平在循环中降低，可能是一种心脏保护。在一项包括 103 083 人的研究中，观察到 *PCSK9* R46L 功能丧失突变与低水平 Lp（a）相关，从而与低水平的低密度脂蛋白胆固醇相关，导致 AS 的风险降低。这些数据间接地表明，AS 患者可能受益于使用新型 PCSK9 抑制剂治疗。

胆固醇酯转移蛋白（CETP）促进高密度脂蛋白颗粒与载脂蛋白 B 颗粒间胆固醇酯和甘油三酯交换。安塞曲匹是一种口服活性 CETP 抑制剂，目前正在 REVEAL 研究中。在他汀类药物中加用安乃拉平的临床疗效和安全性尚待观察。

其他新的治疗靶点是瓣膜特异性信号通路。它们构成了完全不同的治疗策略。其目的是获得理想的生物力学结果，恢复正常的主动脉瓣功能。关键蛋白的修饰可能是新型药物的一个潜在选择。例如，钠依赖性磷酸盐转运蛋白的抑制可逆转低密度脂蛋白的成骨功能，过氧化物酶体增殖物激活受体 γ 激动剂可在高胆固醇血症小鼠钙化性主动脉瓣疾病等方面显示出减轻脂质沉积的潜力。然而，到目前为止还没有这种治疗策略达到临床阶段。

总之，分子和遗传学研究表明，AS 不仅是衰老的结果，而且是一种具有多种潜在治疗靶点的活动性病理生物学紊乱。一些候选基因如 *VDR*、*APOE*、*APOB*、*IL10* 和 *ESR1* 已经被发现，但仍然需要在大样本中进行确认。心脏瓣膜病的遗传学研究可能为疾病的预防和治疗提供一个重要的进展。

第七节　经导管主动脉瓣置换的术中辐射

一、概述

在诸如冠状动脉造影（CA）或经导管主动脉瓣膜植入［TAVI，也称为经导管主动脉瓣置换（TAVR）］中，必须使用 X 线。X 线造成电离辐射，不可避免地导致术者和患者辐射照射。相比 TAVI，临床上冠状动脉造影和（或）经皮冠脉介入治疗（PCI）更为常见。对患者辐射安全的关注，促进了设备的改进，并减少了 X 线剂量。即便如此，美国每人每年因心脏病治疗所受到的辐射量仍然占到该国人口总辐射量45%。因此，心血管疾病介入医师必须注意辐射的正当性，避免使患者受到不合理的照射。近来，介入医师的恶性肿瘤远期罹患率有所上升，提高了医务人员的安全意识。尽管在 X 线的多年使用中积累了一定经验，但在心脏手术（如 TAVI）过程中，医务人员的防护仍然需要进一步改善。

二、辐射剂量的评估

辐射暴露给患者和医务人员均会带来潜在的不良影响——确定性效应和随机性效应。确定性效应（或组织反应）是指那些与辐射剂量有必然联系的效应，并存在阈值。阈值是指受到辐射照射的人群中，有 1% 的人出现射线损伤症状时的吸收剂量，超过这个阈值后发病人数急剧增加。例如，引起患者皮肤灼伤的吸收剂量阈值约为 2Gy；诱发介入医师白内障的吸收剂量阈值约为 0.5Gy。随机性效应是指偶发于受辐射照射人群的效应，其发生概率与剂量当量之间呈线性关系。该效应的严重程度与剂量大小无关。例如，恶性肿瘤发生就是随机性效应的一个例子，肿瘤的恶性程度与辐射剂量不相关。不同剂量诱发的同一种恶性肿瘤，其严重程度也与诱发剂量不相关。

研究辐射的不良影响前需要对辐射剂量进行量化。测量介入手术中的辐射剂量通常使用个人电子剂量笔等工具，这类设备几乎可以放置在全身任何部位（如胸部、手足部），以此来量化身体相应部位的辐射剂量，并使用标准剂量指标来记录。相比 TAVI，冠状动脉造影和 PCI 开展较早，关于其辐射剂量的研究也较多，并采取了不同的防护措施。有研究表明，患者在 TAVI 术中与 PCI 或冠状动脉造影术中所受辐射剂量大体相当。在 TAVI 术中关于职业照射的研究较少，术者所受辐射剂量受人数和（或）站位影响显著。此类研究在 PCI 或冠状动脉造影术中更常见，可供参考。

三、辐射剂量

天然本底辐射和人为因素均会造成电离辐射，并可能导致不良影响。目前医用 X 线成像和核医学造成的辐射照射是西方国家最主要的人为因素。随着诊断性和治疗性心脏介入手术的兴起，电离辐射的照射量在过去 20 年中翻了一番。为保护公众和医务人员，国际放射防护委员会（ICRP）分别设定了个人剂量限值，以避免确定性效应，减少随机性效应。公众剂量限值为每年 1mSv（若连续 5 年平均有效剂量不超过 1mSv，则其中某一年的有效剂量可以提高到 5mSv）。1mSv 约等于 50 次胸部 X 线片的辐射量。医务人员的剂量限值为每年不超过 20mSv，不同器官有其特定当量，如眼晶状体每年不超过 20mSv，皮肤或四肢每年不超过 500mSv。个人剂量限值的制定基于正常人群，而需要进行放射诊断和介入治疗的患者不适用。

四、经导管主动脉瓣置换术中照射

2012 年一项涉及 105 例 TAVI 患者的前瞻性研究，包括 79 例经股动脉入路和 26 例经心尖入路患者，记录了该手术中患者的照射量。辐射剂量通过直接测量探测器所得。结果显示，所有患者辐射剂量的中位数为 188 Gy·cm²，与心脏 PCI 术中研究结果无显著差异。研究者认为，此辐射剂量不会导致确定性效应。TAVI 和 PCI 术中所受辐射剂量相当时，接受 TAVI 的患者发生肿瘤的风险比 PCI 患者低，可能是由于接受 TAVI 的患者平均年龄比 PCI 患者大 20 多岁，而从辐射照射到致癌需要一定时间跨度。研究还发现体重指数（BMI）或者体重越大，受到的辐射剂量越高。这是因为射线需要穿透更厚的身体组织，形成满足医疗需求的图像需要更大能量。经心尖入路的辐射剂量和透视时间与经股动脉入路相比较低。该结果可能是由于穿刺及缝合股动脉需要额外的透视，为避免经股动脉入路可能产生的并发症也会延长透视时间。

瑞士 8 个介入中心的辐射剂量数据显示，包括冠状动脉造影（部分同时行 PCI）、除颤器植入和 TAVI 等。选取其中行 TAVI 的 221 例患者进行分析，并与 PCI 进行比较。结果得出 TAVI 中的 PKA 与 PCI 中的剂量相似。但 TAVI 在 130Gy·cm² 处存在第二个辐射峰值，而 PCI 手术中没有。第二峰值的出现可能缘于 TAVI 操作更为复杂。当然，PCI 也可能很复杂，但总体而言 TAVI 难度更高。两组患者所受辐射剂量，PCI 组略低于 TAVI 组，差异无统计学意义。透视时间也可反映手术的复杂性。

TAVI 组的平均图像数为 620 ± 350，明显低于 PCI 组（980 ± 380），差异有统计学意义（$P <$ 0.05）。成像数量受心脏磁共振特征跟踪（FT）与电影采集时间影响，与辐射剂量无线性关系。TAVI 更常用 X 线电影采集，造影剂用量也多于 PCI 组，导致辐射剂量升高。PCI 操作中，单纯的 X 线透视更常见。

2008 年在 PubMed 上检索到的针对冠状动脉造影、PCI、射频消融术、心脏起搏 / 除颤器植入术的多项回顾性分析研究显示，单病患有效辐射剂量为 0.02 ～ 31.2μSv，相当于肢体辐射剂量 50 ～ 4160μSv，由此可见，必须重视辐射防护。由于术中站位原因，术者身体左侧所受辐射多于右侧，此结论囿于辐射剂量的测定方法尚未统一且影响因素众多，仅供参考。

此前，2011 年的一项研究比较了经股动脉入路和经心尖入路两种不同的 TAVI 术式的职业辐射剂量。研究人员收集了术者胸部、手足部和眼晶状体的辐射剂量数据。经心尖入路所受辐射总测量剂量（0.03mSv）明显高于经股动脉入路（0.003mSv）。造成这一差异的原因为经心尖入路时术者站位更接近管球，同时在手术台上方术者与术野之间缺乏保护。这种差异在术者左手更为明显，经心尖入路中术者左手测量剂量最高（约为 2mSv）。四肢职业照射个人剂量限值为每年 500mSv，相当于 250 例经心尖入路 TAVI。两种术式中，双手所受辐射剂量均最高。经心尖入路平均左手为 0.08mSv，右手为 0.09mSv，经股动脉入路平均左手为 0.03mSv，右手为 0.01mSv。两者全身辐射总剂量无明显差异。此研究结果与 Kim 等研究结果一致。

有研究统计了冠状动脉造影（CA）和 CA+PCI 的职业辐射剂量，包括右股动脉入路

（RFA，占比 55%）、右桡动脉入路（RRA，占比 33%）和左桡动脉入路（LRA，占比 12%）。入选患者 830 例，其中 CA 457 例，CA+PCI 373 例。在进行 CA 或 CA+PCI 时，使用 RFA 和 LRA 辐射剂量较低，此结果与经桡动脉入路会增加操作人员的辐射剂量报告相符。造成这一结果的原因为经桡动脉入路手术时术者更接近管球和患者（散射辐射源）。为便于操作，应用 RRA 时移动防护屏和扫描床之间间隙加大，防护作用减弱。虽然应用 RFA 术者所受辐射照射较少，但操作也更为复杂，图像采集数量增加（三者透视时间无显著差异）。此结论对经右股动脉入路 TAVI 亦适用。

上述研究也统计了该中心职业照射总量。结果显示，医务人员平均空气比释动能为 249Gy，透视时间为 9min35s，PKA 为 36.55 Gy·cm^2。统计值低于多中心平均值，与术者的熟练程度有关。该中心内所有介入医师都经过 TAVI 培训，考核合格，从而缩短了手术时间，减少了辐射照射剂量。

五、讨论

同期文献显示，TAVI 患者之间的辐射剂量与其他心脏介入手术（如 CA）类似，基本在安全范围内。即便如此，仍有导致确定性效应和随机性效应发生的风险。确定性效应可导致红斑、永久性皮肤损伤及脱发。辐射剂量超过阈值时会造成细胞死亡，导致组织损伤。约 2Gy 的辐射剂量可导致皮肤红斑，5Gy 可导致永久皮肤损伤。

随机性效应，即致癌，因其潜伏期长达数年，使分析、研究更加复杂。电离辐射可直接造成 DNA 变异或通过水分子电离诱导形成羟基自由基间接导致 DNA 损伤。这种损伤如果不能自我修复，就会诱发癌症。对日本原子弹爆炸幸存者和接受医学辐射照射、处于高辐射环境中人群的调查表明，辐射剂量高于 50mSv 时，辐射照射与罹患癌症之间存在明确因果关系。对于较低剂量，致癌风险难以估计。某些心脏检查，如心肌灌注显像及 TAVI，辐射剂量甚至会超 50mSv，有报道显示 TAVI 中 PKA 的中位数为 188Gy·cm^2。此外，重复的心脏手术和（或）

其他医学成像检查累积也可能达到该阈值，必须加以考虑。

必须重视职业照射所带来的风险。辐射照射会伴随介入手术一直存在。尽管对职业照射导致的确定性效应和随机性效应的风险评估不易实施，但对介入医师的影响，主要是对脑和眼晶状体的影响，已出现相关病例。辐射对其他器官亦有影响显然存在，包括但不限于心脏介入。

1998 年，首次关于两名加拿大心脏病专家罹患脑肿瘤的报道引起了人们对职业照射的关注。2012 年，另外 4 名心脏介入医师罹患脑肿瘤的报道进一步证实了辐射与致癌之间的联系。这些脑肿瘤大多位于左侧，处于高辐射照射一侧。2013 年，法国的一项多中心研究显示，白内障的发病率比脑肿瘤更高。此研究分为心脏介入医师组（实验组）与未受辐射照射的非医务工作者组（对照组），结果显示介入医师患后囊膜下白内障的风险显著增加。后囊膜下白内障是与年龄最不相关的一种分型，但与电离辐射照射的关联度最高。由于心脏介入手术增多，介入医师的年辐射剂量可达放射科医师 2～3 倍。

学界对冠心病介入中职业照射的关注大都集中于冠状动脉介入，对 TAVI 的关注不多。人们普遍认为术者和患者在两种手术中所受的辐射剂量相差不大且均处于安全范围。随着心脏介入手术和医学影像检查增加，随机性效应的风险也进一步增加。辐射剂量量化标准和致癌风险评估是目前需要解决的两大问题。必须对术者和患者施以辐射防护措施。防护也已被证明有效。

TAVI 辐射防护的建议如下。

目前已经开发了多种技术用于减少 X 线辐射。为保护人们免受医疗电离辐射危害，欧洲放射学会提出了辐射防护最优化原则。该原则要求个人受照剂量的大小、受照射的人数及受照射的可能性均保持在可合理达到的尽量低水平，但不存在绝对安全的辐射剂量。顾名思义，ALARA 原则旨在实现最佳的诊断策略，同时尽可能降低辐射照射，并减少不必要的射线使用。目前还找到准确的辐射阈值，任何介入术实施之前，都必须考虑风险收益平衡。

对患者的防护，首要措施就是辐射操作时

间正当化。其他措施还包括改变射线束角度以避免长时间照射同一区域皮肤、增加手术台高度以使患者与管球之间的距离最大化、将患者手臂置于管球远侧以减低辐射剂量等。同时，为减少散射，要尽量缩小照射野，使患者身体尽量靠近探测器。普遍认为 X 线束入射角度越小，散射作用越强，因此需要避免或尽量减少使用。如前所述，在心脏介入手术中，不同的采集模式辐射剂量也有差别。上文比较了 CA 中两种模式的差别，即电影采集和透视存储（LFH）。LFH 是自动存储最后一个透视序列的模式，可以减少 FT。与电影采集模式相比，LFH 可以减少辐射剂量。透视检查和电影检查之间的辐射剂量相差约 10 倍。LFH 的缺点是图像质量较低，这一问题只能依靠造影机的更新换代解决。一些新型的造影机能将最后一个透视序列预存储，从而显著减少皮肤受辐射剂量。其他易于实现的技术，诸如降低透视或电影的帧频，或者后处理放大算法取代放大模式从而减少辐射剂量。最后，美国心脏病学会（ACC）和 ICRP 均建议使用个人剂量笔监测辐射剂量，以避免超出安全范围，并纳入反馈信息。

对于医务人员的防护，应使用个人防护装备，包括防护衣裤、脖套和铅帽等，即使防护用品重量不轻且会对骨骼肌肉等造成不良影响，仍需要坚持使用，轻型防护衣也正在开发中。在介入手术中佩戴含铅眼镜可预防白内障发生。根据手术入路的不同，合理使用铅板和（或）铅帘将进一步减少术者的辐射照射。与患者的防护措施相似，术者也必须尽量远离管球，尽可能扩大自身与管球和患者之间的距离，以减少散射辐射。散射线是一种偏离原始射线的继发射线，也会对术者和患者造成危害。

六、结论

在现代医学实践中，放射线应用极为关键，并且将来会更加重要。尽管介入手术利大于弊，但必须注意多次辐射照射对患者及医护人员的潜在风险。TAVI 作为相对较新的技术，对该手术辐射研究较少，并且由于量化标准的缺乏和术者的差异增加了研究的难度。对目前文献的回顾分析表明，该术式的辐射剂量与 CA 相当且安全。人们对辐射防护的关注日益重视的同时，必须严格遵循放射防护原则。熟练的介入医师可以缩短手术时间以减少辐射剂量。因此，大力发展介入心脏病学和 TAVI 的同时，还应着力于介入医师技术水平的提高。将来 TAVI 肯定会向更年轻和更健康的群体推广，从而促进手术本身的改进，缩短手术时间。最后，防护材料进步也有助于减少术者和患者的辐射剂量。

第八节 造影剂致急性肾损伤

一、介绍

造影剂急性肾损伤（CIAKI）是经导管主动脉瓣植入（TAVI，也称经导管主动脉瓣置换）中常见的严重并发症。目前文献报道的造影剂急性肾损伤的发生率为 3.3% ～ 14.5%。关于急性肾损伤（AKI）在文献中有很多不同的定义，但是在结构性心脏病领域，最为广泛接受的定义来自 VARC-2 和急性肾损伤网络（AKIN）（表 2-8-1）。基于患者血肌酐值和尿量将 AKI 定义为 3 个阶段。2015 年的一项重要的荟萃分析报告造影剂急性肾损伤使 20% 的 TAVI 程序复杂化，其中 10% 的造影剂急性肾损伤病例需要血液透析。

表 2-8-1 造影剂急性肾损伤的 VARC-2 标准

AKI-1 期
应用造影剂后 48h 内，肌酐较基础值升高 1.5 ～ 1.99 倍或升高 > 0.3mg/dl（26.4mmol/L）
或尿量 < 0.5ml/（kg·h），持续 6 ～ 12h
AKI-2 期
应用造影剂后 48h 内，肌酐较基础值升高 2 ～ 2.99 倍
或尿量 < 0.5ml/（kg·h），持续 12 ～ 24h
AKI-3 期
肌酐较基础值升高 > 3 倍
或升高 > 4mg/dl（354mmol/L）伴急性升高 ≥ 0.5mg/dl（44mmol/L）
或尿量 < 0.3ml/（kg·h），持续 24h 以上
或需要肾脏替代治疗

二、造影剂急性肾损伤的危险因素

（一）造影剂急性肾损伤的机制

肾脏造影剂损伤机制尚未完全阐明，但通常认为与以下因素密切相关。

1. 造影剂的肾血管作用　造影剂注入后导致肾血管在短暂血管扩张后，发生严重的、持续的血管收缩，特别是入球小动脉。通过大鼠肾单位的体内灌注研究表明，所有类型的造影剂（高渗、低渗和等渗）都会导致直小管血管直接收缩，从而减少髓质灌注，导致髓质需氧和供氧之间不平衡。这种反应可能是造影剂影响了内源性肾血管扩张剂，导致一氧化氮（NO）产生减少、内皮素产生增加造成的。

2. 造影剂对肾上皮细胞的直接毒性作用　碘造影剂的细胞毒性可直接损伤血管内皮细胞和上皮细胞，使肾小管上皮细胞发生空泡样改变，使肾小管上皮细胞极性紊乱甚至细胞凋亡。尽管碘造影剂在进入体内时立即被稀释，但它只通过肾脏排出，因此造影剂在肾小管内的浓度和肾小管液体的黏度随着造影剂沿着肾单位的移动而上升。根据泊肃叶定律，黏度增加导致流量减少。因此，远端肾小管细胞会长时间暴露于造影剂中造成细胞损伤。同时造影剂中的高渗负荷导致渗透性利尿，增加肾小管内的能量消耗，进一步加重细胞缺血缺氧损伤。肾血管收缩导致的缺血缺氧损伤与血管内皮及肾小管细胞的直接损伤相互作用，导致肾实质缺氧性损伤进入恶性循环。

（二）造影剂急性肾损伤的危险因素

碘造影剂会直接引起肾小管细胞凋亡，而且造影剂还会减少肾髓质中一氧化氮和前列腺素的分泌及自由基的清除，从而导致血管收缩、缺血和造影剂清除延迟。一些患者的特异性因素也会导致与 TAVI 相关的 AKI 风险。虽然这些因素可能不是造影剂急性肾损伤所特有的，但肾损伤是累加性的，非造影剂肾损伤加重了造影剂急性肾损伤。

多项初步研究和荟萃分析表明，基线肾功能损伤是术后发生 AKI 最具预测性的因素。在通过编码确定的慢性肾脏疾病（CKD）的患者中，TAVI 术后 AKI 的发生率为 34.1%，而非 CKD 患者中，AKI 的发生率为 10.6%（OR 4.70，95% CI 4.42 ～ 5.00）。在相同的人群中，CKD 患者 TAVI 术后发生 AKI 需要行血液透析的比率为 2.4%，而在非 CKD 的患者中为 0.6%（矫正后 OR 3.55，95% CI 2.88 ～ 4.38）。一项研究显示获得基线肌酐水平有助于确定有造影剂急性肾损伤风险的患者，肾小球滤过率 < 30ml/（min·1.73m^2）是造影剂急性肾损伤的显著预测因子（OR 19.93，95% CI 2.33 ～ 170.74）。

其他与患者基础肾功能相关的特异性因素也会影响患造影剂急性肾损伤的风险。其中，年龄增长、女性都是 Cockcroft-Gault 方程的组成部分，都与肾小球数量减少和基线肾小球滤过率（GFR）降低有关。同样的，高血压、糖尿病、充血性心力衰竭、左心室射血分数降低可能会通过潜在的肾损害机制增加造影剂急性肾损伤发生的风险。外周动脉疾病是肾脏血管疾病的一个标志，此类患者易在 TAVI 术后发生 AKI，同样的，心房颤动也可能引发 AKI，其机制可能与心房颤动引发肾栓塞相关。血流动力学不稳定，无论是泵衰竭、主动脉瓣反流或恶性心律失常，都会不同程度地造成 TAVI 后的肾功能损害。

此外，与手术过程相关的因素可能会增加造影剂急性肾损伤的风险。造影剂的剂量已经被证实是经皮冠脉介入治疗（PCI）中重要的程序性危险因素。输血是另一个重要的造影剂急性肾损伤发生的危险因素。也有研究表明，造影剂通过动脉注入相较于静脉注入增加了造影剂急性肾损伤的发生风险。其他伴随的肾脏损伤可能协同加重造影剂急性肾损伤，其中包括接触其他肾毒素，如近期造影剂暴露等。由于血流动力学不稳定与 AKI 相关，从而急诊手术和围术期主动脉内球囊反搏（IABP）使用也与 AKI 发生相关。同样，由快速心室起搏引起的低血压可能降低肾灌注，从而也会增加造影剂急性肾损伤的发生风险。经心尖入路与 AKI 的关系可能反映了接受经心尖入路手术的患者可能有更多外周动脉疾病和潜在的肾脏血管疾病的可能。此外，主动脉导管操作引起的动脉粥样硬化栓塞可能导致肾梗死。

三、造影剂急性肾损伤对经导管主动脉瓣置换患者结局的影响

AKI（包括造影剂急性肾损伤）对 TAVI 结

果有重要影响，包括 CKD 进展、新开始血液透析、住院时间和死亡率。一项研究表明，在发生 AKI 的患者中，平均血清肌酐值在 TAVI 术后 6 个月升高了 0.17 mg/dl。一篇 AKI 相关文献报道，一个包含 6 项预测因子（高龄、女性、较高的基线血清肌酐值、蛋白尿、较高的 AKI 严重程度和出院时较高的血清肌酐值）的多变量模型预测，CKD 1 期、2 期或 3a 期患者在住院期间发生 AKI 并发展为 CKD 4 期或 5 期的风险为 2.7%。

TAVI 术后新开始血液透析的比例已经从 2007 ～ 2008 年的 6.1% 明显下降到 2013 ～ 2014 年的 2.3%。一项采用 STS/ACC TVT 登记数据的研究分析发现，1 期和 2 期 CKD 的影响最小；然而，3 期、4 期和 5 期与新开始血液透析相关，调整后的危险比分别为 3.22、12.62 和 60.29。除了基础 CKD 水平，需要新开始血液透析也与基础左心室收缩功能下降、糖尿病、Edwards Sapien 瓣膜的使用、非经股动脉入路和 TAVI 术后轻度以上的主动脉瓣关闭不全相关。Edwards Sapien 瓣膜与美国 FDA 批准的其他 TAVI 瓣膜和美敦力公司的核心瓣膜不同，这种瓣膜需要快速起搏。由于 AKI 患者需要额外的护理，在 ICU 的时间可能会增加 75%，总住院时间也会增加 56%。

AKI 是 TAVI 术后死亡率的独立预测因子。一项荟萃分析显示，无论基线或程序特征如何，术后发生 AKI 的患者死亡率都要高出 4 倍。这种影响在没有 CKD 的 AKI 患者中最为明显，特别是在患者需要透析的情况下更为显著。一项来自全国住院患者样本登记处的研究报道，在没有 CKD 的情况下，AKI 与住院死亡率增加 7 倍相关（17.3% vs 2.2%，$P < 0.001$），需要透析的 AKI 与住院死亡率增加 15 倍相关（56.3% vs 3.5%，$P < 0.001$）。然而，TAVI 术后肾功能完全或部分恢复的 AKI 患者的死亡率低于肾功能未恢复的患者。

四、造影剂急性肾损伤的治疗

造影剂急性肾损伤的治疗以最大限度提高肾脏灌注为中心。为了最大限度增加肾脏灌注，应当优化血流动力学，如补充容量，以治疗容量衰竭，并根据需要进行心肌收缩和舒张功能调节，以降低对容量扩张无反应的低血压。应避免使用降低肾脏灌注的血管升压药。可以使用水杨酸、硝普钠或二氢吡啶钙通道阻滞剂减轻后负荷，但是应避免使用血管紧张素转化酶抑制剂（ACEI），因为 ACEI 类药物会抑制出球小动脉收缩，从而降低肾小球滤过率。外周动脉管、中心静脉管或 Swan-Ganz 导管等有创血流动力学监测可能会有助于血管活性药物的管理。

另外，充足的尿量也十分重要，它既可以作为肾血流量充足的标志，也可以清除造影剂。因此，如果容量和血流动力学支持不能纠正少尿［尿量 < 0.5 ml/（kg·h）］，则需要使用利尿剂来增加尿量。在电解质异常或容量超负荷的情况下，作为最后的治疗手段，肾脏替代治疗可能是必要的，如间歇性血液透析，或者血流动力学不耐受的情况下，可以尝试持续性静脉 - 静脉血液滤过。

五、造影剂急性肾损伤的预防

可通过尽可能减少造影剂使用剂量、最大限度补充容量增加肾脏灌注、预防低血压及避免伴随的肾毒素来降低造影剂急性肾损伤的发生风险和严重程度。

关于造影剂急性肾损伤预防的许多数据都来自经皮冠脉介入治疗（PCI）研究。在 2007 年一项里程碑式的研究中，Laskey 等提出了造影剂量与肌酐清除率比值的概念。他们建立了一个受试者操作特性模型，比值小于 3.7 是 PCI 术后 48h 内发生 AKI 的一个显著独立预测因子。2012 年，Gurm 等利用保险登记数据设计了一个类似的模型，该模型证明，当造影剂剂量与肌酐清除率比值超过 2.0 时，在统计学上造影剂急性肾损伤发生风险十分显著。Yamamoto 等对 TAVI 患者进行了一项类似的研究，这项研究分析了造影剂的剂量（ml）× 血清肌酐值［mg/（dl·kg）］与 AKI 发生的关系。他们发现 2.7 是一个阈值，超过这个阈值预示着 AKI 风险增加。另一项关于 TAVI 患者造影剂用量与肾小球滤过率比值（CV/GFR）与造影剂急性肾损伤发生率相关性的研究中显示，CV/GFR 为造影剂急性肾损伤发展的预测因素。CV/GFR 为 3.9，对造影剂急性肾损伤发生的预测有 71% 的敏感度和 80% 的特异度。且研究者认为，结合患者肾小球滤过率，术前计算最大造影剂用量有助于减少造影剂急性肾损伤发生。

低渗、非离子造影剂引起造影剂急性肾损伤的风险最低。在 25 项研究的荟萃分析中，4 项研究指出，与碘己醇、碘酰胺醇、碘普罗米特相比，碘克沙醇的安全性最低。此外，可以用生理盐水稀释造影剂，以减少肾毒性造影剂分子的用量。多重造影剂的使用应该间隔至少 48h，以最小化造影剂的累积毒性、降低造影剂急性肾损伤发生。多重造影剂的暴露包括 TAVI 术前冠状动脉造影、PCI 及计算机体层血管成像（CTA）时造影剂的暴露。其中，CTA 通常用于评估血管直径，并确保足够的外周血管直径，以便进行 TAVI。对于 CTA，不使用传统静脉注射 80～100ml 造影剂方案，而是使用低剂量造影剂的成像方案，可以在不损害成像和图像可解释性的情况下，不会增加操作的相关并发症。对于造影剂急性肾损伤风险极高的患者，可通过使用 10～15ml 经多侧孔导管直接主动脉注射的非造影剂 MRI 和周边 CTA 成像，从环形分级中获益。

最大程度的肾脏灌注已被证明可以降低造影剂急性肾损伤风险。在针对 3 期或 3 期以上的 CKD 患者的 POSEIDON 研究中，以左心室舒张末压为指导的水合治疗，导致 AKI 的相对危险度（RR）为 0.41。一种可以使容量扩张和呋塞米引起利尿作用得以平衡的 RenalGuard 装置，被用于预防 PCI 中 AKI 发生，并且在 PROTECT-TAVI 研究中也得到了专门的试验。连续收集 112 例 TAVI 患者，将他们随机分为 RenalGuard 组和标准生理盐水治疗组，其中 RenalGuard 组 AKI 发生率显著低于标准生理盐水治疗组（5.4% vs 25.0%，P=0.014）。

生理盐水适合进行水合治疗；而使用碳酸氢钠或 N - 乙酰半胱氨酸（NAC）没有显示出任何治疗益处。有限的证据表明非诺多泮（一种多巴胺受体 D1 激动剂和血管扩张剂）或心房利钠肽（一种利尿剂）在 AKI 中的效用。然而，由于数据及造影剂急性肾损伤和 TAVI 经验的缺乏，目前没有指南推荐使用这些药物。类似地，虽然栓塞保护装置已经被开发出来并被批准用于脑血管栓塞保护，但还没有此类装置用于在 TAVI 期间预防肾栓塞发生。在外科文献中，CKD 患者预防性血液透析降低了冠状动脉旁路移植术后

AKI 的发生率和患者的死亡率，但在 TAVI 中没有进行此类研究，且此类干预的成本高得令人望而却步。缺血预处理可能是预防造影剂急性肾损伤的一种简单、无创、经济有效的预防措施，但目前很少有关其在高危造影剂急性肾损伤患者中的临床应用资料。目前没有可靠的数据显示通过围术期血液透析/血液滤过降低了急性肾损伤的发生率；肾脏替代疗法可能带来不必要的风险。

此外，由于伴随的肾脏损伤在加重造影剂急性肾损伤方面具有协同作用，因此必须努力避免额外的损伤因素，如低血压和肾毒素。低血压降低肾灌注，已被证明会导致 AKI。如果仅靠补充容量不能使平均动脉压保持在 65mmHg 以上，则说明存在血管张力问题。必须停止使用包括非甾体抗炎药在内的肾毒性药物，以防止增加肾损伤的风险。

有研究显示针对高风险的患者，短期使用左心室辅助装置，以维持血流动力学稳定和保护终器官功能，可以减少急性肾损伤的发生率，目前可用的装置包括体外膜肺氧合（ECMO）、主动脉内球囊反搏（IABP）、TandemHeart 经皮心室辅助装置、经皮心脏泵（PHP）和 Impacella 心室辅助系统等。同理，在 TAVI 患者围术期也可以借助辅助循环装置的应用保证重要器官的灌注，减少造影剂急性肾损伤发生风险。

最后，病例报道和小样本研究提出了使用经食管超声心动图（TEE）和心内超声心动图（ICE），提供程序性影像学指导，以尽量减少造影剂使用的策略。至少有两组报道了在完全没有使用造影剂的情况下，由 TEE 和透视引导进行 TAVI 的案例。在一项研究中，60 例 TAVI 患者被随机分为 ICE 引导组和血管造影引导组，ICE 组的平均造影剂用量减少了 51.9ml，AKI 自由度降低了 17%（从 80% 降至 63%）。

六、总结

造影剂急性肾损伤是一种常见的、严重的与 TAVI 相关的不良临床事件。患者自身的特异性因素及手术过程相关的影响因素决定了造影剂急性肾损伤发生的风险，反过来也进一步显著增加了患者围术期死亡的风险。最大限度增加肾灌注以治疗造影剂急性肾损伤是不完善的；最佳的策

略是通过尽可能减少造影剂剂量和预先最大化肾

脏灌注来预防造影剂急性肾损伤发生。

第九节　经导管主动脉瓣置换术后多器官功能的围术期管理

一、概述

2002年,经导管主动脉瓣置换术(transcatheter aortic valve replacement,TAVR)[又称经导管主动脉瓣植入术(transcatheter aortic valve implantation,TAVI)],临床获得成功,此后发展迅速,诸多国际大型临床多中心随机对照研究证实了该技术的安全有效性,而且手术适应证正逐渐从外科手术高危向中低危方向扩展。2019年ACC/AHA年会公布的经典PARTINER 3研究和EVOLUTE研究之后美国FDA和欧洲药品管理局陆续批准TAVI可以应用于临床手术低危老年主动脉瓣狭窄患者。欧美心脏瓣膜指南在TAVI部分的推荐级别也逐渐提高,从不能进行外科手术,到外科高危手术,到外科中低危手术。2020年最新美国心脏瓣膜病指南提出,对于65岁以上主动脉瓣重度狭窄,心脏团队均可以与家属、患者协商采取开胸手术还是介入手术。2020年国内葛均波院士牵头组织的新版多学科专家共识提出,除了年龄70岁以上的绝对适应证外,60～70岁的外科手术低风险主动脉瓣重度狭窄为TAVI相对适应证。

经导管主动脉瓣置换手术的介入瓣膜按照释放原理主要分为球囊扩张式和自膨式两大类,TAVI入路路径可以采用经心尖、经股动脉、经颈动脉、经升主动脉、经腋动脉等途径,其中经股动脉途径应用最多,其次为经心尖途径。

中国TAVI起步较晚,2010年国内首次临床尝试TAVI成功,2012年启明Venus A瓣膜和杰成J-Valve瓣膜产品开始进入临床试验,2017年这两个国产介入瓣膜正式获批上市,标志着我国心脏瓣膜手术正式进入商业化介入手术新时代。此后,微创Vitaflow瓣膜2019年、爱德华的Sapien 3瓣膜2020年和沛嘉Taurusone瓣膜2021年也陆续上市。截至2021年,全国有200余家医院进行过TAVI的尝试,全国共完成TAVI逾万例,而且每年以50%～100%的快速增长速度发展,年手术例数超过100例的中心10余家。

经心尖途径TAVI多为心脏外科医师完成,经股动脉途径TAVI心脏内科医师团队完成居多,近年来越来越多的心脏外科团队进行经股动脉途径TAVI。

TAVI尽管手术创伤明显减小,但是患者多为老年体弱或器官功能不全的患者,而且TAVI操作本身也存在特殊性的手术风险和相对较长的学习曲线。除了手术过程之外,围术期管理对提高质量、保障安全至关重要,对促进我国TAVI安全有序的发展具有重要意义。

二、神经系统

TAVI可能存在脑梗死风险,原因包括动脉斑块脱落、瓣膜在球囊扩张或介入瓣植入时钙化脱落、局部微血栓。多数患者存在轻微脑梗死,临床症状不明显。高危患者建议术中使用脑保护滤网等。有的患者术后易出现血栓、脑出血等损害,临床上表现为暂时性或永久性神经系统损伤。另外术中如果存在循环崩溃、低血压时间长等,患者会出现缺血缺氧性脑病。

监护观察指标:意识、神志、瞳孔大小和光反射、神经反射。

常见处理:维持灌注压,如有异常,尽早给予脱水、神经保护等,必要时进行CT检查和请神经科会诊,急性期神经介入手术有时会及时去除栓子,严重躁动时给予镇痛、镇静。严重缺血缺氧性脑病时CT经常会见到脑水肿和脑沟回变浅等,如果没有镇静下仍然没有任何肢体活动,预示预后不良。及时给予高压氧等康复治疗有一定效果。

三、循环系统

(一)术后低心排血量或全身灌注相对不足

重症患者常见术后血流动力学状态改变,常见原因包括术前心力衰竭(较一般外科患者严重)、长期利尿、禁食水时间长、术中麻醉药量多、失血较多(心尖穿刺区域或肋间小切口区域)等,可造成术后低心排血量或全身灌注相对不足,表现为血压低、血压波动、末梢循环差及皮肤湿冷、尿量减少等。

监护指标：心电、动脉血压、血氧饱和度、中心静脉压、中心温度、末梢情况、血红蛋白、乳酸、尿量等。床旁心脏超声经常可以提供有力的评估资料。

处理：一般维持平均压不低于 60mmHg，维持有效循环血量，补充丢失成分，记录液体出入量，根据液体出量、心功能、循环情况等补液。建议血红蛋白补充到适宜水平，补液先胶体后晶体，补液速度根据循环情况、心脏结构功能等调整。多数重度主动脉瓣狭窄患者术前长时间利尿，如果心功能良好，扩张后心脏多处于较空和容量不足状态，建议术后尽早补足容量。根据外周阻力调整后负荷，保证灌注，减轻心脏负担。

术前严重心功能不全患者术后一般静脉强心利尿药物维持更长时间，24h 液体出入量和静脉压、血气分析监测非常重要。重症患者还要结合球囊反搏和 ECMO 等治疗。

（二）心律失常

最常见传导阻滞，可表现为左右束支传导阻滞、房室传导阻滞、心房颤动。经心尖入路 TAVI 患者还可出现室性期前收缩、室性心动过速等。

监护：心电图可以发现心律失常，严重心率（律）异常时可以考虑加做 24h ECG 或更长时间动态监测心电。

处理：发现心律失常时迅速寻找诱因，常见原因包括术前心脏扩大心功能降低、术中心肌损伤、术中介入瓣对传导束影响、电解质紊乱、容量不足等。积极进行医疗处理，如应用药物抗心律失常、抗凝及使用起搏器，注意临时起搏器的维护和工作状态，拔除电极前进行全部示波回顾，维持水、电解质平衡，减轻心肌水肿。严重传导阻滞观察 1～2 周后可以会诊讨论决定是否永久起搏器植入。多发室性心动过速、心室颤动等可以考虑 ICD 植入等治疗。

（三）瓣周漏

几乎见于所有 TAVI 术后患者，但多数为轻度或微量。中度及以上瓣周漏必须及时术中处理。极少数病例术后会有介入瓣膜移位等，其可造成瓣周漏增加现象。床旁心脏超声可以及时发现瓣周漏变化。

监护：有无突发呼吸困难、不能平卧、血压下降或脉压增大、心率变化等，注意心音听诊舒张期杂音增加。常规每天或按需行超声心动图检查，观察瓣膜工作情况、有无反流、心脏结构功能等。超声注意判断和区分反流起源位置是瓣周还是生物瓣内，处理原则差别很大。

处理：轻度或微量瓣周漏一般对心功能影响很小。中度及以上瓣周漏应该及时发现和及时处理。处理措施包括再次植入第二个介入瓣膜、开刀手术、瓣周漏介入封堵等。

（四）心肌缺血

常见原因包括合并冠心病出现冠状动脉栓塞加重，或介入瓣膜影响冠状动脉开口、心尖荷包区域损伤或牵拉冠状动脉等。术前低冠状动脉开口的患者要警惕延迟性冠状动脉阻塞。

监护指标：心率、血压、心肌酶谱、肌钙蛋白、每天心电图检查等。

处理：冠心病抗凝策略、警惕恶性心律失常及急性心力衰竭，必要时行冠状动脉造影、支架和球囊反搏治疗。

（五）心脏压塞

导丝对左心室的损伤或起搏电极造成的右心室穿孔等可造成心脏压塞。术中透视可以发现心包影外有浅色的边缘，超声可以及时发现心包积液。术后延迟性心脏压塞多为右心系统出血，如起搏器电极穿孔等。经心尖入路 TAVI 因为常规并不关闭心包，因此心脏压塞并不常见，心尖穿刺部位出血可以术后引流多和血红蛋白降低。少见有出血血块局部填塞改变。

监护指标：心率、血压、中心静脉压、乳酸、尿量、超声心动图改变等。

处理：根据量考虑保守治疗、心包穿刺引流、开胸探查等。

四、呼吸系统

高龄、心功能不全、既往肺部疾病史等造成患者肺部并发症高发，包括 COPD 急性发作、哮喘、肺部感染、吸入性肺炎、呼吸睡眠暂停等。

监护：持续监测血氧饱和度、呼吸频率、血气分析、血常规、胸部 X 线片、听诊双肺呼吸音，必要时行痰培养。全身麻醉术后患者注意呼吸机设置和参数调整。

处理：术前完善相关检查，包括肺部 CT、呼吸功能、血气分析，加强听诊和病史问诊。术后加强肺部护理，翻身拍背、体疗、超声雾化、促进排痰。误吸高危的患者加强监护，必要时留置胃管，给予静脉营养，预防肺栓塞，早期活动促进肺部膨胀。低氧、COPD、呼吸睡眠暂停或肺间质有渗出者等酌情采取无创正压通气支持。老年患者早期拔除气管插管可以减少相关并发症。术后早期肺功能和心功能较差的患者多需要每天负平衡，减少肺淤血和肺渗出。

五、凝血系统与血管并发症

TAVI 术后可能出现穿刺点血肿、远端肢体缺血、动静脉血栓、动脉夹层、血管穿孔、血小板下降等。

监护观察指标：术后观察穿刺点和切口有无渗血渗液、血肿等，并进行相应处理。观察胸腔闭式引流情况。对比注意肢体皮温、肤色、脉搏搏动、围度变化。监测血常规、凝血功能、血栓弹力图等。TAVI 术后经常会有血小板一过性降低变化，可能和支架、瓣叶、轻度瓣周漏、术中肝素副作用等有关，及时监测和治疗，并调整相应的抗凝和抗血栓策略，既要避免血栓，也要预防出血并发症。

处理：股动脉等外周动脉穿刺点常规加压包扎，并压上 0.5 ～ 0.8kg 沙袋，根据情况 2h 或更长时间后将沙袋撤除，平卧 6 ～ 12h。酌情给予穿刺点或经切口处换药。术后需服用抗凝药，可使用华法林，保持 INR 1.5 ～ 2.0 或阿司匹林和氯吡格雷双抗治疗，老年患者不同抗凝抗血栓策略均需警惕出血事件。出血风险较高者可以单抗治疗。如果心力衰竭严重，进行球囊反搏或 ECMO 治疗，肝素化后及时复查 APTT 或 ACT。警惕老年患者消化道应激性溃疡，胃管吸引液体或便常规、胃隐血等检查可以提供有益参考。

六、镇痛镇静与抗谵妄

TAVI 术后患者出现精神症状并不少见，常见原因包括高龄、高危、神经系统病史、了解 TAVI 甚少、麻醉和镇静药物影响等，需对患者术后做好心理护理，术前也要加强沟通。并根据患者情况酌情给予镇痛镇静治疗，预防谵妄。

拔管患者可酌情应用右美托咪定镇静，并配合适度镇痛，如舒芬太尼、非甾体抗炎药等，但需要警惕呼吸抑制。尽早拔除气管插管、引流管等可以减少患者疼痛和不适。

七、消化系统

TAVI 术后可能出现消化道淤血、肝功能不全、消化道出血、胃胀和食欲不佳等情况。

监护：胃液送检，监测凝血情况、肝功能、血常规等，观察皮肤黏膜有无出血点，听诊肠鸣音，注意 X 线片中胃肠有无积气情况。少见的特殊腹痛要警惕肠系膜动脉栓塞的可能，及时进行腹部超声检查和请会诊。确诊情况下尽早介入取栓。

处理：根据胃肠功能恢复情况，尽早启动胃肠营养，如能量不够，必要时辅以静脉营养。进食注意有无胃潴留，警惕呕吐、误吸。加以胃肠动力药，必要时灌肠。注意应激性溃疡可能及消化道出血，如有，则需要禁食、水并给予抑酸药和止血药物。术前严重肝硬化等重症患者术中和术后警惕麻醉药物和镇静药物对肝功能影响，老年患者尤其警惕肝性脑病发生。

八、泌尿系统

TAVI 术后患者可能出现急性肾功能不全，常见原因包括造影剂损伤、高龄、心功能不全、高血压和糖尿病等病史、前列腺病变等，其可造成肾功能不全及泌尿系统梗阻。

监护指标：常规留置尿管，每小时监测尿量、尿色和静脉压，及时复查肾功能、尿常规、心功能等。

处理：维持血压，保证肾脏灌注，调整补液，水化疗法减少造影剂肾损伤，选择肾毒性较小的药物。多种利尿药可以选择。必要时可以结合床旁血滤治疗。

第三章
经导管主动脉瓣置换术的辅助技术

第一节　球囊扩张主动脉瓣成形术的过渡性作用

一、概述

钙化性主动脉瓣狭窄是西方国家最常见的主动脉瓣疾病，随着年龄增长，其发病率越来越高，85 岁以上的成年人中 4% 受到影响。主动脉瓣狭窄的临床病史以长时间的潜伏期演变为特征，但症状出现后，患者的生存率明显降低，主要是由于缺乏明确的治疗。O'Keefe 等在一项回顾性研究中报道，未经治疗的重度主动脉狭窄患者的 1 年、2 年和 3 年生存率分别为 57%、37% 和 25%。

根据欧洲心脏病学会和美国心脏病学会 / 美国心脏协会的最新指南，外科主动脉瓣置换术是治疗重度钙化性主动脉狭窄的最佳选择。流出道梗阻的减轻改善了左心室的肥厚和功能，并持续改善症状。然而，许多患者由于其高危的外科手术风险及患者和医师的拒绝而没有接受外科手术。事实上，欧洲心脏调查显示约 32% 的重度心脏瓣膜病患者因心脏原因和其他并发症，如高龄、慢性阻塞性肺疾病、肾衰竭和预期寿命短，被排除在外科治疗之外。

在选择的重度主动脉狭窄患者中，球囊主动脉瓣成形术（BAV）通过经球囊扩张增加主动脉瓣口面积，是一种历史性的非手术选择，可提供暂时的症状和血流动力学改善，为不能手术的患者提供替代治疗。随着经导管主动脉瓣植入手术（TAVI）的引入，BAV 的使用率不断增加，因为这是 TAVI 的一部分，或是择期 TAVI 的过渡。

二、主动脉瓣球囊成形术的历史与技术

1985 年，Alain Cribier 在法国完成了第一例成人 BAV，目前在某些情况下其仍然是一种合适的替代治疗方法。BAV 对病变瓣膜的作用已被广泛研究，但尚无单一的作用机制被明确证实。最常见的假设是瓣叶内钙化结节的破裂，增加了钙化主动脉瓣的柔韧性，从而改善了瓣膜的开放。提出的其他机制包括瓣环扩大和融合瓣叶分离，以及瓣叶微裂隙的散状分布和沿胶原基质的切开平面。

在过去的 20 年中，BAV 没有太大的改变，但随着球囊设计、导丝和新的成像方式（如经食管超声心动图、心内超声心动图等）的不断进步，BAV 手术有了显著提高。此外，血管闭合装置的引入也降低了血管并发症的发生率。

BAV 通常采用逆行的方法进行：在手术过程中，一根金属丝穿过狭窄的瓣膜，然后将手术球囊推进、定位和在瓣膜处充气。球囊可以充气扩张很多次，在移除后，主动脉造影或超声通常用来确定急性主动脉瓣反流是否存在及严重程度。逆行技术必然要求血管解剖适合大口径鞘，股动脉是最常见的血管穿刺部位。动脉通路的需求与出血并发症的风险相关，这可能是老年外周动脉疾病患者、既往有血管手术史患者或有记录的髂股血管曲张患者的一个重要问题。

另一种方法是，以股静脉为入路，顺行 BAV。这项技术更具挑战性，因为它经间隔穿刺和球囊穿过左心室心尖。这种方法可能的并发症是造成永久性房间隔缺损（5% 的患者）并伴有左向右分流，增加了心排血量，可能造成术后瓣膜面积改善的错误计算。这项技术使用的是 Inoue 球囊，它通常用于二尖瓣成形术，但已经证明与传统的主动脉球囊（逆行入路）相比，它可以改善术后主动脉瓣口面积（AVA），从而缩短充气和放气时间。

没有随机对照研究比较两种技术的效果，但观察数据显示出相似的结果。早在 1987 年，Block 就证实了主动脉瓣跨瓣压差减少程度和 AVA 的增加幅度相似，但是血管并发症在逆行入路中更为常见。最近，Cubeddu 等发表了一项回顾性单中心注册研究，其中包括 157 例重度主动脉狭窄患者，采用顺行或逆行球囊主动脉瓣成形术治疗。尽管使用逆行技术治疗的患者外周动脉和血管并发症的发生率明显较高，但 2 年的血流动力学参数和临床结果均无差异。

BAV 的几项技术从未标准化，目前由手术医师自行决定。差异包括球囊大小、手术成功的定义、快速心室起搏的使用、血管鞘大小和止血。瓣膜成形术中球囊的大小通常根据超声心动图上测量的主动脉瓣环直径来确定，并从长轴角度来测量椭圆主动脉环的短轴。大多数情况下，球囊直径比超声测量的主动脉环小 1mm：球囊直径 18mm 相当于 ≤ 19mm 瓣环，球囊直径 20mm 相当于 20 ～ 23mm 瓣环，球囊直径 23mm 相当于 ≥ 24mm 的瓣环。有大量瓣叶钙化的患者可能首选直径小于超声测量主动脉环直径 2mm 的球囊。这代表了一种保守但系统的测量方式。可以合理地推测，更积极地选择球囊大小在跨瓣压差和瓣口面积上取得很大的改善，但是以更多的并发症为代价。

在过去，BAV 球囊是用大注射器手动充气的，但这些球囊通过手动充气是非常困难的。简单的手动充气通常会导致充气不足，低于标称直径 1mm 或 2mm。在目前的情况是经常使用充气装置充气，或者使用较小的注射器完成充气的最后部分。这些新技术使球囊完全膨胀到标称直径。

BAV 传统的成功定义为平均跨瓣压差降低 > 40% 和瓣口面积增加 > 40%。在手术结束时，记录从主动脉瓣回缩过程中的压力；测量最大和平均跨瓣压差及心排血量，并使用 Gorlin 方程计算瓣口面积。另外，主动脉瓣成形术后早期通过超声评价瓣口面积和平均跨主动脉瓣压差，这些参数可能比球囊扩张后立即通过血流动力学测量评估的手术成功更可靠。

BAV 术中患者会出现短暂的低血压，从而导致儿茶酚胺释放、心动过速和收缩力增加等反应，因此，平均主动脉跨瓣压差可能被严重高估。

30min 是一个合理的时间窗，以便在手术应激或短暂并发症发生后使血流动力学完全稳定。快速心室起搏常用于球囊扩张时，以获得暂时的循环停止，并稳定球囊在瓣膜口的位置，通过防止球囊移位提高成功率。180 ～ 200 次 / 分的心室起搏率通常在气囊充气前开始，在放气时停止，最长持续时间为 10s。对于有经验的专家，BAV 可以在没有快速起搏的情况下进行，总体上创伤较小，可能耐受性更好。事实上，快速心室刺激有时可能是呼吸停止的原因，或者在冠状动脉储备不足的虚弱患者中，从血流动力学方面讲难以接受。注册研究支持两种技术具有相似的手术安全性，但快速起搏技术的效果较差，术后 AVA 较小，尽管球囊更容易稳定。最近，Dall'Ara 和他的同事进行了一项随机研究，比较了 100 例 70 岁或 70 岁以上重度退行性主动脉狭窄患者在快速心室起搏或不快速心室起搏的情况下进行 BAV 的有效性和安全性。两组在主要疗效终点（定义为超声心动图下平均跨主动脉瓣压差降低 50%）和安全终点（定义为死亡、心肌梗死、脑卒中、急性主动脉瓣反流和 30 天内 BARC 出血 ≥ 3 级的复合终点事件）方面均无显著差异。然而，不起搏组显示出更好的手术耐受性（16% vs 41%），紧急临时起搏器使用明显减少（$P=0.048$），并且显示出中度 / 重度术后肾功能恶化的发生率较低（$P=0.052$）。

最近由 Hilling-Smith 及其同事提出，利用 0.035in（约 in=2.54cm）的左心室导丝支持快速起搏的微创方法可能是一种新的策略。笔者描述了 132 例 TAVI 和 76 例 BAV 的病例，这些病例通过左心室导联进行心室起搏，只需将一个电极连接到患者皮肤上，并通过左心室导线连接一个电极。他们报道所有的手术都已经成功完成，没有接受 BAV 患者需要临时起搏导线起搏或植入永久起搏器。

三、并发症

权衡症状改善和手术风险是选择 BAV 患者的关键，因为并发症并不少见，包括死亡、缺血性卒中、出血和急性严重主动脉瓣反流。在德国国家心肺血液研究所的球囊成形术登记中，输血、脑血管意外发生率和死亡率分别为 23%、3%

和 3%。

（一）出血

大口径动脉鞘的需求与围术期血管损伤的发生率（10%～15%）有关。然而，在过去的 20 年中，技术上的改进，如血管闭合装置（VCD）和新型抗凝药的使用，显著降低了手术入路的并发症发生率。Ben Dor 等在 333 例重度主动脉瓣狭窄患者中，接受 BAV 治疗的累积血管并发症发生率为 8.4%，包括穿孔、肢体缺血、动静脉瘘、需要介入治疗的假性动脉瘤和伤口感染。然而，使用 VCD（缝合线介导闭合装置，以及最近报道的胶原基闭合装置）与手动压迫相比，其与显著降低伤口部位事件的风险（7% vs 17%）相关，同时，输血发生率更低，住院时间更短。最近另一项多中心回顾性研究也报道了类似的结果，该研究比较了缝合线介导闭合装置和手动压迫的伤口，结果显示缝合线介导闭合装置与大出血、主要心血管不良事件和净不良临床事件显著减少有关（10.0% vs 24.5%）。

事实上，约 20% 的 BAV 患者会发生大出血和输血。在这种经皮穿刺的手术中，传统上，通过静脉注射普通肝素可达到适当抗凝，但最近的数据表明比伐卢定可能是一种有效且更安全的选择。在 BRAVO（比伐卢定对主动脉血管介入治疗结果的影响）注册研究中，Kini 比较了在两个大手术量中心连续接受择期或急诊 BAV 治疗的患者在术中使用比伐卢定或普通肝素的效果。在 427 例患者中，223 例接受了比伐卢定治疗，204 例接受了肝素治疗。与使用肝素治疗的患者相比，使用比伐卢定治疗的患者大出血明显减少（4.9% vs 13.2%）。在主要心血管不良事件（死亡、心肌梗死、脑卒中的复合事件）方面没有显著差异（6.7% vs 11.3%），血管并发症方面同样没有差异（大并发症：2.7% vs 2.0%；小并发症：4.5% vs 4.9%）；但总体来说，比伐卢定组中包括大出血和 MACE 在内的净不良临床事件（NACE）减少（11.2% vs 20.1%）。

（二）急性主动脉瓣关闭不全

约 60% 的患者在基线时有不同程度的主动脉瓣反流，但在合并主动脉瓣狭窄和主动脉瓣反流的患者中，BAV 被证明是相对安全的。相反，急性主动脉瓣反流与糟糕的预后相关。它通常被定义为 BAV 后突然出现严重瓣膜关闭不全，与血流动力学不稳定或明显心源性休克有关。在急性主动脉瓣反流时，连续的压力监测通常显示以下特征的结合：收缩期和舒张期压力突然下降；主动脉压力曲线的"心室化"；心室舒张压急剧升高，舒张期末压等于主动脉舒张压；心电图 QRS 波群增宽，出现严重心动过缓和高度房室传导阻滞。即使在急性主动脉瓣反流消失后，也不建议再进行瓣膜扩张。

Eltchaninoff 等最近的研究报道了重度主动脉瓣反流的发生率为 1.5%，并显示此并发症是长期死亡率的独立预测因素。Dall'Ara 及其同事在 1517 例连续接受 BAV 治疗的患者中发现 26 例（1.7%）急性主动脉瓣反流伴有明显的血流动力学不稳定。这种并发症的 80% 发生在一次或两次球囊充气后，26 例中有 8 例（30.8%）在几分钟内自行消失。对于持续性主动脉瓣反流，笔者报道了一种称为"reinforce pigtail"的抢救方法。18 例患者中 13 例成功完成了这一操作，将一根 6F 的猪尾导管逆行插入升主动脉，直至到达瓣膜平面。一根 0.035in 的"J"形导丝线，或者更常见的是，一根 0.035in 的超硬导丝的近端留在导管内。在插入猪尾导管之前，最好手动调整导管尖端的角度，以帮助操作者在窦壁和移位的开口瓣尖之间，有选择地将导管的远端指向每个主动脉窦。与猪尾导管顺时针或逆时针旋转相关的瓣尖上的中等压力可能能够重新定位（并关闭）移位的主动脉瓣。

四、球囊主动脉瓣成形术：早期和远期结果

早期结果

大多数研究已经证实 BAV 术后各种血流动力学参数有适度但显著的改善，包括跨主动脉压差、心排血量和 AVA。尽管结果根据主动脉狭窄的严重程度和技术不同而有所不同，但最大跨瓣压差的降低幅度为 30%～40%，在主动脉瓣狭窄程度上也有类似的改善。这些术后血流动力学参数的有利变化可以改善早期症状，通常报告为 NYHA 心功能分级降低。

在 BAV 之后，生存率预计还会降低。Agarwal 等发现 1 年、3 年和 5 年生存率分别为

64%、28% 和 14%。这些结果比 Otto 等报道的 1 年生存率 55% 和 3 年生存率 23% 稍好一些。这两项研究生存率的差异可归因于重复 BAV 对预后的影响。在 Agarwal 的研究中，24% 的患者接受了额外的 BAV，这是降低死亡率的独立因素。

然而，这种不良结果在所有患者并非都是相同的，而且大多数研究发现远期预后不仅与手术因素相关，而且与基线患者的合并症和左心室功能相关。Agarwal 及其同事报道女性（HR 0.80）和多次 BAV 手术（HR 0.88）与 BAV 后的低死亡率相关，而慢性肾功能不全（HR 1.30）和 Charlson 合并症指数（HR 1.12）与死亡率风险增加有关。Otto 等同样发现以下生存率的临床、超声心动图和导管预测因素：功能状态、左心室收缩功能、心排血量、恶病质、肾功能、二尖瓣反流和女性。

Klein 等发现死亡的最强预测因素是年龄：年龄每增加 10 岁，死亡率就会增加 2 倍（RR 2.0，95% CI 1.2～3.3，$P=0.005$），70 岁以上患者的中位生存时间有相当大的差异（5.7 个月 vs 29.3 个月，$P=0.013$）。

Elmariah 等回顾性分析 2001 年 1 月至 2007 年 7 月西奈山医学中心连续 281 例重度主动脉狭窄患者行 BAV 的数据。利用 CRRAC 和 AV 评分（危重状态、肾功能不全、右心房压力、心排血量）可以发现 BAV 术后 30 天死亡风险较高的患者。与 Euro-Score 评分相比，该风险模型可提高对短期死亡预测的区分度。总体来说，这些数据表明，尽管 BAV 术后的预后仍然很差，但提高选择患者的水平可能会发现能够更适合和长期获益的患者。

五、球囊主动脉瓣成形术作为桥接治疗的方式

TAVI 已成为外科主动脉瓣置换术（SAVR）的一种可行而有效的替代治疗方法。PARTNER 试验纳入 358 例不适合外科手术的重度主动脉瓣狭窄患者，其表明 TAVI 与标准治疗相比（包括单独或与 BAV 联合的药物治疗）与死亡率显著降低相关。在这项研究中，所有患者在 TAVI 术前都接受了 BAV，其中 84% 接受了标准治疗。

尽管有明显的获益和大量的患者有可能符合

TAVI，但由于临床和解剖学原因，许多患者最初被排除在该手术之外。在 Ben-Dor 的研究中，469 例重度主动脉瓣狭窄患者接受 TAVI 筛查，其中 363 例（77.4%）不符合纳入 / 排除标准。与 TAVI 组相比，这些接受药物或 BAV 治疗的患者具有更高的临床风险（较高的 NYHA 心功能分级、较高的肾衰竭发生率和较低的射血分数），STS 评分和 EURO 评分显著高于 TAVI 组。

一般来说，排除 TAVI 可能是永久性（即缺乏合适的血管通路）或暂时性（即心排血量低、血流动力学不稳定）原因引起的。正是在后一种情况下，BAV 可能在治疗重度主动脉瓣狭窄患者中扮演一个新的治疗角色，即作为 TAVI 或 SAVR 的桥接治疗。主动脉瓣跨瓣压差降低和 BAV 后心排血量增加可以提供一个重要的时间窗，在此期间更好的前向血流可以改善外周血流灌注，减少流出道阻塞及肺充血，并在这个临床阶段下带来相关益处。这种稳定提供了完成评估患者是否适合 TAVI 或 SAVR 的机会，以及血流动力学改善的时间，从而降低更明确的和侵入性手术的风险。

许多研究表明，最初认为主动脉瓣置换风险太高的患者，在将 BAV 作为桥接手术后，可以成功地接受 TAVI 或外科手术，支持了 BAV 作为这种新兴的角色。尽管频率不同，但目前 20%～30% 的 BAV 手术是作为桥接手术执行的。Saia 及其同事报道在 210 例连续 BAV 患者中，78 例（37%）接受 BAV 的患者是作为 TAVI 之前桥接治疗。这组患者包括左心室射血分数低、虚弱状态、不明原因的症状、危急情况、中重度二尖瓣反流及需要大的非心脏手术的患者。在 BAV 后，36 例（46%）患者接受了 TAVI，22 例（28%）患者有了足够改善而接受 SAVR，其余的生存患者，尽管术后平均主动脉瓣跨瓣压差显著降低，但没有出现任何症状改善，均接受了药物治疗，因为他们的症状是由其他因素引起的。

与单纯的 BAV 相比，BAV 作为 TAVR 或 SAVR 的桥接治疗与显著改善的预后相关。例如，Ben Dor 报道与单独的 BAV 患者相比，BAV 作为桥接治疗的重度主动脉瓣狭窄患者的死亡率显著降低（55.2% vs 22.3%）。

Kapadia 等也给出了类似的结果。1990～

2005 年 99 例重度主动脉瓣狭窄患者行 BAV。通过 BAV 试图暂时改善血流动力学，目的是改善一般健康状况，实现主动脉瓣置换，最终在 27 例患者中开展。瓣膜置换术后 6 个月和 1 年生存率分别为 81% 和 78%，而单纯进行 BAV 的患者分别为 57% 和 44%。

值得注意的是，当 BAV 作为最终治疗的桥接治疗时，后者必须尽早进行。一些数据表明，BAV 作为 SAVR 或 TAVI 桥接治疗的成功率从 8 周的 74% 下降到 7 个月的 26%。Saia 等在他们的系列研究中提到，40% 的患者在 BAV 后选择进行 TAVI 或 SAVR，但在接下来的 2 年内没有进行这些手术。他们认为虽然这些患者中的大多数是由于客观的临床原因而被排除在外的，如晚期疾病 / 恶性肿瘤或其他持续的禁忌证，但有些患者拒绝接受最终治疗，还有一些患者在等待时死亡。

在这些以症状缓解为主要目标的患者中，BAV 可以充当更积极的治疗策略的"守门人"，使患者免受更高风险的手术及医保系统的相关费用。最后，对于重度主动脉瓣狭窄但因恶性肿瘤等其他并发症预后不佳的患者，BAV 可以作为一种有效的姑息性"最终治疗"，因为它常带来显著的临床改善，使其得以出院。

第二节　心血管三维打印技术

一、概述

（一）三维打印技术发展及现状

三维打印是快速成形技术（rapid prototyping manufacturing，RPM）的一种，又称增材制造技术（additive manufacturing），是一种以数字模型文件为基础，运用粉末状金属或塑料等可黏合材料，与计算机连接后，通过计算机控制，将"打印材料"叠加起来，逐层打印的方式来构造物体，最终将计算机上的数字物体通过 3D 打印机打印出物理模型的制造技术。关于该技术，早在 20 世纪 60 年代，美国巴特尔纪念研究所就进行过使用光聚合物制作 3D 物体的相关研究，在随后的 30 多年的时间中，国际上 3D 打印技术得到了迅速发展，并先后发明了立体光刻技术（stereolithography，SLA）、选择性激光烧结（selective laser sintering，SLS）、熔融沉积建模（fused deposition modeling，FDM）等技术。自 20 世纪 90 年代以来，我国的多所知名高校对 3D 打印技术开展了自主研究。随着 3D 打印技术发展，3D 打印已涵盖汽车、航天航空、日常消费品、医疗、教育、建筑设计、玩具等领域，但由于打印材料的局限性，产品多停留在模型制作层面，主要在消费品 / 电子、医疗、工业、交通运输、航天航空等行业应用得比较广泛。

20 世纪末期，数字化精准医疗逐步成为医学领域的焦点，CT、MRI 及三维超声等影像学技术的进步为 3D 打印技术的发展提供了更大的空间。越来越多的手术开始借助 3D 打印的医疗模型进行术前规划和术中导航等。医务人员根据患者术前的 CT、MRI 或三维超声数据进行三维建模，然后通过 3D 打印机制造出所需的医疗模型。该模型可为临床医师提供复杂的解剖信息，协助医师进行外科训练、术前规划和术中指导。在医学领域，3D 打印技术已在牙科、颌面外科、骨科及整形外科等多个学科实现了精确化、个体化定制并得到广泛应用，取得了显著效果。然而心血管学科不同于骨科、牙科等以硬组织为主的其他学科，其本身复杂的病理生理过程及动态弹性组织特点均为 3D 打印技术的应用带来了一定难度。根据 3D 打印技术在心血管中不同的应用层次，可分为以下三类。① 3D 体外模型：借助计算机成像技术打印 3D 模型，对材料要求较高，主要用于认识解剖结构、体外模拟及培训；② 3D 组织工程：主要应用于打印各种支架，或涉及细胞培养，也可按照是否植入人体分为体内植入和体外研究，对材料的宏观性和微观性都有较高要求；③ 3D 生命打印：直接以细胞、组织为打印材料，打印出具有生命活性的器官、组织，实现人体器官的可替代化。但由于 3D 组织工程面临材料的血液相容性，耐久性，心脏独特的电生理特点等方面的巨大挑战，从而 3D 打印尚未用于制造永久性心血管等植入物。据报道，2019

年以色列特拉维夫大学一个团队利用取自患者的人体组织，通过 3D 打印技术，打印出了全球第一个完整心脏，该技术的问世有可能成为心脏病治疗领域的巨大进步。

由此可见，随着 3D 打印技术的不断进步，3D 打印已在诸多领域证明了它的巨大价值与潜力，它的出现给许多复杂心血管疾病的诊断与治疗开辟了新的途径。目前国内外心血管 3D 打印技术已经用于手术规划、医学研究及医学教育和培训工具，同时也在世界前瞻性组织工程研究中发挥着不可或缺的作用。凭借其自身优势，3D 打印技术被公认为缩减产品开发周期和生产周期的重要工具。目前将 3D 打印技术应用于心血管疾病的诊治已经日趋成熟，随着 3D 打印工艺和材料的进步，可以预测 3D 打印的血管支架、腔内移植物乃至器官都将会取得越来越多的进展。

（二）心血管三维打印模型的实现过程

对于目前应用相对较多的患者个性化体外 3D 模型实现过程，需要通过以下四个步骤完成。①临床成像：医学影像图像数据的获取；②图像分割：提取感兴趣区域（region of interest，ROI），识别各组织结构，分离出需要重建和打印的部分；③数据转化：将容积数据转化为 3D 打印可识别的三角网格模型；④模型打印：将数字模型输入 3D 打印机进行打印。临床中可以用于构建心血管 3D 模型的影像数据主要包括计算机体层血管成像（CTA）、超声心动图和心脏磁共振（CMR）。这些影像数据被采集后，均需转换为医学影像和相关信息的国际标准格式即医学数字成像和通信（digital imaging and communications in medicine，DICOM）格式进行保存。

（三）心血管数字三维模型构建

CTA 是常用的心血管检查方法，通过血管造影可以获得分辨率极高的心脏影像，其是心血管结构 3D 打印的首选数据来源，在心脏软组织或心脏瓣膜的显示中，CMR 较 CTA 有一定的优势，但由于 CMR 检查耗时长，应用范围受到一定限制。随着超声心动图技术的发展，图像的空间分辨率和时间分辨率显著提高，也可用于 3D 模型的构建。值得注意的是，目前能够有效导出用于建模的容积数据的超声检查设备主要有美国 GE Voluson E10（导出格式 Cartesian.vol）、飞利浦 IE33/EPIC 7（导出格式 Cartesian DICOM）等（备注：其他企业及公司生产的 3D 超声系统获得的影像数据理论上亦可以进行 3D 打印），其中飞利浦超声设备需先导出 DICOM 文件，通过自带 QLAB 软件转换为 Cartesian DICOM，此类格式超声文件便可用于医学图像建模软件，目前 3D 超声来源的数据在心血管 3D 打印领域主要应用于左心耳及二尖瓣等特定解剖结构的打印。目前国际上主流的医学图像分析建模软件为 Materialize Mimics Innovation Suite（Materialize Leuven Belgium），下面通过该软件简单介绍心血管 3D 模型的构建。

获取的原始 DICOM 文件导入 Mimics 软件后，会获得横断面、矢状面和冠状面 3 个正交断面，也可以通过多平面重组（MPR）功能对 3 个正交断面的位置进行任意调整，用于多角度浏览断层图像（图 3-2-1）。利用 DICOM 图像中灰度值的差异，采用阈值分割方法提取心血管结构，构建对应的蒙版（mask），结合区域增长、裁剪等技巧，可获得最终感兴趣区，并在 3D 视图预览编辑，模型检查无误后可计算为 object 实体模型（图 3-2-2），Mimics Innovation Suite 20.0 以上版本的软件拥有自动分割不同心腔阈值功能，从而能够精确地对心脏不同腔室进行有效分割。

（四）心血管数字三维模型后处理

完成心血管的 object 实体模型后可通过 STL 文件导出，STL 文件是在计算机图形应用系统中用于表示三角形网格的一种文件格式，仅包含 3D 模型的几何形状，而不包含有关颜色或纹理的信息。这里的 STL 文件基本可以用于模型打印了，但此时的模型打印出来后为实心整体模型，并且难以展示内部或局部细节，因此通常会结合实际需要，对此模型进一步后处理。目前常用的计算机辅助 3D 医学打印设计软件包括 Vesalius 3D Software（PS-Medtech, Amsterdam, Netherlands）、CatalystEX（CADimensions Inc, Buffalo, NY, USA）、Image Arena（Tomtech GmbH, Munich, Germany）、SolidWorks（Dassault Systems, Waltham, MA, USA）、Geomagic Design X CDA software（3D systems, U.S）及 Meshmixer（Autodesk Inc, San Rafael, CA, USA）、3-Matic（Materialise, Leuven, Belgium）等。

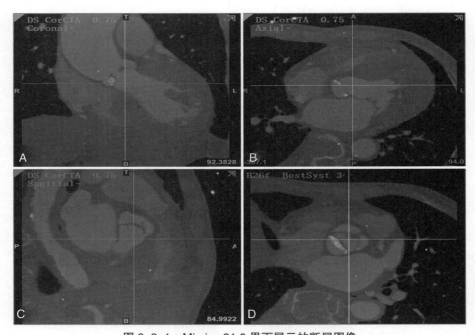

图 3-2-1　Mimics 21.0 界面展示的断层图像

A. 冠状面；B. 横断面；C. 矢状面；D.MPR 图像。影像资料来自西京医院心血管外科

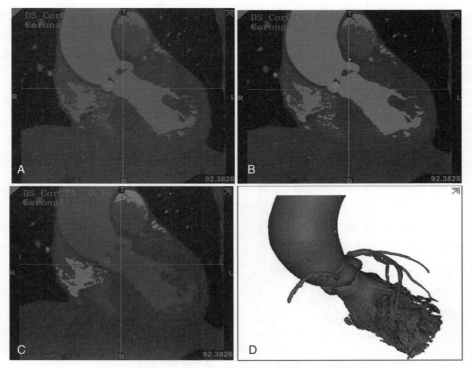

图 3-2-2　Mimics 21.0 软件提取心血管感兴趣区基础操作

A. 阈值分割；B. 区域增长；C. 蒙版分割；D.3D 预览。影像资料来自西京医院心血管外科

在文件的后处理过程中需要用到的软件功能主要包括对图形上不需要的部分进行进一步编辑或裁剪；对模型细节进行美化和光滑；对模型缺陷进行修补；对模型进行"抽壳"以创建中空的心脏血管模型；将模型进行拆分以观察内部结构；将不同影像来源的模型进行组合；设计组建，将不同模块模型进行组合；对模型进行文本标注等。同时在完成后处理后，可将分析完成的 STL 图像导入 CTA 分析软件中进行准确性校正（图 3-2-3）。

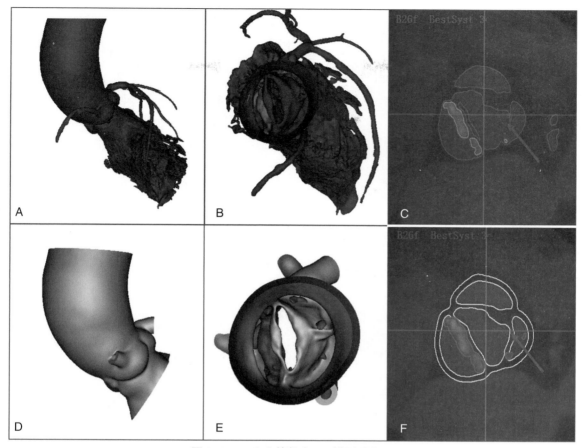

图 3-2-3　心血管数字 3D 模型后处理

A. 左心系统初始 3D 模型；B. 初始 3D 模型主动脉瓣叶结构图；C. 初始 3D 模型主动脉瓣在 CT 图像中的轮廓图（校正模型准确性）；D、E. 模型后处理后的主动脉根部 3D 模型；F. 后处理后模型瓣叶在 CT 图像中的轮廓图

（五）三维打印材料的选择

3D 打印技术大致可以分为多材料 3D 打印和单材料 3D 打印，由于打印技术的差异性和材料的多样性，不同打印模式之间不仅使用材料不一样，而且各种材料之间不能互换，形成了技术和材料的互相约束的情况。

从解剖学角度来说，心脏各个重要解剖结构在组织学及病理学特点差异较大，心肌、瓣膜、血管、传导系统已经病理性钙化，在韧性、强度、刚性和弹性等力学属性上均有极大差异（如心肌组织的弹性模量为 0.02～0.5MPa，血管弹性模量为 100kPa～10MPa，瓣膜组织约为 100MPA，而钙化组织则可高达 100MPA～10GPa），因此，为了更好地体现真实组织的特点，心血管 3D 打印不仅要充分考虑软质材料和硬质材料同时 3D 打印的可行性，还要分析软质材料、硬质材料的多样性和互相结合性，选择合适的多材料打印模式。受到技术水平和材料科学的制约，

目前尚没有一套完整并且高效的多材料 3D 打印技术能直接实现心脏血管结构和组织的完全真实还原。

目前，随着增材制造领域研究的不断深入，软、硬质材料乃至生物性 3D 打印技术日新月异，各种各样的 3D 打印设备及材料崭露头角并逐渐商业化，心血管 3D 打印有了更多的选择，也为 TAVI 3D 打印的应用拓宽了范围。

（六）心血管三维打印模型的打印技术

目前在心血管领域中，所使用的 3D 打印技术种类较多，常见类型主要有以下几种：熔融沉积建模（FDM）、选择性激光烧结（SLS）、光固化成形（SLA）、多喷头喷射（MJ）等。由于不同打印技术在精度、打印时间、材料成本等方面各有优缺点，因此在进行 3D 打印前，应当根据模型的性质和预期的应用，选择合适的打印机进行模型打印。具体对比见表 3-2-1。

表 3-2-1　心血管领域常见 3D 打印技术对比

	熔融沉积建模	选择性激光烧结	光固化成形	多喷头喷射
原理	利用热塑性材料在加热后被熔化、降温后又立即固化的特点，将丝状的材料熔化后，通过喷头喷出，固化并沉积在制作平台上，利用材料的层层堆积形成最终成品	利用红外激光器作为能源，在计算机控制系统的指挥下，将铺洒在操作平台上的粉末材料逐层进行选择性烧结，完成模型打印工作	用特定波长与强度的激光聚焦到光固化材料表面，使之由点到线，由线到面顺序凝固，完成一个层面的绘图作业，然后在垂直方向移动一个层片高度，再固化另一层面，层层叠加构成一个 3D 实体	喷射出液体光聚合物液滴，该液滴在紫外线的照射下固化，选择性地沉积在构建床上以制作 3D 结构
优势	●可使用材料多 ●设备便宜，成本较低 ●后处理比较简单	●无须支撑材料 ●模型具有高强度和刚度，耐化学性	●打印速度快 ●精度高，表面光滑 ●设备操作简单 ●系统分辨率较高	●模型的颜色和硬度可调 ●模型表面光滑 ●分辨率高 ●操作简单 ●打印速度快
劣势	●精度低 ●只适用于中小型模型制作 ●成形速度慢，效率低	●精度低 ●设备昂贵 ●打印成本较高	●模型后处理烦琐 ●设备运转及维护成本较高 ●成品的机械性能会随时间推移而降低 ●可使用的材料种类较少 ●液态树脂具有气味和毒性，需要避光保护	●成品的机械性能会随时间推移而降低 ●打印速度慢 ●设备昂贵

由于心脏是搏动性的柔性肌肉器官，3D 打印技术相对应用发展较晚，而今受巨大的心血管疾病患者群体及市场应用前景影响，3D 打印技术在心血管领域开始蓬勃发展，但目前心血管 3D 打印主要仍集中于体外模型打印阶段，但近年来，随着材料的发展，3D 打印模型的仿生度越来越高，逐渐应用于心血管模型演示、术前规划模型和训练工具等方面，并成了体外研究的重要手段。另外在心血管领域也可以采用生物材料打印，这种材料具有一定生物活性，主要使用细胞打印技术，用于实现具有生物活性的组织、器官的快速成形，这种方式尚处于实验室研究阶段，距离临床应用尚有一段距离。

（七）三维打印技术在心血管领域的应用

由于 3D 打印模型精度高，可塑性强（在精确还原的基础上按照自己的意愿和需求选择"打印"的范围），为术前评估，尤其是复杂解剖结构的评估，提供了一种新颖、精确的方法。对影像科医师而言可以通过 CTA、超声、MRI 等影像数据清晰判别病变部位及各组织的解剖结构关系，但对于术者，尤其介入治疗的术者，则需要对患者解剖结构更为直观的展示，因此 3D 打印的体外模型最早以模型教学为主，对打印技术和材料要求较低，后来随着影像学的发展和个体化治疗的需要，越来越多用于术前模拟。

当前 3D 打印技术在心血管领域的应用主要包括以下几个方面：① 3D 打印个体化模型，帮助制订各类心脏及大血管疾病手术方案，增进医师与患者的沟通，提高手术疗效；②手术模拟（包括介入及体外循环心脏手术），采用 3D 打印技术，通过计算机模拟、体外模拟的方式，协助制订心脏病个体化手术方案，从而极大地提高手术的成功率和安全性，推动精准医疗实践；③应用 3D 打印医学模型进行医务工作者及医学生的标准化培训，提高心血管疾病教学的质量，推行标准化的手术操作流程，同时真实化打印模型也能够为新一代心血管器械研发及测试提供可靠的仿真平台；④依托真实影像资料，3D 打印心血管植入物，如血管支架、人工心脏瓣膜、导管等，进一步 3D 打印细胞与组织，如血管、组织工程心脏瓣膜、人工心脏等。

（八）患者教育与医患交流

心血管系统是个复杂的循环系统，其结构因人而异，加上诊疗手段的日趋多元化，很多心血管疾病的治疗方法日新月异。因此，如何对心血管疾病患者进行手术方案、治疗方法的教育及良好的医患沟通成了迫在眉睫的事情，直接和间接地关联着医疗质量、效率和效益。既往的患者教育方式通常体现为发放纸质健康教育资料、观看视频等，然而这些宣教只针对病种而不针对个体，由于个体的差异，患者在理解、学习、依从性方面容易产生偏差，难以达到预期效果。随着 3D 打印技术的不断发展，创建出患者个体化的 3D 模型，应用模型进行医患沟通和交流，无疑会使患者及其家属更加直观了解自我的心血管疾病及相应的治疗手段，同时也对新技术的手术方式、

治疗原则、临床疗效等方面有深入了解，增强医患之间的信任，并且，良好的沟通还能及时化解医患之间的误解和矛盾，减少医患纠纷和医疗事故发生。

（九）手术模拟及手术方案制订

心血管 3D 打印的另外一个重要的应用领域为手术模拟，该技术已成为精准医疗的一个重要环节。3D 打印技术可以通过虚拟手术设计及计算机血流动力学模拟，展现并预测手术过程中血流动力学参数定量化改变及血流运动轨迹，为降低手术风险提供可靠信息。3D 打印的患者个体化 3D 模型可用于体外模拟手术，制订并改善手术方案，对于介入治疗，有助于减少辐射暴露，提高手术效率，部分特殊类型的心脏病模型，能够有效模拟外科手术治疗效果，降低患者的手术风险（图 3-2-4）。

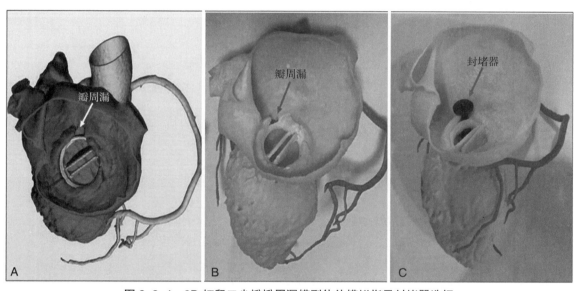

图 3-2-4　3D 打印二尖瓣瓣周漏模型体外模拟指导封堵器选择

A. 二尖瓣瓣周漏封堵术前计算机建模左心房面观；B. 二尖瓣瓣周漏封堵术前 3D 打印实物左心房面观；C. 应用 3D 打印模型及封堵器模拟瓣周漏封堵效果。计算机三维重建及 3D 打印模型来自西京医院心血管外科

除了计算机软件模拟及体外模拟手段之外，医务工作者还可以通过动物实验的方法来验证心血管手术技术及植入物的安全有效性。通过将 3D 打印技术（动物标本数据 3D 打印）和动物实验有机结合，可以显著提高临床前研究成功率，缩短心血管器械及药物等的研发周期，极大程度降低研发成本，同时还可以减少对实验动物的需求数量，提高实验动物管理工作质量和水平，维护动物福利，促进人与自然和谐发展（图 3-2-5）。

（十）医务工作者及医学生标准化教学和培训及产品临床前验证与研发

个体化的患者 3D 打印模型能够很好地解析复杂心脏解剖结构及变异，如先天性心脏病、冠状动脉异常起源、肺血管疾病、瓣膜病、左心耳病变等。3D 打印模型也可以被分割成不同截面，医疗从业者可以从各个角度观察心脏的内部结构，使熟悉结构性心脏病变得更简单直观、更具趣味性和真实性（图 3-2-6）。利用 3D 打印技

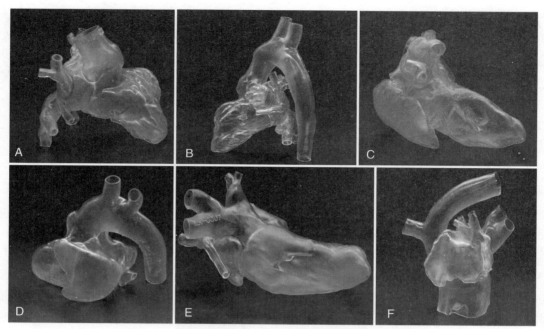

图 3-2-5　心血管外科打印的不同种群动物的心血管模型

A.3D 打印的犬心脏模型；B. 3D 打印的犬主动脉模型；C. 3D 打印的猪心脏模型；D. 3D 打印的猪主动脉模型；E. 3D 打印的绵羊心脏模型；F. 3D 打印的绵羊主动脉模型。影像学资料及 3D 打印模型来自西京医院心血管外科

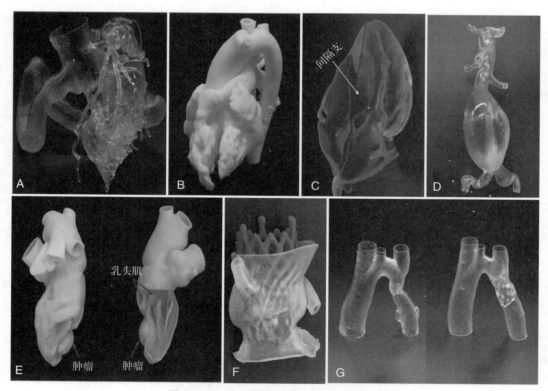

图 3-2-6　心血管疾病患者 3D 打印模型

A. 冠状动脉瘘模型；B. 右心室双出口模型；C. 室间隔肥厚型心肌病模型；D. 腹主动脉瘤模型；E. 心脏肿瘤模型；F.TAVI 术后患者主动脉根部模型；G. 主动脉弓缩窄手术前后模型

术制作的心脏模型运用到心血管专科医护人员教育培训中，可以加深其对心脏疾病的解剖和病理生理特点的理解（图 3-2-7）。打印的器官可以很容易地应用于教学，而且，它可以以非常低的成本进行无限次复制。此外，3D 打印还可用于模拟演示患者心脏的生理病理活动。目前 3D 打

印已有多种柔性材料，有利于体外训练医学生等进行切割、缝合等操作，甚至完成模拟手术，极大程度提高了手术规划和培训的效果。同时，基于正常及病理状态下的高度仿真心脏模型，可以帮助心血管创新产品概念认证，早期初步测试，

对真实病理状态下的适用性、可靠性进行有效的初步验证（对人工瓣膜类产品脉动流测试平台病理状态的模拟等），从而显著加快产品研发及缩短验证周期。

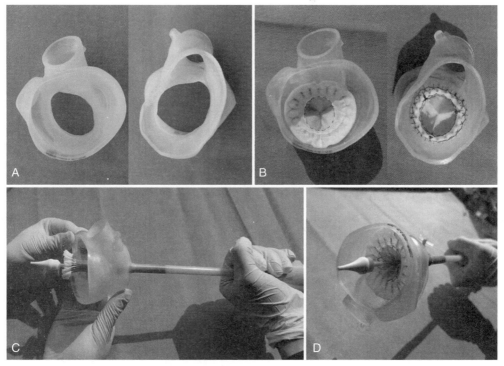

图 3-2-7　应用 3D 打印技术进行经导管二尖瓣置换的体外模拟培训，并验证在高仿真实病理条件下全新介入二尖瓣产品的适用性

A.3D 打印的软质二尖瓣关闭不全患者心脏模型（左心房面观及左心室面观）；B. 经导管二尖瓣置换释放后的形态（左心房面观及左心室面观）；　C. 体外模拟将介入二尖瓣置换装置的输送系统通过二尖瓣送入左心房内的路径

（十一）三维打印心血管植入物及心血管活性组织打印

在心血管领域，3D 打印植入物处于起步阶段，目前已有相关报道显示，3D 打印技术可制备外周可吸收 PLLA 药物洗脱支架，此类支架在长期抑制血管腔内再狭窄方面可能更具优势。3D 打印还有一个应用方向，生物打印，即利用心血管细胞和组织打印，应用的原料是生物墨水，已有报道圣保罗医院的 Jonathon Leipsic 团队应用生物打印技术构建组织工程瓣膜，经过 21 天的培养，细胞的存活率达 89%，2019 年 4 月，以色列科学家更是使用人体细胞 3D 打印出了具有完整心房心室结构的微缩心脏。这些技术在实验室已取得了相应的成功，但由于该技术对材料及打印方法的选择较为苛刻，在兼顾生物活性的同

时，要保证组织生理功能实现，还有很多的技术难题需要攻克。

（十二）心血管三维打印的局限性

心血管 3D 打印模型因其直观的特点，在心血管疾病的诊治中发挥了独特的作用。然而现阶段的应用仍存在一定的局限性：①精度有待加强，3D 建模的数据来源于医学影像（包括 CTA、CMR、超声），这些检查都存在各自的局限性，影响心血管内微小结构的识别，如瓣叶、腱索等；②打印材料有待改进，病变的心血管组织需要多种软硬质及多性能材料相结合，而目前能够运用在心血管模型的原材料有限；③成本较高，个体化的心血管 3D 打印模型制作需要多学科协作，才能尽可能真实反映出疾病面貌，实现个体化模型成品用时较长，价格昂贵，限制了其广泛开展

和应用；④生物打印，目前心血管生物3D打印尚处于起步阶段，距离临床转化应用仍有不少距离。

（十三）小结与展望

随着影像学和3D打印技术的飞速发展，3D打印模型已能够精确还原患者心血管的解剖结构，为人们带来体外可视化的信息，并在复杂先天性心脏病、瓣膜类疾病、大血管疾病等方面均有良好的应用。3D打印的个体化模型，可增进医师与患者的沟通，术者及医学生也可体外模拟手术操作，不仅能达到心血管手术的培训效果，更为患者制订个性化手术方案、提高手术成功率和安全性提供重要指导作用。在当前的发展中，3D打印所用的高分子材料属性仍难以兼具心血管的弹性和韧性，这使得体外模拟中部分并发症预测准确性受到限制，但随着社会的进步及对医疗安全要求的不断提高，相信3D打印材料的研发也会得到大力推进。此外，近年来3D打印心血管细胞与组织等多个方面均取得了可喜的进步，虽然与临床应用仍有一段距离，但随着生物工程技术的发展，材料学、生物学、计算机科学等多学科交叉合作，可以制造出植入人体材料，给疾病的治疗、器械研发带来新突破。

总体而言，心血管领域的3D打印技术仍处于起步阶段，且已经有了较为良好的开端，相信随着3D打印技术的不断研发完善，必将促进心血管领域事业的蓬勃发展。

二、三维打印技术应用于主动脉瓣狭窄经导管主动脉瓣植入

主动脉瓣狭窄（aortic valve stenosis，AS）是临床中常见的老年性瓣膜疾病，是经导管主动脉瓣植入术（transcatheter aortic valve implantation，TAVI）的首要适应证。目前已有多种类型的介入瓣膜/器材专门用于AS的TAVI，且随着产品的不断改进及更新换代，极大程度提高了TAVI的安全性和有效性。

然而，TAVI时仍可能出现各类并发症：瓣周漏、瓣膜移位、瓣环破裂、冠状动脉梗阻、主动脉夹层等，其中冠状动脉梗阻、瓣环破裂、主动脉夹层属于急性并发症，通常很快导致病情恶化，甚至导致患者死亡，而瓣周漏、瓣膜移位等

并发症影响患者预后，增加手术风险及再次住院的可能，因此，术前精准评估，指导术中选择合适的球囊、瓣膜及制订应对术中风险的预案对保障TAVI成功至关重要。同时，作为一种全新的介入治疗技术，TAVI也有着较长的学习曲线，而术者经验（包括术前瓣膜选择、策略制订）及手术技巧也与并发症发生率呈直接联系。

TAVI不同于常规外科开胸手术，术者无法直视患者主动脉根部结构，也无法在病变部位直接操作，因此需要术前精准评估了解患者局部病变结构并结合术中导航行TAVI。而术前患者的CT、MRI、心脏超声等检查，虽然可以显示三维图像供术者观察、测量，但因每例患者血管结构及病变组织差异性大，预估手术风险并制订个性化手术方案相对困难。近年来随着心血管3D打印技术的发展，因其能真实展示病变特征并进行体外试验，对术前规划起到重要指导作用，引起了临床心血管医师的极大关注。3D打印技术可将患者的二维影像数据转换为1：1实物大小的模型呈现于眼前，通过体外试验模拟TAVI的操作，可有效判断术中瓣周漏、瓣环破裂等并发症，不仅为术者提供更多的介入手术操作训练机会，更为患者制订手术策略及预防并发症发挥重要作用，同时利用基于高仿真3D打印模型建立的体外模拟设备，更可以完整模拟TAVI全部流程，从而极大程度降低TAVI学习曲线，增加手术的成功率及安全性。本节将详细阐述TAVI在主动脉狭窄病变中的应用。

（一）三维打印技术经导管主动脉瓣植入并发症预测及防治——瓣周漏

瓣周漏是TAVI最常见的并发症，会使术后死亡率和再入院率增加。在Partner I研究中，中度和重度瓣周漏发生率分别高达7.8%和11.8%，且直接影响患者的预后。随着新型设计的经导管心脏瓣膜的应用，以及对优化瓣膜大小、裙边设计和植入技术理解的加深，近些年来瓣周漏的发生率及发生程度均显著降低。在Partner II研究中，中度和重度瓣周漏发生率已经分别降至5.4%和3.7%。在新一代Sapien 3瓣膜的应用研究中，1年随访结果无重度瓣周漏，且结果显示轻度瓣周漏对1年死亡率无明显影响，体现了较前代瓣膜明显的优势。

TAVI 术后瓣周漏是指在支架瓣膜置换术后血流在心室舒张期沿瓣膜外缝隙返回左心室的现象，目前的研究认为引发瓣周漏的原因主要有 3 类：①自体主动脉瓣叶严重钙化且不规则，阻碍介入瓣膜充分扩张，导致介入瓣膜支架与钙化之间存在空隙；②自体瓣环大小与选择介入瓣膜不匹配；③介入瓣膜植入位置不理想，过深或过浅。其中后两种都是介入瓣膜内生物瓣覆膜区域未与自体瓣环完全贴合而导致瓣周漏（图 3-2-8）。大量临床数据发现 TAVI 术后瓣周漏的产生与主动脉瓣根部结构、钙化程度、介入瓣膜型号选择及术中操作密切相关。因此临床上对 TAVI 术前瓣周漏的预测无论是对瓣膜选择及整体手术策略规划都有着非常重要的意义。相比于欧美国家，我国主动脉瓣膜病变通常合并更加严重的钙化及二叶畸形，而我国目前使用的 TAVI 系统主要为第一代 TAVI 产品，所以这就对我国心血管介入医师技术及评估理念方法提出了更高的要求。

当前临床医师主要通过术前 CTA 观察主动脉瓣叶及钙化斑块，结合大量的临床经验预估患者术后发生瓣周漏的可能性，但这种方式存在一定的主观性，CTA 为静态而非动态图像，临床医师无法客观准确地预估瓣周漏的发生及严重程度。为了克服这一难题，美国佐治亚理工学院和皮埃蒙特心脏研究所的研究人员利用多材料 3D 打印机打印主动脉根部模型，通过控制打印材料的"直径和弯曲波长"，从而让模型更好地模拟组织的生理特性。该模型甚至能表现瓣叶的特殊情况，如钙化沉积，瓣叶增厚等，对解剖信息进行准确而完整的深度刻画。研究结果表明：①采用 3D 打印模型复合生理状态的脉动流平台能够精确模拟主动脉瓣膜狭窄的解剖及病理生理改变（包括超声测定的跨瓣膜血流情况）；②在 3D 模型上进行 TAVI 瓣膜模拟植入，能准确显示出患者可能会出现瓣周漏，甚至能显示出这种并发症的具体位置及严重程度。即使目前 TAVI 在国际上已经相当成熟，这种方法依旧能够帮助制订更为精准的手术策略，包括瓣膜种类选择、植入策略、并发症预防等（图 3-2-9）。

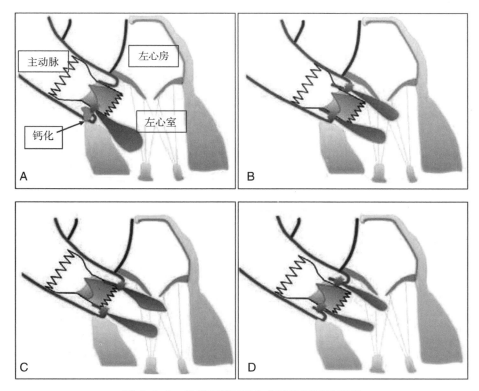

图 3-2-8 自膨瓣膜 TAVI 术后瓣周漏示意图

A. 瓣叶钙化导致介入瓣膜未完全扩张；B. 瓣环与介入瓣膜尺寸不匹配；C. 介入瓣膜植入过浅；D. 介入瓣膜植入过深［引自 Circulation，2014，78（4）：811-818］

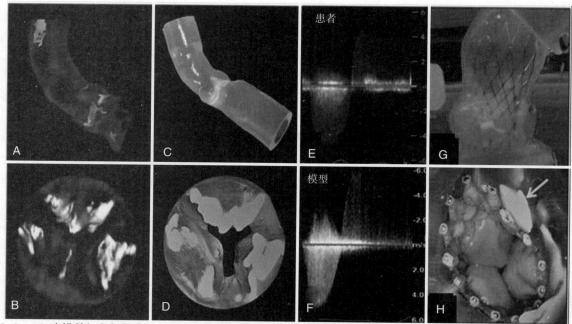

图 3-2-9　3D 建模并打印钙化主动脉瓣结构，模拟主动脉瓣膜重度狭窄病理及血流动力学状态，并分析瓣周漏发生可能

A、B. 计算机 3D 建模，展示主动脉根部及瓣叶钙化；C、D. 3D 建模并打印含左心室流出道、主动脉瓣、升主动脉的模型；E、F. 患者和模型的超声图对比；G、H. 体外模拟支架瓣膜释放后的观测（引自 J of Cardiovascular Computed Tomography，2016）

笔者所在西京医院心血管外科结合患者术前的 CTA 数据，进行计算机三维重建患者主动脉根部的解剖结构，应用 Stratasys J750 全彩打印机打印三维模型，对钙化性主动脉瓣狭窄患者进行瓣周漏风险评估。如图 3-2-10 A 所示，1 例 AS 患者 3D 模型中钙化区域为硬性树脂材料，其他组织为透明柔性树脂材料，通过术前球囊预扩张模拟，可清晰观察到图 3-2-10 A 患者因钙化结构影响，提示术后会出现明显瓣周漏，该漏口可通过选择更大的介入瓣膜或封堵器封堵治疗来解决；图 3-2-10 B 所示另一例 AS 患者主动脉瓣退行性病变，瓣叶增厚但无钙化，整体采用白色柔性树脂材料打印，术前球囊预扩张模拟可见瓣叶紧贴球囊，且无瓣叶撕裂情形，因此可确定该患者瓣周漏风险低。术前进行体外模拟可为 TAVI 提供有效、可靠的参考信息。

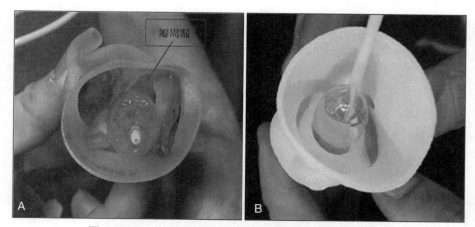

图 3-2-10　3D 打印模型体外球囊扩张分析瓣周漏可能性

A. 模拟钙化性主动脉瓣狭窄患者球囊预扩张，图中灰色部分为钙化，硬树脂材质，柔性透明部分为血管和瓣叶组织；B. 模拟无钙化的主动脉瓣增厚患者球囊预扩张，模型由白色柔性树脂材料打印。3D 打印模型来自西京医院心血管外科

（二）三维打印技术经导管主动脉瓣植入并发症预测及防治——冠状动脉阻塞

冠状动脉阻塞（coronary artery obstruction）是 TAVI 术后一种预后极差的并发症，致死率可高达 40% 以上，极大地影响了 TAVI 的手术成功率。冠状动脉阻塞可分为急性和迟发性，是指在 TAVI 术后即刻或长期随访中，支架瓣膜推动本体瓣叶或钙化组织移位至冠状动脉窦口，从而导致冠状动脉阻塞及心肌梗死的现象。根据主动脉根部结构测量及释放 TAVI 瓣膜后示意图（图 3-2-11），目前学者认为 TAVI 术后冠状动脉阻塞风险的危险因素包括：①主动脉瓣瓣叶在左、右冠状动脉窦边缘有大块钙化；②冠状动脉开口与主动脉瓣瓣环平面距离过近，尤其是距离 < 10mm 时；③主动脉窦直径 < 30 mm 或主动脉根部钙化伴主动脉窦与瓣环直径比值接近 1.0，即小主动脉窦；④主动脉瓣瓣叶冗长；⑤瓣膜支架放置位置过高，也可使裙边挡住冠状动脉开口，同时也有研究发现，二叶主动脉瓣狭窄患者行 TAVI 后冠状动脉阻塞的发生率是正常三叶主动脉瓣狭窄患者的 3 ～ 10 倍，其中此类患者中多为主动脉瓣叶冗长、瓣膜偏心性钙化及较小的主动脉窦部等因素造成。不同于西方国家，我国主动脉瓣膜疾病罹患人群主动脉根部结构较小，合并二叶畸形比例较高，TAVI 冠状动脉阻塞风险较高患者比例高于西方人群。

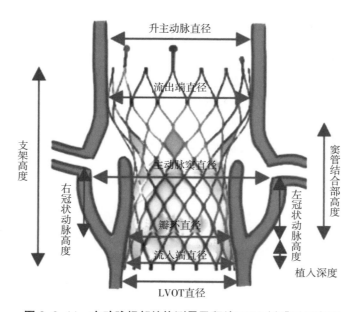

图 3-2-11　主动脉根部结构测量及释放 TAVI 瓣膜后示意图

TAVI 3D 打印技术在 TAVI 冠状动脉阻塞高危患者风险评估及手术策略制订方面有着非常重要的作用，通过打印高仿真的主动脉根部模型（与真实组织相近单性材料），术前于体外进行瓣膜植入，判断不同植入位置、不同植入型号对冠状动脉的影响，从而极大程度上预测、预防 TAVI 的冠状动脉并发症。利用 3D 打印技术，打印出柔性和硬性材质结合的 0 型二叶主动脉瓣患者根部模型，通过体外模拟球囊扩张，评估此患者在 TAVI 术中发生冠状动脉阻塞的可能性（图 3-2-12）。3D 打印模型中钙化区域为褐色硬性树脂材料，血管壁为透明柔性树脂材料，瓣叶组织为白色柔性树脂材料；该患者的右冠状动脉瓣叶冗长且钙化较轻，球囊扩张状态后因左冠瓣叶的严重钙化，球囊被推至右窦中，导致自体右冠瓣叶遮蔽右冠状动脉开口，证实该患者 TAVI 存在右冠状动脉堵塞的高风险，因此对该患者排除了 TAVI 方案。

急性冠状动脉阻塞及迟发性冠状动脉阻塞的发生率虽然较低，但导致的后果通常很严重。而且此类患者处理起来十分棘手，冠状动脉"烟囱"技术等的长期预后也有待研究。随着各种不同介入瓣膜进入市场，如苏州杰成 J-Valve 瓣膜这样的带有定位键的瓣膜，体现出了一定的冠状动脉保护作用。笔者所在西京医院心血管外科的临床病例实践发现，通过 3D 打印体外模拟，J-Valve

瓣膜的3个"U"形定位键沉入3个主动脉瓣窦内，并与支架瓣体形成外抓内推的固定作用，不仅可以使支架瓣膜稳固定位于主动脉瓣环，还可以限制本体钙化增厚的瓣叶过度移位，避免阻塞冠状动脉开口（图3-2-13）。

此外，部分主动脉瓣狭窄患者瓣叶存在严重

偏心性钙化，预扩张时球囊与瓦氏窦不同轴，有时会造成球囊与主动脉根部贴壁，若冠脉开口位于此处时术中造影可能不显影，导致误判，因此3D打印技术体外模拟也可提前获知冠脉未显影的原因，防止术中对患者TAVI风险的高估而延误TAVI治疗。

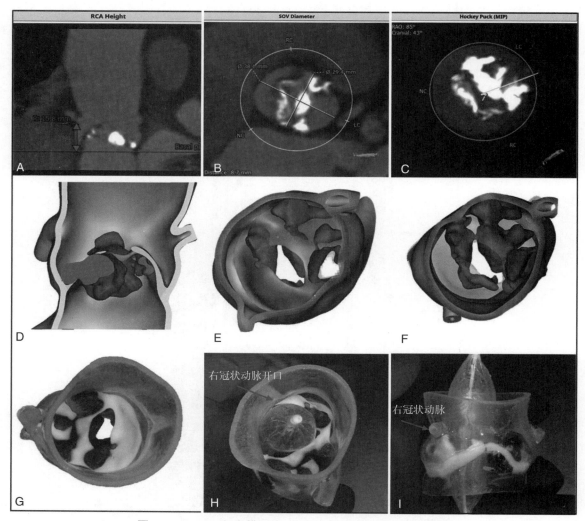

图3-2-12　3D打印模型体外模拟分析冠状动脉阻塞可能性

A～C. CTA显示患者主动脉根部结构及测量数据；D～F. 计算机STL格式3D模型，剖面图显示瓣叶、钙化及右冠状动脉开口相对关系；G～I.3D打印模型体外模拟评估右冠状动脉阻塞风险。影像学资料、计算机三维重建及3D打印模型来自西京医院心血管外科

（三）三维打印技术经导管主动脉瓣植入并发症预测及防治——主动脉根部破裂风险

主动脉根部破裂是TAVI术后极高风险的并发症，有研究认为主动脉瓣环和左心室流出道（LVOT）处钙化是破裂的主要危险因素，特别是当钙化位于右冠状动脉瓣下时危险最大，这一风险或可通过术前影像学评估及手术操作得以预

测。通常主动脉根部破裂主要与术者手术策略制订和术中操作有关：当主动脉瓣环或LVOT处存在较大块状钙化灶时，若术中球囊选择过大，预扩张可能造成主动脉根部破裂，若术中选择球囊及瓣膜较小，介入瓣膜释放后可能出现瓣周漏，术者可能因过度球囊后扩张而瓣环破裂。

另外一例患者，根据CT测量结果，需选择

29mm 或 26mm 型号的 Venus-A 瓣膜，但主动脉瓣环可见两处团块钙化，其中一处钙化延伸至 LVOT 处约 10mm，担心患者术中出现主动脉根部破裂情况，术者利用多材质组合打印的 3D 模型，首先模拟型号 18mm 的球囊预扩张，显示手

术可能存在瓣周漏，然后再用 23mm 球囊预扩张，主动脉根部出现打印材料破裂现象，因此对患者术前改变手术策略，选择 18mm 球囊预扩张，高位释放 23mm Venus-A 瓣膜，以预防瓣环破裂（图3-2-14）。

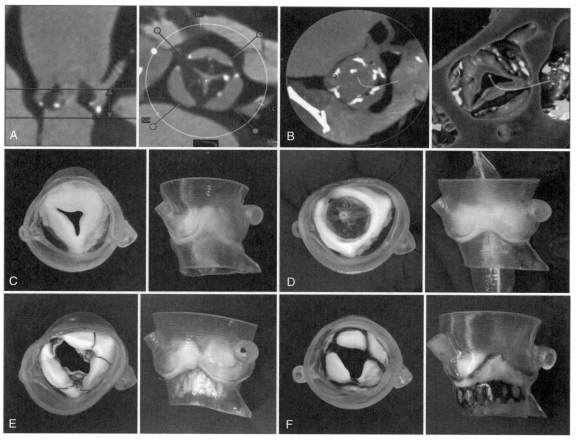

图 3-2-13　高冠状动脉阻塞风险患者 TAVI 术前、术后 3D 打印模型评估

A、B. CTA 影像从二维及三维角度展示主动脉瓣叶、钙化及右冠状动脉开口相对关系；C. 患者术前 3D 打印模型，血管壁半透明，瓣叶白色，钙化黄色；D. 3D 打印模型体外模拟球囊预扩张过程；E. 体外模拟 3D 打印模型 J-Valve 瓣膜植入后形态；F. 患者术后 3D 打印模型，J-Valve 瓣架为黑色。影像学资料、计算机三维重建及 3D 打印模型来自四川大学华西医院及西京医院心血管外科

（四）小结与展望

由于主动脉瓣狭窄患者的瓣叶结构、钙化形态分布等存在明显的个体差异，从而预估 TAVI 术中各类并发症相对存在较大难度。随着心血管 3D 打印技术的发展，其为主动脉瓣狭窄的精准 TAVI 治疗打开了一个新视野，尤其对于主动脉根部结构复杂的患者，不仅可以利用 3D 打印模型高度还原，方便体外测量和观察，使相关结构的关系一目了然，还可以选用与目标

解剖结构性质相似的材料打印，在术前进行体外模拟 TAVI。球囊扩张和介入瓣膜释放时观察实验结果，为介入瓣膜的选择和手术预案的制订提供依据，并预估术中及术后可能出现的并发症，降低手术风险。另外，我国虽然能够开展 TAVI 的中心越来越多，但大多数仍处于学习阶段，利用 3D 打印模型体外试验可以加快术者的学习曲线，减少术中并发症，对推广 TAVI 也起到帮助作用。

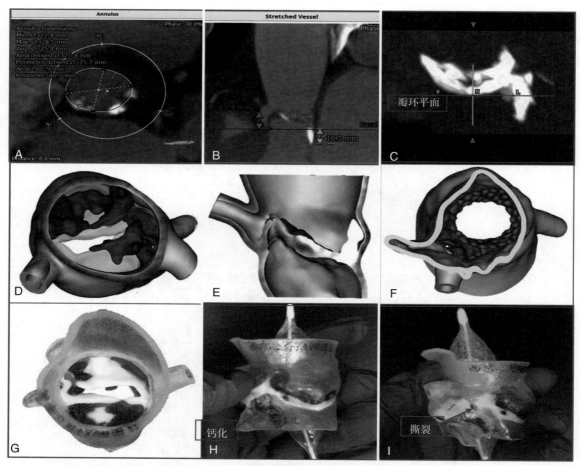

图 3-2-14　西京医院心血管外科主动脉根部破裂高风险患者 TAVI 术前、术后评估

A ～ C. CTA 显示患者主动脉根部结构及测量数据；D ～ F. 计算机 STL 格式 3D 模型，剖面图显示瓣叶、钙化及右冠状动脉开口相对关系；G. 患者主动脉根部 3D 打印模型，血管壁半透明，瓣叶白色，钙化褐色；H. 3D 打印模型体外模拟 L18 球囊扩张；I. 3D 打印模型体外模拟 L23mm 球囊扩张。影像学资料、计算机三维重建及 3D 打印模型来自西京医院心血管外科

三、三维打印技术应用于主动脉瓣关闭不全经导管主动脉瓣植入

主动脉瓣关闭不全（aortic regurgitation，AR）是常见的心脏瓣膜疾病之一，传统经胸体外循环行机械瓣或生物瓣膜置换（surgical aortic valve replacement，SAVR）的治疗方法，对于老年高危患者风险较大，甚至不能进行外科瓣膜置换手术，不能手术治疗对患者生活质量可能造成严重影响。近年来，随着技术的不断进步，经导管主动脉瓣植入（transcatheter aortic valve implantation，TAVI）也从早期治疗主动脉瓣狭窄，逐步进入主动脉瓣关闭不全的领域。对于不能接受 SAVR 的老年高危主动脉瓣关闭不全患者，TAVI 可能成为一种有效的治疗方法，但由于国际上仍然缺乏有效的器械治疗单纯主动脉瓣反流，这类病变目前仍然被认为是 TAVI 相对禁忌证。随着人口老龄化的加剧，老年退行性主动脉瓣关闭不全的病例不断增加，但 TVAR 手术对这类人群的治疗相比主动脉瓣狭窄更加充满挑战，术前介入术者对病变解剖结构的充分掌握是手术成功的基础。3D 打印技术利用以往患者常规术前检查的 CTA 等影像学数据进行模型重建，结合多种不同的 3D 打印材料可以制作患者自身病变主动脉瓣模型，辅助术者认识患者解剖结构。在不断积累手术病例的同时，笔者所在中心根据自身实际经验建立了相关 TAVI 临床路径，达到规范化、标准化治疗要求，利用 3D 打印技术复制患者解剖部位结构，达到个体化、精准化医学要求。

（一）经导管主动脉瓣植入治疗主动脉瓣关闭不全

经导管主动脉瓣植入（transcatheter aortic

implantation，TAVI）在过去十几年的时间里得到了迅速发展，已经成为治疗中重度主动脉瓣狭窄（aortic stenosis，AS）的主要方法之一，其可行性和安全性已经在全球范围内得到了广泛的认可，2017 年 AHA/ACC 指南已经将其列为不能耐受外科手术的严重主动脉瓣狭窄患者Ⅰa 类的推荐治疗方式。但是，由于各种因素的限制，TAVI 在治疗单纯性主动脉瓣关闭不全这一领域一直面临重重挑战，早期严重的单纯性主动脉瓣关闭不全一度被认为是 TAVI 相对禁忌证之一。其原因主要有以下几点：一是 TAVI 主要是通过植入包含支架的人工瓣膜，将严重钙化的自体瓣叶挤靠在主动脉壁上，以此获得径向支撑力，使植入的瓣膜得以牢固锚定。自体瓣膜钙化是完成 TAVI 的一个重要条件。与主动脉瓣狭窄患者不同，单纯性主动脉瓣关闭不全的患者通常自体瓣膜钙化程度较轻甚至不伴有钙化，缺乏稳固的锚定，限制了 TAVI 对单纯性主动脉瓣关闭不全患者的应用。二是单纯性主动脉瓣关闭不全患者的主动脉瓣解剖结构通常更加复杂，常合并主动脉根部及升主动脉病理性扩张，就会使 TAVI 无法进行。三是单纯性主动脉瓣关闭不全患者的病情常较为复杂，心功能储备差，其预后较主动脉瓣狭窄患者更差，进一步限制了 TAVI 的普及应用。

不同于主动脉瓣狭窄较为单一的病理生理改变，主动脉瓣关闭不全在反流机制上有其独特的分型，参照外科分类方式，主动脉瓣反流可分为 3 个类型。Ⅰ类：正常瓣叶活动，此类病变主要由主动脉根部病变导致（瓣环或者主动脉根部扩张导致，亦包括主动脉瓣膜穿孔）；Ⅱ类：瓣叶活动度增加，此类病变主要为瓣膜脱垂导致；Ⅲ类：瓣叶活动受限，此类病变主要为瓣叶增厚钙化导致瓣叶对合缘关闭异常。不同于主动脉瓣狭窄，对于 TAVI 主动脉瓣反流的评价，应尤为关注是否为单纯反流，瓣环及主动脉根部是否有病变，目前理论上适合行 TAVI 的为Ⅱ/Ⅲ类反流病变，此类病变不合并主动脉根部病变，进行 TAVI 远期效果较好。

目前，单纯性主动脉瓣关闭不全的患者仍主要靠外科手术治疗。但是，《欧洲心脏杂志》的一项研究显示，由于年龄及严重合并症等原因，约 10% 的主动脉瓣关闭不全的患者无法接受手术。在左心室射血分数为 30% ～ 50% 的单纯性主动脉瓣关闭不全的患者中，只有 1/5 接受了手术治疗。当左心室射血分数低于 30% 时，接受手术的患者比例低至 3%。而据统计，保守治疗的患者年死亡率高达 10% ～ 20%，其 10 年并发症发生率和死亡率也不容乐观。因此，虽然面临种种困难，但是巨大的临床需求促使研究人员在这一方向上不断进行探索，近年来也取得了一定的突破和不少的收获。

（二）单纯性主动脉瓣关闭不全的经导管主动脉瓣植入瓣膜

长期主动脉瓣关闭不全导致左心室扩张，心功能失代偿，严重威胁患者的健康、生活质量甚至生命安全，老年退行性瓣膜病变患者心功能较差，接受 SAVR 手术风险较高，随着患者安全性要求的不断提高，TAVI 成了不能接受 SAVR 的另一选择，但是 TAVI 体外手术模拟和介入方案选择被视为是提高手术成功率和患者安全性的重要因素。与主动脉瓣狭窄多由主动脉瓣退行性变及钙化造成不同，单纯性主动脉瓣关闭不全的病因通常更为多样，解剖结构也更为复杂，这在一定程度上增大了手术操作的难度。对于单纯性主动脉瓣关闭不全常见的缺少钙化和主动脉根部及升主动脉扩张的问题，前者通过二代瓣膜锚定方式的不断改进在一定程度上得到了解决，而后者则是目前还无法攻克的一个难题，许多患者因此只能选择开胸手术甚至保守治疗。另外，与严重主动脉瓣狭窄的患者相比，单纯性主动脉瓣关闭不全的患者往往伴有更为严重的临床症状如肺动脉高压、心功能不全等。同时，单纯性主动脉瓣关闭不全导致的晚期左心室肥大、心肌纤维化及心功能不全即使在瓣膜置换术后，也可能无法逆转，因此，这类患者的预后通常较差。最后，如何选择合适的人工瓣膜，目前尚无统一科学的标准，John G. Webb 等认为，治疗单纯性主动脉瓣关闭不全的理想瓣膜应包括以下几个特点：①有多样性及大尺寸的瓣膜可供选择；②不依靠钙化和瓣膜的径向扩张力进行锚定；③瓣膜可以重新定位和回收。TAVI 的发展与人工瓣膜的改进和更新密不可分，下面通过总结近年几款应用于 TAVI 治疗单纯性主动脉瓣关闭不全的人工瓣膜，简要介绍这一领域的研究新进展。

1. 美敦力 CoreValve 系列瓣膜　美敦力公司的 CoreValve 人工支架瓣膜较早在临床上被应用于单纯性主动脉瓣关闭不全的 TAVI 治疗，其优势在于它超过 50mm 的长支架及特殊的三级固定机制（瓣环、升主动脉、左心室流出道均有锚定力）。其下部具有较高的径向扩张力以挤压原生瓣叶，中部被压缩以避免冠状动脉阻塞，上部则扩大以将支架框架固定在升主动脉中心并提供纵向同轴稳定性。因此，即使在没有钙化的情况下，该瓣膜也可以完成锚定。但是，这款瓣膜的使用也存在一些问题，一是锚定不充分导致瓣膜移位，使瓣膜二次植入及术后中重度瓣周漏的发生率较高。Roy 等对 14 个中心 43 例使用 CoreValve 瓣膜的 TAVI 患者进行研究，结果显示其瓣中瓣植入率及术后中重度瓣周漏的发生率分别为 19% 和 21%。二是由于 CoreValve 瓣膜主要依靠瓣膜径向扩张固定在瓣环上，在选择瓣膜型号时，通常需要使人工瓣膜直径稍大于原生瓣环，以获得足够的径向支撑力使锚定更加稳固，这种做法也同时导致了瓣环撕裂的高风险。

2. Edwards SAPIEN 系列瓣膜　是球囊扩张瓣膜的代表，包括 SAPIEN、SAPIEN XT 和 Sapien 3 三代产品。SAPIEN 瓣膜与 CoreValve 瓣膜类似，主要依赖瓣膜钙化完成锚定，同样存在着瓣膜二次植入、瓣周漏及瓣环撕裂的高风险。同时由于其支架高度只有 14.3～19.1mm，人工瓣膜锚定的难度更大。因此，虽然有部分文献报道了其使用成功的病例，这款瓣膜仍被认为对钙化程度很低的单纯性主动脉瓣关闭不全的患者来说，并不十分适合。美国爱德华公司设计的一款用于帮助锚定 SAPIEN XT 瓣膜的 Helio-Dock 装置，在一定程度上解决了瓣膜锚定的问题。该装置由经股动脉入路进入，捕获 3 个原生瓣叶后被植入主动脉窦底部，并与随后经心尖入路进入的 SAPIEN XT 瓣膜一起将原生瓣膜夹在中间。与自膨瓣膜不同，Helio-Dock 装置提供了内向支撑力，减轻了主动脉瓣环承受的来自 Edwards SAPIEN 瓣膜的外向扩张力，因此可以防止瓣环进一步扩张，减少迟发性瓣周漏和瓣膜移位发生。该系列瓣膜的第三代 SAPIEN 3 瓣膜与前两代瓣膜相比，增加了一个自适应裙边，从而可以进一步降低瓣周漏的发生率。

3. Jena Valve 瓣膜　是一款经欧盟 CE 认证的用于 TAVI 治疗单纯性主动脉瓣关闭不全的人工瓣膜，目前在临床上的应用较为广泛。该瓣膜的主体是一个内置三叶猪心包瓣膜的镍钛合金支架，其三个定位键有助于瓣膜的解剖学定位，而特殊的夹持装置能提供额外轴向力，在将支架牢固地固定在原生瓣膜上的同时，还能降低瓣膜径向过度扩张带来的主动脉瓣环撕裂风险。该款瓣膜的不足之处在于定位键和支架之间连接的不可移动性，一旦定位键定位不佳，有可能会引起瓣膜对位及锚定的不准确，导致瓣周漏及瓣膜移位发生。另外，在使用 Jenavalve 瓣膜手术时，造影剂的用量相比于其他二代瓣膜更大，可能导致更高的急性肾功能不全发生率。Moritz Seiffert 等使用 Jenavalve 进行 TAVI 成功率为 96.5%，无或微量瓣周漏的发生率为 90%（28/31），术后 30 天及 6 个月的全因死亡率分别为 12.9% 和 19.3%，Sawaya 等的手术成功率则为 83%（19/23）。

4.J-Valve 瓣膜　是由中国苏州杰成医疗科技有限公司设计的一款猪主动脉瓣自膨瓣膜，瓣膜支架通过缝线与 3 个定位键相连。定位键与支架之间独特的可移动连接是其与 Jena Valve 瓣膜最大的不同之处，这样的设计使瓣膜的植入可以分两阶段完成，第一阶段是将定位键放入主动脉窦底部。第二阶段是瓣膜的定位和释放。当定位键被放置在主动脉窦部以后，人工瓣膜的位置可以根据冠状动脉开口的高低沿着垂直于瓣环平面的方向进行调整。一方面可以避免冠状动脉梗阻的出现，另一方面当瓣膜位置受到瓣环钙化等异常结构的影响时，术者仍然可以将瓣膜置于与左心室流出道同轴的最佳位置。同时，天然主动脉瓣环与人工瓣膜假体之间良好的密封性可以在一定程度上降低瓣周漏的风险。除此之外，J-Valve 瓣膜还具备与 Jena Valve 瓣膜类似的两点优势：一是在手术时，医师并不完全依赖图像引导，而是可以通过牵拉获得直接的触觉反馈以判断人工瓣膜的位置，在很大程度上简化了手术并最大限度地降低了术中并发症的风险；二是依靠夹持固定提供的轴向力，减轻瓣环的径向扩张力，降低了三度房室传导阻滞或瓣环撕裂的风险。33 例使用 J-Valve 瓣膜的单纯性主动脉瓣关闭不全

TAVI 患者的随访结果显示，VARC 标准化定义的手术成功率为 94%（31/33），1 例患者因透视成像不足导致瓣膜栓塞而中转开胸手术，1 例患者术后并发中度瓣周漏。其他主要并发症如三度房室传导阻滞、心肌梗死、脑血管及大血管事件的发生率为 0。术后 30 天随访全因死亡率为 3%，1 例术后中度瓣周漏的患者在术后 20 天由于充血性心力衰竭死亡。1 例患者由于急性肾损伤需要血液透析支持，无中度以上瓣周漏发生，74%（23/31）无或仅有微量瓣周漏发生。2 例患者由于三度房室传导阻滞接受永久起搏器植入。术后 6 个月，无或微量瓣周漏的发生率为 87%（27/31），31 例成功接受 TAVI 的患者运动耐力和生活质量均较术前得到明显提升。自 2017 年 6 月批准于中国上市以来，目前已临床应用超过 2000 例，其中 50% 以上为单纯主动脉瓣关闭不全患者，显示出优异的临床治疗效果，也非常有可能在下一次指南修订时进一步扩大 TAVI 适应证范围。

5. 其他瓣膜 ACURATE 系列瓣膜由瑞士的 Symetis 公司研发，目前主要包括用于经心尖入路的 ACURATE TA 瓣膜和用于经股动脉入路的 ACURATE neo2 瓣膜。与其他自膨瓣膜相比，该系列瓣膜主要有 3 个特点：一是独特的从上到下的释放过程，保证了人工瓣膜对左心室流出道阻塞的程度最小；二是沙漏样设计，瓣膜的定位和固定主要依靠"窄腰"实现；三是使用有机材料

覆盖支架主体和下部的内外表面以稳定瓣膜，并且避免生物组织和金属支架之间的直接接触。稳定装置和支架上部保证了释放期间准确的同轴性和良好的稳定性，而沙漏设计和防瓣周漏的裙边则有助于帮助获得牢固的植入和良好的密封。此外还有 Direct Flow Valve 和 Lotus Valve 两款瓣膜（图 3-2-15），在具有上述瓣膜某些特点的同时，最大的优势是它们可回收的特性，如果术者对瓣膜的位置或稳定性不满意，这两款瓣膜可以完全回收并重新植入，在提高手术成功率的同时，也能显著提高术者的信心。

（三）三维打印技术辅助经导管主动脉瓣植入策略选择

利用患者术前心脏增强 CT 数据进行重建，应用 3D 打印技术，制作 1：1 个体化 3D 打印主动脉根部模型，材料可选择较为接近主动脉柔韧度的透明树脂材料或硬质树脂材料，尽可能模拟原有瓣叶、瓣环、冠状动脉及主动脉根部状态（图 3-2-16），用于示教、教学及手术方案评估。

3D 打印 TAVI 实验台模拟系统应用主动脉反流患者真实的单纯反流高仿真打印模型，从而可在体外模拟导丝导管通过、瓣膜定位、释放等 TAVI 操作，选择不同类型瓣膜及尺寸，在体外观察瓣膜形态，以及与自体主动脉根部的解剖学关系，评估 TAVI 的效果（图 3-2-17）。

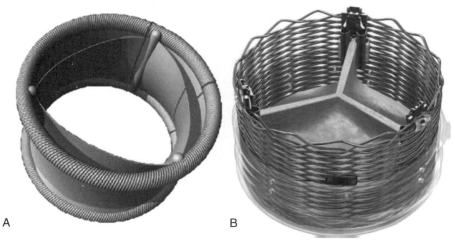

A   B

图 3-2-15 Direct Flow Valve（A）和 Lotus valve 瓣膜（B）

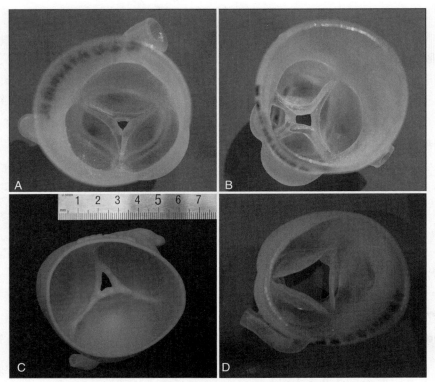

图 3-2-16　主动脉瓣关闭不全的 3D 打印模型

A. 舒张期标准三叶瓣主动脉瓣关闭不全软质模型；B. 舒张期四叶瓣主动脉瓣关闭不全软质模型；C. 舒张期标准三叶瓣主动脉瓣关闭不全硬质模型；D. 收缩期标准三叶瓣主动脉瓣关闭不全软质模型

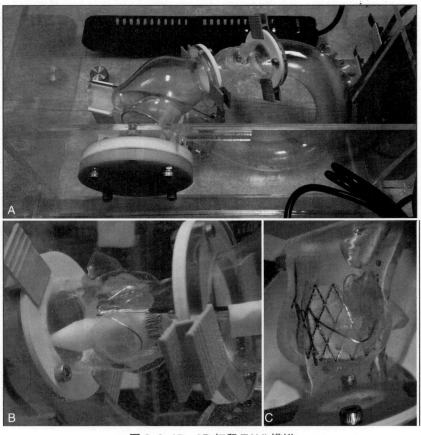

图 3-2-17　3D 打印 TAVI 模拟

A. 3D 打印 TAVI 实验台；B. 体外模拟瓣膜定位、释放等 TAVI 操作；C. 体外观察瓣膜形态，以及与自体主动脉根部的解剖学关系针对特殊主动脉瓣关闭不全病例，笔者所在团队利用 1∶1 的患者主动脉根部 3D 打印模型，选择 J-Valve 瓣膜配合相应输送系统进行体外测试，在体外模拟经心尖入路瓣膜释放手术过程，对手术过程中可能遇到的细节及可能并发症进行预判，使手术团队对整个手术过程更加了解与熟悉。通过选择合适尺寸瓣膜在体外释放后，在主动脉根部 3D 打印模型上检测 TAVI 的效果，主要观察瓣膜锚定是否稳定、是否具有足够的径向支撑力、瓣膜与主动脉瓣环是否贴合紧密（预判可能的瓣周漏并发症），同时植入的人工瓣膜对左右冠状动脉是否存在影响等（图 3-2-18）。之后再选择合适的手术方案，为进行精准 TAVI 治疗提供可靠参考。

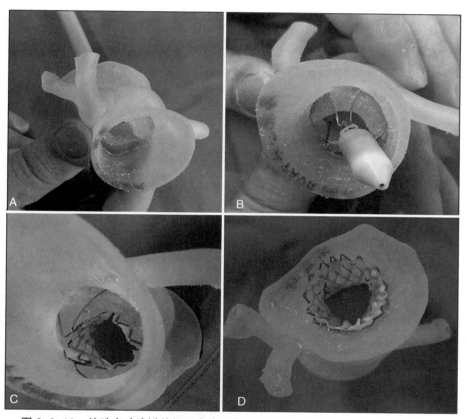

图 3-2-18　特殊主动脉瓣关闭不全病例应用 J-Valve 瓣膜的 3D 打印 TAVI 模拟

A. J-Valve 输送系统送入模型；B. J-Valve 3 个定位件打开并进入模型的主动脉窦内；C. 完全释放 J-Valve 瓣膜后自主动脉侧观察支架瓣膜与自体主动脉根部的解剖学关系；D. 完全释放 J-Valve 瓣膜后自左心室侧观察支架瓣膜与自体主动脉根部的解剖学关系

同时，于 TAVI 术后还可利用患者的 CTA 影像学数据进行三维重建及 3D 打印，再次验证 TAVI 效果，与体外测试结果进行对比，缩短学习曲线，增加临床经验，对于复杂疑难病例，尤其起到良好和关键的作用（图 3-2-19）。

（四）三维打印技术与瓣周漏预测

不同于狭窄钙化的瓣叶，对于单纯主动脉瓣反流患者，TAVI 术后出现瓣周漏（PVL）的发生率明显增高，同时多中心研究表明中重度 PVL 是增加 TAVI 术后短期和长期死亡率的独立危险因素。尽管已经提出了许多 PVL 预测因素，但在 TAVI 中，降低 PVL 的最佳策略还没有广泛的共识。

3D 打印技术可以精确地复制特定于患者的解剖结构，用于教育、培训和术前评估。使用不同材质 3D 打印材料进行主动脉根部重建，美国 Piedmont 心脏研究中心将 3D 打印模型用于功能评估，通过模拟主动脉根部的生物特性，发现 TAVI 时瓣环应力分布不均是 PVL 发生的原因。通过开发一个使用 3D 打印模型和基于 CT 的应力监测技术的体外 TAVI 模拟器，证实了应用这种方法预测 TAVI 术后 PVL 发生的可能性、位置及严重程度（图 3-2-20）。

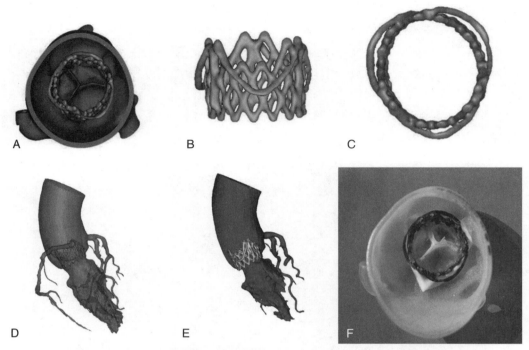

图 3-2-19　主动脉瓣关闭不全病例应用 J-Valve 瓣膜术后 3D 打印评估

A. 主动脉根部结构的三维重建；B. J-Valve 支架术后三维重建侧面观；C. J-Valve 支架术后三维重建正面观；D. 三维重建观察 J-Valve 瓣膜与自体主动脉根部的解剖学关系；E. 剖面观察 J-Valve 瓣膜与自体主动脉根部的解剖学关系；F. 3D 打印模型观察 J-Valve 瓣膜与自体主动脉根部的解剖学关系

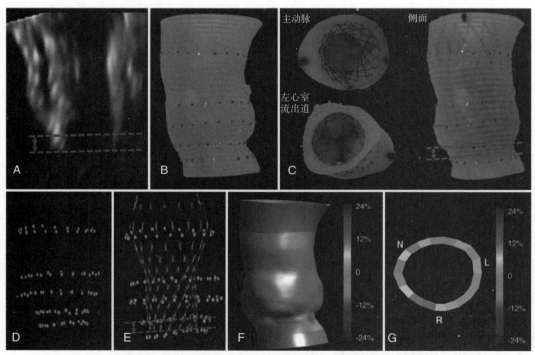

图 3-2-20　3D 打印技术显示主动脉根部及瓣环处的应力分布

（引自 JACC，2017）

　　笔者所在中心利用患者个体化 3D 打印模型，结合体外手术模拟及不同瓣膜植入，观察瓣膜植入后的情况（图 3-2-21）。通过体外模拟可以初步判断瓣膜与瓣环的贴合紧密程度，从而判断瓣周漏发生的可能位置及严重程度，通过不同型号及类型瓣膜植入的体外模拟，选择最佳手术方案和手术过程中风险评估预案。

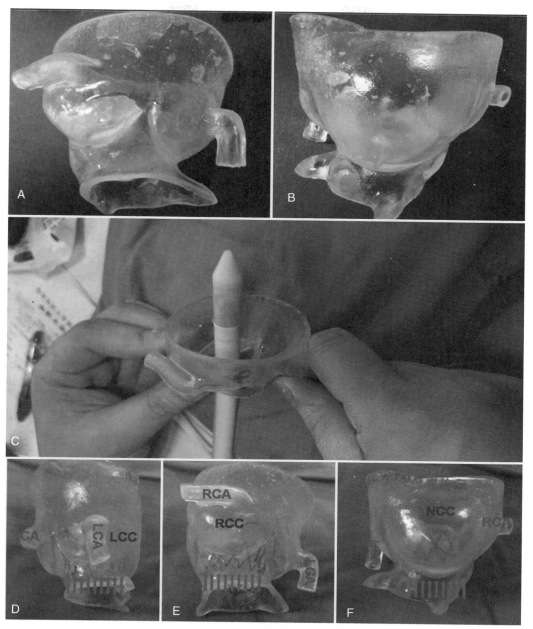

图 3-2-21　3D 打印模型及手术模拟

A. 3D 打印主动脉根部模型正面观显示左冠窦、右冠窦；B. 3D 打印主动脉根部模型正面观显示无冠窦；C. 应用 J-Valve 系统体外模拟 TAVI；D.TAVI 术后瓣膜支架底端（下缘）距左冠窦距离足够；E. TAVI 术后瓣膜支架底端距右冠窦的距离足够；F. TAVI 术后瓣膜支架底端高于无冠窦，此处是产生瓣周漏的重要原因。RCA. 右冠状动脉；LCA. 左冠状动脉；RCC. 右冠窦；LCC. 左冠窦；NCC. 无冠窦

（五）小结与展望

目前临床上各款瓣膜的研究结果通常由于样本量小、随访时间短等因素的限制而缺少足够的说服力，实际的瓣膜选择通常还是更依靠术者的经验。目前我国研发的 J-Valve 瓣膜，与一代瓣膜相比，在瓣中瓣植入率及术后瓣周漏的发生率方面都有一定程度的改善，独特的定位装置已初步解决了瓣膜定位、防止瓣周漏及三度房室传导阻滞等问题，为单纯主动脉瓣关闭不全的微创治疗带来曙光。但目前阶段多数的经导管瓣膜器材仍选用经心尖入路，器材输送系统尺寸过大，限制了其进一步临床应用。因而，开发稳定、可靠的能够经外周血管入路植入的更理想的人工瓣膜并建立科学统一的人工瓣膜选择标准是推动

TAVI 不断发展的有效途径。

3D 打印技术能够充分模拟患者主动脉瓣的解剖结构及组织毗邻关系，具有患者个体化特征，能够使术者更好地理解复杂心脏解剖或变异。3D 打印模型也可以被分割成不同截面，对手术训练大有裨益，在心血管领域用于完善患者术前风险评估，已经取得了部分成功的临床经验。同时 3D 打印技术在瓣膜类型、型号及手术方案的选择方面都有一定的辅助作用，突破传统手术适应证的可能限制，在体外模拟探索手术方案的可行性方面做出了大胆而严谨的尝试，对于手术适应证的拓展，有其独特的参考价值，无论是对医患沟通及医学教育都是创新之举，尤其对于开发新的器材，更可提供重要的参考价值，减少器械研发的时间成本。

总体来说，目前的研究表明 TAVI 治疗主动脉瓣关闭不全具有一定的安全性和有效性，而心血管介入领域越来越依赖于先进的成像技术和 3D 打印重建技术。3D 打印模型与成像工具相互结合，提供了良好的术前、术后评估手段，为 TAVI 成功提供了有力的支撑。虽然存在各种各样的问题，但 TAVI 用于治疗单纯性主动脉瓣关闭不全的前景是光明的，尤其是 J-Valve 等产品的应用，目前已经让我们看到了 TAVI 应用于单纯性主动脉瓣关闭不全的曙光，随着临床医师对这种疾病认识的不断提升、人工瓣膜性能的不断改进和手术水平的不断成熟，结合蓬勃发展的心血管 3D 打印技术，更多单纯性主动脉瓣关闭不全患者会从 TAVI 中获益。

第三节　经导管主动脉瓣置换的生物修复性瓣膜和人工聚合

一、概述

源自动物（如牛、猪、马）的瓣叶通常退化，并随着时间推移而钙化，这表明在植入生物瓣膜一二十年之后需要重新干预。长期随访的队列研究数据显示，接受心包生物瓣膜植入的患者中，相对年轻的患者（50～65 岁）比 80 多岁的患者更容易出现瓣膜衰败。因此生物瓣膜衰败同样将成为 TAVR 领域面临的重要难点。2020 年 STS-ACC TVT 注册研究结果提示，自 2011 年至今，TAVR 术后因瓣膜衰败将接受干预人群数量急剧增加；而 EXPLANT-TAVR 研究结果则显示，TAVR 术后接受外科换瓣的 269 例患者中，30 天和 1 年死亡率分别为 13.1% 和 28.5%，卒中率分别为 8.6% 和 18.7%，TAVR 术后外科换瓣相关风险不容忽视。因此，TAVR 术后生物瓣衰败患者如何开展后续干预也成为临床亟待解决的重要问题。

修复性心脏瓣膜指具有生物相容性的瓣膜，可以降低异物引发血栓、炎症、钙化和快速衰败的内在风险。为了使瓣膜的材料能够实现自身修复，开发了一种称为内源性组织修复（ETR）的技术。内源性组织修复方法的核心是将生物可吸收材料逐步被内源性组织所取代。因此，采用 ETR 技术的心脏瓣膜具有改善生物相容性的潜力，并克服了由于瓣膜使用异物而引起的炎症问题。这样，从理论上讲，瓣膜耐久性的问题也得到了克服。

二、内源性组织修复瓣膜

内生组织修复的原理是基于生物可吸收材料可以逐渐被人体自身的组织吸收并逐渐取代。该技术在过去几十年中得到了广泛的研究，主要涉及 3 个学科领域，即超分子化学领域、电纺领域和再生医学。

法国化学家 Jean-Marie Lehn 在这项技术的研究中起着关键作用。1987 年，他与 Donald Cram 和 Charles Pedersen 一起获得诺贝尔化学奖，因为他合成了穴状配体（用于各种阳离子的合成双环多环多化配体家族）。他的发现和努力为新型聚合物材料的发展提供了线索。基于该技术，开发了可调材料平台，从中可以选择具有不同参数的完整材料库——不同程度的机械强度和生物吸收率。

这项新技术的第二个组成部分是电纺，这是一种纤维生产方法，它使用电力从聚合物溶液中抽取带电纤维，或将聚合物熔化到直径约 100nm 的纤维。随机组装超分子聚合物，并使用电纺技术，可以创建具有多孔结构的矩阵，这种结构很容易被内源性细胞渗透。

第三个组成部分是再生医学。总之，组织再生本身基本上有3个阶段：第一阶段，假体植入；第二阶段，新组织形成；第三阶段，功能修复。从病理生理学的角度来看，ETR被定义为由患者自己的原生细胞取代可吸收材料。通过这些细胞渗透到聚合物基质中，触发一连串的事件，由原生组织逐渐替换。随着吸收的开始，瓣叶和管道被炎性细胞渗透，释放生长因子，促进平滑肌细胞渗透和基质生成（蛋白酶、胶原蛋白与局部弹力纤维组织）。内源性组织形成和植入物吸收之间的平衡是该技术成功的关键。在体内使用这项技术的初步结果来自在羊的动物模型中植入肺动脉瓣带瓣管道。

（一）临床前结果：Xeltis 肺动脉瓣带瓣管道

为了测试这项技术的可行性，Soliman等报道了携带这种ETR技术的肺动脉瓣带瓣管道（Xeltis BV，Eindhoven，the Netherlands）在临床前试验中的性能。为此，研究人员使用了23只成年绵羊，将采用ETR技术的新装置与广为人知的Hancock®生物瓣带瓣管道进行比较。肺动脉瓣带瓣管道通过经胸切口全身麻醉下植入，在原有肺动脉瓣上方约1cm的位置插入血管移植物（肺动脉瓣已通过手术切除）。

收缩期跨瓣压差为25.6mmHg±9.7 mmHg（3个月）、19.6mmHg±7.1mmHg（6个月）和10.0mmHg±9.2mmHg（24个月），与作为对照组的Hancock瓣膜（无ETR）相当。XELTIS肺动脉瓣带瓣管道表现出优越和持久的血流动力学性能（植入后最多2年），没有管道变窄/阻塞或严重反流。可以看到由内源新生的组织取代管道材料的组织学证明在3个月、6个月和12个月观察到新生组织的出现。18只实验动物的数据只有1只植入Xeltis肺动脉瓣带瓣管道的动物在6个月时有显著的钙化。未观察到管道显著狭窄，而新生内膜厚度的峰值在6个月时出现。炎症过程在6个月达高峰，在12个月时观察到降解过程的峰值；这与Hancock植入物的结果形成鲜明对比，Hancock钙化更为突出。这些临床前的研究结果为下一步的临床研究铺平了道路，并

有可能将技术扩展到主动脉瓣。

（二）临床前结果：Xeltis 主动脉瓣

对于主动脉瓣位置，瓣叶上使用的技术与已描述的ETR相同。瓣叶由电纺工艺合成，安装在可自膨胀的尼太醇框架上。在这个实验中，Xeltis主动脉瓣通过经心尖入路，全身麻醉状态下在33只成年绵羊体内植入。该过程由超声心动图、放射性检查和主动脉造影指导完成。植入过程的步骤：①定位，将猪尾导管放置在主动脉瓣尖作为参考；②在放射引导下经心尖入路输送瓣膜。瓣膜远端先释放，然后，在完全释放（"钳夹过程"）装置之前，轻轻拉取输送系统，将三个感知器固定到瓣尖顶。此研究没有报道与TAVI有关的重大并发症。使用超声心动图和视频密度测量技术对植入瓣膜进行血流动力学和反流评估。使用视频密度测量技术对主动脉瓣反流进行定量评估是一种新颖、准确、经过验证的方法，它使用主动脉造影图像将主动脉根部的造影剂密度与左心室流出道的反流区域密度进行比较。通过与超声心动图和心脏磁共振成像对比，该技术已经在体外和体内试验中得到了验证。此外，它已被证明具有判断预后的价值，即与临床结果和死亡率相关。TAVI之后28只绵羊的即刻VD-AR累积曲线中，3例的反流率大于17%，即大于预设的临界值，对临床不良事件具有重要的预测作用。分析这3例出现重度反流的机制：①由超声心动图发现的穿过瓣叶微孔的反流；②瓣叶钳夹不当。

由于Xeltis主动脉瓣的瓣叶是利用电纺技术制成的，因此该瓣叶具有多孔结构，具有随机组装的微纤维。虽然有学者担心可能存在跨瓣膜（跨瓣叶）主动脉瓣关闭不全，但在临床前研究中，没有观察到早期轻度以上的跨瓣膜反流。这是因为红细胞、纤维蛋白和其他蛋白质渗透到瓣叶材料中，密封孔隙并降低其渗透性。这一特点可以在临床病例中直观地观察到，在RVOT外科重建的手术中，使用该技术在肺动脉瓣带瓣管道，在手术中渗出的血液，通常在几分钟内导致凝血。

在20例植入Xeltis主动脉瓣后，立即评估了血流动力学性能。峰值跨瓣压差为7.4（6.0～8.9）mmHg，平均跨瓣压差为4.0（3.0～5.0）mmHg，有效瓣口面积为2.2（1.6～2.5）cm²。这些数据与

临床试验的数据相当。虽然目前的研究是在临床前环境中进行的，但与临床环境中报告的血流动力学参数相比，早期血流动力学性能是非常优异的。

（三）从临床前到临床

对于应用了 ETR 技术的瓣膜在主动脉瓣位置的应用，尚未开展临床试验。然而，儿科管道（Fontan）和肺动脉瓣带瓣管道在临床中已经有持续的随访。Bockeria 等报道了纳入 5 例患者（4～12 岁）的首次临床经验，并通过超声心动图、CT 和 MRI 证明了评估结果。初始临床经验显示了这种新材料改善心脏和血管外科手术的潜力。对儿童的长期随访至关重要，这能够回答内源组织是否在植入材料中"生长"，从而证实了这项技术的概念。这种更好的生物相容性可以减少永久性植入物相关的并发症。

XPLORE-Ⅰ 研究是首次应用 Xeltis 技术肺动脉瓣带瓣管道（www.clinicaltrials.gov，NCT02700100）进行右心室流出道（RVOT）重建的临床可行性研究。XPLORE-Ⅱ 研究将在美国测试早期可行性研究，10 例患者将被纳入。

三、Tria 高分子材料外科瓣

2019 年，美国 FDA 批准 Foldax 公司的 Tria 高分子材料外科瓣进入临床，标志着自生物瓣出现 40 年来外科瓣领域的一次革命性进步，而 Tria 高分子材料介入瓣预计也将于 2024 年进入临床。

截至 2022 年，Tria 高分子材料外科瓣已积累了超过 3 年的临床数据。其中，离体测试结果显示，当心搏数为 1.7 亿次时，若一个人平均心率为 70 次 / 分，则 Tria 高分子材料外科瓣可使用约 35 年，优于生物瓣的平均使用寿命；而应用 Tria 高分子外科瓣行 SAVR 治疗患者的 1 年随访结果表明，患者术后跨瓣压差显著下降，且瓣口面积在术后明显增加，其安全性与有效性与临床目前应用的经导管主动脉瓣系统类似；Chronic Ovine 研究则证实应用 Tria 高分子材料外科瓣完成 SAVR 后，患者术后 90 天内峰值跨瓣压差与平均跨瓣压差均显著降低，再次证实了该款瓣膜的有效性。

2022 年，国产高分子材料的介入瓣膜临床 FIM 试验初步结果良好，预示着国产研发介入瓣膜取得了又一进步。国内已经有多家企业布局研发。

聚合物材料瓣膜具有多项优点：优良的血液相容性和血流动力学性能，使患者无须长期抗凝；不易钙化，使寿命优于生物瓣；瓣叶厚度小于生物瓣；瓣口面积大，为后续治疗提供充足空间；既能用于介入瓣，也可用于外科瓣。因此许多学者也认为聚合物材料瓣膜或将成为 TAVR 领域未来发展的新方向。

四、TRISKELE® 经导管主动脉瓣系统

TRISKELE® 经导管主动脉瓣系统于 2022 年 7 月成功完成了首例植入。TRISKELE® 经导管主动脉瓣系统是由镍钛合金与合成 PU 纳米复合材料构成的自膨瓣膜，有 23mm、26mm 及 29mm 三种瓣膜规格，瓣膜锚定区位于流出道。瓣膜设计上，其自膨式镍钛丝铆接支架设计可稳定支撑瓣叶，独特的扭力弹簧设计则能够减小支架瓣膜收入输送器的力量，分散瓣叶应力，从而延长瓣叶寿命，且瓣膜完全膨开后也可以完全回收和重新定位；合成 PU 纳米复合材料瓣叶厚度仅为生物材料瓣叶的 1/3，生物相容性好，无戊二醛，不易钙化，且具有优良的抗凝血性，高分子裙边设计能够有效防止瓣周漏发生；同时作为我国自主研发的瓣膜系统，金属丝铆接支架（非激光雕刻）、高分子纳米复合材料瓣叶（无须缝制）的特点使自动化批量生产与标准化质控成为可能，从而使瓣膜成本显著降低，约为现有生物材料 TAVR 瓣膜的 1/10。

在流体力学性能对比测试中，TRISKELE® 经导管主动脉瓣系统与 SAPIEN XT 瓣膜系统及 CoreValve 瓣膜系统相比，有效开口面积相近，但反流量及心室能量损耗均更少；而在瓣膜耐久性对比测试中，同样显示出了令人满意的结果；在前期的动物实验中，TRISKELE® 经导管主动脉瓣系统也显示出了优秀的血流动力学特性，同时未影响冠状动脉，其安全性与有效性得到了验证。瓣膜介入治疗是未来结构性心脏病发展的趋势，过去 40 年内，生物瓣植入技术的发展令人瞩目，但随着应用时间的延长，其优缺点同样日益明显。如今，以 TRISKELE® 经导管主动脉瓣系统及 Tria 高分子材料外科瓣为代表的聚合物瓣膜正逐渐步入临床，相关中短期应用结果已证实其具有一定的有效性与安全性，但仍需要更多临

床研究数据的积累。而聚合物 TAVR 瓣膜已历经实验室研发、动物实验及临床首例植入，期待其未来能够呈现出更好的远期临床预后结果，从而造福更多临床患者。

第四节 最新经导管主动脉瓣置换器械的研发与创新

经导管主动脉瓣植入（TAVI）被誉为引领"第四次心脏介入革命"的创新性技术。自 2002 年人体首例 TAVI 成功以来，TAVI 在临床研究、适应证、操作技巧及器械创新方面都得到巨大发展。目前，TAVI 已经处于一个成熟阶段。然而，TAVI 器械的研发和创新仍没有停滞不前。本文对最新 TAVI 器械的研发和创新进行概述。

一、国外最新经导管动脉瓣植入瓣膜系统

1. SAPIEN 3 和 SAPIEN 3 Ultra　SAPIEN 3 为爱德华公司研发的 SAPIEN 系列瓣膜的第三个产品。其瓣膜支架含有向外反折的裙边，可以防止瓣周漏。手术时，SAPIEN 3 的瓣膜支架一开始并非安装在输送系统近心端球囊上，而是在球囊的远心端，当输送系统送出引导鞘管后，再回拉输送系统中推送管，将瓣膜支架推到球囊上，瓣膜支架送达主动脉瓣环时，还需回撤推送管。这样的设计可使输送系统整体变得更小，缩小到 14F（29mm 瓣膜为 16F）。输送系统同时具有很好的可控性，使输送系统的近心端可以调弯，保持更好的同轴性。其配套引导鞘管为可膨胀 eSheath。2020 年，该瓣膜已经在中国上市，截至 2021 年 5 月全国超过 100 例植入，效果良好。

SAPIEN 3 Ultra 是 Sapien 3 瓣膜系统改进升级版（图 3-4-1）。两者瓣膜支架是一样，前者在输送系统上进行了改进。SAPIEN 3 Ultra 由于在球囊工艺上进行了改进，瓣膜安装时就在球囊上，省去了推送瓣膜回撤推送管的步骤，使手术步骤更为简洁。同时，输送系统头端的鼻头更短，提高了输送通过性及对左心室的损伤。其鞘管为新一代 Axela Sheath 可膨胀鞘管，较之前 eSheath 也有改进，其在通过系统鞘管膨胀时并不会产生裂隙，从而减少对血管损伤（eSheath 膨胀后会产生纵向裂隙）。且对于所有尺寸瓣膜，均是使用 14F 鞘管即可。

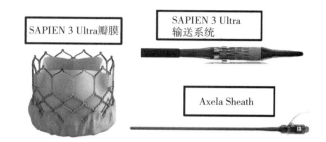

图 3-4-1　SAPIEN 3 Ultra 瓣膜、输送系统及引导鞘管

2. Centera　为爱德华公司研发的自膨瓣膜。相对于美敦力的自膨瓣膜，该瓣膜有较大区别。它的镍钛支架很短，类似于球扩瓣膜，使用牛心包瓣膜（图 3-4-2）。支架的腰部有一条金属线，可以通过收紧此线实现瓣膜回缩，从而实现可回收。输送系统为 14F，可调弯，保证释放同轴性。电动释放手柄使释放更加容易，单个术者就可以完成瓣膜释放。Centera 瓣膜设计结合了自膨支架（可回收，支架变形性好）及球扩支架（短支架、低起搏器发生率）的优点，是一款非常优秀的瓣膜。CENTERA 临床研究结果非常出色，入选了 203 例患者，STS 评分 6.1% ± 4.2%，手术成功率为 97.5%，3.5% 患者重新回收调整位置释放。30 天随访时，死亡率仅为 1.0%，起搏器植入率仅为 4.9%，致残性脑卒中发生率为 2.5%，仅 0.5% 患者出现中度瓣周漏，无患者发生重度瓣周漏。一年随访时，起搏器植入率为 6.5%，无患者发生中度以上瓣周漏。

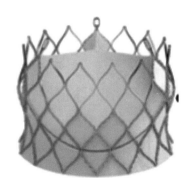

图 3-4-2　Centera 瓣膜系统

3. Evolut R 和 Evolut pro　Evolut R 瓣膜为美敦力 CoreValve 瓣膜的升级版。该瓣膜增强了瓣环处径向支撑力，裙边下端向下延长以防止瓣周漏。瓣膜支架更短，使释放后支架同轴线更好。支架形态更偏向直筒状。更重要的是输送系统近心端设置了镍钛套管，在瓣膜支架完全释放之前，可以将瓣膜拉回镍钛套管，实现可回收，从而可以重新调整瓣膜的位置。其输送系统自身含有内联引导鞘管（相当于无鞘技术），外径为 18F，内径相当于 14F，故其输送系统等同于

14～15F。Evolut pro 瓣膜在 Evolut R 瓣膜基础上，在支架下段包绕一层心包补片，以减少瓣周漏发生及起搏器植入率。在关于 Evolut pro 瓣膜一项早期研究中，纳入 60 例患者，平均年龄 83 岁，STS 评分 6.4%，30 天死亡率为 1.7%，中度以上瓣周漏发生率为 0，起搏器植入率为 11.7%。该结果显示 Evolut pro 瓣膜在防瓣周漏及降低起搏器植入率方面较以往瓣膜有所改进。2021 年 5 月 Evolut pro 瓣膜已经在中国开始临床多中心上市前研究（图 3-4-3）。

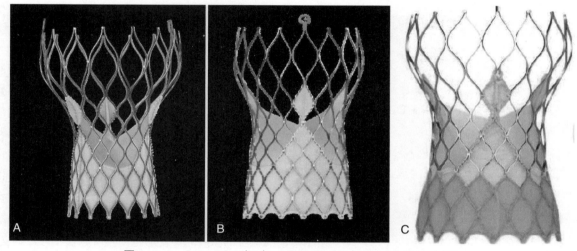

图 3-4-3　CoreValve（A）、Evolut R（B）和 Evolut pro（C）

4. Lotus Edge　Lotus Edge 瓣膜是波士顿科学国际有限公司研发的产品，是 Lotus 瓣膜的升级版。Lotus 瓣膜支架为镍钛合金构成，该支架在纵向伸长后短轴直径可缩短，从而达到可回收目的。该装置下段具有自适应密封圈，可以减少瓣周反流的发生率。Lotus Edge 瓣膜保留了 Lotus 瓣膜全可回收、防瓣周漏、瓣膜早工作等优点。同时，输送系统进行改进，使得其更柔软弯曲；更为重要的有植入深度保护技术，以防止瓣膜进入流出道过深（图 3-4-4），从而减少传导阻滞发生率。在既往临床试验中，Lotus 瓣膜起搏器植入率高达 3.5%。Lotus Edge 瓣膜有望较 Lotus 瓣膜降低起搏器植入率。2019 年 4 月，Lotus Edge 瓣膜获美国 FDA 批准上市，但后由于传导阻滞等原因暂时退市。

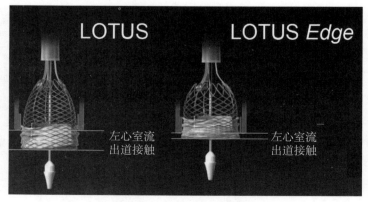

图 3-4-4　Lotus 和 Lotus Edge

5. ACCURATE neo 和 ACCURATE neo2（图
3-4-5） ACCURATE neo 瓣膜是经动脉途径植
入的自膨瓣膜，也是镍钛合金支架、环上瓣设计。
其独特设计在于含有锚定装置，可自动定位。其
瓣膜释放和其他自膨瓣膜释放不同：一般自膨瓣
膜先释放近心端，再释放远心端；ACCURATE
neo 瓣膜先释放远心端，露出锚定装置，然后将
瓣膜支架推向自体主动脉瓣环处，自动定位卡住
后，再释放远心端的支架。它还含有防瓣周漏外
裙边。远心端的支架网格孔径很大，不干扰瓣膜
植入后冠状动脉介入治疗。支架下段有内层和外
层，均由心包覆盖，以防止瓣周漏。其输送系统
相当于 15F，配合使用的是 Solopath 球囊扩张鞘
管，使用时打开球囊使鞘管充分扩张变大，输送
系统通过后，回抽球囊的液体使鞘管回缩，可以
缩短对血管的持续扩张时间，同时鞘管置入时外
轮廓较小，从而降低了对髂股动脉的损伤。SAVI
研究入选 1000 例患者，手术成功率为 98.7%，30
天死亡率为 1.4%，起搏器植入率为 8.3%，2 级
及以上瓣周漏发生率为 4.1%。在一项新近采用
倾向评分对照研究中，共入选 1551 例患者，对
比了 ACCURATE neo 瓣膜（n= 1263）和 Evolut
PRO 瓣膜（n=288），患者平均年龄为 82 岁，
STS 评分 5.1%。倾向评分匹配（n =502）后，
ACCURATE neo 组和 Evolut PRO 组的手术成功
率（90.6% vs 91.6%，P=0.751）和出院前中重度（2
级及以上）瓣周漏（7.3% vs 5.7%，P=0.584）相当。
此外，ACCURATE neo 组和 Evolut PRO 组在 30
天内的临床结果没有显著差异，包括全因死亡率
（3.2% vs 1.2%，P=0.221）、脑卒中发生率（2.4%
vs 2.8%，P=1.000）、新永久起搏器植入率（11.0%
vs 12.8%，P=0.565）。在最新一项大型随机对照
研究中，入组 739 例患者（平均年龄为 82.8 岁，
STS 评分为 3.5%），随机分为 ACCURATE neo 组
（n =367）和 Sapien 3 组（n=364）。ACCURATE
neo 30 天主要终点和 Sapien 3 未达到非劣效（24%
vs 16%，P=0.42）。虽然两组 30 天死亡率（2%
vs 1%）和脑卒中发生率（2% vs 3%）无差异，
但 ACCURATE neo 组急性肾损伤（3% vs 1%）
和中度以上瓣周漏发生率更高（9% vs 3%）。
ACCURATE neo 2 为 ACCURATE neo 升级版，
主要是在自防瓣周漏裙边方面进行了改进。

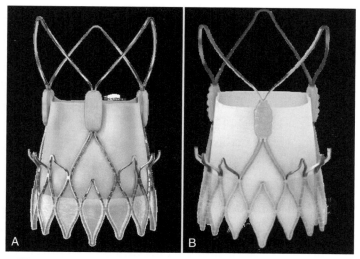

图 3-4-5 ACCURATE neo（A）和 ACCURATE neo2（B）

6. Portico 瓣膜 是波士顿科学国际有限公司
研发的自膨瓣膜，和 Evolut R 有较多的相同点，
同样可实现可回收、防瓣周漏（图 3-4-6）。远
心端的支架网格较大，瓣膜植入后对冠状动脉介
入治疗干扰较少。采用环内瓣设计，人工瓣膜缝
合在较低的位置，使人工瓣膜在释放过程中较快
工作。输送系统为 18F，柔软性好，可 360° 打弯，
通过性较好。Portico 环内瓣设计的初衷是瓣膜支
架打开一小部分，人工瓣膜即可工作。但是，就
是这样的设计给它带来一些麻烦。US IDE Trial
研究发现，43% 的 Portico 有亚临床的瓣膜血栓
形成，使其临床研究一度被美国 FDA 叫停。后
来研究显示，目前还没有临床依据显示亚临床瓣
膜血栓形成增加临床不良预后，其临床研究才得

以继续。PORTICO-Ⅰ试验 共入选941例患者（82.4岁±5.9岁；65.7%为女性；STS评分5.8%）。1年时，Kaplan-Meier全因死亡率、心血管死亡率、致残性卒中率和心肌梗死的估计分别为12.1%、6.6%、2.2%和2.5%。无严重瓣周漏，2.6%患者中度瓣周漏。在30天和1年时，新起搏器植入率分别为18.7%和21.3%。

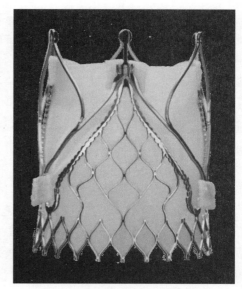

图 3-4-7　TF-JenaValve 瓣膜

二、国内最新经导管主动脉瓣植入瓣膜系统

1. VitaFlow Ⅱ 是上海微创医疗器械（集团）有限公司研发的二代介入性主动脉瓣膜系统，具有可回收及防瓣周漏功能，属于二代介入性主动脉瓣。VitaFlow Ⅱ瓣膜支架同一代VitaFlow。VitaFlow Ⅱ输送系统可回收，在结构上通过创新性鞘管设计实现瓣膜释放可回收功能，即再次定位重新释放。输送系统的内外管设计具有增强结构，在保证释放的稳定性和准确性的同时实现了多向弯曲功能，从而降低对血管的损伤，减少血管并发症的概率。针对中国老年患者股动脉较细的特点，设置内联导管鞘，实现一体化穿刺功能，减少输送系统对血管损伤（相当于16～18F鞘）。

2. Venus-A plus 及 Venus-A pilot　Venus-A plus是杭州启明医疗器械股份有限公司研发的二代介入性主动脉瓣膜系统，具有可回收功能。Venus-A plus瓣膜支架同Venus-A。Venus-A plus输送系统可回收，在结构上通过创新性鞘管设计实现瓣膜释放可回收功能。输送系统使用19F引导鞘管。Venus-A pilot 在可回收功能基础上，增加了可调弯功能，以保证瓣膜释放时的同轴性。

3. TF - J-Valve　为J-Valve的经股动脉瓣，瓣膜设计基本同J-Valve。自膨胀镍钛支架，支架外围有3个固定键，与JenaValve不同的是，JenaValve固定键和镍钛支架是焊接连接，而J-

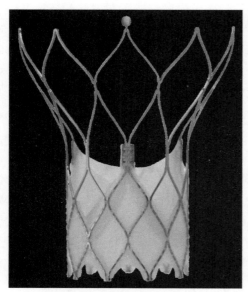

图 3-4-6　Portico 瓣膜

7. TF- JenaValve　JenaValve是经心尖途径植入带有三个固定键的瓣膜，TF- JenaValve是JenaValve的经股动脉版本（图3-4-7）。JenaValve瓣膜为短支架，上端的网格孔较大，利于冠状动脉介入；支架外缘含有3个锚定件，可防止至3个主动脉窦底，起到固定支架作用；人工瓣膜为环上瓣设计。JenaValve瓣膜先释放近心端锚定装置，然后将其推向自体主动脉瓣环处，自动定位卡住后，再释放近心端的支架，最后再释放远心端的连接装置。TF- JenaValve的输送系统为18F，带有调弯功能，保证释放瓣膜和主动脉瓣环同轴性。JenaValve瓣膜带有固定键的设计，使其可以治疗主动脉瓣反流的病例及冠状动脉开口较低的病例。这一点和国产的J-Valve类似。截至2023年年底该款介入瓣膜被国产企业收购，正式开始中国多中心上市前研究。

Valve 固定键和镍钛支架之间用细绳活动连接，这样有利于释放时固定键能在窦底活动，更好地贴合在主动脉窦底。其输送系统为 18 ～ 22F，具有可调弯功能。瓣膜释放顺序与 J-Valve 类似。TF－J-Valve 探索性临床试验主要在加拿大进行，目前证实了技术可行性。2022 年底，TF-J Valve 国内多中心临床试验已经开始，初步结果良好。

4.X-Cor 介入瓣膜 经心尖途径入路，介入瓣膜长度介于传统长支架自膨瓣膜和短支架瓣膜之间，手术操作时瓣膜花冠区域先释放，瓣环和流出道部位后释放，支架自身有 6 个腰部小突起，方便进行交界对齐，目前已经完成国内多中心上市前临床试验。

5.科凯介入主动脉瓣 股动脉途径入路的短支架自膨瓣膜，带有 3 个定位键系统，瓣膜可以自旋转，定位键可以单个拉起调整后重新入动脉窦，目前已经完成国内多中心上市前临床试验。

6.康迪泰科 Torr 介入瓣膜 这是一款国产新研发的短支架球囊扩张式瓣膜，牛心包材质瓣叶，采用无醛抗菌化技术，瓣膜设计有内外双层裙边可以有效减少瓣周漏，输送器可以调弯，有 7 个瓣膜型号可供选择，目前在国内多中心试验进行中，初步临床效果满意。

三、经导管主动脉瓣植入相关新技术和辅助器械

1. 预防冠状动脉阻塞技术 冠状动脉阻塞是 TAVI 严重的并发症，其很可能导致致命性后果，是目前手术死亡及患者筛选失败主要原因之一。因为冠状动脉开口过低（＜ 10mm）或者主动脉窦较小（＜ 30mm）等解剖因素而放弃 TAVI 的患者在目前临床实践中并不少见。此外，一种经导管瓣膜撕裂技术（BASILICA）被发明，通过经股动脉送入器械，将位于冠状动脉开口附近的自体瓣膜撕裂，以防止植入人工瓣膜时引起冠状动脉阻塞。该技术目前被证实是可行的。预防性烟囱技术也被用于预防冠状动脉阻塞。

2. 生物瓣膜扩裂技术 外科生物瓣衰败后，由于患者再次外科手术风险较高，经导管瓣中瓣植入瓣膜（transcatheter valve-in-valve）是个不错的选择。经导管将第二个生物瓣膜植入现有外科瓣膜内，原有瓣环即限制了介入瓣膜的扩张并降低了瓣中瓣的有效开口面积。如果原有外科瓣膜较小（如 19～21mm 瓣膜），这个问题更为明显，患者术后会出现瓣膜－患者不匹配（prosthesis-patient mismatch，PPM）现象，术后仍存在高压差。研究显示，PPM、术后高压差与患者的生存率降低有关。生物瓣膜扩裂技术（bioprosthetic valve fracture，BVF）应运而生。这就涉及外科瓣膜的内径及其是否容易"打裂"，外科生物瓣膜有许多种类（带支架或不带支架），而不同种类的外科瓣膜具有不同的特征。幸运的是，大部分外科生物瓣膜均可被高压球囊打裂，不管带不带支架。临床研究显示，BVF 可以明显提高介入瓣膜植入后的有效开口面积，降低跨瓣压差，是一项安全有效的技术。

3. 辅助器械 TAVI 相关辅助器械包括脑保护装置（血栓过滤装置），其可用于 TAVI 术中预防脑卒中发生。目前研究显示脑保护装置可减少磁共振成像检测的脑缺血损伤体积，但临床症状改善方面尚无足够依据。这些器械包括 Claret Montage Dual Filter System（Claret Medical Inc）、TriGUARD3 CEP Device、Ponit GUARD CEP Device、FilterlexCEP Device（Israel）等。TAVI 扩张新型球囊有 TAV 8 球囊，呈"8"字形，中间有腰，在球囊扩张时可以卡在自体瓣膜处，防止瓣膜滑动，扩张时无须快速起搏；True Flow 球囊，球囊中心为中空的，可允许血流通过，在球囊扩张时也无须起搏，且保持血流动力学稳定。其他创新器械包括瓣叶切开装置 LeaflexAVRT、大血管出血监测装置、新型大伤口血管缝合装置（MANTA、Vivasure PerQseal）。

四、总结

总之，经过多次迭代更新，目前 TAVI 瓣膜支架系统已经到了相对完美的状态。目前临床研究结果显示，新型 TAVI 瓣膜支架系统具有较高安全性和有效性，为 TAVI 在低危人群中的应用提供技术基础。同时，随着适应证拓展，TAVI 瓣膜支架仍有一定改进空间。TAVI 相关新技术和辅助器械目前也取得较大进展，促使 TAVI 更加安全有效，向更广泛人群拓展。

第五节　常用分析软件"3 mension"操作简介

一、资料导入

从外部数据源导入数据：①将 CD、DVD、外置硬盘驱动器或 U 盘插入计算机，点击屏幕左侧的"导入"按钮。②双击网格中的患者姓名以导入整个数据集。要导入其中一个系列，双击预览网格中的特定系列。③导入完成后，点击屏幕左上角的"本地数据"按钮。患者数据将以粗体显示在患者网格中，表明该患者数据集尚未使用。④在患者网格中，通过双击选择所需的序列或整个患者数据集。⑤直接从存储数据的文件夹导入数据，转到包含数据的文件夹并右键单击该文件夹选择"复制到 3mensio"。即使"3mensio"没有运行，数据也会被导入。下一次启动"3mensio"时，数据将在本地数据中可用。为了匿名患者，执行鼠标右键点击并选择"匿名"，然后按照弹出框中的说明操作。注意：匿名化会产生一个新的数据集。原始患者数据不会被自动删除（图 3-5-1）。

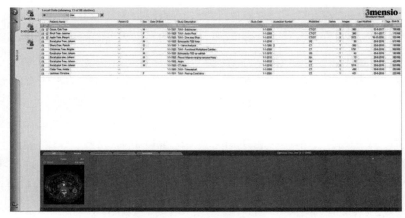

图 3-5-1　资料导入

（一）压缩数据和未压缩数据

当"压缩传入图像"选项被检查时，数据可以被导入并以压缩的形式存储在 3mensio 存档中。

当使用导出到 DICOM-SSO 或使用"导出到烧录卷"时，请确保在导入图像时取消选中"压缩传入图像"复选框。未压缩数据的导出可以由第三方血管造影或超声仪器读取。

（二）单相及多相数据

3mensio 可以加载单相和动态多相数据集。在工作流播放中支持多相数据集，并显示了暂停按钮。

二、工作流工具

（一）工作流助手

工作流助手位于应用程序的右侧。它提供了当前工作流中可以执行的步骤的结构化概述。

（二）截图

在工作流中的任何一步，都可以捕捉截图。执行鼠标右键点击并选择"添加"要报告的屏幕截图或单击。

（三）视口提示

单击以启用或禁用视口提示。提示将在相应的窗口中可见。

三、会话状态

会话状态使您能够关闭患者评估并在您离开的地方重新开始。

（一）保存会话状态

保存会话状态：点击屏幕左下侧的"保存"，按照对话框中的说明操作。单击屏幕左下侧的"关闭"，会出现一个会话状态保存对话框，按照对话框中的说明操作。

（二）打开会话状态

存储会话状态后，它可以位于学习列表的预览网格中。通过双击预览网格中相应的缩略图打开会话状态。

四、基本浏览器

工作流选择器位于应用程序的左侧。对于基本查看，可以使用以下工作流。

二维及三维查看器：使用 2D 查看器，可以查看原始数据系列。使用 3D 查看器，自定义 MPR 双斜视图可以可视化。此外，可以执行基本的测量，如长度和面积（图 3-5-2）。

五、三维结构心脏

以 下 介 绍 "3mensio Workstation" 模 块 "Structural Heart"， 简 称 "3mensio Structural Heart"。

主动脉瓣

1. 中心线检测 确定一个准确的中心线与一个正确的瓣环平面是患者评估的重要组成部分。如果正确遵循以下步骤，随后的测量（长度和直径）将是最准确的（图 3-5-3）。

（1）双击该系列以加载特定的数据集或患者以加载所有存在的阶段。如果这是唯一可用的工作流程，则选定的系列将自动分配到主动脉瓣工作流程。当更多的工作流程出现时，点击启动屏幕上的 "aortic valve" 按钮以启动主动脉瓣工作流程。

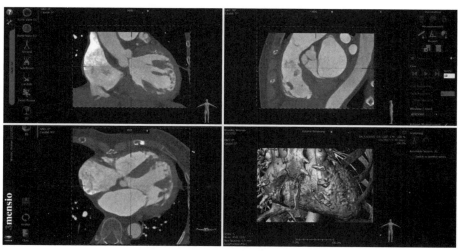

图 3-5-2 基本浏览器

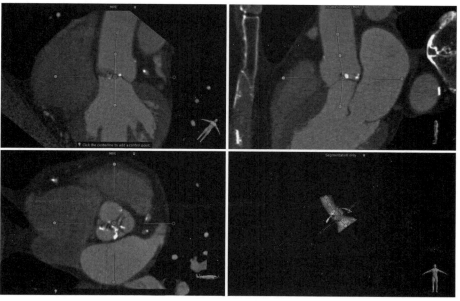

图 3-5-3 中心线检测

如果需要其他数据集，请选择"switch to another series"按钮，以指向系列选择窗口。如果需要的序列还没有被加载，转到侧边的标签"study list"，然后双击需要的系列，将其加载到当前会话中。

注意：默认情况下，主动脉瓣分析将在收缩末期开始。

（2）点击"automatic"按钮。进行分割并创建自动中心线。

如果分段不满意，请单击"manual"按钮。将控制点放在 MPR 视图。一条中心线将根据你的控制点生成。

（3）通过滚动检查中心线的控制点。控制点可以通过鼠标左键拖动到需要的位置来移动。

2. 调整瓣环平面　添加标记，在"调整瓣环平面"步骤中，精确定义瓣环平面是很重要的，因为这将成为测量部分中所有测量的基础。

（1）三叶瓣：定义瓣环平面。

1）在"调整环面"步骤中，标记可以放置在所有三个双斜视口中，通过在所需位置执行鼠标左键点击来确定 3 个瓣叶的最低点。一个彩色的点将会出现。在确认这 3 个标记之后，一个平面将通过这 3 个标记创建。这个平面代表瓣环平面。如果必要，标记的位置可以通过拖动它来改变，同时按住鼠标左键，到达所需的位置。这也可以在顶部的双斜视图上完成（图 3-5-4）。

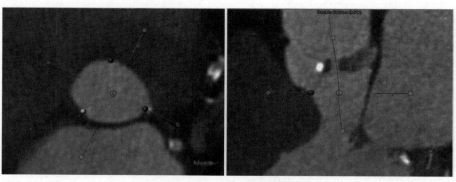

图 3-5-4　定义瓣环平面

2）点击"确认"按钮。

提示：在为最低点设置 3 个标记之前，可以通过鼠标左键拖放或者鼠标右键点击指定点并选择来重新定位瓣环平面中心。

提示：如果环的中心点放置正确，瓣叶应同时出现时，向上滚动，并通过左下角视窗向下。

提示：对于一个直线 LVOT 中心线，按钮"LVOT"可以使用后设置 3 个最低点，中心线可以手动调整（图 3-5-5）。

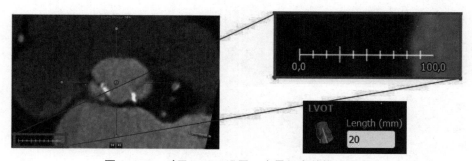

图 3-5-5　对于 LVOT 设置 3 个最低点的模拟图像

在多期 CT 扫描的情况下，选择 30% 阶段分析收缩末期和 80% 阶段分析舒张末期，如果这些阶段不存在，选择最接近的替代方案。在设置瓣环平面时，可以在相位选择器中选择不同的相位，如果需要，可以为所有相位设置瓣环平面。

（2）二叶瓣：选择"二叶瓣"图标（图 3-5-6）。在相应的瓣叶上放置两个标记。如上所述进行测量。

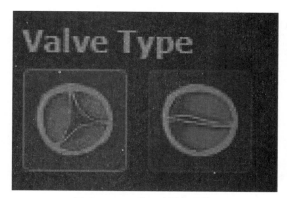

图 3-5-6 "二叶瓣" 图标

3. 主动脉瓣评估

（1）直径测量（图 3-5-7）：可以在垂直平面（MPR）视口进行。

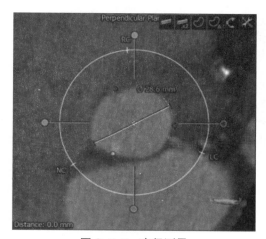

图 3-5-7 直径测量

点击图标 " " 进行直径测量。直径测量可以通过右键点击注释来分配给报告。

选择图标 " " 自动多边形。可以通过拖动控制点来调整多边形。

选择图标 " " 手动跟踪一个多边形。

可将以下测量值分配给该报告：升主动脉直径、窦管结全部直径、环形空间尺寸、LVOT直径、主动脉窦宽度（RC/LC/NC）

（2）长度测量（图 3-5-8）：通过在拉伸的血管视图上移动光标线来创建长度测量，在光标线上执行鼠标右键单击，并从菜单中为测量选择一个标签。类似的，也可以从基面或执行自定义长度测量。实施标准长度测量：环至左冠状动脉口长度、环至右冠状动脉口长度、环至主动脉窦长度。冠状动脉口高度也可以在双斜视图上测量，如果需要，在冠状静脉窦倾斜和强烈弯曲的

中心线在窦的位置。为了测量冠状动脉开口高度设置光标线上的瓣环平面和测量开口高度的距离工具 " "，执行鼠标右键点击距离线，并从菜单中为测量值选择一个标签。

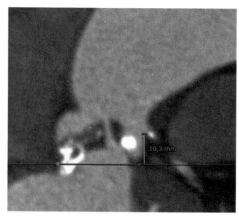

图 3-5-8 长度测量

（3）MinIP：显示的最低强度超过 10mm 层厚，可以作为一个工具，以评估主动脉瓣瓣叶没有钙化。

（4）钙化分级：钙化可以从 "hockey puck view" 评估。钙化分级可以根据下面提到的 4 个阶段在屏幕截图中命名：①没有钙化；②轻度钙化；③中度钙化；④严重钙化。

（5）血管造影观察：血管造影图可以让你计算出主动脉瓣 C 形臂的投影（图 3-5-9）。

1）只需点击并按住鼠标左键，然后移动它来改变 C 形臂的角度，或者在视图底部的木偶上使用箭头。

2）单击 C 形臂图标以确定垂直于瓣膜平面的最佳投影。在 Angio 视图中显示具有表示垂直投影的 s 曲线的图。

3）旋转垂直平面上的蓝色 C 形臂注释以调整 C 形臂角度至所需的投影或移动 S 曲线上的红点。

（6）四维多相动态扫描的可视化：当动态多相扫描被用于瓣膜评估时，这些将被自动识别，并且可以通过视口中的 "play" 按钮以 4D 的形式显示（图 3-5-10）。

注意：测量只能在环面（3/2 Nadir 点）被定义的阶段进行。

（7）虚拟人工瓣膜植入

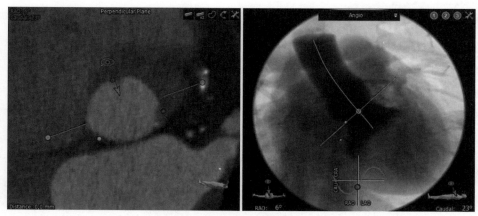

图 3-5-9　血管造影

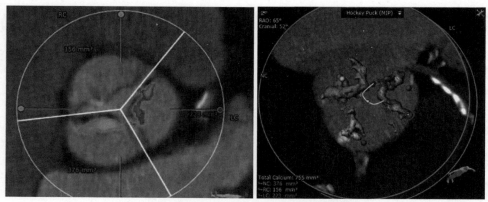

图 3-5-10　四维多项动态扫描可视化图像

通过选择虚拟瓣膜旁边"▆▆"放置虚拟瓣膜。

当选择"编辑方向"时，可以通过拖动粉色圆点重新定位瓣膜，也可以通过拖动绿圆圈来倾斜瓣膜。

高度、流入直径、流出直径和法兰可以通过选择来调整。

要选择特定的瓣膜类型，从下拉菜单中选择一个选项或导入 STL 文件通过下拉菜单中的导入选项，将某个瓣膜视为虚拟瓣膜。

显示的虚拟瓣膜不代表实际植入的瓣膜装置的特征，即虚拟瓣膜不适应患者的解剖结构。

（8）钙化的量化

点击"▆▆"到 calcium quantification。在工作流助手的"define centerline"步骤期间生成分段，用于定义初始 VOI。在这个 VOI 中，对话框中设置的密度高于阈值（HU）的体积被累积为钙化体积。阈值是自动计算的，可以由用户调整。

选择复选框："score leaflets separately"。一个

"方向盘形"覆盖将会出现。每个部分是单独计算的，并将累积总钙化体积。提示：通过拖动注释的中心来对齐"方向盘形"的中心位置。通过单独拖动星形的末端尖端，将对齐线与"方向盘形"对齐。

要修改 VOI 分段模块的高度，拖动顶线或底线（蓝色）到拉伸的血管视图中的不同高度。重新计算将自动完成。

钙化的部分可以通过按住"Alt + 鼠标点击"或按住" Ctrl + 鼠标点击"来取消选择。

（9）报告

点击"▆▆"，请注意测量结果是互动的。如果测量结果在被赋值后发生了变化，新值将自动存储在报告中。

舒张末期（ED）和收缩末期（ES）比较：比较从功能数据集分别加载 ED 和 ES 两个阶段到主动脉瓣（ED）和主动脉瓣（ES）的工作流程。如上所述进行评估（图 3-5-11）。

提示：从功能数据集中选择一个特定的阶段，在屏幕右侧的选择器中选择" Switch To

another series"。

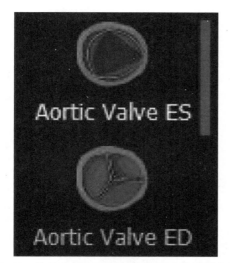

图 3-5-11　软件分析中不同期像时主动脉瓣形态的差异
Arotic Valve ES. 主动脉瓣收缩期；Aortic Valve ED. 主动脉瓣舒张末期

六、入路

（一）升主动脉入路

当定义主动脉瓣（三个最低点）或二尖瓣环时，直接访问工作流程将识别这些结构的位置和方向。二尖瓣由它的瓣环呈现，主动脉瓣由一个"虚拟瓣环"呈现，即一个穿过三个底部的圆。

主动脉瓣　升主动脉入路。

升主动脉模拟导管可以设置在主动脉瓣环上，"set to valve plane"，并指向升主动脉，以评估主动脉直接进入主动脉瓣的情况（图 3-5-12）。

可以使用不同的查看技术。使用每个视图中上部的下拉菜单，选择不同的演示文稿。这可以在左下角或者右下角进行（图 3-5-13）。

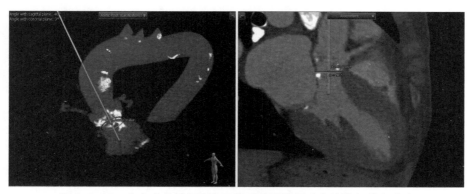

图 3-5-12　左心室长轴切面和三维动脉图像反映血液进入升主动脉

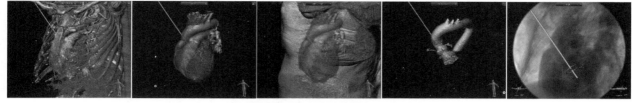

图 3-5-13　不同三维图像标识主动脉瓣三维结构中的位置

同步视图：当在左视图和右视图中都选择了 3D 表示形式时，可以通过选择链接按钮来同步视图（图 3-5-14）。

定义血管：髂内动脉，髂外动脉，使用血管的特征和痕迹结构。

在 MPR 或 VR 视图中点击感兴趣的血管。通过在感兴趣的血管中启动两个或更多的后续点，可以手动添加血管。

模拟导管操作：模拟导管可以进行多种动作。

通过移动模拟导管在结构周围旋转模拟导管。在模拟导管上添加 / 删除点，通过鼠标右键点击模拟导管并选择"insert point"。通过拖动模拟导管的红点改变模拟导管的弯曲度。右键点击"delete catheter"删除模拟导管。通过点击工作流助手中的"set to valve plane"，将模拟导管设置到一个结构（二尖瓣或主动脉）（图 3-5-15）。

（二）经股动脉入路

1. 经股动脉入路的分析　确保选择腹部扫

描。在体积立体渲染视窗中，执行鼠标左键点击 主动脉的非钙化部分（图3-5-16）。

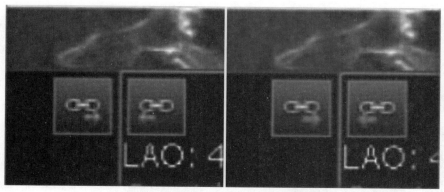

图3-5-14　选择链接按钮来同步视图

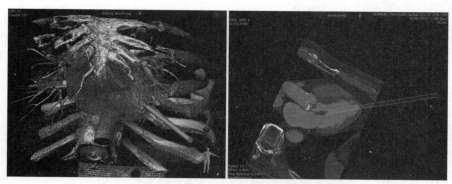

图3-5-15　利用三维图像模拟导管操作路径

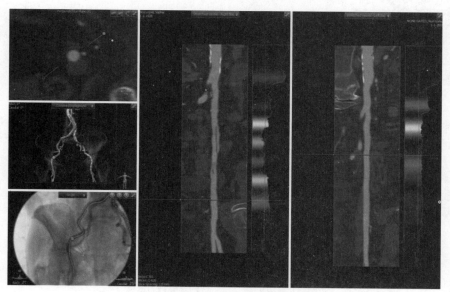

图3-5-16　经股动脉入路的分析

检查分段的结果：如果需要，使用滑块来包含或排除结构。选择"add vessel"按钮来添加血管。单击"confirm"按钮以完成分段。放置中心线的起点和终点。点击"next"按钮。软件将计算临时中心线。验证控制点是否位于船体中央。控制点可以被拖动到要求的位置。通过单击中心线添加控制点。通过点击控制点上的鼠标右键并选择"delete"按钮删除控制点点击"confirm"按钮。

提示：注意中心线修正，因为长度测量是基于中心线的。

注意：在此工作流步骤之后，中心线不能更改；测量基于定义的中心线。

2. 评估　可以评估左侧和右侧髂骨中线的直径、钙化和弯曲度。

通过选择"钙化"作为观察模式，可以快速评估钙化。

弯曲度通过测量面板背景的强度来显示。黄色越亮，弯曲度越高。这个弯曲度是基于一个滑动的弯曲度指数来计算的。

直径可以在垂直视图中详细测量。

（1）显示了一个自动的最小/最大测量值。将鼠标放在测量值上方以查看值。

（2）要修正测量值，右键单击并选择"min/max measurement"。

（3）可以通过将标尺的端点拖动到所需的位置来调整测量值。长度测量可以按照主动脉瓣分析工作流程中的描述进行。为了开始长度测量，首先设定一个基线。

重要提示：长度和直径测量数据不会自动存储在报告中。为了保存这些测量结果，将测量结果与预先定义的标签（髂总动脉、髂外动脉和股动脉）连接起来，或者对血管视口进行截图。单击血管视图视口使其成为活动视口，然后单击屏幕右侧的"相机"按钮。这个视口的图片现在会与长度和直径测量的参数一起被保存。这个操作需要分别对两个血管视图视口执行。通过创建立体渲染的屏幕截图，可以保存直径测量的概述。当"嵌入式图片"被检查时，直径测量截图在立体渲染中可视化（图 3-5-17）。

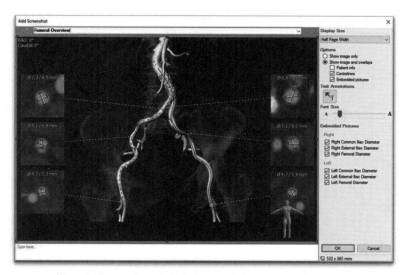

图 3-5-17　左、右髂总动脉及髂外动脉和股动脉最粗与最细尺寸的三维结构图示

（三）经锁骨下动脉入路

经锁骨下动脉入路与经股动脉入路分析非常相似，请检查经股动脉切片。点击屏幕左侧的"subclavian"按钮，当前系列将被分配到锁骨下工作流程。如果需要一个替代的数据集，请选择"switch series"按钮来指向一个系列选择对话框。如果所需系列尚未加载，请转到"side"选项卡研究列表并双击所需系列以将其加载到当前会话中。按照工作流助手提供的指导来分割和创建中心线。

（四）经颈动脉入路

经颈动脉入路与经股动脉入路和经锁骨下动脉入路分析非常相似，请检查经股动脉切片。点击屏幕左侧的"carotids"按钮。

当前系列将被分配到锁骨下工作流程。如果需要一个替代的数据集，请选择"switch series"按钮来指向一个系列选择对话框。如果所需系列尚未加载，请转到"side"选项卡研究列表并双击所需系列以将其加载到当前会话中。按照工作流助手提供的指导来分割和创建中心线。

第四章

常见经导管主动脉瓣置换瓣膜简介和手术流程

第一节　Venus A 瓣膜和置换流程要点

一、Venus A-Valve 介绍

Venus A-Valve 经导管人工主动脉瓣膜置换系统由主动脉瓣膜和输送系统组成，其中输送系统包括输送导管系统和压缩装载系统（图 4-1-1）。主动脉瓣膜由激光切割的镍钛合金支架和生物瓣膜组成（图 4-1-2 ～图 4-1-4）。

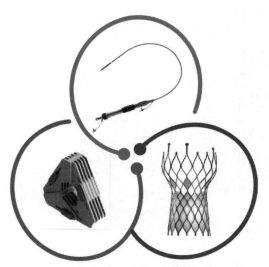

图 4-1-1　Venus A-Valve® 瓣膜装载系统

（1）DS18/DS19 的导管输送系统血管内径 6mm 以上即可通过。

（2）自膨式多层次镍钛合金支架具有可控性稳定释放、强径向支撑力。

（3）自主专利的压缩装载系统专门为瓣膜安装设计，便于安装。

（4）猪心包制成三叶瓣叶和裙边组成环上瓣设计，开口面积大，提高瓣膜耐久性。

二、相关研发进展

（1）2020 年 11 月，杭州启明医疗器械股份有限公司研发的 Venus A-Plus 可回收 TAVI 输送系统已获得中国国家药品监督管理局批准上市，该系统为全国第一个获批上市的可回收 TAVI 系统。该系统保持 Venus A-Valve 瓣膜不变，并在原输送系统基础上增加了可回收功能。其具有可回收、可重新定位，精准释放，提高手术效果及可在高难度手术中确保患者安全的特点。

（2）Venus A-Pilot 为在研发的一款可回收、可调弯输送系统，该系统也保持 Venus A-Valve 瓣膜不变，在 Venus A-Plus 可回收输送器基础上增加可调弯功能，具有可回收、可调弯、可重新定位的功能，能更精确地定位及释放，保证在高难度手术中（弯主动脉弓部锐角、横位心）应用的安全性。

（3）Venibri Ⅰ 干化预装瓣膜为在研发中的一款 TAVI 瓣膜支架，由镍钛合金自膨支架装载新型猪心包瓣膜，该瓣膜经公司特有的专利技术干化处理，强韧，耐久，生物相容性好，并在工厂内预装，术中拆包即可使用（图 4-1-5）。

（4）Venus P-Valve 经导管肺动脉瓣膜为具有多种规格的自膨肺动脉瓣膜系统，适用于多种复杂的肺动脉解剖结构，由一体化设计自膨镍钛合金瓣架及单层的猪心包缝制成的三叶瓣和裙体组成（图 4-1-6）。

（5）TAV8 球囊扩张导管是一种新型的适合于主动脉瓣解剖结构的球囊扩张导管，设计用于主动脉瓣球囊成形术及经皮主动脉瓣植入术前、术后的主动脉瓣成形（图 4-1-7）。

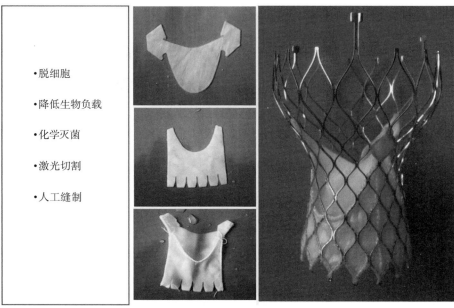

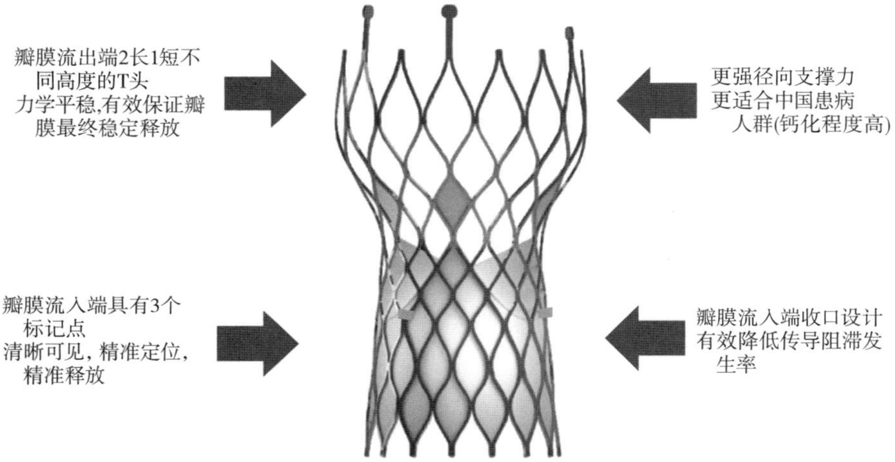

•脱细胞
•降低生物负载
•化学灭菌
•激光切割
•人工缝制

图 4-1-2　Venus A-Valve® 瓣膜制作工艺

瓣膜流出端2长1短不同高度的T头
力学平稳,有效保证瓣膜最终稳定释放
更强径向支撑力
更适合中国患病人群(钙化程度高)
瓣膜流入端具有3个标记点
清晰可见，精准定位，精准释放
瓣膜流入端收口设计
有效降低传导阻滞发生率

图 4-1-3　Venus A-Valve® 瓣膜产品优势

Venus A-Valvr®瓣膜选择一览表

L23
32
18.6
23.5
46
34
16
13
5（RO arker）
0
Helght(mm)
L26
37.5
22.1
26
50.3
42
24
15
5（RO arker）
0
Helght(mm)
L29
43
24
29
50
41
24
16
6（RO arker）
0
Helght(mm)
L32
Helght(mm)

Size: L23(DS18–A55)　L26(DS19–A58)　L29(DS19–A62)　L32(DS19–A62)

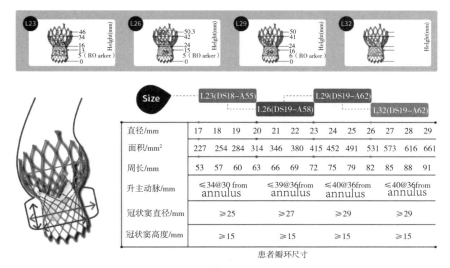

直径/mm	17	18	19	20	21	22	23	24	25	26	27	28	29
面积/mm²	227	254	284	314	346	380	415	452	491	531	573	616	661
周长/mm	53	57	60	63	66	69	72	75	79	82	85	88	91
升主动脉/mm		≤34@30 from annulus				≤39@36from annulus			≤40@36from annulus			≤40@36from annulus	
冠状窦直径/mm		≥25				≥27			≥29			≥29	
冠状窦高度/mm		≥15				≥15			≥15			≥15	

患者瓣环尺寸

图 4-1-4　Venus A-Valve® 瓣膜 4 个型号适合 98% 的患者

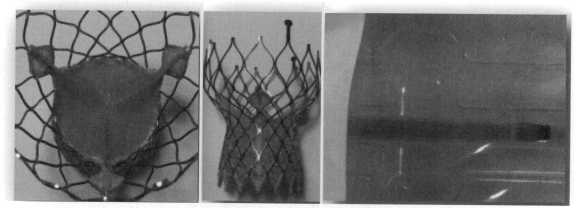

图 4-1-5　Venibri Ⅰ 干化预装瓣膜

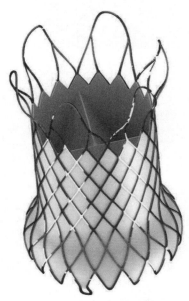

图 4-1-6　Venus P-Valve 经导管肺动脉瓣膜

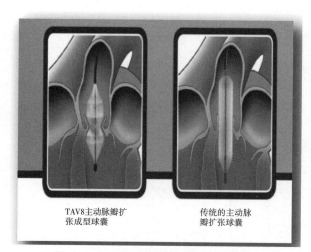

TAV8主动脉瓣扩　　传统的主动脉
张成型球囊　　　　瓣扩张球囊

图 4-1-7　TAV8 球囊和常见球囊比较

独特的"8"字形设计，最大化扩张瓣叶，降低瓣环撕裂风险，已取得美国 FDA 及欧洲 CE 上市许可证，全球使用超过3000例

（6）TriGUARD 3® 是杭州启明医疗器械股份有限公司为预防 TAVI 术中脑血管栓塞专门研发的一款抗栓塞远端保护装置（图 4-1-8）。

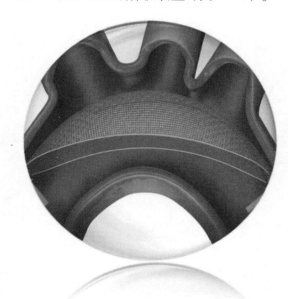

图 4-1-8　TriGUARD 脑保护装置

1）主动脉弓三支血管全覆盖设计——全面保护所有脑部供血血管。

2）115μm×145μm 小孔径聚合物网状设计——不影响血流的情况下，拦截所有栓子和碎片。

3）镍钛合金框架配合抗凝聚合物网状结构——均衡纵向径向力量，完美贴合各种主动脉弓。

4）滤网自定位和独特手柄"销和拉"设计——简单操作，收放自如。

三、VenusA-Valve® 瓣膜手术过程

（一）步骤一

麻醉、静脉置管、颈静脉或锁骨下静脉穿刺。置入起搏电极并测试（图4-1-9）。

（二）步骤二

辅助入路穿刺，主入路直接穿刺或切开游离股动脉直视下穿刺，辅助入路直接穿刺置入6F鞘管。主入路直接穿刺需辅助入路"翻山"（跨到对侧股动脉）造影确认穿刺点在主路血管正中心，以便缝合降低血管并发症风险。主路直接穿刺法需预置2把Proglide缝合器。2把缝合器以30°或60°角置入进行预缝合，拉出缝线不要收紧，2把蚊式钳分别将2把缝合器的缝线固定在无菌单上备用。置入6F鞘管（图4-1-10）。

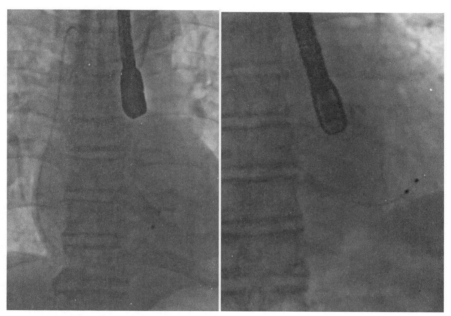

图4-1-9 如有带囊临时起搏电极，尽量使用带囊电极，可降低右心室临时起搏器穿孔风险

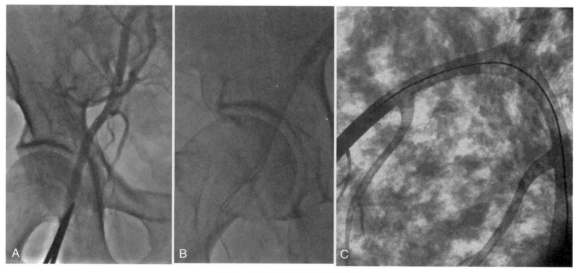

图4-1-10 各种穿刺方法
A. 标志物穿刺法；B. 微穿刺针穿刺法；C. 猪尾标记穿刺法

（三）步骤三

主动脉根部造影：在辅路的导管鞘内置入J形软导丝，置入猪尾导管，导丝先行导管跟进至无冠窦底部，调整造影机机头至CT报告预先给出的工作体位，连接高压注射器行主动脉根部造影。如三个窦底不在同一平面，可进行微调（图

4-1-11）。

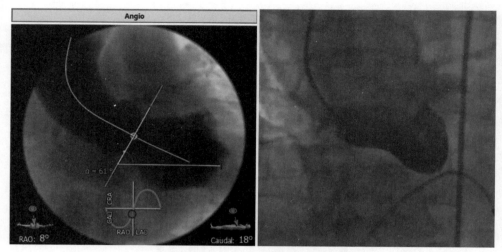

图 4-1-11　主动脉根部角度

（四）步骤四

主路更换 14F 鞘管，鞘管内通过 AL1 或 AL2 导管配合直头导丝到主动脉窦部上方 1～2cm 处跨瓣，直头导丝跨瓣成功后导管跟进建立通路。瓣膜开口异常时可用 JR4 等其他导管配合直头导丝尝试跨瓣（图 4-1-12，图 4-1-13）。

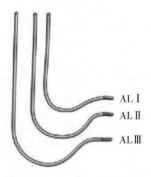

图 4-1-12　Amplatz 导管

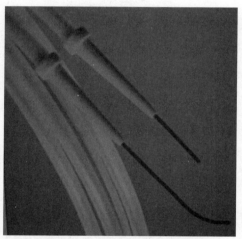

图 4-1-13　COOK 黑泥鳅直头跨瓣导丝

（五）步骤五

（1）直头导丝撤出，置入 260cm J 形导丝（图 4-1-15）。

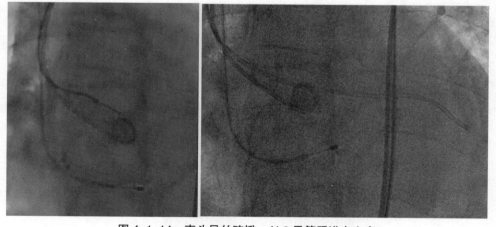

图 4-1-14　直头导丝跨瓣，AL2 导管跟进左心室

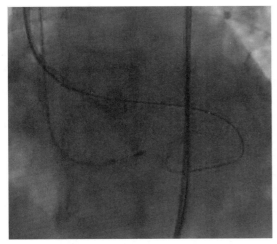

图 4-1-15 交换 J 形导丝

（2）撤出 AL2 导管置入 145° 猪尾导管。此时双猪尾可连接两路压力测量跨瓣压差（图4-1-16）。

（3）撤出 J 形导丝，置入塑形好的 Cook Lunderquist 超硬导丝（此导丝出厂时为直头，需根据心室大小预塑形）（图 4-1-17）。经验丰富的中心可在 AL2 导管内直接交换 Lunderquist 超硬导丝，如超硬导丝形态不好，再沿导丝置入猪尾塑形（图 4-1-18）。

（六）步骤六

选择合适球囊，快速起搏下行球囊扩张（图 4-1-19）。观察冠状动脉灌注情况和反流情况。

（七）步骤七

根据扩张结果选择合适型号瓣膜。厂家工程师组装瓣膜（图 4-1-20）。主路沿超硬导丝更换 19F 或 20F 大鞘。

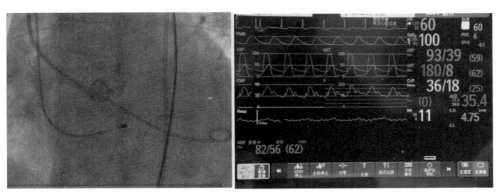

图 4-1-16 测量跨瓣压差

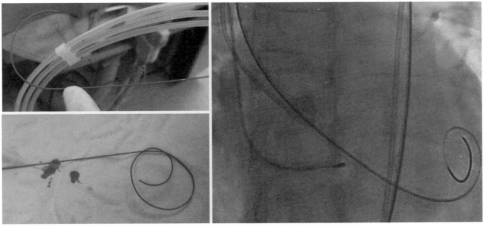

图 4-1-17 不同手术中心手术习惯不同，塑形形态不同

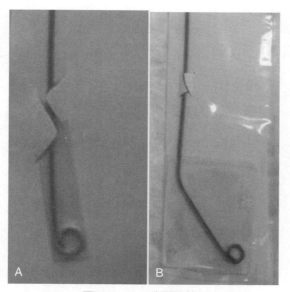

图 4-1-18 猪尾导管

A. 普通猪尾导管；B.145°猪尾导管

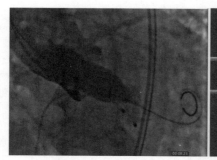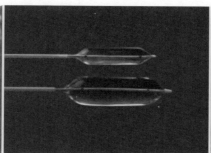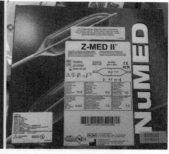

图 4-1-19 球囊扩张导管

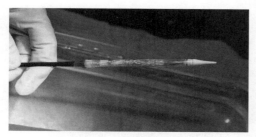

图 4-1-20 装载完成的瓣膜

（八）步骤八

沿超硬导丝植入瓣膜输送系统，助手置固定导丝，3 名术者紧盯超硬导丝位置，全程透视缓慢通过主动脉弓及瓣环位置。瓣环角度过大的可通过推拉导丝缓慢通过瓣口，必要时可用 Snare 抓捕器辅助通过。参照无冠窦最低点缓慢释放。瓣膜前端张开时，120 ～ 140 次 / 分起搏（根据血压调整起搏心率）降低心室压力（图 4-1-21 ～图 4-1-23）。

（九）步骤九

完全释放瓣膜，保留超硬导丝，将输送系统拉至降主动脉，胶囊腔复位，输送器撤出体外。沿超硬导丝植入猪尾导管至左心室，撤出导丝。双猪尾测量跨瓣压差（图 4-1-24）。

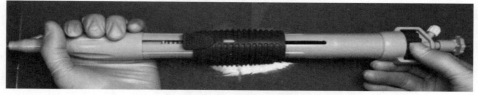

图 4-1-21 输送器正确握姿

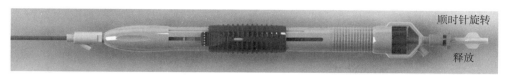

1. 通过旋钮缓慢准确释放瓣膜
2. 推动推手按钮快速回收瓣膜胶囊腔

胶囊（瓣膜装载部分）19F　　　连接管 13F　　　支撑管 15F

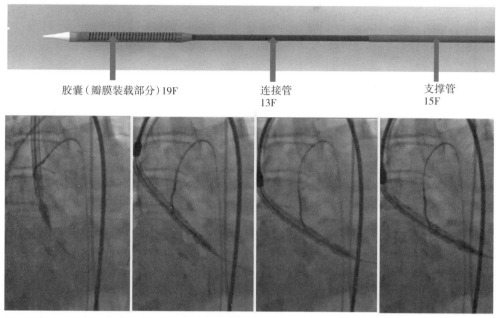

图 4-1-22　心脏呈横位，输送器无法跨瓣时可用 Snare 抓捕器帮助调整输送器头端方向跨瓣

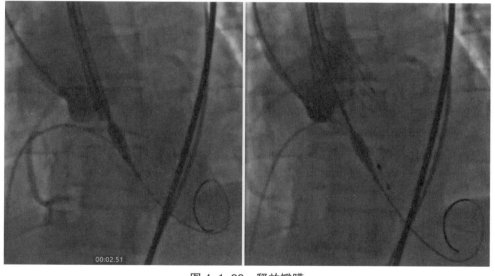

图 4-1-23　释放瓣膜

（十）步骤十

超声测量瓣周漏、流速、跨瓣压差，根据情况选择是否球囊后扩张或瓣中瓣。

（十一）步骤十一

配合 J 形导丝撤出主入路内的猪尾导管，最后留影。缝合主入路。将辅助入路猪尾拉到髂总动脉造影确认主路缝合情况，观察有无渗血。闭合辅助入路是下手术台（图 4-1-25）。

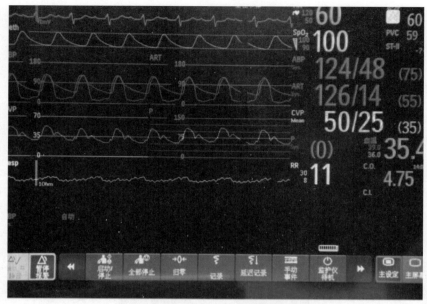

图 4-1-24　瓣膜释放后测量跨瓣压差

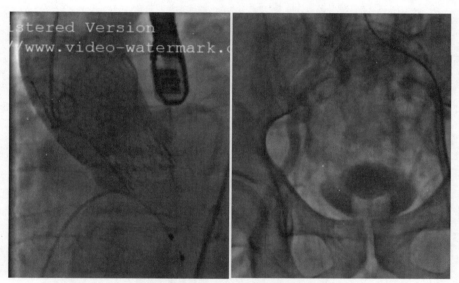

图 4-1-25　释放结束造影，确认是否存在瓣周反流及入路闭合情况

第二节　J- Valve 瓣膜和置换流程要点

一、J-Valve 瓣膜介绍

J-Valve 瓣膜是截至 2023 年中国唯一一款获批可治疗主动脉瓣关闭不全和主动脉瓣狭窄的双适应证介入瓣膜产品。瓣膜采用完整的猪主动脉瓣膜，与外科生物瓣膜材料相同，天然的瓣叶血流动力学表现更好，瓣叶更厚，与其他心包瓣相比，在瓣膜使用寿命上具有明显的优势。瓣膜外支架为镍钛合金材质，具有自膨特性，且径向支撑力适中，大幅度降低术中传导阻滞

的发生率（表 4-2-1）。瓣膜外的定位键也是镍钛合金材质，具有良好弹性，具有术中定位、配合固定、减少瓣周漏及保护冠状动脉等用途。J-Valve 瓣膜的独特设计使其可以轻松应对其他瓣膜无法治疗的高难手术，如单纯主动脉关闭不全、横位心、低冠状动脉开口、瓷化主动脉、二尖瓣距离主瓣过近等病例手术（图 4-2-1），J-Valve 工作原理见图 4-2-2、图 4-2-3。

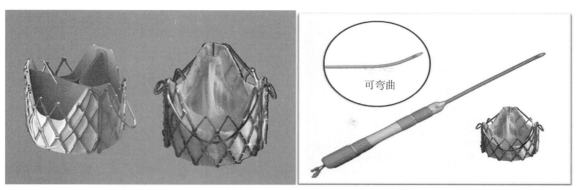

图 4-2-1 瓣膜及置入装置：置入装置头端可以弯曲，可适应不同程度的主动脉 – 左心室流出道轴向

表 4-2-1 瓣膜型号选择推荐方案

主动脉瓣狭窄患者					
CT 测量瓣环直径（CT Area Derived）	19 ～ 21mm	21 ～ 23mm	23 ～ 25mm	25 ～ 27mm	27 ～ 29mm
推荐的介入瓣大小	21mm	23mm	25mm	27mm	29mm
单纯主动脉瓣反流患者					
CT 测量瓣环直径（CT Area Derived）	19 ～ 20mm	20 ～ 22mm	22 ～ 24mm	24 ～ 26mm	26 ～ 28mm
推荐的介入瓣大小	21mm	23mm	25mm	27mm	29mm

注：注意对主动脉瓣狭窄 / 反流不同的瓣膜选择方案

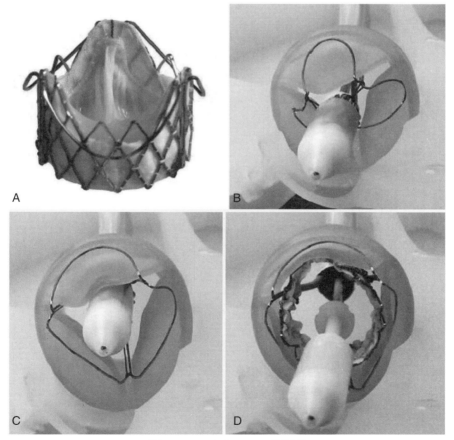

图 4-2-2 J- Valve 工作原理

A.J–Valve 瓣膜；B. J–Valve 定位键释放并放置入主动脉瓣窦内；C. 瓣膜在定位键引导下进入主动脉瓣环；D. 瓣膜释放，由于采用自膨瓣膜，释放过程无须快速室率起搏

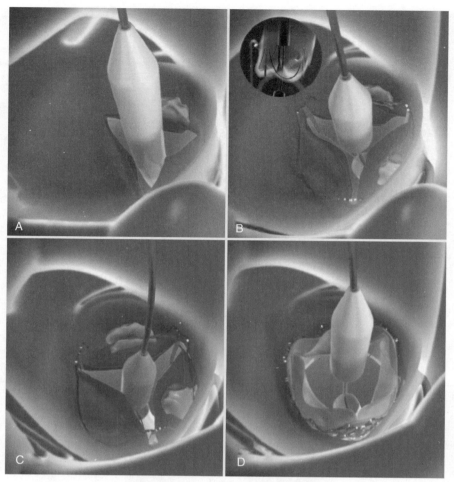

图 4-2-3　J-Valve 工作原理示意

A. 植入器植入升主动脉内；B.J-Valve 定位键释放并放置入主动脉瓣窦内；C.瓣膜在定位键盘引导下进入主动脉瓣环；D. 瓣膜释放，由于采用自膨瓣膜，释放过程无须快室率起搏

二、J-Valve 瓣膜手术流程

（1）技术成熟后：单侧股动脉穿刺植入 5F 鞘管——造影通路。

（2）全身肝素化（1mg/kg，确认 ACT ＞ 220s）。

（3）颈静脉或股静脉植入临时起搏电极。

（4）主动脉造影

1）理想位置：3 个瓣窦同时显示并位于同一平面（参考术前 CT 分析报告）。

2）猪尾导管放入主动脉窦底以帮助定位。

3）确定位置后不移动 C 形臂及患者位置。

4）主动脉根部造影剂量选择（高压注射器注入造影剂，速度 15ml/s，单次剂量 10 ～ 15ml）。

5）心尖荷包缝合（笔者所在中心通常采用

2 根 2-0 Proline 缝线 +6 个垫片缝合，荷包呈六边形）。

6）手术护理团队瓣膜及输送器装配。

7）心尖穿刺，植入导丝（1.8m 超滑泥鳅或普通 J 形导丝，结合 JR4 或 MPA1 导管引导导丝过弓，再交换尖端塑弯的 260cm Lunderquist 超硬导丝）。

8）上一步操作需要经食管超声心动图及造影双确认，避免导丝进入头部分支血管。

9）植入 14F 长血管鞘，沿导丝经血管鞘植入球囊扩张高压球囊 – 球囊内注射液生理盐水：造影剂 =4 ：1；球囊植入前应进行体外预充试验；球囊选择的型号比 CT 测量瓣环直径小 1 ～ 2mm。注意：该步骤适用于主动脉瓣狭窄患者，对于单纯关闭不全的病变，无须扩张。

10）造影及超声双重引导下放置球囊至目标位置（球囊中点位于瓣环平面）。

11）快心室率起搏（160～180 次／分），动脉波形消失时，球囊扩张。压力为 2～3atm，快心室率持续 3～6s，扩张时同时造影＋超声监测，球囊扩张到最大后即回抽，扩张完毕停起搏。麻醉应注意血气分析，并及时处理停起搏后的心律失常（图 4-2-4，图 4-2-5）。

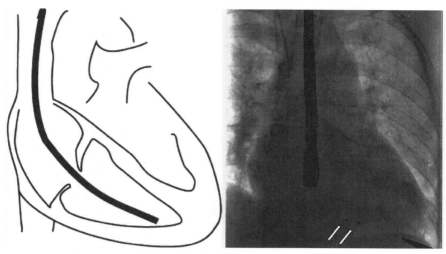

图 4-2-4 起搏导线安置
最佳位置位于右心室心尖部，紧贴心室壁

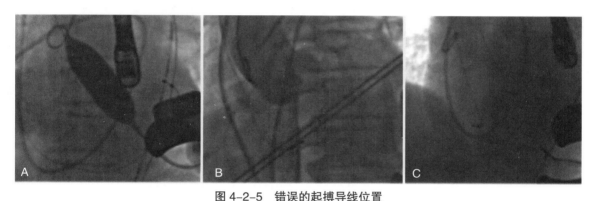

图 4-2-5 错误的起搏导线位置
A. 位于右心室流出道（RVOT）；B. 位于右心室流入道（RVIT）；C. 错误位置

12）取出球囊及动脉鞘（注意心尖止血）。

13）20F 以上大鞘管心尖预扩后，瓣膜输送器植入。

14）瓣膜释放：全程透视和经食管超声心动图辅助定位键入窦，定位键释放后回拉，超声及透视确定定位键位置准确，瓣膜释放（图 4-2-3），移除输送装置（保留导丝）。

15）再次造影（评价瓣膜位置、瓣周漏），行经食管超声心动图检查（评价瓣膜位置、瓣周漏、主动脉瓣跨瓣压力差）（此时再次放入大血管鞘，测量瓣膜植入后左心室舒张末压）。

16）球囊后扩（如果瓣膜未完全打开，瓣膜形态不明显）。

17）缝合心尖切口（建议缝合切口前做好充分肋间神经阻滞，降低患者术后疼痛），缝合切口前于心尖部安置临时心外膜起搏导线（已有临时起搏电极，该步骤非必需）。

主动脉瓣狭窄和主动脉反流手术过程见图 4-2-6、图 4-2-7。

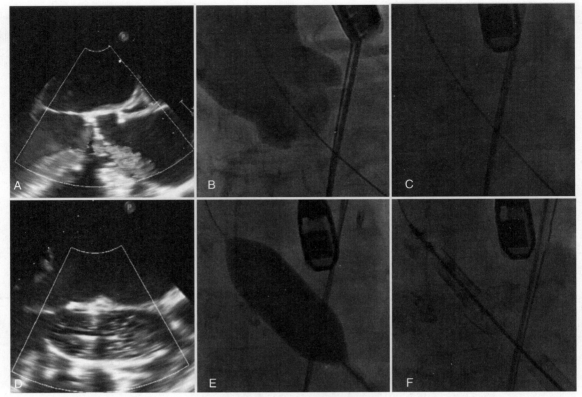

图 4-2-6 主动脉瓣狭窄手术过程

三、不同途径

（一）外科医师（主刀）

1. 协调掌控整个团队。

2. 外科操作流程

（1）外科铺巾（显露正中切口、左胸切口及双侧腹股沟切口）。

（2）调整 C 形臂位置，确定最佳左胸切口位置。

（3）显露左心切口，悬吊心包/单侧股动脉切开，备体外循环（股-股转流），给出肝素化的指令。

（4）等待造影及超声评估，并积极分析解读造影图像/超声图像（获取最佳引导切面）。

（5）心尖荷包缝合+心尖穿刺（笔者所在中心选用益心达中心静脉穿刺针），导丝采用弯头泥鳅或者普通 J 形导丝。

（6）超声+造影同步确认导丝位置。

（7）植入动脉鞘管（14F 血管鞘），植入球囊（球囊中点位于半环平面）。

（8）快心室率起搏信号由主刀医师发出（动脉波形消失后心内科医师开始球囊起搏，压力 2 ～ 3atm，持续时间 < 9s），球囊扩张完毕后外科医师下停起搏指令。

（9）更换输送器（注意保持钢丝位于主动脉内）。

（10）植入输送装置（全程透视/超声监控，输送至升主动脉远端）。

（11）释放定位键并回拉至瓣环（外科医师调整释放器，定位键充分准确回位，可以采用主动脉窦部猪尾导管作为参照，此时应进行一次造影以确认定位键位置）（超声应该协助判断定位键是否位于瓣窦根部）。

（12）瓣膜回位（降入主动脉瓣环内，全程透视引导，此时应再进行一次根部造影以确认瓣膜和定位键的位置），超声确定瓣膜位置是否准确。移除猪尾导管。

（13）造影+超声确定瓣膜位置无明显异常（释放瓣膜）。

（14）移除释放装置。

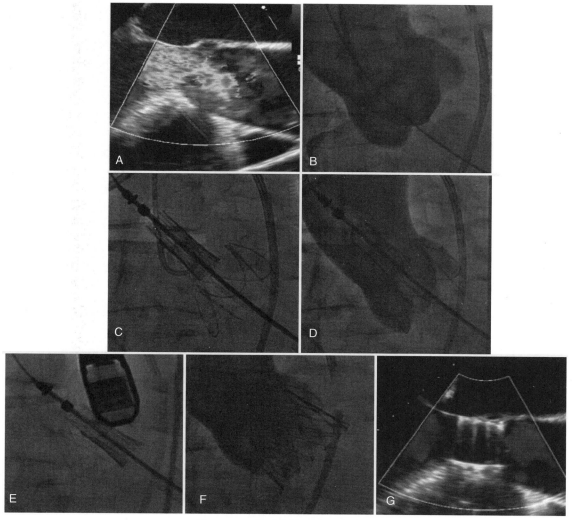

图 4-2-7 主动脉瓣反流手术过程

A. 术前超声；B. 术前造影角度依据 CT 提供的图像选择，同时显示 3 个瓣窦；C. 置入植入器，释放定位键；D. 定位键回拉至主动脉瓣窦位置，造影确认定位键位置；E. 瓣膜归位至瓣环平面；F. 瓣膜释放后位置造影提示无瓣周漏 / 瓣膜形态良好；G. 术后超声

（15）再次造影（评价瓣膜位置及有无瓣周漏）＋经食管超声心动图评价（评价瓣膜位置、是否存在瓣周漏、瓣膜跨瓣压力阶差），必要时球囊后扩张。

（二）麻醉医师

1. 麻醉术前准备

（1）全身麻醉气管插管（维持较深的麻醉深度）。

（2）桡动脉有创压力监测。

（3）中心静脉鞘管（5F / 8F 各 1 个）。

（4）安置临时起搏电极（心脏内科医师完成）。

（5）连接起搏器（术前起搏 1 次 3 ～ 5s，

确定起搏成功）。

（6）体外除颤电极安置。

（7）准备血管活性药物（微量泵 / 静脉推注药物）。

（8）双倍肝素（紧急体外循环备用）。

2. 术中麻醉管理

（1）2 ～ 3 次快速心室率起搏

1）第 1 次：3s，确认动脉波形改变。

2）第 2 次：5 ～ 8s，完成一次球囊扩张。

3）第 3 次：瓣膜后扩张（如有必要），时间同上。

（2）起搏前应确保血气分析结果良好，起搏后如出现室性心律失常，应及时复律或除颤。

（3）术前及术后采用肺动脉热稀释法测定心排血量。

（4）其他方面麻醉管理类似于主动脉瓣狭窄（或反流的常规处理）。

（三）超声医师（术中经食管超声心动图）

（1）三维超声评价主动脉半环径，确定最佳的引导平面（左心室长轴切面）。

（2）确定最佳冠状动脉开口切面（便于术后评价对冠状动脉影响）。

（3）评价心肌功能。

（4）确定导丝进入主动脉。

（5）球囊扩张，确认球囊位置正确+确认球囊充分扩张。

（6）可能作用：确定定位键准确进入瓣膜窦部。

1）3个弧形结构：外科医师操作过程中应充分给予经食管超声心动图医师判断时间。

2）定位键释放后，瓣膜进入瓣环平面，应再次评估瓣膜释放前是否与瓣环垂直，瓣膜释放前具体位置，位置是否准确。

（7）术后评价瓣膜跨瓣压力，评价瓣膜位置、瓣周漏位置及程度，是否需要再次处理。

（四）外科医师（第一助手）

外科操作部分

（1）游离股动脉、股静脉，以备急诊体外循环。

（2）瓣膜释放过程中协助处理导丝，并稳定输送装置。

（3）协助处理输送装置移除后心尖部出血。

（五）心内科医师

1. 术前造影流程

（1）股动脉造影（开胸止血，肝素化之后植入5F动脉鞘管）。

（2）1.8m超滑导丝置入主动脉瓣窦引导植入猪尾导管行主动脉造影。

（3）调整C形臂位置：依据术前CT检查

使3个瓣窦位于同一平面。

造影目的如下。

1）确定瓣环平面。

2）确定冠状动脉开口位置。

3）辅助测量主动脉半环径。

4）确定最佳引导平面。

注意：造影完成后猪尾导管应始终处于瓣窦处，直至瓣膜最终释放前。

2. 术中球囊扩张

（1）植入球囊，采用14F长血管鞘。

（2）球囊型号选择：小于CT测量实际瓣环3～4mm，球囊建议选择NuMed-PS高压球囊，球囊需要进行体外预充试验，球囊注射液采用造影剂：生理盐水1∶4配比。

（3）输送球囊达到指定位置（球囊中点位于瓣环平面）。

（4）起搏开始，动脉波形变小，收缩压降至60mmHg左右时，球囊扩张（2～3atm，造影医师通过压力泵完成）同期主动脉根部造影+超声图像定位显示球囊与主动脉瓣环的关系，球囊扩张总时间3～6s，球囊扩张大到最大范围后立刻抽出液体。

3. 术中瓣环平面定位

（1）定位键进入瓣窦后造影，评价定位键位置。

（2）瓣膜进入瓣环平面后造影，评价瓣膜位置。瓣膜植入术中定位瓣环平面：①使用猪尾导管；②寻找诸如脊柱等人体的定位标志。

4. 术后再次造影评价瓣膜 评价是否有瓣周漏、瓣膜位置及是否影响冠状动脉。

（六）外科护理团队

（1）瓣膜及输送装置装配。

（2）造影相关配合。

（3）外科操作配合。

（4）紧急体外循环配合。

（5）与厂家进行良好沟通。

第三节　VitaFlow瓣膜和置换流程要点

一、VitaFlow瓣膜介绍

VitaFlow®经导管主动脉瓣膜系统是国内首

个采用牛心包制作的新一代经股动脉入路（TF）的瓣膜产品，整个系统由瓣膜、输送系统、瓣膜球囊扩张导管组成。VitaFlow®瓣膜以经过专利抗钙化技术处理的小牛心包作为瓣叶材料，牛心包作为经历了外科生物瓣40年临床考验了生物材料，耐久性更好；同时，瓣叶的"环上瓣"设计，人工瓣膜的瓣环位置在自体瓣环之上，提供了更好的血流动力学结果。

VitaFlow®瓣膜采用独特设计的混合密度镍钛合金支架：支架底部网格密度较大，提供了较强的支撑力，能有效撑开钙化和狭窄的瓣叶组织；冠状动脉位置的大网格设计，能允许2根12F导管轻松通过（图4-3-1）。为后续PCI预留了空间；支架顶部"花冠"位置网格较为稀疏，柔顺性更好，更有利于支架通过迂曲的血管结构。同时，VitaFlow®瓣膜支架中下部分基本呈"直筒"状，不易下滑，且将产品支撑力最大程度用于撑开狭窄（图4-3-2）。

另外，VitaFlow®瓣膜是国内首个采用聚对苯二甲酸乙二醇酯（PET）双层裙边设计的瓣膜，能更加贴合主动脉根部结构，有效减少瓣周漏发生（图4-3-3）。

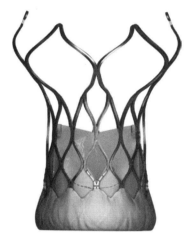

图4-3-3 VitaFlow®主动脉瓣膜具有内外双层裙边，有效减少瓣周漏发生

VitaFlow®输送系统采用国内首创的电动手柄设计，操作简单，让术者将更多的精力留在主动脉根部，提高释放的精确性；同时留有手动手柄作为操作备选（图4-3-4）。输送系统瓣膜段仅有16F/18F，适用于更细的血管，并有效减少血管并发症发生率。二代可回收输送器进一步降低了尺寸大小，而且简化了操作按钮，更方便术者操作。

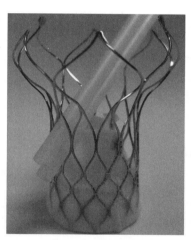

图4-3-1 VitaFlow®瓣膜冠状动脉位置网格允许2根12F导管轻松通过

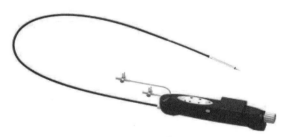

图4-3-4 VitaFlow®输送系统

微创公司自主研发的敖广™瓣膜球囊（扩张导管）是首个国产可应用于经导管主动脉瓣膜置换（TAVR）的球囊导管（图4-3-5）。它是非顺应性球囊，有助于精准扩张并减少在扩张狭窄的主动脉瓣膜或TAVR术后后扩时对主动脉根部的损伤；充盈回抽时间短，快速起搏对患者的血流动力学影响减少了。敖广™瓣膜球囊扩张

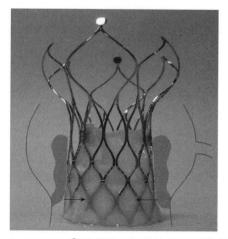

图4-3-2 VitaFlow®瓣膜基本呈直筒状，支撑力基本水平，不易下滑

导管可以用于任何 TAVR 系统进行的 TAVR，型号为 8～28mm，适用于不同的患者。在使用时，医师会根据患者的解剖结构、钙化程度或 TAVR 术后支架的形态选择是否需要使用球囊、使用几个球囊及选择什么型号的球囊进行预扩或后扩。针对不同的患者情况确认不同的球囊使用策略。

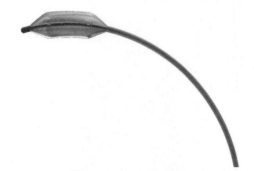

图 4-3-5　敖广™ 瓣膜球囊扩张导管

二、VitaFlow 瓣膜使用流程

（1）患者麻醉后，进行导尿、消毒、呼吸机辅助通气等常规术前准备。

（2）穿刺静脉，放置临时起搏电极至右心室心尖部位，测试起搏器。

（3）穿刺辅助入路股动脉。

（4）从辅助入路股动脉用猪尾"翻山"至主入路，在 DSA 引导下进行主入路穿刺，血管穿刺成功后，将辅助入路猪尾导管放至主动脉根部无冠窦底，供测量及造影用。

（5）从主入路穿刺口植入小型号鞘管和标准导丝，撤下小鞘管，预埋血管缝合装置，并重新植入小鞘管。

（6）通过主入路，放入加硬导丝至胸主动脉，沿加硬导丝撤下小鞘管，植入大鞘管，并退出加硬导丝。

（7）从主入路大鞘进标准 J 形头导丝至主动脉根部，通过造影导管更换为直头导丝跨瓣；若出现了跨瓣困难，可以通过更换造影导管（常用的有 AmplazL-1、AmplazL-2 等）或导丝（常用的有美敦力 PTFE 直头导丝、泰尔茂超滑直头导丝等）进行尝试。

（8）跨瓣成功后，造影导管跟进直头导丝进入左心室，将直头导丝更换为标准 J 形头导丝，退出造影导管，并沿标准导丝进入猪尾导管进左心室，退出 J 形头导丝，用猪尾导管测量左心室压力。

（9）沿主入路猪尾导管进入已经塑形好的支撑导丝至左心室内，并退出猪尾导管。

（10）沿主入路导支撑丝入预先排空好的敖广球囊至主动脉根部。球囊扩张应在右心室快速起搏下进行，起搏的频率应以动脉收缩压 <60mmHg、脉压低于 20mmHg 为宜，一般为 180～220 次 / 分。当起搏后血压达到目标血压时，快速充分扩张球囊，快速抽瘪球囊，随后停止起搏。球囊充盈、排空应快速，总起搏时间应小于 10s，以免长时间低灌注造成严重的并发症。球囊预扩张有利于输送系统通过瓣口、稳定血流动力学，还可协助选择人工瓣膜型号、预测瓣膜阻塞冠状动脉的风险。各中心对球囊直径选择经验有所不同，但所选用球囊直径不宜超过自体瓣环直径。根据球囊显影标记点和钙化位置，将球囊中部置于钙化狭窄区域（图 4-3-6）。

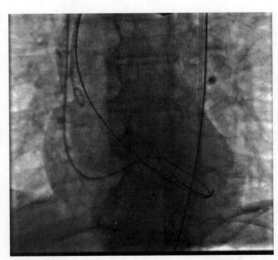

图 4-3-6　球囊植入时中点位于主动脉瓣环水平

（11）将 VitaFlow 经导管主动脉瓣膜植入系统沿加硬导丝送至主动脉瓣瓣环，调整 DSA 获得最佳投照角度以便于植入评估。最佳投照角度可通过 Fluoro CT 软件的 double S 算法计算得出。操作方法为选取瓣环平面生成瓣环 S 曲线，调整 DSA 获得输送系统显影环切线位两个角度，输入软件生成显影环 S 曲线，双 S 曲线的交点即为最佳投照角度。在此角度下，瓣环和显影环均呈切线位，可清晰评估植入深度，减少视觉误差（图 4-3-7）。

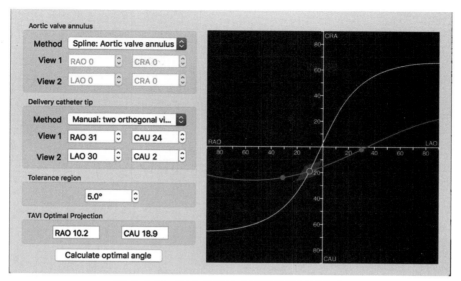

图 4-3-7 双 S 曲线技术测量最佳投射角度

（12）确定植入角度后，将辅助入路的猪尾导管置于无冠窦窦底，作为主动脉瓣虚拟瓣环的标志。VitaFlow 瓣膜的目标植入深度为虚拟瓣环下 0～6mm（图 4-3-8）。

（13）前 1/3 段需要缓慢释放。采用"点按"的方式按下"后退"按键，capsule 缓慢后撤，显影环与底端距离缩小，瓣膜支架底端与显影环重合之后，支架出 capsule 并小幅展开。释放出 1～1.5 个菱形格后，支架底部开始快速展开，

此时快速起搏 120～140 次 / 分将血压降低以辅助稳定释放。至支架释放出约 1/3 后，底部展开并贴靠在周围组织。释放过程中，如有瓣膜位置发生上下移动，可操作加硬导丝进行位置调整。例如，瓣膜下移，可适当顶加硬导丝，瓣膜将受到反向力量向上。VitaFlow 支架展开过程较温和，下滑力量不强，释放过程中加硬导丝足以对位置进行调整，不建议拉输送系统调整位置，否则可能导致植入同轴性不佳（图 4-3-9～图 4-3-11）。

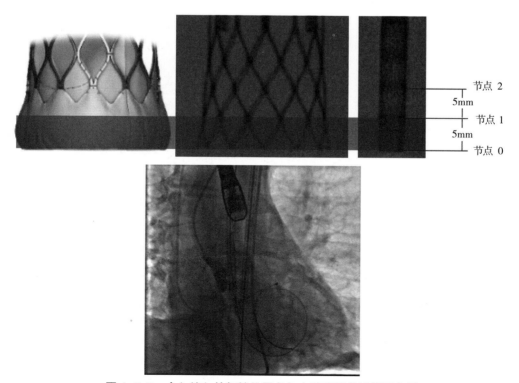

图 4-3-8 介入植入的初始位置多与主动脉瓣虚拟瓣环齐平

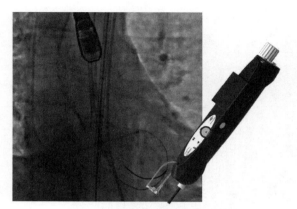

图 4-3-9　介入瓣前 1/3 的释放

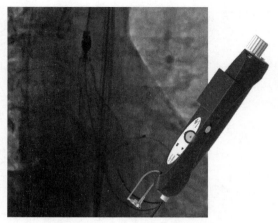

图 4-3-11　介入瓣后 1/3 的释放

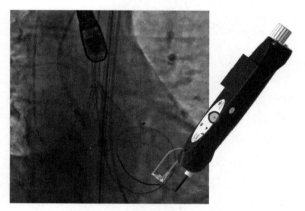

图 4-3-10　介入瓣中 1/3 的释放

（14）中 1/3 段需要快速释放。可长按"后退"按键持续释放，直到瓣膜释放出 2/3 处。此时人工瓣膜打开并开始工作，可暂停释放并停起搏，可见血流动力学回升。此时可行主动脉根部造影评估植入深度与位置，确认双侧冠状动脉灌注情况，决定是否完全释放。

（15）后 1/3 段快速释放。如评估之后决定

完全释放，可先轻推输送系统并松加硬导丝以释放输送系统的张力。之后长按"后退"键，直至输送系统发出声音提示已释放到底，X 线片可见瓣膜支架的两侧挂耳脱出凹槽，与输送系统完全分离。若有挂耳未分离，可轻推或旋转输送系统使其完全分离，瓣膜释放完成。

（16）VitaFlow 瓣膜植入完成后，将输送系统缓慢拉出至降主动脉，此时需要注意输送系统锥形头段勿勾挂瓣膜和支架。长按"前进"或"快速前进"按键，capsule 匀速前进闭合，至输送系统发出声音提示已完全回纳，DSA 显示 capsule 完全闭合，将输送系统撤出体外。应用超声或行主动脉根部造影评估植入深度、瓣周漏、两侧冠状动脉灌注情况，连接监护传感器测量术后跨瓣压差。

（17）进行血管缝合，待患者清醒后撤出麻醉设备。

第四节　Sapien 3 瓣膜和置换流程要点

一、Sapien3 瓣膜介绍

Sapien 3 经导管主动脉瓣膜（图 4-4-1）：经导管主动脉瓣膜（THV）由不透射线的球囊扩张式钴铬合金瓣架、牛心包组织三叶瓣膜、聚对苯二甲酸乙二醇酯（PET）内裙缘和 PET 外裙缘组成。该瓣膜依照 Edwards ThermaFix 工艺处理，并采用戊二醛进行抗钙化和最终灭菌。THV 预期植入自体瓣环，其瓣环尺寸范围与三维状态下在心脏收缩期内在基底环部位测得的主动脉瓣

环面积相关（表 4-4-1）。

Commander 经导管主动脉瓣膜输送系统（图 4-4-1）：经导管主动脉瓣膜输送系统包括 1 根用于展开 THV 的球囊导管及 1 根帮助瓣膜与球囊对准、跟踪和定位 THV 的 Flex 导管。输送系统具有锥形头端，便于通过自体瓣膜。手柄包含 1 个用于控制 Flex 导管弯曲的 Flex 滚轮、1 个球囊锁及用于帮助瓣膜对准和在自体瓣环中定位的微调滚轮。输送系统导丝腔内有一根探针。球囊

导管上有不透射线瓣膜对准标记，用于定义球囊工作长度。球囊上有一个不透射线中心标记，可以帮助瓣膜定位。球囊近端的一个三重不透射线标记用于指示展开过程中 Flex 导管的位置。

表 4-4-1　主动脉瓣狭窄进行 TAVR 时 Sapien 3 介入瓣大小的选择

经食管超声心动图（TEE）（mm）	自体瓣环面积（mm²）	由面积推导出的直径（mm）	THV 尺寸（mm）
16 ～ 19	273 ～ 345	18.6 ～ 21.0	20
18 ～ 22	338 ～ 430	20.7 ～ 23.4	23
21 ～ 25	430 ～ 546	23.4 ～ 26.4	26
24 ～ 28	540 ～ 683	26.2 ～ 29.5	29

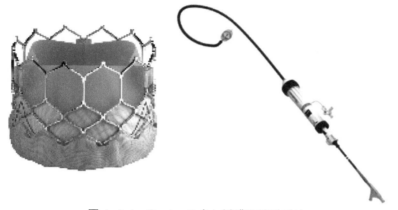

图 4-4-1　Sapien 3 介入瓣膜和输送系统

eSheath 导管鞘套件：导管鞘套件由 1 根导管鞘和 2 根扩张鞘组成，其中导管鞘内径仅 14F（用于 20mm、23mm 和 26mm 瓣膜）/16F（用于 29mm 瓣膜），鞘表面有亲水涂层，并且设计为一层皱褶，具有动态扩张的作用。其与经导管主动脉瓣膜输送系统配合使用（图 4-4-2）。

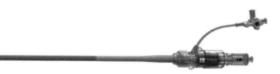

图 4-4-2　爱德华 Sapien 3 特殊设计的 14F 外鞘管

二、临床数据及国内手术开展情况

爱德华 Sapien 3 经导管主动脉瓣膜于 2017 年开展上市前临床研究，并于 2020 年 6 月获得国家药品监督管理局审批通过。自 2020 年 9 月首批上市后植入以来，已在全国数十家中心开展应用此瓣膜的手术。

当前，Sapien 3 瓣膜是世界上使用广泛、研究众多的经导管主动脉瓣膜，在全球众多临床研究中均收集了庞大的临床数据，应用于全球超过 77 个国家，已有超过 45 万例患者使用 Sapien 瓣膜进行了治疗。中国的临床结果表明，Sapien 3 瓣膜拥有和其他国家类似的优异临床表现。全因死亡率（0）、严重卒中发生率（2%）和永久起搏器植入率（2%）均低于国内其他经导管主动脉瓣膜的临床结果。这进一步证实了 Sapien 3 瓣膜应用于中国严重主动脉瓣狭窄患者的安全性和有效性。

三、Sapien 3 产品优势

Sapien 3 经导管主动脉瓣膜是进入国内第一

款球囊扩张式瓣膜系统，相对于国内已上市的自膨式的心脏瓣膜，具有显著的优势，尤其其具有操作便捷性、可预测性（手术成功率＞99%）及循证依据最多最可信的优势。

（1）球扩瓣膜特点及优势：Sapien3瓣膜是国内目前上市唯一一款钴铬合金的金属瓣架，钴铬合金以其高径向支撑力的特性闻名，尤其与自膨瓣膜的镍钛合金的材质相比。经过长期不断的产品技术革新，这一代的Sapien3产品拥有4排金属框架，提供了较强的径向支撑力。其120°的网格广角设计，能够减缓金属疲劳，增加耐久性。将这些特性组合在一起，就形成了一个环形持久坚固的瓣膜系统。

（2）提供远期冠状动脉介入手术通路：同时由于国内患者的冠心病发病率特别高，随着年龄增长，后续PCI概率高。相对于国内的自膨瓣膜，该瓣膜的高度设计非常低，而且流出道的瓣孔网格设计非常大，给未来冠状动脉手术提供通路保障。

（3）瓣周漏发生率低：Sapien 3采用了PET材质的内外裙边设计，确保最大程度上减少瓣周反流，可以在选择瓣膜时选择小点的尺寸，这样可以在减少瓣环损伤同时，又确保降低瓣周漏风险。

（4）血管并发症发生率低：爱德华瓣膜输送系统采用的是双重可调弯的设计，能够克服类似于平行主动脉、横位心等病例手术的挑战，从而增加手术成功率。同时使用专有的14F导管鞘，减少血管并发症。

（5）提供良好输送路径与同轴性：爱德华Commander输送系统是目前市面上唯一一个可调弯的输送系统，并且还可以进行双弯操作。这种双弯设计除了针对大扭曲的主动脉或横位心之外，还能确保导管的同轴性，确保植入理想位置。该输送系统还带有定位显示标记，确保精准定位，无须重复定位。

（6）永久起搏器植入率低：Sapien 3采用低瓣架设计，瓣架扩张释放采用流入道回缩原理，对心脏传导系统影响较小，最大程度上减少TAVR术后永久起搏器植入率。

（7）术后无须留置临时起搏器；并且由于大血管损伤小，患者预后恢复快，可快速出院，

缩短住院周期。

四、适用于球扩瓣膜的患者特征

（1）国家药品监督管理局批复适用范围：其适用于由心脏团队（包括心血管外科医师）决定的外科手术高危或禁忌的（如根据STS评分系统评估外科手术风险≥8%或手术30天死亡率≥15%）症状性重度钙化性自体主动脉瓣狭窄的患者。

（2）球扩瓣膜基本适用于各种患者解剖形态，临床基于患者特殊形态特征更倾向球扩瓣膜的适用人群如下。

1）股动脉小血管入路。

2）冠状动脉开口较低，考虑远期PCI可能性。

3）复杂主动脉弓（如超大弯、扭曲等）。

4）横位心。

5）瓣膜中重度钙化。

五、Sapien 3瓣膜手术流程

（一）患者准备

（1）建立静脉／动脉通路（适用于旁路术的静脉／动脉插管）。

（2）将诊断猪尾导管从股动脉推至主动脉瓣瓣环水平，进行主动脉根部造影。

（3）如果使用双极经静脉起搏导管，从股静脉或颈内静脉开始透视下操作。

（4）检查阈值以确保夺获（除非使用心外膜起搏电极导线）。

（二）紧急CPB准备

体外循环灌注师应在场，充分预充的CPB循环管路应准备好供随时使用。

（1）根据术前对比增强或CT血管造影，确定在紧急CPB时使用哪一条股动脉。

1）考虑对高风险患者进行荷包缝合，植入导丝或CPB导管。

2）如果2条股动脉均不宜施行旁路术，考虑预防性显露锁骨下动脉或腋动脉。

3）考虑在CPB充分支持下对一些患者进行手术。

（2）尽管给予快速输液和正性肌力药支持，但仍然发生心源性休克［心脏指数＜2L/（min·m²）］。

（3）严重的左心室、右心室或双心室功能障碍。

（4）特别脆弱的心尖。

（5）由于通常无须完全旁路血流贯通并且旁路时间较短（＜20min），因此可使用更小的套管。

1）动脉（14～18F）。

2）静脉（20～24F）。

（6）如果无法建立外周血管通路，应通过紧急胸骨切开术进行中心血管置管。

（三）血管入路

动脉穿刺位置：①前壁穿刺；②股总动脉中心；③腹股沟韧带下方；④高于任何钙化或斑块区域；⑤避开小分支；⑥股动脉分叉上方，如股骨头底部、股骨头中心、腹股沟韧带的大致位置、股动脉分叉。

（四）血管扩张

（1）恰当地将导引器插入进行血管扩张，要过腹主动脉分叉处。

（2）系统可能包含或不含用于扩张血管的第二件导引器。

（3）如果使用同一导引器扩张血管并插入鞘管，在插入鞘管前检查确保导引器未损坏。

（五）鞘管插入

（1）鞘管近端锥形端直径更大。

（2）湿润鞘管，但不要擦除亲水涂层。

（3）插入鞘管，确保 Edwards 商标朝上，并使接缝朝下，以确保鞘管正常发挥功能。

（4）通过连续移动缓慢插入，最大程度减小摩擦。

（5）确保可完全扩张部分完全位于血管中，确保没有漏血。

（6）确保鞘管头端插入腹主动脉分叉以上部位。

（六）跨瓣和导丝交换

（1）在导管支撑下，将直型导丝跨过自体瓣膜。

（2）交换导丝前可以测量压差。

（3）在左心室中将直型导丝交换成远末端预成形的 0.035in Amplatz extra stiff 超硬导丝，小心缓慢操作，确保导丝至左心室心尖，并且不会卡在二尖瓣腱索中。

（4）使用带 J 形头端的 extra stiff 超硬导丝有助于防止心室穿孔。

（5）使导丝的较硬部分处于弯曲部位。

（6）根据左心室尺寸调整半径。

（七）确认 THV 方向和准确体积

（1）确认 THV 方向，流入道端（外密封裙缘）朝向锥形头端。

（2）按照输送系统 Y 形接头上标记的体积确认充盈体积。

（3）将输送系统导入鞘管前，确认球囊充压装置是否锁定。

（4）如已确认 THV 尺寸，则在导丝跨过自体瓣膜后开始压缩预置 THV。

（八）通过鞘管插入输送系统

（1）通过鞘管可部分扩张段的插入推力可能会高于通过可完全扩张段的推力。

（2）推力可能会因插入角度、THV 尺寸、血管直径、迂曲度和钙化程度而发生变化。

（3）如果推力较高，考虑轻微撤回鞘管，同时推进 THV／输送系统 1～2cm 检查输送系统锁定在默认位置并且 Edwards 商标朝上。

（4）将载入器完全插入鞘管。

（5）确保导丝仍然位于左心室中。

（6）通过主动脉弓。

（7）通过载入器和鞘管采用小幅度推动的方式推进 THV。

（8）如果需要更大的工作长度，回收并剥离载入器。

（九）瓣膜对位

（1）解锁并在 Y 形接头处直接撤回球囊导管，直至警告标记部分可见并锁定。

（2）整个手术过程中不得弯曲球囊导管或向球囊导管的近端施加扭矩。

（3）向远离术者的方向旋转球囊锁为锁定，向术者的方向旋转为解锁。球囊锁上有锁定／解锁符号。

（4）在瓣膜对位前检查输送系统。如果扭结，切勿使用。

（5）向术者的方向缓慢旋转微调滚轮，以使 THV 位于瓣膜对位标记之间的中心位置，无间隙，无重叠。

（6）微调指示器显示剩余的微调量。

（7）如果需要额外微调，向远离术者的方向解锁并旋转微调滚轮，直至可以看见警告标记部分并重新锁定。

（十）沿主动脉弓跨弓

（1）确保输送系统上的 Edwards 商标朝上。

（2）使用 30°～40° 左前斜位（LAO）提供主动脉弓视图。

（3）向远离术者的方向缓慢旋转 Flex 滚轮，同时沿主动脉弓跨弓。

（十一）跨过自体瓣膜

（1）在跨过的过程中，确保 Flex 导管头端与 THV 齐平以提供支撑。

（2）要有耐心，不得用力插入 THV。

（3）小幅度推动以防 THV"跳入"心室

（4）使用右前斜位（RAO）或正位（AP）投影确保导丝在心室中的位置不变。

（十二）撤回 Flex 导管

（1）撤回 Flex 导管，使其在瓣膜展开释放期间离开球囊。

（2）解锁球囊锁。

（3）缓慢移回 Flex 导管（手柄），同时保持球囊导管的位置。

（4）将 Flex 导管头端放在三重标记的中间。

（5）锁定球囊锁。

（十三）Sapien 3 瓣膜定位

（1）调节 Flex 导管远端使 THV 同轴。

（2）向远离术者的方向缓慢旋转 Flex 滚轮，有助于调节自体瓣膜中 THV 的同轴性。

（3）导丝操作或略微旋转输送系统可能有帮助。

（4）定位 THV，使中心标记的底部位于主动脉窦底部（图 4-4-3）。

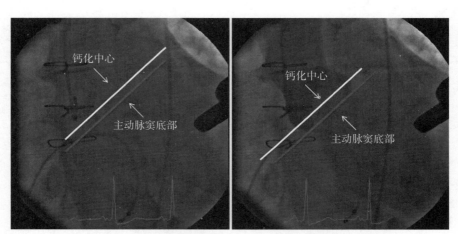

图 4-4-3 根据主动脉窦底部定位 THV，而不是根据钙化情况定位

（5）在 THV 定位时，Sapien 3 瓣膜的流入道端进一步深入心室中（相对于 Sapien XT 瓣膜）。

（6）使用中心标记有助于定位 THV，但是在 THV 展开释放期间不作为参考（中心标记位于输送系统上而不在 THV 上）。

（7）定位期间利用 X 线透视观察 THV。

（8）获得良好的血管造影视图以便同轴放置。

（9）使用远端调弯，将 THV 同轴置于自体瓣环中。

（10）获得既往确定的共平面 X 线透视视图。

（11）通过精准定位将中心标记底部置于主动脉窦底部。

（十四）THV 展开释放

（1）确保 THV 和 Flex 导管头端的位置正确并锁定球囊。

（2）解锁球囊充压装置。

（3）开始 RVP 并确保动脉压降低。

（4）确认中心标记位于最佳初始中心标记区域内。

（5）通过缓慢受控充盈，开始初始展开。

（6）完全充盈并维持 3s。

（7）完全抽空，停止 RVP 并撤回球囊。

（十五）THV 展开释放后评估

（1）在评估前，要将输送系统从 THV 上撤回。

（2）进行主动脉造影评估，同时将导丝留在左心室中。

（3）THV 位置和是否完全扩张。

（4）冠状动脉的通畅度。

（5）THV 功能评估（AR、PVL 等）。

（6）瓣环和主动脉完整性。

（7）RAO 投影可以提供左心室的最佳视图（与主动脉不重叠）。

（8）使用经食管超声心动图在多个切面中评估展开释放后的 THV。

（9）长轴切面：检查 AR 的严重程度；检查 THV 相对于冠状动脉的位置。

（10）短轴切面：检查中心性反流与瓣周反流。

（11）要考虑的其他评估项目：冠状动脉闭塞；错位和 AR；升主动脉的完整性；二尖瓣功能；室壁运动异常；心包积液。

（十六）输送系统移除

完全调直输送系统，确保 Flex 导管头端仍然位于三重标记上，确保球囊锁锁定，确保球囊完全抽空，通过鞘管撤回整个输送系统，维持导丝在主动脉中的位置。

（十七）鞘管移除

剪断固定鞘管的缝线，在不扭转的情况下取出整个鞘管，确保 Edwards 商标朝上，在移除期间的任何时候都不得再次插入鞘管，如果鞘管部分扩张节段移除，则将无法保持止血，如果需要，准备好合适的导引器封堵止血。

第五节　TaurusOne® 瓣膜和置换流程要点

一、TaurusElite® 经导管主动脉瓣系统介绍

TaurusElite® 由主动脉瓣、输送器（具有回收功能）及压握装载系统组成。其主动脉瓣瓣叶采用牛心包组织，并进行专有的抗钙化技术处理；支架流入端采用增强径向支撑力设计，以应对中国患者高钙化及二叶瓣比例高的特点；平衡的收腰设计，在避免阻挡冠状动脉的同时保持较大的瓣口面积；流入端的内外双层裙边可以有效避免或减少瓣周漏。

TaurusElite® 输送器采用人体工程学大手柄设计；全新分段式设计的导管部分具有良好的柔顺性及推送性；独特的鞘管段工艺，确保释放回收稳定的情况下仍保持系统良好的柔顺性；设置有内联鞘型号，以应对入路条件欠优的患者。

TaurusElite® 术中可进行多次原位回收重定位；高节段释放 75% 仍可完全回收；回收后可重新跨瓣。

二、TaurusElite® 经导管主动脉瓣系统临床试验研究

TaurusEtite 介入瓣为常见的国产介入瓣膜（表 4-5-1）。临床试验基线数据：共入组 81 例，平均年龄 76.6 岁，STS 评分为 8.52%，HU850：598.63mm³；30 天随访数据，主要终点（复合事件发生率：永久起搏器植入、全因死亡、严重卒中、心肌梗死、转外科、瓣中瓣）17.3%，满足单组目标值设定，临床试验假设成立，证实其安全及有效，全因死亡率为 2.5%，瓣中瓣率为 4.9%。TaurusOne® 一年期临床研究数据表明其用于治疗重度主动脉瓣狭窄具有明确的安全性和有效性，并且对二叶瓣和三叶瓣临床结果无明显差异；基线部分：平均年龄 77.6 岁，STS 评分 9.95%；一年随访数据，全因死亡率 6.67%，冠状动脉阻塞 0%。

表 4-5-1　常见国产介入瓣膜型号参数比较

产品	TaurusOne	TaurusElite	VenusA	VenusA Plus	VitaFlow
瓣膜类型	自膨瓣	自膨瓣	自膨瓣	自膨瓣	自膨瓣
瓣叶材料	牛心包	牛心包	猪心包	猪心包	牛心包
支架材料	镍钛合金	镍钛合金	镍钛合金	镍钛合金	镍钛合金

产品	TaurusOne	TaurusElite	VenusA	VenusA Plus	VitaFlow
外裙边	有	有	无	无	有
最小支架高度（mm）	43	43	46	46	48
鞘管尺寸	18F	19F/20F	18F/19F	18F/19F	16F/18F
内联鞘	无	有	无	无	无
释放方式	手动	手动	手动	手动	电动
回收功能	无	有	无	有	无
回收后可重跨瓣	NA	是	NA	否	否
可释放高度比例	NA	75%	NA	2/3	NA

三、介入瓣膜植入特点

（1）部分回收重新定位：如果植入过深，可回收系统后整体上移重新定位。

（2）微回收调整：植入略深时，第一术者带张力提拉瓣膜，第二术者快速回收至瓣膜稍上移，立刻再释放到瓣膜工作位，进行二次评估。

（3）全回收再次跨瓣：瓣膜选择尺寸不合适，瓣膜植入过高或上跳，有潜在冠状动脉阻塞风险等情况时需要全回收。可考虑更换系统（包括尺寸），植入位置问题全回收可以考虑再次原位跨瓣进行定位。

（4）最终释放过程：可轻推瓣膜判断稳定性，减少系统张力，并可能优化部分瓣膜轴向（NCC向下，LCC向上）。

四、手术过程简介

（1）左右重合体位展开（绝大多数为RAO/AP），LVOT有一定程度拉伸，确保无冠窦最低。

（2）标准位释放：瓣环下 0 ～ 2mm。

（3）第一术者握住输送系统带张力确定释放位置，第二术者旋转手柄做释放动作控制展开节奏。

（4）缓慢释放瓣膜前1/3部分。

（5）快速起搏下（120次/分）快速释放瓣膜工作区（3个"mark"点接近顶环后，瓣膜开始工作）。

（6）假体瓣膜工作后，停起搏，再次造影确认瓣膜位置（多个体位）。

（7）缓慢释放瓣膜后1/3，依次完成脱钩。

（8）注意术中导丝张力的控制与瓣膜位置和同轴的关系。

第六节　Evolut PRO 瓣膜和置换流程要点

一、Evolut PRO 瓣膜介绍

美敦力 Evolut PRO 经导管主动脉瓣膜系统（图4-6-1）由经导管主动脉瓣膜、输送系统、瓣膜压缩装载系统组成。

（一）Evolut PRO 经导管主动脉瓣膜

CoreValve Evolut PRO 经导管主动脉瓣膜（人工心脏瓣膜）（图4-6-2）：人工心脏瓣膜将3个瓣叶和1个内裙边（瓣叶和内裙边由单层猪心包膜制成）由缝线缝合固定在自膨胀、多层面、不透射线的镍钛合金支架上，人工心脏瓣膜的外层还有一个由猪心包组织制成，高度为1.5个网孔的外裙边，缝合包裹在人工心脏瓣膜的流入部分。其用于在不开胸手术的情况下，进行自体心脏主动脉瓣膜置换治疗。应用 α－氨基油酸（AOA™）对人工心脏瓣膜进行抗钙化工艺处理，AOA是一种衍生自油酸（一种天然长链脂肪酸）的化合物。人工心脏瓣膜有多种主动脉瓣环直径，如表4-6-1所示。

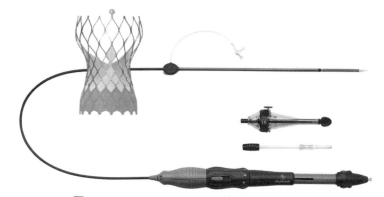

图 4-6-1　Evolut PRO 经导管主动脉瓣膜系统

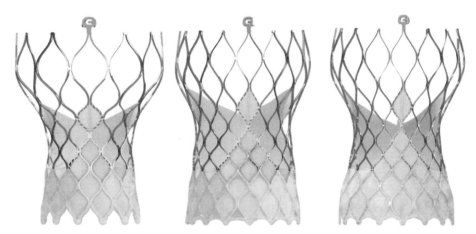

图 4-6-2　CoreValve Evolut PRO 23/26/29 型号瓣膜

表 4-6-1　人工心脏瓣膜多种主动脉瓣环直径　　　　　　　　　　　　　　　　（单位：mm）

人工心脏瓣膜型号	尺寸	主动脉瓣环直径	主动脉瓣环周长（π × 主动脉瓣环直径）
EVOLUTPRO–23–US	23	18 ～ 20	56.5 ～ 62.8
EVOLUTPRO–26–US	26	20 ～ 23	62.8 ～ 72.3
EVOLUTPRO–29–US	29	23 ～ 26	72.3 ～ 81.7

（二）ENVPRO 经导管主动脉瓣膜输送系统

EnVeo™ PRO 输送导管系统（型号 ENVPRO-16-US）（图 4-6-3）用于将人工心脏瓣膜放置在患者的主动脉瓣环内。导管组装件为柔性材质，并与一个 0.035 in（0.889mm）的导丝兼容。导管的远端（瓣膜释放端）有一个防止组织损伤的不透射线导管头端及一个用于覆盖和保持人工心脏瓣膜在压缩状态的瓣膜鞘。瓣膜鞘包括远端扩口，以使人工心脏瓣膜能够在部分释放之后进行部分或完全回收。一个稳定鞘管固定在手柄上，并向前延伸至输送导管轴外部。这个稳定鞘管提供一种在可伸缩的输送导管、导管鞘和血管壁之间的隔离，从而使输送导管能够自由伸缩。一个 EnVeo InLine™ 鞘装配在稳定鞘管上，起到止血导管鞘的作用，以及缩小入路部位尺寸到瓣膜鞘直径。导管与 20F（6.7mm）导管鞘兼容。输送导管系统由带有手柄的导管组成，为用户提供精确和可控的释放。导管近端装有手柄，用于装载、释放、回收和重新定位人工心脏瓣膜。手柄有一个灰色前端把手用于稳定输送系统。旋转释放旋钮可精确释放人工心脏瓣膜。释放旋钮上的箭头可指示释放人工心脏瓣膜所需旋转的方向。

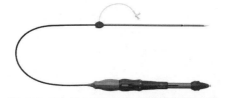

图 4-6-3　ENVPRO 16F 等效输送系统

（三）ENVPRO 瓣膜压缩装载系统

压缩装载系统（LS）：压缩装载系统（型|号 L-ENVPRO-1623-US 和 L-ENVPRO-16-US）（图4-6-4）可以将人工心脏瓣膜压缩装入导管。

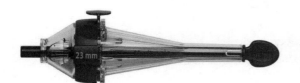
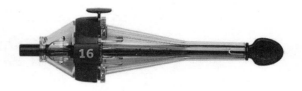

图 4-6-4　ENVPRO 瓣膜压缩装载系统

二、临床数据及国内手术开展情况

美敦力 Evolut PRO 经导管主动脉瓣膜于 2017 年开展上市前临床研究，并于 2021 年 12 月获得国家药品监督管理局审批通过，自 2022 年 3 月首批上市植入以来，已在全国各省市区数十家中心开展该手术。

美敦力公司是全球自膨瓣膜的首创者，2007 年美敦力公司第一代 TAVR 产品 Core Valve 上市，历经创新与改进，其迭代产品 Evolut R 和 Evolut PRO 陆续问世。过往十几年中，美敦力公司在此基础上主导了超过 20 项大规模临床研究，入组超过 32 000 例患者，推动 TAVR 的适应证由最初的外科高风险逐步涵盖中风险、低风险乃至低风险二叶瓣，截至目前在全球范围内有 160 多个国家和地区，2200 多家医院在使用美敦力公司 TAVR 产品，实际有超过 400 000 例患者因此获益。

中国的临床研究结果表明，Evolut PRO 拥有与世界其他国家产品类似的优异临床表现。据统计，国内全部病例中全因死亡率（0%）、冠状动脉阻塞发生率（0%）、中重度反流（0%）和永久起搏器植入率（2%）均优于国内其他经导管主动脉瓣膜的临床结果。这进一步证实了 Evolut PRO 应用于中国重度主动脉瓣狭窄患者的安全性和有效性。

三、Evolut PRO 的优势

美敦力 Evolut PRO 是全球应用最广泛、手术量最多、循证依据最多最可信的自膨经导管主动脉瓣膜。相较于球扩式心脏瓣膜和国内已上市的自膨式心脏瓣膜具有以下优势。

自膨瓣膜特点及优势：Evolut PRO 的镍钛合金瓣架经过尖端的材料学及工艺学处理，在提供稳定可靠的径向支撑力的同时受患者自体瓣环解剖结构异常限制小，更适合应对高度钙化的主动脉瓣狭窄。其经典环上瓣设计可以有效避开瓣环平面的限制区，最大程度保留瓣口面积，以获得更加优异的血流动力学表现和更高的耐久性，特别对于小瓣环患者，获益更多。

1. 高耐久性　Evolut PRO 瓣叶采用高吊缝合设计，与传统瓣叶的设计相比，高瓣叶的缝合设计可以使得瓣叶所受来自血流冲刷的应力减少，有效降低瓣叶组织胶原变性从而导致瓣膜衰败的风险，所以降低瓣叶的应力很大程度上提高了瓣膜的耐久性。目前唯一证明 10 年随访环上瓣瓣口面积、血流动力学表现及瓣膜衰败率表现全面优于环中瓣，唯一证明 5 年随访结构性衰败发生率低于外科瓣。

2. 瓣周漏发生率低　Evolut PRO 采用同一猪心包组织缝制而成的内外裙边设计，与其他没有外裙边设计的瓣膜相比，大幅度提高了瓣膜与自体瓣环间的密封性，在最大程度减少瓣周漏发生率的基础上还兼顾具有高生物相容性、低炎症发生率的特点。

3. 主动冠状动脉保护，远期冠状动脉介入通路　美敦力独创的 Commissural Alignment 设计使 Evolut PRO 成为国内目前唯一具有主动冠状动脉保护功能的经导管主动脉瓣膜。通过调整输送系统冲洗口的朝向与瓣膜进行配合可以使 TAV 瓣膜缝合点与自体瓣膜实现对齐，从而最大程度保留左右冠窦空间，充分保护冠状动脉灌注的同时给未来冠状动脉介入手术提供通路保障。

4. 血管入路要求低　美敦力 EVOPRO 输送系统自带 16F 内联鞘，可以兼容 3 种型号 Evolut PRO 瓣膜，降低了对血管入路的要求及血管并发症的发生率。

5. 同轴性及通过性能强　美敦力 EVOPRO 输送系统独特的脊的设计可以保持良好的同轴性并避免摆动，胶囊头端的鼻锥设计可以增强过弓时的通过性，尤其适用于弓部异常的患者。

6. 稳定多次可回收　美敦力 EVOPRO 输送系统采用 FLARE 缓冲设计，柔软且弹性的胶囊头端可以对释放和回收全程起到稳定和缓冲作用，使瓣膜定位更精准，并减少回收对瓣膜造成的影响。

7. 起搏器植入率低　Evolut PRO 瓣膜翻折的外裙边严密包裹瓣架底部齿状结构，结合左右瓣叶重合定位技术（Cusp overlap）植入角度实践经验，对室间隔膜部心脏传导系统影响较小，最大程度上减少 TAVR 术后永久起搏器植入率。

外科生物瓣毁损的介入瓣中瓣技术（TAVR in SAVR）：相较于球扩瓣膜仅能植入自体瓣环，美敦力 Evolut PRO 在中国具有瓣中瓣适应证，随着外科瓣膜植入年限的增加，后续发生瓣膜衰败可能性也在逐渐增加，具有更大瓣口面积及优异血流动力学表现的 Evolut PRO 将会是心脏团队的不二之选。

四、Evolut PRO 的适用特征

国家药品监督管理局批准 Evolut PRO 中国适应证如下：其适用于由心脏团队（包括心血管外科医师）决定的外科手术高危或禁忌的（如根据 STS 评分系统评估外科手术风险 ≥ 8% 或手术 30 天死亡率 ≥ 15%）症状性钙化性重度主动脉瓣狭窄患者。

临床推荐患者：Evolut PRO 瓣膜基本适用于各类患者解剖形态，临床基于患者特殊形态条件更倾向的适用人群特征包括并不限于以下情况。

（1）瓣环及瓣叶中重度钙化。

（2）先天性或功能性二叶瓣。

（3）远期冠状动脉事件可能性高。

（4）血管迂曲或复杂主动脉弓，通过性要求高。

（5）小血管直径。

（6）小瓣环，小瓣口面积。

（7）人工生物瓣损毁后瓣中瓣。

五、Evolut PRO 标准化植入流程

（一）Evolut™ 平台最佳植入流程的关键原则——冠窦重叠技术（cusp overlap view）

左右冠窦重叠视图是美敦力 Evolut PRO 在经典三叶瓣 TAVR 中的标准植入角度。

左右冠窦重叠视图可以将无冠窦分离出来，以便准确评估瓣膜释放深度，并且可以：①保持基底平面与冠窦对齐；②扩展左心室流出道视野；③减少或消除标记带的视差；④准确显示主动脉根部视图（图 4-6-5）。

（二）血管入路

确定主要入路血管并根据医院规程实施经皮或手术动脉切开。

1. 最佳穿刺点的选择（图 4-6-6）

（1）股总动脉前壁。

（2）股深动脉 / 股浅动脉分叉的上方。

（3）腹股沟韧带的下方 / 腹壁下。

（4）首选股骨头下半部分。

（5）不经过韧带。

（6）必须绕开前壁钙化和病变。

（7）避开小支路。

2. 抗凝　根据医院规程实施抗凝治疗，如果使用肝素，需在首次大剂量输注后检查活化凝血时间（ACT），然后每 30 分钟再重新检查 1 次以维持 ACT ≥ 250s。

3. 选择导引鞘管　确定可容纳较大鞘管的最佳血管，并根据输送系统和解剖结构因素选择入路途径（图 4-6-7）。

（1）20F 导管鞘：输送外径较大，但无须进行鞘管交换，推荐用于重度钙化和（或）迂曲的血管。

（2）16F 内联鞘：输送外径较小，但需要与 16 F 鞘管进行交换。

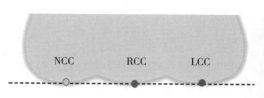
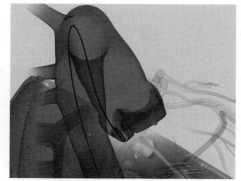

图 4-6-5 术中三窦平铺展开和左右窦重叠投视技术

NCC. 无冠窦；RCC. 右冠窦；LCC. 左冠窦

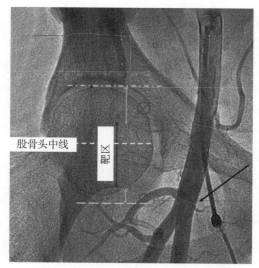

图 4-6-6 股动脉最佳穿刺点选择

（三）跨主动脉瓣及导丝管理

确保血管入路后的操作如下。

1. 植入猪尾导管并跨瓣

（1）经对侧入路部位将参考的猪尾导管定位于无冠窦处。

为了减少造影剂使用剂量，延迟至 Evolut PRO 系统穿过自体瓣膜后通过主动脉根部注射造影剂以确认猪尾导管位置。

（2）通过血管造影导管将 1 根 0.035 in 直型头端导丝穿过自体瓣环。

（3）进入左心室后，推进血管造影导管并用一根长交换 J 形头导丝交换直头导丝。

（4）用一根 6F 猪尾导管交换血管造影导管，并取出导丝，记录主动脉瓣跨瓣压差。

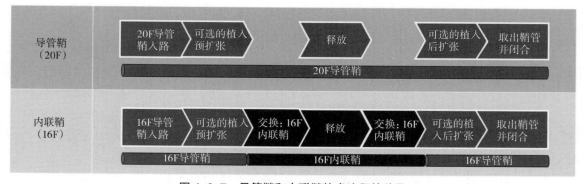

图 4-6-7 导管鞘和内联鞘技术流程的差异

2. 将导丝定位在左心室内 将按照左心室轮廓塑形的 0.035in 导丝推进穿过猪尾导管并定位在左心室心尖处。确认导丝的过渡点位于心尖以上并指向心室壁之外。推荐配合的导丝包括 Medtronic Confida 导丝、Boston Scientific Safari 导丝、Cook Lunderquist 超硬导丝（图 4-6-8）。

3. 导丝管理 在整个手术过程中保持对导丝的控制，确保稳定释放瓣膜放并避免伤及心室壁。

（1）对于带有过渡点的所有导丝，确保过渡点位于心尖上方并指向心室壁之外。

（2）对左心室内的导丝保持严格的 X 线透视监测。

（3）通过推进导丝并回拉导管联合操作调整瓣膜的位置。

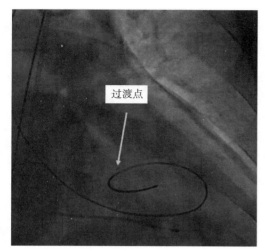

图 4-6-8　确认导丝的过渡点位于心尖以上并指向心室壁之外

（四）瓣膜装载检查

在进行术前球囊扩张之前或将输送系统插入患者体内之前需进行 X 线透视装载检验，即检查是否有流出冠部弯曲和严重的流入冠部折叠以确认正确的装载。

缓慢旋转胶囊 360° 的同时使用更高放大倍数的高分辨率成像以进行检验，检验工作主要专注于：流出冠部平直对齐并平行于挂钩卡槽的远端；胶囊平直而且没有任何弯曲或弧度，观察节点带平直而匀称。如果发现任意装载不当，则必须更换瓣膜、输送系统和装载系统。

（五）植入前球囊预扩

进行球囊扩张手术准备和球囊选型，术前需验证以下内容。

（1）人工生物瓣膜正确装载。

（2）起搏功能正常，达到 1 ∶ 1 夺获。

（3）如果使用半顺应性球囊，应根据 CT 分析得来的自体瓣环短轴长度选型（图 4-6-9）。

（4）如果使用非顺应性球囊，应根据 CT 分析得来的自体瓣环短轴长度 –1mm 选型（图 4-6-9）。

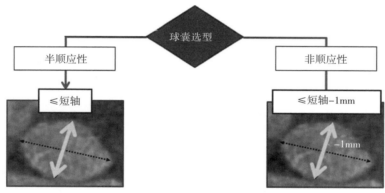

图 4-6-9　球囊选型

（六）输送系统的插入与对齐

1. 置入输送系统　在内联鞘完全朝前且冲洗端口背朝术者（足头位 3 点钟方向）的情况下，将输送导管系统沿导丝插入患者体内。

（1）将冲洗端口定位在 3 点钟方向，在输送系统抵达降主动脉后使用 X 线透视确认帽状标记带朝向主动脉弓大弯侧可以提高 TAV 与自体瓣膜之间瓣膜缝合点对齐比率（图 4-6-10）。

（2）瓣膜缝合点对齐可能便于在以后建立冠状动脉入路。

2. 输送系统过弓

（1）在 LAO 角度 X 线透视下过弓。

（2）将手柄松握在手中，使系统在前进过程中可自行将方向调整到顺应解剖结构的方向。

（3）在推进中保持对瓣膜鞘和鼻锥的监测，以确保安全通过解剖结构。

3. 将输送系统定位在自体瓣环内　在 X 线透视的近距离引导下将导管推进至主动脉瓣环上。

（1）轻握手柄，在推进时使输送系统沿解剖结构自行定向。

（2）在推进时监控胶囊和鼻锥，确保安全穿过解剖结构。

以上任意步骤如果遇到过大的阻力或鼻锥与胶囊之间存在间隙，切勿强行通过，否则可能会对患者造成损伤或损坏输送系统。

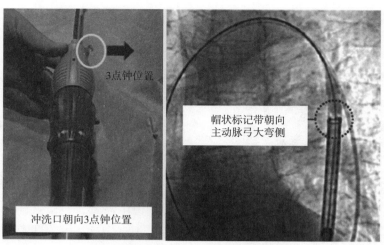

图 4-6-10　输送系统的导入和交界对齐的操作

（七）瓣膜定位

系统在过弓过后自行对齐并保持与主动脉弓顶部接触以实现稳定性最大化。

主轴脊部将影响胶囊在瓣环内的位置和定向，调整球管到预先确定的冠状窦重叠投射角度，确认猪尾导管放置在无冠窦底部，将导管标记带定位在猪尾环中点，作为释放起始位置（图4-6-11）。

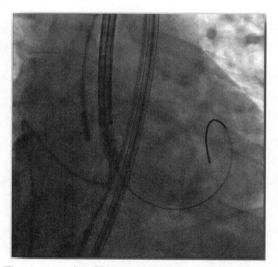

图 4-6-11　介入器植入时初始定位在猪尾导管中点

（八）释放初始阶段

缓慢展开瓣膜直至标记环抵达瓣架的节点3（图4-6-12）。

（1）小幅移动（1/4 圈）以促进瓣膜缓慢展开。

（2）从环上起始位置逐渐接近目标深度（瓣膜底缘位于猪尾环底部以下 3mm 处）。

以上方法旨在最大限度减少与心脏传导系统结构的相互影响。

瓣膜再定位的考虑事项如下。

（1）瓣架接触自体瓣环之前，瓣膜可以通过输送系统或导丝的调整而向下或向上移动。

（2）接触瓣环后应利用再回收特性重新定位瓣膜。

（九）释放中期阶段

考虑通过起搏帮助提高瓣膜稳定性，原因如下：①稳定血流动力学；②最大限度减少异位或呼吸造成晚期移动的可能；③植入较大的解剖结构内时受控式起搏可能更重要（图4-6-13）。

1. 起搏步骤

（1）标记环位于第 3 节点（瓣环接触前）时开始起搏。

（2）按 120 次 / 分的频率开始起搏并考虑患者个体因素进行调整，从而获得所需的心脏收缩压。

（3）中幅移动（1/2 圈）以促进瓣膜快速展开。

（4）从瓣环接触开始快速展开到不可回收点（80%），因为未膨胀的人工生物瓣膜会暂时性阻塞心脏排血。

（5）达到不可回收点之前（标记环与挂钩卡槽接近时）立即暂停起搏，此时瓣膜完全工作。

（6）通过递进式地递减心率停止起搏。

2. 确认和评估　调整至 LAO（不大于25°），直至主动脉弓打开且流入段的视差最小化。

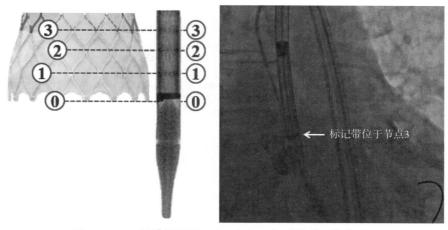

图 4-6-12　瓣膜缓慢展开直至标记环抵达瓣膜架的节点 3

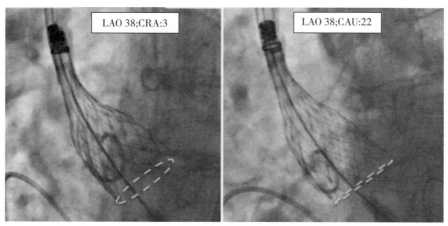

图 4-6-13　介入瓣膜释放的中期阶段

（1）通过调整足位 Caudal 角度以打平瓣膜底部，消除流入道的任何残余视差。

（2）评估左冠窦（LCC）处的深度。

（3）评估血流动力学和人工瓣膜反流情况。

（4）确认冠状动脉的灌注情况。

确定是否要完全展开或回收再定位。

（十）释放后期阶段

1. 完全释放前的准备

（1）确认瓣膜位置和性能后，释放张力，施加向前的压力以便使输送系统居于主动脉内，再从心尖上拉回导丝。

（2）从无冠窦（NCC）撤除猪尾导管

2. 完全释放

（1）在流出段即将离开胶囊且挂钩释放的同时缓慢展开。

（2）每次转动 1/4 圈并暂停，最大限度减少释放时移动的可能。

（3）最后的释放阶段一般不应少于 30s。

（4）确认挂钩完全脱离胶囊。

3. 输送系统撤回至降主动脉　在撤回输送系统之前，先略微回撤导丝，使鼻锥位于瓣架流入道中央。

（1）如果需要进行植入后 BAV 或植入第 2 枚瓣膜，则应将导丝的一部分保留在心室内慢慢撤回输送系统，直至瓣膜鞘和鼻锥进入降主动脉。

（2）在 X 线透视引导下撤回，以免鼻锥卡在瓣膜的流入端或流出端（尤其是挂钩）并导致瓣膜脱落。

4. 闭合胶囊

（1）当系统位于降主动脉内时，转动释放旋钮触发器并将灰色手托回撤至蓝色释放部分。

（2）松开触发器，然后轻轻推 / 拉蓝色释放旋柄和灰色手柄，以确认系统已锁定（图 4-6-15）。

（3）稳定内联鞘管并撤回系统，直至瓣膜鞘接触内联鞘管。

（4）在取出系统之前，检查鼻锥与瓣膜鞘之间是否有带状部分，以确认鼻锥没有过度回撤或回撤不足。

（5）使用蓝色释放旋钮，按需推进或回撤瓣膜鞘以进行校正。

见图 4-6-14。

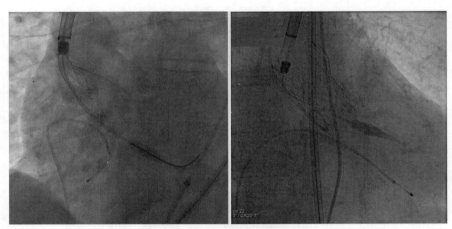

图 4-6-14　介入瓣膜最后的完全释放阶段

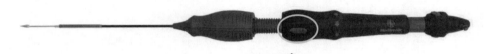

图 4-6-15　系统退回到降主动脉闭合胶囊装置

（十一）植入后评估：评估血流动力学

利用动脉造影、超声心动图和血流动力学评估瓣膜功能。

（1）如果检查发现没有或只有微量 PVL 而且瓣膜已完全膨胀，则手术可宣告完成。

（2）如果检查发现有轻微或更严重 PVL，则等待 10min 后再进行评估。再评估后找出轻微或更严重 PVL 出现的原因。

（十二）植入后 BAV

考虑植入后球囊扩张治疗轻微或更严重的瓣周漏，选择球囊规格时考虑球囊类型及 LVOT 是否存在钙化。

（1）如果 LVOT 存在大量钙化，则不进行后扩，手术宣告完成。

（2）根据短轴确定球囊尺寸。

（3）对于非顺应性球囊，根据短轴选择小一号（减 1 mm）的球囊。

如果 PVL 没有得到解决，考虑根据周长推导直径来选用更大的球囊实施 BAV 手术，为减轻瓣环损伤，所选球囊的尺寸不应超过以下尺寸：①顺应性/半顺应性球囊；≤原生瓣膜的周长推导直径或已失效外科人工生物瓣膜的腰部直径；

②非顺应性球囊，≤原生瓣膜的周长推导直径减1 mm 或已失效外科人工生物瓣膜的腰部直径。

后扩时注意事项：①必须考虑球囊长度、直径和患者个体的解剖结构；②在心室腔偏小、存在 LVOT 钙化或导丝定位干扰二尖瓣功能的情况下，心室内球囊定位扩张做法要格外小心谨慎；③使用顺应性或半顺应性球囊时所选择的球囊尺寸不得超过瓣环直径，或者在使用非顺应性球囊时应至少比瓣环直径小 1 mm；④在球囊完全抽空前，不得提前停止起搏。

（十三）血管闭合

（1）移除导引鞘的同时要仔细应用缝线缝合，确保有效止血。

（2）根据医院规程使用适当的闭合技术完成穿刺部位闭合，避免入路部位出现夹层、撕裂或出血。

（3）对主要的髂动脉和股血管开展血管造影，记录主要入路部位的妥善闭合情况并明确不存在任何其他血管并发症。

（4）沿标准导丝移除参考猪尾导管。

（5）移除 6 F 导管并按照医院规程闭合入路部位。

第五章

经导管主动脉瓣置换实际病例复盘

第一节　Venus A 瓣膜病例专家点评

一、经典病例分享一：主动脉瓣狭窄、正常退行性病变三叶瓣

（一）患者情况介绍

患者，女性，79 岁，临床诊断为重度主动脉瓣狭窄，高血压 2 级，1 型糖尿病，慢性支气管炎合并肺气肿，由于体质较弱、合并症较多，经过充分评估及多学科专家会诊，北美心外科开胸手术危险评分（STS 评分）8 分，心脏团队共同决定为此患者行 TAVI。

术前 CT 测量结果：三叶瓣，中度钙化（钙化积分：无冠瓣 126mm³，右冠瓣 404 mm³，左冠瓣 446 mm³，总体 977mm³），瓣环径平均 22.8mm，左右冠状动脉开口位置可（左冠状动脉 12.5mm，右冠状动脉 17.0mm），主动脉窦大小可（34.6mm × 31.6mm × 28.7mm），心脏呈横位，角度约为 72°，瓣膜系统同轴性差，很

难释放到理想位置。左心室大小可，窦管结合部（STJ）平均 29.6mm，升主动脉轻度扩张（瓣环上 40mm 处直径 36.8mm）。左心室流出道平均 23.7mm，计划使用启明 Venus A 瓣膜，优先选择瓣膜型号为 L26，备选 L23。术前检查及手术过程见图 5-1-1 ～图 5-1-8。

（二）专家点评

（1）患者为老年女性，根据 STS 评分确定此患者为高危外科手术患者，选择 TAVI 策略正确。

（2）三叶瓣膜，3 个瓣膜钙化积分基本平均，总分 977 mm³，重度钙化，要注意右瓣叶和无瓣叶交界区钙化为垂直分布，有可能此区域钙化和瓣膜贴敷不理想造成瓣周漏风险增加。

（3）右无交界域钙化多，要小心术后此区域传导阻滞风险高于其他区域。

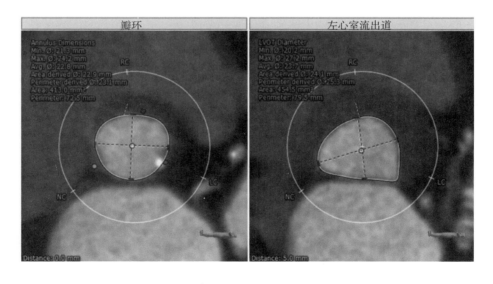

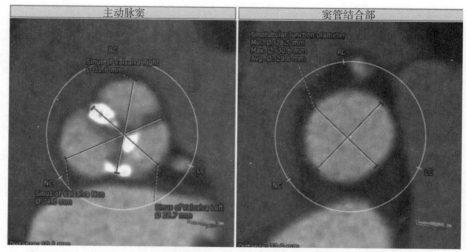

图 5-1-1　术前门控 CT 扫描显示瓣环、主动脉窦、流出道和窦管结合部大小

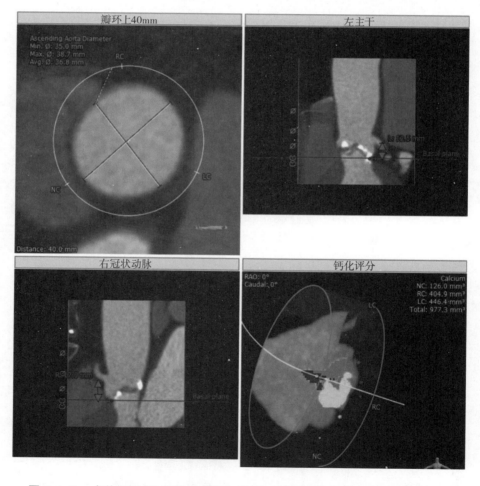

图 5-1-2　术前门控 CT 扫描显示升主动脉、左右冠状动脉高度及瓣膜钙化评分
NC. 无冠瓣；RC. 右冠瓣；LC. 左冠部；Total. 总钙化评分

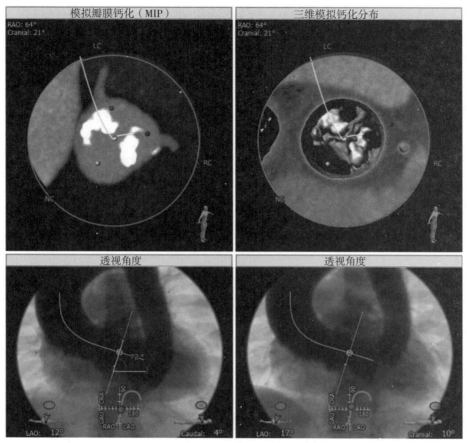

图 5-1-3　术前门控 CT 扫描显示瓣膜钙化分布、横位心

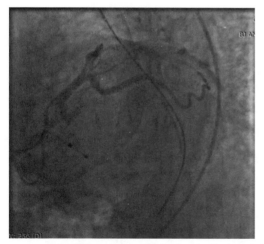

图 5-1-4　术前冠状动脉 CT 显示轻中度冠状动脉狭窄，术中行冠状动脉造影检查，如冠状动脉有重度狭窄，可以同时处理，一次微创介入解决多个问题

（4）术前冠状动脉 CTA 显示轻中度冠状动脉局限性狭窄（图 5-1-4），TAVI 术中常规进行根部造影或者直接冠状动脉选择性造影，如果有重度狭窄，可以同时进行冠状动脉支架植入治疗。术前准备阿司匹林 300mg 和硫酸氢氯吡格雷片

（波立维）300mg，如果决定植入支架，患者可以立即口服，如果采用全身麻醉策略，则准备胃管内注药。一般术前冠状动脉 CTA 或造影提示严重狭窄或多支冠状动脉病变或者冠脉左主干等较难支架的情况，建议 PCI 和 TAVI 分期进行，可以从容进行冠心病和瓣膜病两种疾病的处理，减少患者和医师的放射投照时间，同时降低一次使用较多造影剂对肾的影响。见图 5-1-5。

（5）对于三叶瓣退行性变而且钙化基本平均的患者，前扩球囊的选择也很重要，一般和测量平均瓣环类似大小，可以轻度减少或增加。

（6）根据球囊扩张时根部造影情况，判断冠状动脉梗阻风险，腰征（球囊有明显腰型切迹）判断狭窄预扩张效果，有无球囊侧漏反映球囊选择的大小及和瓣膜的贴敷情况，从而综合判定下一步瓣膜的选择大小。此病例有腰征，无漏，冠状动脉好，因此选择较 22mm 球囊略大的 26mm 瓣膜应该可以达到扩张瓣膜而且支撑和贴敷较好的效果。见图 5-1-6。

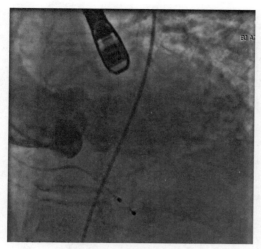

图 5-1-5　主动脉根部造影

观察主动脉瓣叶活动、冠状动脉供血及瓣叶钙化情况，判断术前 CT 给出的投射角度是否 3 个主动脉窦底面在一个水平面

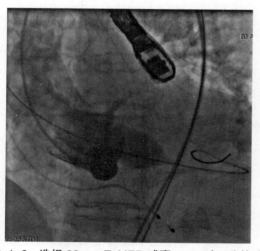

图 5-1-6　选择 22mm Z-MED 球囊，160 次 / 分快速起搏下扩张打开钙化狭窄的瓣叶。同时根部造影，观察有没有狭窄扩张的"腰征"，瓣叶扩张开以后和冠状动脉口的距离，有没有漏进左心室的造影剂。此病例球囊扩张造影显示有"腰征"，没有瓣周漏，瓣叶扩张良好，距离冠状动脉口较远。因此计划选择 26mm 的 Venus A 瓣膜

（7）此病例操作难点之一为横位心（也有称为横位主动脉）。横位心如果合并降主动脉等位置明显弯曲会显著降低各种导管和导丝的手感力量传导。横位心导丝跨瓣和支架瓣膜植入途径会更加明显贴敷主动脉大弯侧，如果瓣膜钙化狭窄严重，会出现各种进入瓣口的困难，包括跨瓣后 AL-2 导管卡在瓣口不能进入左心室，球囊和支架瓣膜输送器也可以卡在瓣口不能进入左心

室。除了精细操作反复尝试之外，可以考虑圈套器协助跨瓣口，或者主动脉根部猪尾导管置换一个超硬导丝将降主动脉弯曲部分顺直等方法。切忌暴力推送导丝或者支架瓣膜，突然冲入左心室有心脏破裂风险。另外，支架瓣膜在横位心释放完一般会有一个支架向大弯侧倾倒的弹性，释放最后几个支架花冠金属丝应该避免过快，防止金属丝突然倾倒击打主动脉大弯侧血管壁造成内膜损伤甚至夹层动脉瘤。明显横位心，或者合并主动脉严重弯曲，术前要仔细评估，如果反复操作难以安全进入左心室，应该考虑是否可以选择经颈动脉入路或经心尖入路。见图 5-1-7，图 5-1-8。

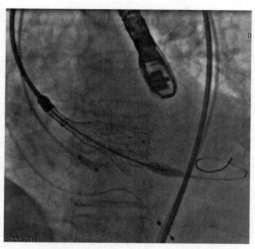

图 5-1-7　同样选择股动脉入路，小心植入 26mmVenus A 瓣膜，精准定位，160 次 / 分快速起搏下，瓣膜正常位置逐渐释放，取代之前狭窄的瓣膜

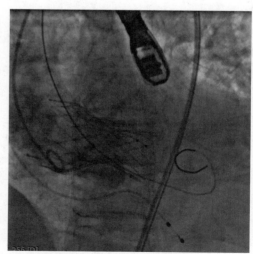

图 5-1-8　最后根部造影检查位置和有无明显反流，结果显示瓣膜释放位置与预期一致，冠状动脉血流正常，主动脉根部无夹层、内膜损伤等异常。超声检查没有反流，没有瓣周漏，流速 220cm/s

二、经典病例分享二：罕见的 2 型二叶瓣经导管主动脉瓣置换

（一）患者情况介绍

患者，男性，67 岁，临床诊断为中度主动脉瓣狭窄合并重度关闭不全、慢性动脉闭塞症、冠状动脉粥样硬化性心脏病、不稳定型心绞痛、高血压 2 级、慢性肾功能不全、糖尿病、甲状腺功能减退症。Log-Euro 评分 38.65%，STS 评分 5.67%。

心脏超声显示瓣膜二叶畸形，重度狭窄［最大血流速度（V_{max}）434cm/s，跨瓣压差（peak qradient，PG）75mmHg，平均跨瓣压差（mean qradient，MG）43mmHg］，重度反流（反流面积 9.2cm²），左心室舒张末期内径（LVEDD）61mm，左心室收缩末期内径 46mm，左心室射血分数（LVEF）50%，升主动脉 45mm。

术前门控全心动周期 CTA 扫描显示，主动脉瓣呈现少见的 2 型二叶瓣，周长 102.4mm，平均瓣环径 32.6mm。左冠状动脉高度 23.8mm，右冠状动脉高度 21.5mm。主动脉 3 个窦宽度：左冠窦 46.0mm，右冠窦 45.6mm，无冠窦 46.7mm。左心室流出道 33.5mm。瓣叶钙化很轻，只有右冠瓣叶有一点钙化，总评分 27.0 mm³。

心脏团队讨论后手术预案如下。

瓣膜：Venus A 瓣膜。

瓣膜大小：推荐 32mm 瓣膜，备选 29mm 瓣膜，23mm 瓣膜球囊预扩，以避免根部破裂风险。

手术路径：选择经股动脉入路，左侧股动脉切开，同期行内膜剥脱术。

麻醉方式：局部麻醉 + 监护麻醉（MAC）。

体外循环：湿备。

主要风险：瓣膜移位、滑脱；主动脉根部破裂；血管并发症。

术前检查及手术过程见图 5-1-9 ～图 5-1-23。

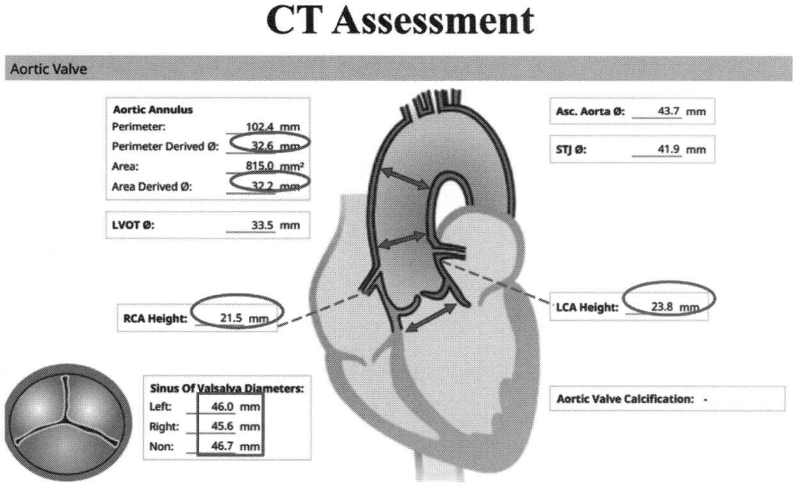

图 5-1-9 术前门控 CTA 显示左右冠状动脉高度、3 个主动脉窦大小、瓣环大小

Aortic Annulus. 主动脉瓣环；Asc Aorta. 升主动脉；STJ. 室管结合部；RCA Height. 右冠脉高度；LCA Height. 左冠脉高度；Sinus of Valsalva Diameters. 主动脉窦直径；Aortic Valve. 主动脉瓣；Perimeter. 周长；Perimeter Derived. 周长测算得出的直径；Area. 面积；Area Derived. 面积测算得出的直径；Left. 左；Right. 右；non. 无（冠窦）

（二）专家点评

（1）二叶瓣是一种常见的先天性心脏瓣膜畸形，人群发病率为 0.5% ～ 2%，其中男女比例约为 3：1。二叶主动脉瓣指主动脉瓣异常发育导致瓣膜仅有两片工作的瓣叶且瓣叶间的对合缘小于 3 个，具体表型存在变异，目前最常用的分型方法为 Sievers 分型。根据融合嵴的数量分为 0型（无嵴）、Ⅰ型（1 个嵴，融合方式可为左冠窦 - 无冠窦融合、右冠窦 - 无冠窦融合及左冠窦 - 右冠窦融合）和Ⅱ型（2 个嵴，开口方式为左冠窦 - 无冠窦开口、右冠窦 - 无冠窦开口及左冠窦 - 右冠窦开口）（图 5-1-23）。

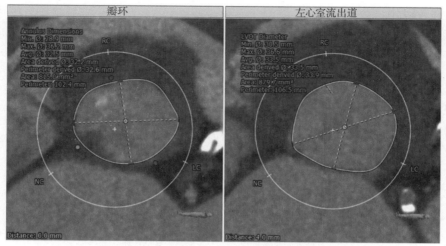

图 5-1-10　术前门控 CTA 扫描主动脉根部评估

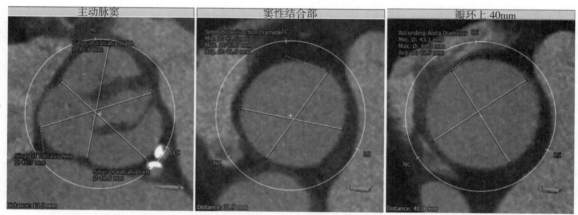

图 5-1-11　术前门控 CTA 显示主动脉瓣成形少见的 2 型二叶畸形（3 个窦，2 个瓣叶交界区域都融合，只有左右瓣叶临界区域可以开放活动）

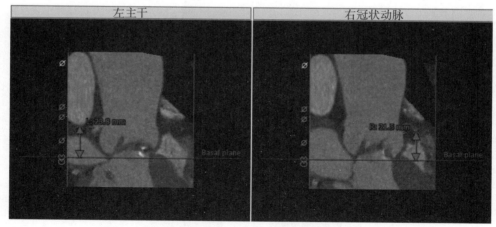

图 5-1-12　术前门控 CTA 显示左右冠状动脉开口高度

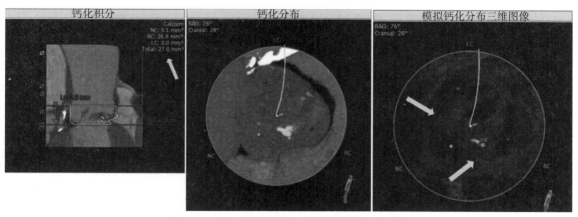

图 5-1-13　术前门控 CTA 显示瓣膜轻度钙化

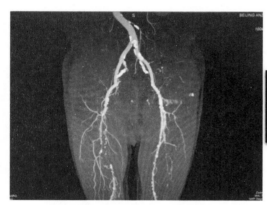

下肢动脉硬化闭塞症：
主要累及右侧股浅动脉、双侧股深动脉、
双侧胫前动脉、双侧腓动脉远段、右侧胫
后动脉近段

图 5-1-14　下肢入路测评双下肢动脉斑块且狭窄严重，左侧略好

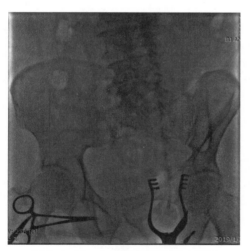

图 5-1-15　左侧股动脉游离，备用

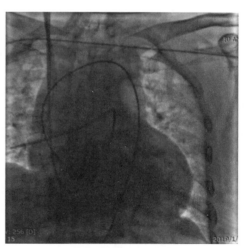

图 5-1-16　主动脉根部造影提示大量反流，瓣膜钙化
很轻

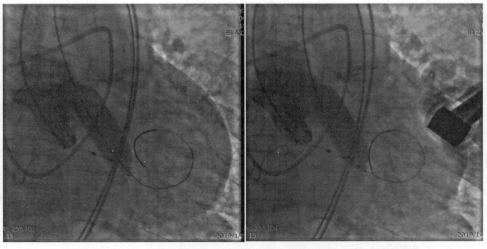

图 5-1-17　23mm 纽曼球囊 2 次预扩张，没有腰征，球囊滑动明显

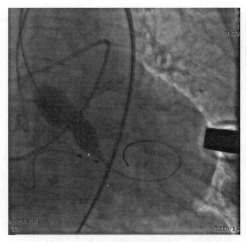

图 5-1-18　25mm 纽曼球囊再次预扩张，有腰征，球囊周围外漏较少

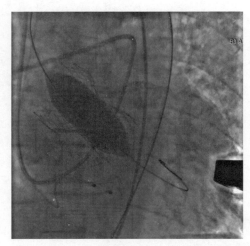

图 5-1-20　25mm 纽曼球囊后扩张后仍然有轻度瓣周漏

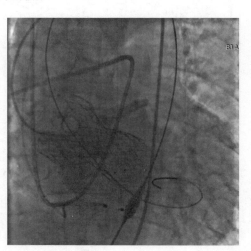

图 5-1-19　选择 29 号 Venus A 瓣膜植入，位置略深，造影显示有轻到中度瓣周漏。超声监测：瓣膜位置略深，超声流速 234cm/s，最大跨瓣压差 22mmHg，平均跨瓣压差 12mmHg，二尖瓣启闭未见异常，瓣周漏中量，缩流颈 4.5mm，主要来自左无交界区，遂决定进行后扩张

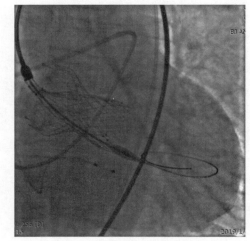

图 5-1-21　同样路径再次植入第 2 个 29 号 Venus A 瓣膜

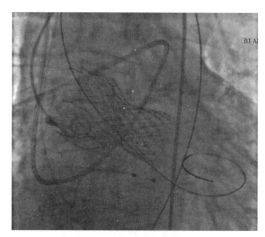

图 5-1-22　根部造影显示瓣周漏明显减少，超声检查显示前向流速 270cm/s，最大跨瓣压差 29mmHg，平均跨瓣压差 16mmHg，瓣周漏微量

（2）二叶畸形增加 TAVI 手术难度：瓣叶严重钙化而不均匀，可能阻碍瓣膜充分扩张、贴壁，从而影响瓣膜功能持久性，增加主动脉夹层、主动脉撕裂和瓣周漏风险。目前欧美指南尚未明确将二叶畸形钙化性狭窄列入 TAVI 适应证。对二叶畸形患者进行 TAVI 时，常遇到以下几个难题：①升主动脉增宽的问题，若不处理，未来可能会有形成夹层或破裂的风险。而且合并横位心或称为横位主动脉比例增高（与瓣环正交的平面和水平参考线的夹角小于 30°）。②二叶瓣瓣叶冗长，常出现较大的团状钙化，冠状动脉阻塞风险较高。③形态不同于三叶瓣，二叶瓣不对称严重钙化，给 TAVI 操作造成困难。④两个瓣环底部和三叶瓣不同，两点只能定直线，难以像三点那样定平面，从而难以确定瓣环平面和最佳投射角度。有文献提出在两最低点连线的基础上将与其垂直的另一条直径调整至最小时，或者将这个直线调整至与主动脉同轴垂直方向才可确定瓣环平面。⑤二叶瓣畸形比较常见梯形瓣叶形态（即瓣叶开口明显小于瓣环），容易出现瓣膜受挤压而向心室下移的情况，从而导致植入过深。⑥瓣膜支架植入二叶瓣中容易扩张受限或呈椭圆形扩张，不良的形态可带来生物瓣叶受力的变化，从而加速劳损，或者增加出现亚临床血栓影像学表现的风险。二叶瓣患者接受治疗时较为年轻的特点本身也可能成为耐久性不佳的危险因素。以上因素是否影响其术后管理或抗栓方案，值得关注。

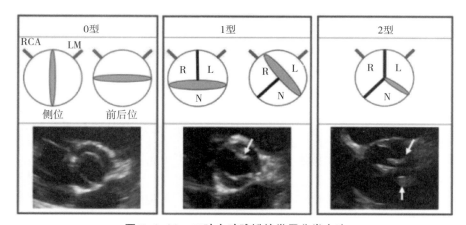

图 5-1-23　二叶主动脉瓣的常用分类方法

（3）Venus A 瓣膜主要针对二叶瓣和钙化比例高的情况，与 CoreValve 相比，Venus A 瓣膜设计上具有更强的径向支撑力，而 VitaFlow 瓣膜设计的裙边结构可有效防止瓣周漏出现。国内多中心处理二叶主动脉瓣狭窄病例中，多选择降低瓣膜大小（downsize）策略来选择球囊和支架瓣膜，临床效果证实安全有效性良好。

（4）以往欧美少见的风湿性主动脉瓣狭窄因组织相对钙化少而光滑无相对锚定区，而被列为 TAVI 的相对禁忌证，但风湿性瓣膜病在发展中国家相对常见，特别是在我国的 TAVI 患者中，这类患者也并不少。一项国内单中心的队列研究中，无钙化重度主动脉瓣狭窄行 TAVI 治疗的患者占总 TAVI 患者人数的 15.4%。文章中将无钙化定义为：①钙化主观分级 1～2 级；②瓣叶连续性增厚；③增厚瓣叶占据超过 50% 的瓣叶。无钙化组与钙化组 TAVI 比较显示，无钙化组患者平均年龄更轻，胸外科医师协会评分（STS

评分）更低，BAV 比例更少，主动脉瓣平均跨瓣压差相对更低。但在两组手术结果的比较中，不论是 30 天及 1 年的死亡率或主要术后并发症并无明显差异。更进一步的分析显示，对于无钙化重度主动脉瓣狭窄患者，TAVI 瓣膜选择的策略应更倾向选用相对较大的瓣膜，瓣膜释放时小心瓣膜容易滑动和移位，以减少手术并发症发生。

（5）Jilaihawi 等在位于美国洛杉矶的核心实验室（Cedars Sinai 心脏研究所）对中国首个 TAVI 瓣膜 Venus A 瓣膜临床试验所筛选的 120 例患者 CT 结果与当地 232 例行 TAVR 的患者进行比较发现，我国 BAV 所占比例高达 47.5%，而当地 BAV 仅有 5 例（占 2.16%），在 57 例 BAV 中 31 例（54.4%）无嵴（0 型），26 例（45.6%）有嵴（raphe）。国内几个中心之间 BAV 患病率也有差别，华东最高达 61.85%，西南为 58.55%，北方为 39.25%，主动脉瓣环周径各地无显著差别。在三叶瓣 AS 患者，我国瓣叶钙化严重度明显高于洛杉矶当地患者（421mm³ vs 142mm³）。多个来自欧美发达国家的临床研究显示，TAVI 患者中 BAV 比例为 1.8% ～ 6.7%，患者平均年龄大于 80 岁；而国内 TAVI 患者平均年龄约为 73 岁。故而从一定程度上解释了二叶畸形患者在中国 TAVI 患者中比例较高的现象。

（6）本例为非常少见的 2 型二叶主动脉瓣，而且瓣膜钙化很轻，所以术前评估扫描结果就可能显示瓣膜或者球囊固定支持没那么牢固，有可能上滑或者下滑。球囊扩张显示的球囊活动度比较大和支架瓣膜下移也印证了这一点。此病例瓣环径平均为 32.6mm，但是由于 2 型特点，3 个瓣叶交界只有一个可以打开活动，球囊扩张时要特别小心不能开始就选择很大的球囊预扩张，因为不像常规三叶瓣狭窄病例球囊扩张在中央开口处开始扩张，2 型瓣叶球囊处于邻近瓣环的开口位置开始偏心性扩张，过大球囊会容易将活动开口邻近瓣环处组织撕裂造成严重并发症。此例扫描分析时，笔者提前描记了预估计可以扩张的范围，称为有效扩张瓣口面积，相对应的有效扩张直径为 21 ～ 22mm。原来的整体瓣环为几何瓣口面积，实际上只有左右交界瓣叶可以开口和关闭，我们称为有效瓣口面积。

为避免撕裂左右交界瓣环附近组织，笔者开始较保守使用了 23mm 球囊预扩张，然后术中看到了球囊的上下活动幅度较大，没有腰征，说明球囊小了，然后选择 25mm 球囊再次扩张，可以看到明确腰征和很轻的瓣周漏。据此选择 29mm 的 Venus A 瓣膜植入。

（7）由于前述的二叶畸形和瓣膜几乎无钙化特点，TAVI 瓣膜容易发生术中移位和下滑，本例患者术中瓣膜下滑至左心室，造成接近中度的瓣周漏。球囊后扩后效果不是很满意的情况下，采用第二个支架瓣膜略高植入的方法，第一个支架瓣膜也起到了更好的支持固定作用，因此第二个瓣膜位置比较满意，瓣周漏很轻，而且流速压差也很满意。

（8）入路选择：本例患者多发外周动脉斑块且狭窄严重，左侧股动脉略好，术中采用左侧腹股沟局部切开，游离股动脉，血管局部斑块很清楚，直视下选择基本正常血管壁进行穿刺操作，手术中导丝、导管植入顺利，术毕切除取出股动脉局部涉及和损伤的内膜片和斑块，并修补股动脉。股动脉直视穿刺和修补去除斑块可以有效避免外周血管并发症，在老年患者其是比较常见的问题，而且直视股动脉和股静脉更方便对复杂和高危患者进行操作，可以随时进行体外循环转机抢救重症患者。

三、经典病例分享三：低冠状动脉小主动脉窦外周动脉偏细

（一）患者情况介绍

患者，女性，73 岁，既往高血压 2 级，诊断为主动脉瓣重度狭窄、室间隔肥厚、支气管哮喘、慢性肾功能不全。超声检查主动脉流速最大 553cm/s，最大压差 123mmHg，平均压差 81mmHg，主动脉瓣反流面积 4.1cm²。左心房 41mm，左心室舒张末期内径（LVEDD）40mm，左心室射血分数（LVEF）75%，升主动脉 35mm。

术前门控全心动周期 CTA 扫描主动脉根部评估结果显示，冠状动脉高度左冠状动脉 11.3mm，右冠状动脉 12.2mm，均为临界高危值。主动脉窦大小左冠窦 23.9mm，右冠窦 25mm，无冠窦 26.5mm，均明显属于偏小主动

脉窦。主动脉瓣环平均 20.7mm，左心室流出道平均 22.4mm，窦管结合部 23.1mm，升主动脉 33.9mm（瓣环上 40mm 处）。术前检查见图 5-1-24 ～图 5-1-29。

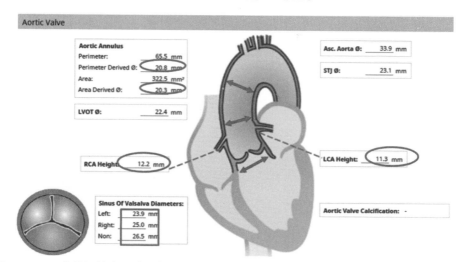

图 5-1-24　术前门控全心动周期 CTA 扫描主动脉根部评估冠状动脉高度、瓣环和主动脉窦

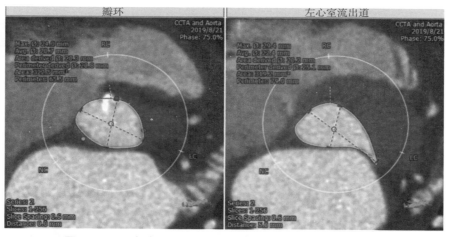

图 5-1-25　术前门控全心动周期扫描瓣环径和左心室流出道

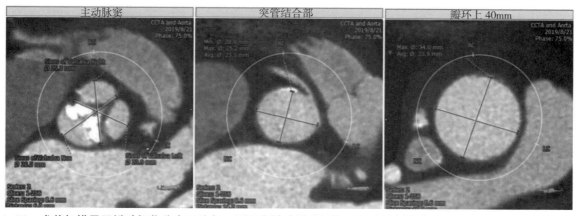

图 5-1-26　术前扫描显示瓣叶钙化分布不均匀，无冠窦瓣叶严重钙化，而对侧右瓣叶和左瓣叶钙化很轻（CT 可能对高度会有低估）

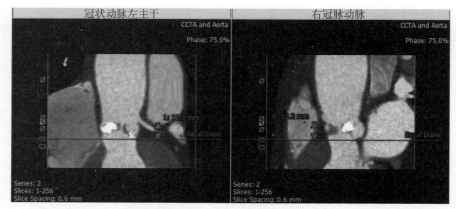

图 5-1-27　冠状动脉略低，瓣叶较长，而且明显主动脉窦偏小，局部瓣叶钙化呈团块状

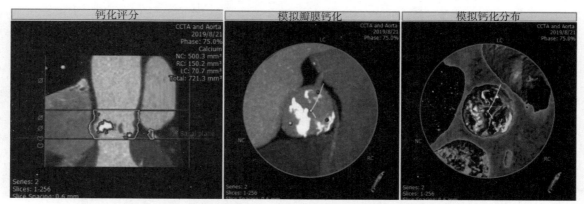

图 5-1-28　钙化分布极为不均衡，为单边钙化，总体钙化中度

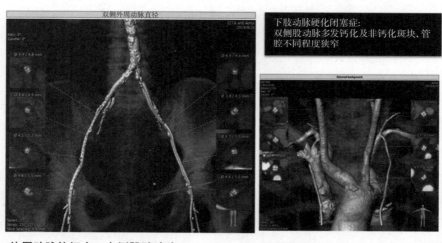

图 5-1-29　外周动脉偏细小，右侧股髂动脉 4.4～5.5mm，左侧股髂动脉 3.8～5.0mm。颈动脉路径尚可

心脏团队多次会诊商议手术策略如下。

瓣膜准备：Venus A 瓣膜。

球囊和瓣膜大小：20mm 球囊备用，瓣膜 23mm 或者 26mm，以避免根部破裂。

麻醉方式：局部麻醉＋强化。

手术过程见图 5-1-30～图 5-1-34。

体外循环：备自体血液回收机，体外循环提前预充准备。

主要风险：瓣膜移位，主动脉瓣环根部破裂，冠状动脉梗阻，血管并发症。

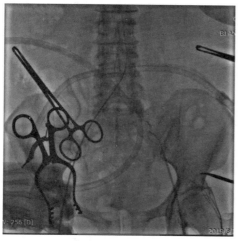

图 5-1-30 右侧股动脉切开、游离，造影，直视选择较为正常柔软区域进行穿刺，轻柔操作顺利植入 18mm 戈尔大鞘

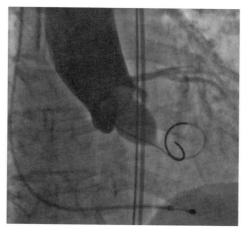

图 5-1-32 20mm 纽曼球囊预扩张，有腰征，没有明显漏，瓣叶距冠状动脉距离较安全

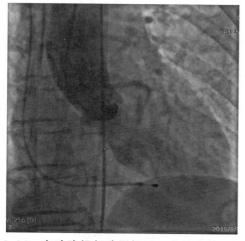

图 5-1-31 主动脉根部造影提示 3 个窦底位于同一平面，瓣膜中量反流，瓣叶单边钙化

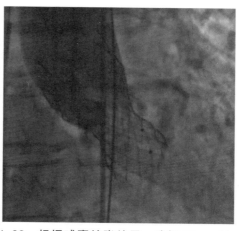

图 5-1-33 根据球囊扩张结果，选择 23mm Venus A 瓣膜植入，造影显示位置良好，冠状动脉血流正常，瓣周漏微量。超声检查显示瓣膜最大压差 18mmHg，平均压差 9mmHg，二尖瓣关闭无异常，瓣周漏很轻微，来自右瓣叶和无瓣叶交界区钙化团块处

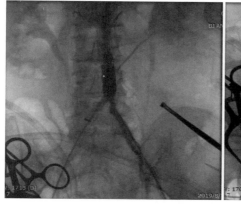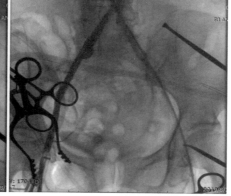

图 5-1-34 最后撤离右侧大鞘前、后造影确认入路血管无明显损伤

（二）专家点评

（1）入路问题：患者外周血管普遍偏细，一般股髂动脉 6mm 以上时外周大鞘入路操作比较安全，稍微细一些可以考虑无鞘或直视切开，直视切开可以方便选择血管较柔软区域进行穿刺，植入大鞘也可以直视下轻柔操作，撤离大鞘

也可以直视下观察，并结合股动脉造影检测血管损伤，必要时进行血管修复，与经皮穿刺相比，可以明显降低外周血管并发症。另外，一定做好第二方案，也就是经颈动脉和经心尖途径的准备。

（2）冠状动脉阻塞（表 5-1-1）是 TAVI 术后少见但高危的并发症，报道的发生率为 0.7%～3.5%，但 30 天死亡率达到 41%；对于生物瓣毁损后的介入瓣中瓣患者，发生率更高，达 2.3%～10%；而且要知道，很多有冠状动脉阻塞风险的患者已经被提前排除，不采取瓣中瓣治疗。目前很难对冠状动脉阻塞做出准确预测，已知的高危因素有女性、冠状动脉开口高度＜10mm（亦有文献说是 12mm）、主动脉窦部宽度＜30mm、生物瓣置换术后（尤其是包裹式或无支架的生物瓣）和虚拟导管瓣到冠状动脉距离（VTC）＜4mm。冠状动脉延迟阻塞是另一种更加隐匿而且危险的并发症，报道的发生率只有 0.22%，但死亡率高达 50%。其定义如下：① TAVI 成功后患者平稳离开手术室，之后发生左主干或右冠状动脉开口的阻塞；②由造影、手术或尸检确诊；③不仅由已有的冠心病或支架内狭窄的进展而来。

表 5-1-1　常见的 TAVI 冠状动脉梗阻高风险因素

瓣叶	1. 自身瓣叶过长，高于冠状动脉开口甚至窦管结合部的高度
	2. 靠近冠状动脉开口的瓣叶存在钙化团块
	3. 靠近冠状动脉开口的瓣叶过度增厚
主动脉窦	1. 冠状动脉开口高度（＜12mm）
	2. 主动脉窦较小
	3. 窦管结合部高度低，且窦管结合部直径较小
	4. 主动脉瓣叶之间融合难以打开或瓣叶存在巨大团块，预计人工瓣膜移向对侧的冠状动脉开口
	5. 既往外科手术换瓣病史，如 David 手术和 Bentall 手术后冠状动脉开口低
经导管瓣膜	1. 瓣膜植入位置过高
	2. 自膨瓣膜裙边不对称，裙边较高处对着冠状动脉开口

（3）球囊扩张造影评估技术：根据瓣膜设计的原理，选择合适的球囊大小，在进行球囊扩张的同时进行主动脉根部造影，观察冠状动脉的显影情况，有助于协助我们进一步评估冠状动脉阻塞的风险，其是对 CT 评估冠状动脉风险的一种有效补充。以自膨瓣膜为例，根据腰的大小选择球囊。球囊扩张的同时造影可以评估瓣叶扩张程度，以及与冠状动脉口距离。

（4）冠状动脉保护策略：对于冠状动脉阻塞风险高的患者，需要额外一条桡动脉入路，消毒铺巾备用，建议预留一条股静脉入路以备急救体外循环使用。推荐 GuideZilla 辅助，并留在左主干或右冠状动脉近段，而将指引导管移开冠状动脉口，避免瓣膜在植入过程中指引导管对冠状动脉开口损伤，同时也能保证瓣膜植入后球囊和支架顺利输送。左右冠状动脉指引导管的选择首选 Judkins 系列。支架大小的选择，以左冠状动脉为例，需要根据左主干粗细、前降支和回旋支的优势情况及病变情况等综合考虑，支架释放后近端的位置需要在瓣膜框架的内侧。冠状动脉保护后，主动脉根部的材料较多，容易相互缠绕而影响操作，操作需要沉稳、精细，尤其在出现血流动力学不稳定时。团队必须有经验丰富的冠状动脉医师参与，团队分工明确，在瓣膜植入前进行演练，避免启动应急预案后慌乱。当 TAVI 出现急性冠状动脉闭塞后，行 PCI，如果效果不佳，建议尽快转外科开胸手术，行急诊冠状动脉旁路移植。

（5）介入瓣叶切割的 BASILICA 技术（图 5-1-35）：2017 年，美国研究者提出了 BASILICA 技术，全称为 "bioprosthetic or nativeaortic scallop intentional laceration to prevent iatrogenic coronary artery obstruction during TAVI"，旨在评估介入瓣叶切割技术解决 TAVI 中冠状动脉阻塞问题的有效性和安全性。2019 年，美国研究者接着在 *JACC–Cardiovascular Interventions* 上报道了

BASILICA 技术研究的结果。2018 年 2 ～ 7 月，入选了 30 例手术高危合并冠状动脉阻塞高危患者。在 37 片瓣叶中成功实施 35 片 BASILICA 技术（成功率 95%）。所有患者均无冠状动脉阻塞，无须再次手术。21 例（70%）患者达到首要安全

终点，6 例由 TAVI 而非 BASILICA 技术导致心血管并发症，1 例（3%）致残性梗死，2 例（7%）非致残性梗死。1 例 30 天内死亡。1 例（7%）发生一过性血流动力学不稳定，TAVI 术后立即恢复正常。

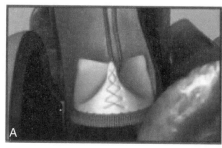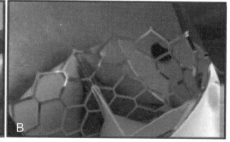

图 5-1-35 介入瓣叶切割的 BASILICA 技术

（6）本例患者冠状动脉高度为临界值，主动脉 3 个窦明显偏小，而且瓣叶呈单边钙化，无冠瓣钙化严重，左冠瓣和右冠瓣钙化很轻，因此 TAVI 瓣膜打开狭窄很容易偏向左冠窦和右冠窦方向，也就是距离冠状动脉会很近。因此术前球囊预扩张，同时根部造影观察冠状动脉和瓣叶距离非常重要。另外，这类单边严重钙化球囊和瓣膜选择也要避免大的球囊或薄膜，以免单边力量撕裂左瓣环和右瓣环的组织造成夹层动脉瘤。

四、经典病例分享四：主动脉瓣二叶畸形合并冠状动脉口极重度大钙化团块经导管主动脉瓣置换

（一）患者情况介绍

患者，男性，71 岁，临床诊断为主动脉瓣重度钙化、重度狭窄伴轻度关闭不全，高血压。体检发现主动脉狭窄伴关闭不全 5 年，主动脉瓣听诊区可闻及双期杂音。吸烟史 50 年，20 支 / 日，慢性支气管炎肺气肿。阑尾炎手术病史 18 年。STS 评分 7.2 分。

术前 CT 测量结果：三窦 1 型二叶主动脉瓣，极重度钙化（钙化积分无冠瓣 1017.9 mm³，右冠瓣 641.2 mm³，左冠瓣 753.3 mm³，总 2412.3 mm³），但是左右冠状动脉口附近均有很大钙化团块，瓣环平均径 30.5mm（24.8mm×34.3mm），左右冠状动脉开口位置可（左冠状动脉 18.2mm，右冠状动 14.3mm），主动脉窦结构可

（33.4mm×39.2mm）。瓣环平面与水平夹角为 48°，瓣膜系统同轴性可。左心室大小可。窦管结合部（STJ）平均 32.7mm，升主动脉轻度扩张（瓣环上 40mm 处直径 43.0mm）。左心室流出道平均 32.3mm，计划使用启明 Venus A 瓣膜优先选择瓣膜型号为 L26，备选 L29。

超声显示左心室射血分数（LVEF）40%，左心室舒张末期内径 60mm，室间隔 12mm，左心室后壁 13mm，二尖瓣轻度反流。主动脉瓣最大流速 414cm/s，最大压差 68mmHg，平均压差 44mmHg。心包内少量心包积液（5mm）。

术前检查及手术过程见图 5-1-36 ～图 5-1-44。

（二）专家点评

（1）首先该病例为三窦两叶的 1 型二叶瓣，3 个窦在造影和瓣膜释放时窦底相对容易找到释放和跨瓣平面，0 型二叶瓣则相对不容易找到平面。二叶瓣是一种常见的先天性心脏瓣膜畸形，人群发病率为 0.5% ～ 2%，其中男女比例约为 3 : 1。二叶主动脉瓣指主动脉瓣异常发育导致瓣膜仅有两片工作的瓣叶且瓣叶间的对合缘小于 3 个，具体表型存在变异，目前最常用的分型方法为 Sievers 分型（图 5-1-45），根据融合嵴的数量分为 0 型（无嵴）、Ⅰ型（1 个嵴，融合方式可为左冠窦 - 无冠窦融合、右冠窦 - 无冠窦融合及左冠窦 - 右冠窦融合）和 Ⅱ型（2 个嵴，开口方式为左冠窦 - 无冠窦开口、右冠窦 - 无冠窦开口及左冠窦 - 右冠窦开口）。

（2）二叶主动脉瓣瓣叶严重钙化而不均

匀，可能阻碍瓣膜充分扩张、贴壁，从而影响瓣膜功能持久性，增加主动脉夹层、主动脉撕裂和瓣周漏风险。目前欧美指南尚未将二叶主动脉瓣钙化性狭窄列入TAVI适应证。对二叶畸形患者进行TAVI时，常遇到以下几个难题。

1）升主动脉增宽的问题，若不处理，未来可能会有形成夹层或破裂的风险。而且合并横位

心或称为横位主动脉比例增高（与瓣环正交的平面和水平参考线的夹角小于30°）。

2）二叶瓣瓣叶冗长，常出现较大的团状钙化，冠状动脉阻塞风险较高。

3）形态不同于三叶瓣，二叶瓣不对称严重钙化，给TAVI操作造成困难。

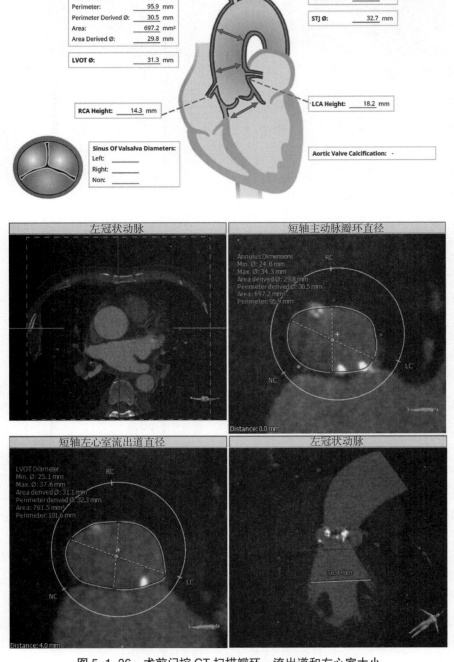

图 5-1-36　术前门控 CT 扫描瓣环、流出道和左心室大小

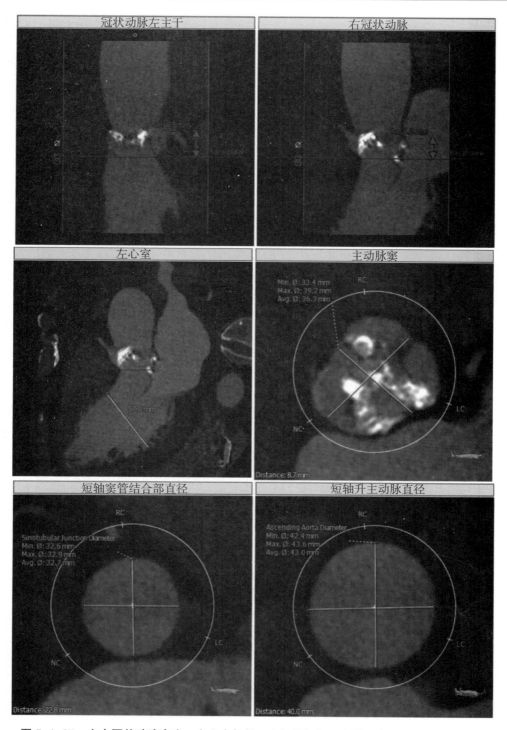

图 5-1-37 左右冠状动脉高度、左心室长径、窦部长短径、窦管结合部及升主动脉直径

4）两个瓣环底部和三叶瓣不同，两点只能定直线，难以像三点那样定平面，从而难以确定瓣环平面和最佳投射角度。有文献提出在两最低点连线的基础上将与其垂直的另一条直径调整至最小时，或者将这个直线调整至与主动脉同轴垂直方向才可确定瓣环平面。

5）二叶瓣比较常见梯形瓣叶形态（即瓣叶开口明显小于瓣环），容易出现瓣膜受挤压而向心室下移的情况，从而导致植入过深。

6）瓣膜支架植入二叶瓣时容易扩张受限或呈椭圆形扩张，不良的形态可带来生物瓣叶受力的变化，从而加速劳损，或者增加出现亚临床血栓影像学表现的风险。二叶瓣患者接受治疗时较为年轻的特点本身也可能成为耐久性不佳的危险因素。

以上因素是否影响其术后管理或抗栓方案，值得关注。

（3）新一代TAVI瓣膜有望优化TAVI治疗：除了影像学手段的进步，新一代TAVI瓣膜的问世也为优化二叶主动脉瓣患者的TAVI治疗效果带

来了希望。2016年Yoon等报道的注册研究纳入了来自欧洲、北美及亚太地区20个中心的301例患者，其中199例患者使用了早期TAVI瓣膜（Sapien XT：$n = 87$；CoreValve：$n = 112$），102例患者使用新一代瓣膜（Sapien 3：$n = 91$；Lotus：$n=11$）。结果显示，使用新一代瓣膜的

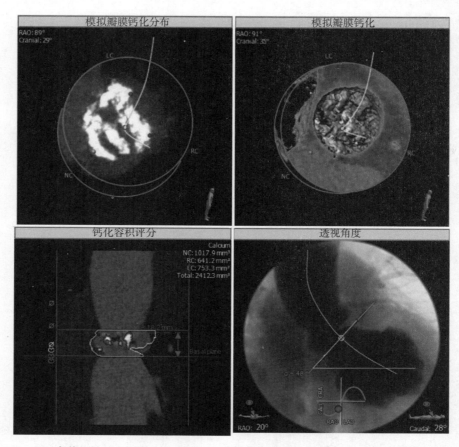

图5-1-38　术前门控CT扫描升主动脉、左右冠状动脉高度、瓣膜钙化分布情况及钙化积分

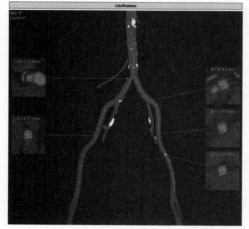

图5-1-39　术前CT扫描显示左右股动脉条件均满足入路需求

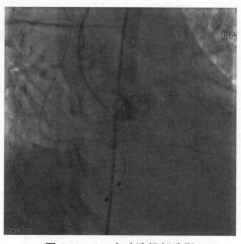

图5-1-40　主动脉根部造影

观察主动脉瓣叶活动、冠状动脉供血及瓣叶钙化情况，判断术前CT扫描投射角度3个主动脉窦底面是否在一个水平面

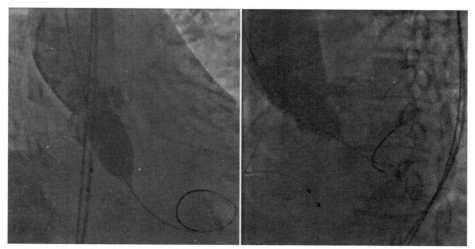

图 5-1-41 选择 23mm 纽曼球囊，180 次 / 分快速起搏下扩张打开钙化狭窄的瓣叶。同时根部造影，观察有无狭窄扩张的"腰征"，瓣叶扩张开以后和冠状动脉口的距离，有无漏进左心室的造影剂。此病例球囊扩张造影显示有腰征，没有漏，瓣叶扩张良好，距离冠状动脉口还有一定距离。因此计划选择 26mm 的 Venus A 瓣膜

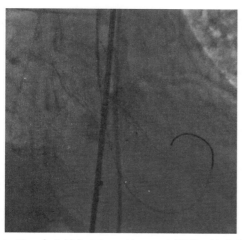

图 5-1-42 小心植入 26mm Venus A 瓣膜，精准定位，160 次 / 分快速起搏下，瓣膜正常位置逐渐释放，取代之前狭窄的瓣膜。因钙化较严重，瓣膜未完全展开，造影显示少到中量瓣周漏

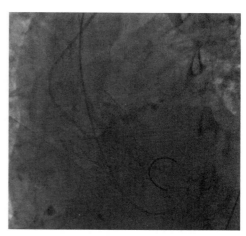

图 5-1-44 因担心左冠状动脉供血受到影响，最后对左冠状动脉进行造影发现左冠窦钙化与左冠状动脉之间还有 2mm 以上空间供冠状动脉灌注，不影响正常血供。瓣膜释放位置与预期一致，冠状动脉血流正常，主动脉根部无夹层、内膜损伤等异常。通过超声检查微量瓣周漏

患者轻度以上瓣周漏的发生率明显较低（0.0 % vs 8.5%），瓣膜成功率更高（92.2% vs 80.9%）。2019 年 Raj R. Makkar 教授发布 STS/TVT 的注册研究数据，比较了 SAPIEN 3 瓣膜的真实世界结果，表明二叶和三叶瓣膜效果并无差异。1：1 倾向性匹配，两组最终各纳入患者 2691 例。二叶主动脉瓣组转为开胸治疗、瓣环破裂、瓣中瓣植入发生率更高。30 天结果显示，虽然二叶主动脉瓣组冠状动脉阻塞、起搏器植入率较高，但全因死亡、主要血管并发症发生率等未见显著差异。1 年结果显示，两组在全因死亡、冠状动脉阻塞及两者复合终点方面未见显著差异。两组在

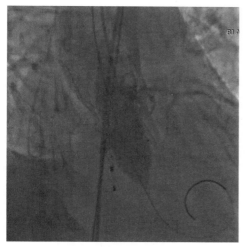

图 5-1-43 选用 23mm 球囊后扩张，扩张时发现左冠窦瓣叶明显向左冠状动脉开口移动

血流动力学（跨瓣压差有效降低、瓣口面积增加、瓣周漏发生率）、NYHA 心功能分级及 KCCQ 评分方面均呈现出相似。

2020 年 2 月美国胸外科医师学会（STS）/美国心脏病学会（ACC）经导管瓣膜治疗注册研究，利用 2011 年 11 月至 2018 年 11 月的 17.1 万例 TAVR，其中二叶式占 3.2%。与老一代器械相比，最新器械为二叶瓣患者 TAVI 治疗时器械成功率（93.5% vs 96.3%）增加，二度以上主动

脉瓣反流发生率（14.0% vs 2.7%）明显降低。应用目前最新器械的情况下，与三叶主动脉瓣狭窄患者相比，二叶主动脉瓣狭窄患者中器械成功率略微降低（96.3% vs 97.4%），残余中度或重度主动脉瓣关闭不全略高（2.7% vs 2.1%）。1 年时二叶瓣患者死亡风险比三叶瓣狭窄患者降低了 12%，但脑卒中风险无显著差异。

二叶主动脉瓣分型见图 5-1-45。

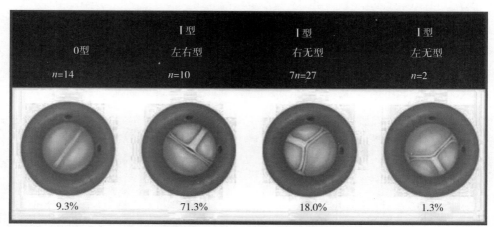

图 5-1-45　二叶瓣 Sievers 分型

Venus A 瓣膜主要针对二叶瓣和钙化比例高的情况，与 CoreValve 相比，Venus A 瓣膜设计上具有更强的径向支撑力，而 VitaFlow 瓣膜设计的裙边结构可有效防止瓣周漏出现。国内多中心处理二叶畸形主动脉瓣狭窄病例中，多选择降低瓣膜大小策略来选择球囊和支架瓣膜，临床效果证实安全有效性良好。

（4）本例还有一个特点，瓣叶钙化极为严重，呈现大团块样钙化，钙化积分高达 2412.3mm³。Jilaihawi 教授等在位于美国洛杉矶的核心实验室（Cedars Sinai 心脏研究所）对中国首个 TAVI 瓣膜 Venus A 瓣膜临床试验所筛选的 120 例患者 CT 扫描结果与当地 232 例行 TAVI 的患者进行比较研究发现，我国二叶主动脉瓣所占比例高达 47.5%，而当地二叶主动脉瓣仅有 5 例（占 1.35%），在 57 例二叶主动脉瓣中 31 例（54.4%）无嵴（0 型），26 例（45.6%）有嵴（raphe）。国内几个中心之间二叶主动脉瓣患病率也有差别，华东最高达 61.85%，西南为 58.55%，北方为 39.25%，主动脉瓣环周径各地无显著差别。在三叶瓣主动脉瓣狭窄患者，我国患者瓣叶钙化严重程度明显高于

洛杉矶当地患者（421mm³ vs 142mm³）。

多个来自欧美发达国家的临床研究中，TAVI 患者中二叶主动脉瓣比例为 1.8% ～ 6.7%，患者平均年龄均大于 80 岁；而国内 TAVI 患者平均年龄约为 73 岁。故从一定程度上解释了二叶畸形患者在中国 TAVI 患者中比例较高的现象。

针对我国二叶畸形多，而且钙化更为严重的情况，国产设计的 Venus A 瓣膜径向支撑力相对国外品牌瓣膜更强，可以打开相对更严重的钙化。值得指出的是，针对钙化团块严重病例，切忌暴力行球囊扩张和后扩，以免瓣环和主动脉血管内壁撕裂造成严重并发症，这些在早期国内开展 TAVI 尝试的初期都有一些前车之鉴。另外，本病例瓣叶巨大的钙化团块距离冠状动脉开口非常近，还要警惕钙化团块术中移位造成冠状动脉阻塞的风险，因此结合二叶畸形和冠状动脉阻塞风险，球囊扩张和支架瓣膜我们采用降低瓣膜大小理念，选择 23mm 纽曼球囊扩张，同时造影观察瓣叶扩张情况及和冠状动脉口的距离。结果显示瓣叶扩张良好，距离冠状动脉口确实很近，但是还有一定距离，根据腰征和没有明显左心室漏

的造影征象，最后决定选择 26mm Venus A 瓣膜，植入过程较为顺利。但是还是由于大型钙化团块原因，支架和钙化贴敷并没有特别良好而出现轻中度瓣周漏，在确认瓣叶距离冠状动脉口有一定安全距离前提下，又采用球囊后扩张方法明显减少了瓣周漏，超声测量跨瓣流速和微量瓣周漏都非常满意。

五、经典病例分享五：2 型轻钙化二叶瓣经导管主动脉瓣置换

（一）患者情况介绍

患者，女性，74 岁，体质虚弱，Frailty 评分 7 分，临床诊断为主动脉瓣重度狭窄伴轻度关闭不全，高脂血症 15 年。体格检查发现主动脉狭窄伴关闭不全 2 年，主动脉瓣听诊区可闻及收缩期为主的喷射性杂音。慢性支气管炎病史 20 年。脑梗死病史 3 年。STS 评分 8.2 分。

超声显示左心室射血分数（LVEF）48%，左心室舒张末期内径 57mm，室间隔 10mm，左心室后壁 11mm，二尖瓣轻度反流。主动脉瓣最大流速 450cm/s，最大压差 98mmHg，平均压差 54mmHg。

术前门控全心动周期 CTA 扫描显示，主动脉瓣呈现少见的 2 型二叶瓣，周长 87.1mm，平均瓣环径 27.7mm。左冠状动脉高度 18.6mm，右冠状动脉高度 18.7mm。主动脉 3 个窦宽度：左冠窦 43.0mm，右冠窦 42.0mm，无冠窦 40.3mm。左心室流出道 27.6mm。瓣叶钙化很轻，只有右无冠瓣交界有一点钙化，总评分 210.0mm³。

术前检查结果见图 5-1-46 ～图 5-1-50。

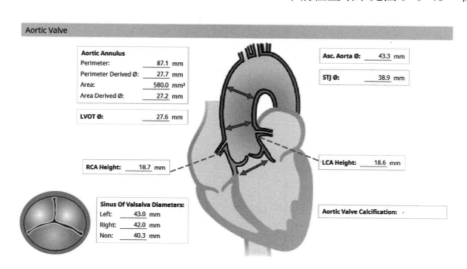

图 5-1-46 术前门控 CTA 扫描窦部情况评估

心脏团队讨论后手术预案如下。

瓣膜：Venus A 瓣膜。

瓣膜大小：23mm 球囊预扩，推荐 26mm 瓣膜，备选 29mm 瓣膜，以避免根部破裂风险增加。

手术路径：经股动脉入路，右侧股动脉切开。

麻醉方式：局部麻醉 +MAC。

体外循环：湿备。

主要风险：瓣膜移位、滑脱；主动脉根部破裂；血管并发症。

手术过程见图 5-1-51 ～图 5-1-57。

（二）专家点评

（1）二叶瓣是一种常见的先天性心脏瓣膜畸形，人群发病率为 0.5% ～ 2%，其中男女比例约为 3 ：1。二叶主动脉瓣指主动脉瓣异常发育导致瓣膜仅有两片工作的瓣叶且瓣叶间的对合缘小于 3 个，具体表型存在变异，目前最常用的分型方法为 Sievers 分型。根据融合嵴的数量分为 0 型（无嵴）、Ⅰ 型（1 个嵴，融合方式可为左冠窦 - 无冠窦融合、右冠窦 - 无冠窦融合及左冠窦 - 右冠窦融合）和 Ⅱ 型（2 个嵴，开口方式为左冠窦 - 无冠窦开口、右冠窦 - 无冠窦开口及左冠窦 - 右冠窦开口）。本例为较少见的 2 型二叶畸形，只有左右交界区域瓣膜活动度尚可。这种类型二叶畸形相对容易出现瓣环和主动脉内壁损伤，造成非常严重的夹层动脉瘤和大出血。

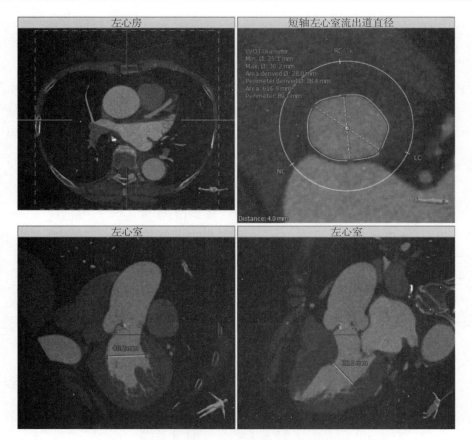

图 5-1-47　术前门控 CTA 扫描左心室流出道直径及左心室大小

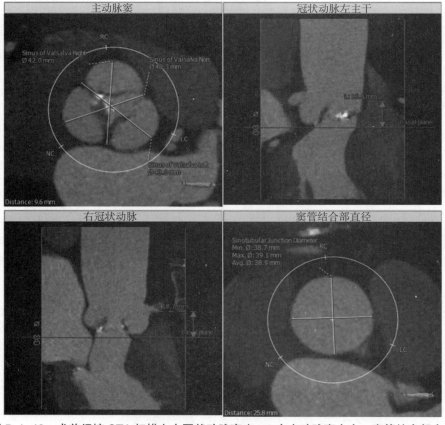

图 5-1-48　术前门控 CTA 扫描左右冠状动脉高度、3 个主动脉窦大小、窦管结合部大小

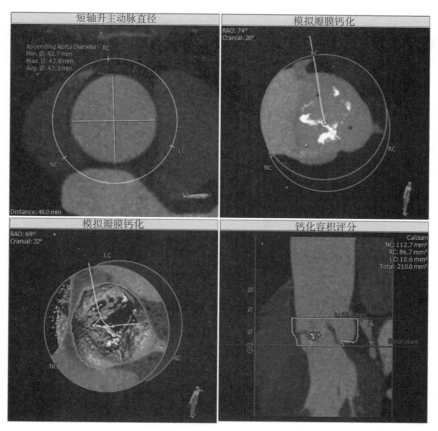

图 5-1-49　术前门控 CTA 扫描钙化分布及钙化评分

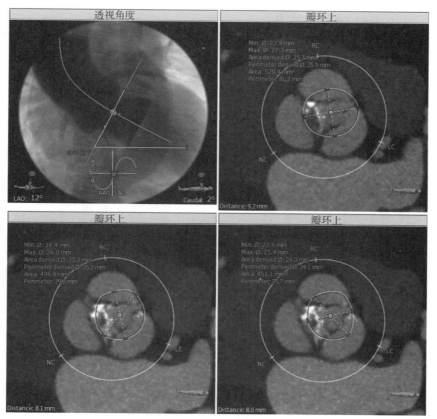

图 5-1-50　术前门控 CTA 扫描主动脉瓣成形少见的 2 型二叶畸形（三窦，两个瓣叶交界区域都融合，只有左右瓣叶临界区域可以开放活动），利用多平面测量的方法得出瓣上 8mm 处为最窄的地方，平均直径 24.1mm

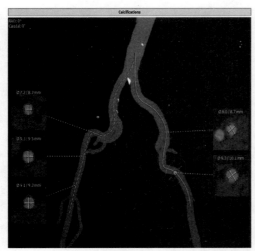

图 5-1-51　下肢入路测评双下肢动脉均满足入路需求

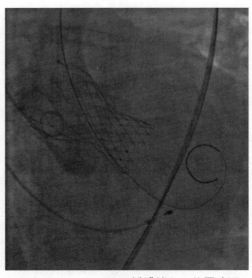

图 5-1-54　26mm Venus A 瓣膜植入，位置略深，少到中量瓣周漏

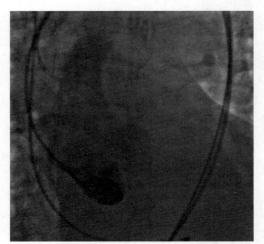

图 5-1-52　主动脉根部造影提示少量反流，瓣膜钙化很轻

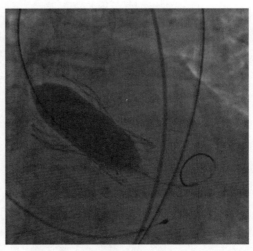

图 5-1-55　23mm 纽曼球囊后扩后仍然有轻度瓣周漏

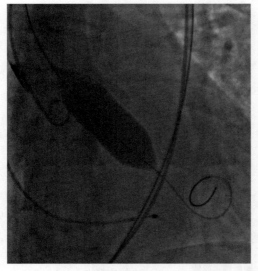

图 5-1-53　23mm 纽曼球囊预扩张，没有腰征，球囊滑动不明显，左心室漏极少

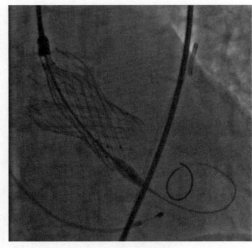

图 5-1-56　同样路径再次植入第二个 26mm Venus A 瓣膜

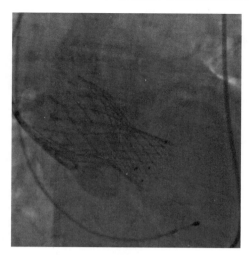

图 5-1-57　根部造影显示瓣周漏明显减少，超声检查显示前向流速 270cm/s，平均压差 16mmHg，瓣周漏微量

（2）另外本例一个特点是钙化较轻，只有右无冠瓣交界有一点钙化，总评分 210.0 mm³。这类瓣膜相对支架瓣膜植入时不容易锚定牢靠，而且支架锚定一边是瓣叶，一边是瓣环和主动脉壁，组织结构特点不一致，容易引起瓣膜移位。

以往欧美少见的类风湿性主动脉瓣狭窄因组织相对钙化少而光滑无相对锚定区，而被列为 TAVI 相对禁忌证，但风湿性瓣膜病在发展中国家相对常见，特别是在我国的 TAVI 患者中，这类患者并不少。一项国内单中心的队列研究中，无钙化重度主动脉瓣狭窄行 TAVI 治疗的患者占总 TAVI 患者人数的 15.4%。文章中将无钙化定义为：①钙化主观分级 1～2 级；②瓣叶连续性增厚；③增厚瓣叶占据超过 50% 的瓣叶。在无钙化组与钙化组 TAVI 的比较中，无钙化组患者平均年龄更小，胸科医师协会评分（STS 评分）更低，二叶主动脉瓣比例更少，主动脉瓣平均跨瓣压差相对更低。但在两组手术结果的比较中，不论是 30 天及 1 年的死亡率或主要术后并发症并无明显差异。更进一步的分析显示，对于无钙化重度主动脉瓣狭窄患者，TAVI 瓣膜选择的策略为应更倾向选用相对较大的瓣膜，瓣膜释放时小心瓣膜容易滑动和移位，以减少手术并发症发生。

（3）本例周长 87.1mm，平均瓣环径 27.7mm，但是按照有效瓣环径和瓣口面积理论，球囊扩张很难撕裂二叶瓣的其他融合区域，盲目加大球囊和加大扩张力度会造成右瓣叶和无瓣叶交界瓣环和主动脉壁撕裂。因此根据环上多平面测量，

笔者认为瓣叶活动区域的有效瓣环径为 21～22mm，因此笔者选择 23mm 纽曼球囊进行预扩张，同时根部造影。造影显示球囊轻微腰征，可能和钙化不严重及球囊略小有关，同时球囊并没有上下活动，而且左心室漏几乎没有，综合考虑几个风险情况，最后决定使用 26mm Venus A 瓣膜。

瓣膜植入过程中一定要动作缓慢、轻柔，这类钙化很轻的瓣叶不太容易锚定牢固，本例支架瓣膜下滑，瓣周有中度反流。经过球囊后扩效果并不是特别满意的情况下，再次植入 26mm Venus A 瓣膜，由于有了第 1 枝支架因此第 2 枝支架瓣膜相对锚定较为牢固，瓣周漏极微量，跨瓣压差满意，而且瓣环周围也没有副损伤。回顾总结显示，26mm 瓣膜可能是降号选择的瓣膜，如果直接应用 25mm 球囊扩张和 29mm 瓣膜植入，可能瓣周漏就会少一些，但是瓣环和主动脉壁撕裂风险就会增大很多。而根据患者体表面积和术前严重狭窄情况，26mm 瓣膜开口面积足够患者体力活动。当然，对于钙化很轻，二叶畸形，有可能植入第二个瓣膜的患者，术前一定要明确冠状动脉检查，如果有狭窄，一定要提前植入支架处理，因为套了两个支架瓣膜的主动脉根部比较难以进行冠状动脉支架植入。

六、经典病例分享六：长瓣叶低冠状动脉经导管主动脉瓣置换

（一）患者情况介绍

患者，男性，79 岁，Frailty 评分 4 分，临床诊断为主动脉瓣重度钙化及重度狭窄、高血压和 2 型糖尿病。主动脉瓣听诊区可闻及收缩期为主喷射性杂音。近 6 个月晕厥 3 次。吸烟史 30 年，慢性支气管炎肺气肿。STS 评分 5.2 分。

超声显示左心室射血分数（LVEF）58%，左心室舒张末期内径 52mm，室间隔 18mm，左心室后壁 15mm，二尖瓣轻中度反流。主动脉瓣最大流速 530cm/s，最大压差 112mmHg，平均压差 78mmHg。

术前门控全心动周期 CTA 扫描主动脉根部评估结果显示，冠状动脉高度左冠状动脉 9.2mm，右冠状动脉 13.3mm，左冠状动脉为高危值。主动脉窦大小左冠窦 34.7mm，右冠窦 31.8mm，无冠窦 34.0mm。主动脉瓣环平均 26.9mm，左心室

流出道平均 28.1mm，窦管结合部 31.8mm，升主动脉 44.9mm（瓣环上 40mm 处）。瓣膜钙化严重左冠瓣 447mm³，右冠瓣 370mm³，无冠瓣 563mm³，总评分 1382 mm³。

心脏团队多次会诊商议手术策略如下。

瓣膜准备：Venus A 瓣膜。

球囊和瓣膜大小：使用 23mm 球囊在左冠状动脉切线位进行球囊扩张并同时造影可以帮助确认冠状动脉风险，瓣膜 26mm 或者 29mm。

麻醉方式：局部麻醉 + 强化。

体外循环：备自体血液回收机，体外循环湿备。

主要风险：冠状动脉梗阻，瓣膜移位，主动脉瓣环根部破裂。

术前检查结果及手术过程见图 5-1-58 ～图 5-1-68。

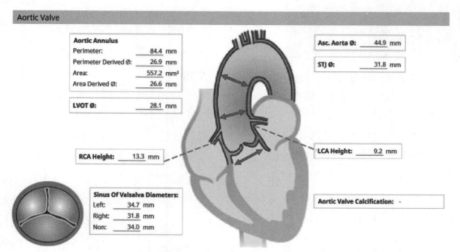

图 5-1-58　术前门控全心动周期 CTA 扫描主动脉根部评估冠状动脉高度、瓣环和主动脉窦

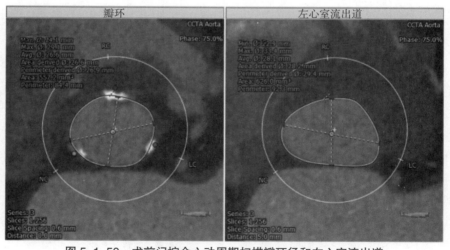

图 5-1-59　术前门控全心动周期扫描瓣环径和左心室流出道

（二）专家点评

（1）本例患者最大手术风险在于冠状动脉梗阻，左冠状动脉开口高度 9.2mm，而且 CT 显示左瓣叶冗长，按照瓣叶高度判断其可以完全把左冠状动脉开口覆盖挡住。

冠状动脉阻塞是 TAVI 术后少见但高危的并发症，报道的发生率为 0.7% ～ 3.5%，但 30 天死亡率达 41%。而且要知道，很多冠状动脉阻塞风险高的患者已经被提前排除，不进行瓣中瓣手术。目前很难对冠状动脉阻塞做出准确预测，已知的高危因素有女性、冠状动脉开口高度 < 10mm（亦有文献说是 12mm）、主动脉窦部宽度 < 30mm、生物瓣置换术后（尤其是包裹式或无支架的生物瓣）和虚拟导管瓣到冠状动脉距离（VTC）< 4mm。

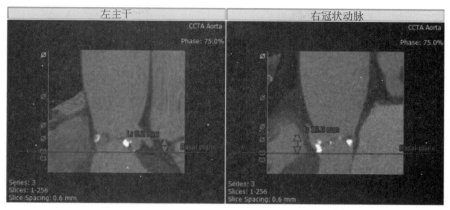

图 5-1-60 冠状动脉略低，瓣叶较长，主动脉窦大小可，局部瓣叶尖端钙化呈团块状

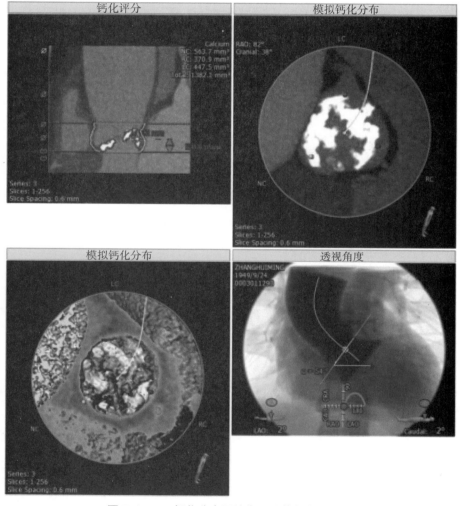

图 5-1-61 钙化分布不均衡，总体钙化为重度

冠状动脉阻塞风险评估和处理策略如下。

1）球囊扩张根部造影评估：根据瓣膜设计的原理，选择合适的球囊大小（可能要比正常情况小一号），在进行球囊扩张的同时进行主动脉根部造影，观察冠状动脉的显影情况，有助于协助我们进一步评估冠状动脉阻塞的风险，其是对CT评估冠状动脉风险的一种有效补充。以自膨瓣膜为例，根据腰的大小选择球囊。球囊扩张同时造影可以评估瓣叶扩张程度及其与冠状动脉口距离。

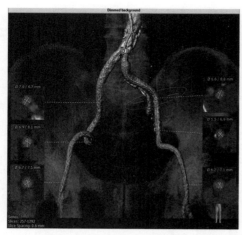

图 5-1-62　外周动脉直径可，右侧股动脉较粗，可满足主入路需求

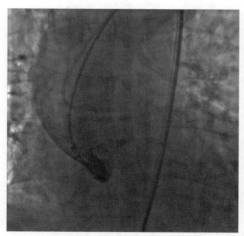

图 5-1-63　主动脉根部造影提示 3 个窦底位于同一平面，瓣膜中量反流，瓣叶钙化较严重

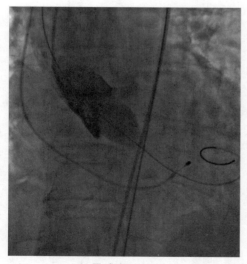

图 5-1-64　23mm 纽曼球囊预扩张，有腰征，没有明显漏，瓣叶距冠状动脉距离较安全，未对左冠状动脉血流造成影响

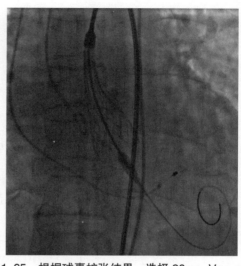

图 5-1-65　根据球囊扩张结果，选择 26mm Venus A 瓣膜植入

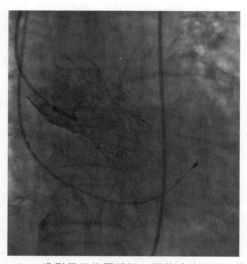

图 5-1-66　造影显示位置稍低，冠状动脉血流正常，瓣周漏中量

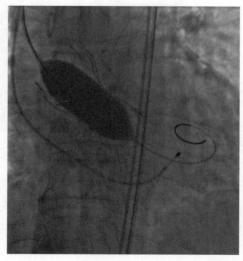

图 5-1-67　23mm 球囊后扩张，球扩后瓣周漏未明显减少，遂准备瓣中瓣植入

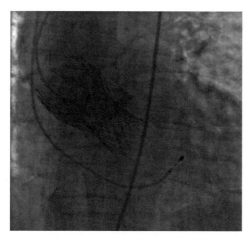

图 5-1-68　再次植入 26mm 瓣膜，造影显示无瓣周漏

2）冠状动脉预置导丝导管保护策略：对于冠状动脉阻塞风险高的患者，需要额外一条桡动脉消毒铺巾备用，建议预留一条股静脉入路以备急救体外循环使用。推荐 GuideZilla 导管辅助，并留在左主干或右冠状动脉近段，而使指引导管离开冠状动脉口，避免瓣膜在植入过程中指引导管对冠状动脉开口造成损伤，同时也能保证瓣膜植入后球囊和支架顺利输送。左右冠状动脉指引导管的选择首选降号选择系列。支架大小的选择，以左冠状动脉为例，需要根据左主干粗细、前降支和回旋支的优势情况及病变情况等综合考虑，支架释放后近端的位置需要在瓣膜框架的内侧。冠状动脉保护后，主动脉根部的材料较多，容易相互缠绕而影响操作，操作需要沉稳、精细，尤其在出现血流动力学不稳定时。团队必须有经验

丰富的冠状动脉医师参与，团队分工明确，在瓣膜植入前进行演练，避免启动应急预案后慌乱。当 TAVI 出现急性冠状动脉闭塞后，行 PCI，如果效果不佳，建议尽快转外科行开胸手术，行急诊冠状动脉旁路移植。

3）介入瓣叶切割的 BASILICA 技术（图 5-1-69）：2017 年，美国研究者提出了 BASILICA 技术，旨在评估介入瓣叶切割技术解决 TAVI 中冠状动脉阻塞问题的有效性和安全性。2019 年，美国研究者在 *JACC-Cardiovascular Interventions* 上报告了 BASILICA 研究的结果。2018 年 2～7 月，入选了 30 例手术高危合并冠状动脉阻塞高危患者。在 37 片瓣叶中成功实施 35 例 BAS Ⅱ LICA 技术（成功率 95%）。所有患者均无冠状动脉阻塞，无须再次手术。21 例（70%）患者达到首要安全终点，6 例由 TAVI 而非 BASILICA 技术导致心血管并发症，1 例（3%）致残性梗死，2 例（7%）非致残性梗死。1 例 30 天内死亡。1 例（7%）发生一过性血流动力学不稳定，TAVI 后立即恢复正常。但在国内由于主动脉瓣狭窄患者钙化普遍很严重，这类介入瓣叶切开技术难以切割钙化严重团块样改变的病例，可能对生物瓣毁损病例有效。国内由于 Mitraflow 或 Trifecta 等支架外瓣叶设计的生物瓣使用较少，因此生物瓣毁损介入瓣中瓣技术使用极少，仅有北京安贞医院周玉杰、张海波团队等有个案报道尝试。

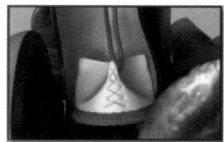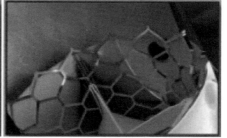

图 5-1-69　瓣叶经导管切割 BASILICA 技术的示意图

4）选用具有冠状动脉保护作用的 TAVI 瓣膜，如国产 J-Valve 瓣膜，尽管可能会需要全身麻醉插管和心尖穿刺途径，但是特殊设计的定位键系统可以阻挡瓣叶完全覆盖住冠状动脉开口，笔者团队完成多例低冠状动脉开口 TAVI，最低冠状动脉开口 3mm，手术均顺利完成。

（2）冠状动脉梗阻高危病例，术中要时刻关注心电图监测和血压监测情况，而且提前一定要备好应对紧急情况措施，包括心脏内外科人员、开胸体外循环和体外除颤设备，以备不时之需。另外，冠状动脉延迟阻塞是另一种更加隐匿而危险的并发症，报道的发生率只有 0.22%，但死亡

率高达 50%。其定义如下：①TAVI 成功后患者平稳离开手术室，之后发生左主干或右冠状动脉开口阻塞；②由造影、手术或尸检确诊；③不仅由已有的冠心病或支架内狭窄进展而来。因此，手术结束常规行根部或冠状动脉造影进一步明确冠状动脉开口部位是否有局部造影剂缺失，这类部分冠状动脉开口梗阻情况术后有发生延迟性心肌梗死风险，特别是对于国内目前均为自膨支架瓣膜，更是如此。一旦在病房或者出院后发生延迟性梗阻造成的急性心肌梗死，致死率极高。提前预置导丝导管的冠状动脉保护策略，有的患者由于术后自膨瓣膜持续自膨效益，术后仍然会存在延迟性冠状动脉梗阻的风险。术中这类患者有的尝试烟囱式冠状动脉支架突出进入主动脉内的方法，利用冠状动脉支架阻挡住 TAVI 瓣膜支架的推挤覆盖冠状动脉口，远期效果尚有不同意见，值得深入研究。

（3）国内多中心均尝试对这类冠状动脉梗阻高风险病例进行较为安全 TAVI 的策略研究，总体来说，除了提前预置导丝和导管以备需要之外，普遍采用降号选择方法，只要支架瓣膜尺寸和开口面积符合患者体表面积匹配，不出现 PPM 现象，就足够这类老年患者使用。PPM 概念基于心脏外科开胸主动脉瓣置换术，为瓣膜有效在体开口面积和患者体表面积比值，如果小于 0.85，一般认为存在不匹配现象。小于 0.65 被认为存在较严重不匹配现象，患者会存在类似主动脉瓣狭窄的胸闷气短等症状。

本例患者 TAVI 术中采用 downsize 策略，23mm 球囊扩张，有腰征，没有明显左心室漏，采用 26mm Venus A 瓣膜植入，略小的瓣膜相对容易出现稍微多些的瓣周漏，随后使用球囊进行后扩张。这类冠状动脉梗阻高风险患者，球囊后扩张也要极为小心，提前进行根部造影评估瓣叶和冠状动脉口距离，评估后扩展瓣叶运动是否会距离冠状动脉口更近进一步增加梗阻风险。本例在仔细评估后，小心进行了后扩张，瓣叶随着后扩张确实又进一步距左冠状动脉开口更近了，但还没有梗阻。后扩张并没有明显减少瓣周漏，因此又植入了第 2 个 26mm 瓣膜，由于有第一个瓣膜支架的支撑，第二个瓣膜很容易锚定不移位，瓣周漏变为微量。值得指出的是，这类降号选择

策略有可能瓣膜移位而植入第二个 TAVI 瓣膜的患者，术前一定要明确诊断冠状动脉狭窄情况，如果有明显狭窄，术前就要植入支架，因为套两个支架瓣膜术后，冠状动脉导丝导管会较难穿过两层叠加的瓣膜支架进入冠状动脉开口，不利于冠状动脉支架植入。

七、经典病例分享七：1 型带嵴二叶瓣

（一）患者情况介绍

患者，男性，82 岁，6 个月前活动后胸闷憋气，当年体格检查时发现主动脉瓣狭窄。现患者上 2 层楼即出现憋气、胸闷，无晕厥及胸痛。

1. 既往史

（1）永久起搏器植入（2011 年、2017 年）。

（2）无高血压及糖尿病。

（3）鼻息肉手术 7 次（1990～2010 年）。

（4）左腿深静脉血栓（2010 年）。

（5）扁桃体切除（1970 年）。

（6）吸烟 30 年，1 包 / 天，戒烟 20 年。

2. 体格检查　体温 36.7℃，脉搏 85 次 / 分，呼吸 20 次 / 分，血压 125/50mmHg，心律失常，未闻及期前收缩，心音可，主动脉瓣听诊区闻及收缩期 3/6 级喷射样杂音。

3. 心脏彩超　主动脉瓣二叶畸形，主动脉瓣重度狭窄，流速为 428cm/s，最大压差为 73mmHg，平均压差为 49mmHg，LA 40mm，LVEDD 45mm，左心室射血分数 62%，室间隔 13mm，左心室后壁 12mm，升主动脉 34mm，窦部 33mm（图 5-1-70）。

4. 病例分析　患者既往有 2 次永久起搏器植入史，心肺功能不佳，STS 评分 10.42 分，外科手术风险高，经心脏团队评估，拟行 TAVR 治疗。

5. 治疗策略　考虑到患者年龄大，外周血管条件较差，选择右侧股动脉切开方式建立入路，从而降低血管并发症发生率，或必要时及时处理。选择 23mm 球囊预扩，植入 26mm VenusA-Valve 瓣膜。

（1）导丝过瓣：超滑泥鳅导丝通过主动脉瓣口。

（2）导入超硬钢丝：经猪尾导管交换超硬钢丝进入左心室。

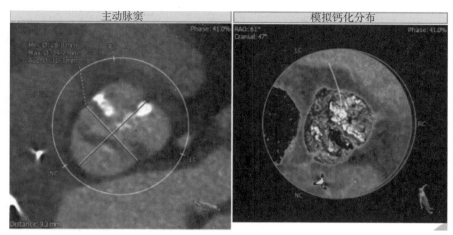

图 5-1-70 主动脉瓣为带嵴二叶瓣，钙化嵴，钙化较重，瓣环水平可见钙化瓣叶，无冠瓣钙化向下延伸至流出道水平。钙化积分（HU850）为 598.5mm³

（3）球囊预扩：23mm 球囊扩张。

（4）导入瓣膜：沿超硬导丝导入 26mm Venus A 瓣膜，调整位置使 Mark 点平齐窦底。

（5）释放瓣膜：逐步释放瓣膜。

（6）造影提示微量瓣周漏，血压 140/86mmHg，拔除鞘管，局部压迫止血，手术结束。手术过程见图 5-1-71 ～图 5-1-73。

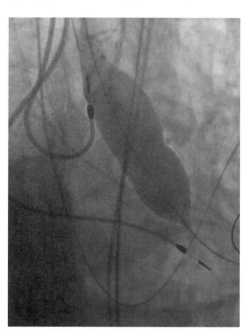

图 5-1-71 23mm 球囊扩张

（二）专家点评

（1）此例患者为老年男性，心肺功能不佳，STS 评分 10.42 分。患者主动脉瓣为带嵴二叶瓣，钙化嵴，钙化较重，瓣环水平可见钙化瓣叶，无冠瓣钙化向下延伸至流出道水平，在左冠窦处存

在很严重的钙化。术中使用 23mm 球囊进行预扩张，但靠近左冠状动脉侧始终有钙化的切迹。其后选择植入 26mm 瓣膜，在植入的体位因钙化挤压瓣膜完全打不开，根据既往经验，这种情况瓣膜脱落的风险很大，所以需要做两种准备：①回收瓣膜，并在降主动脉释放；②直接打开，但可能有脱落风险。两者结局就是进行外科手术，可患者已 82 岁，外科手术高危。于是笔者思考是否有第 3 种方案，即等待瓣膜自身的支撑力能够适应患者瓣膜区域的解剖结构。

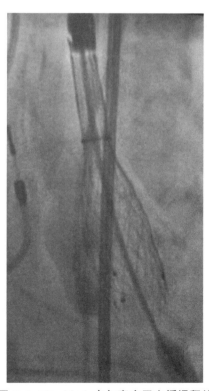

图 5-1-72 Mark 点与窦底平齐缓慢释放

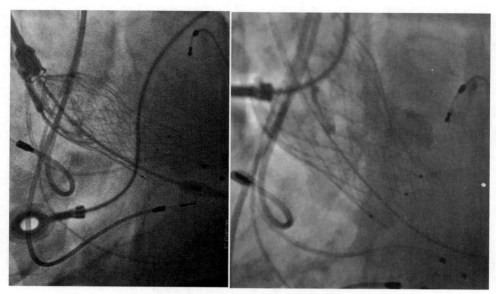

图 5-1-73 全部释放瓣膜，与预期位置一致

（2）在继续等待瓣膜适应的过程中，第一术者要保持持续向下的力量，同时多体位投照，反复造影精调瓣膜的位置，瓣膜慢慢展开释放，当瓣膜完全释放后，顶部展开程度尚可，但是底部没有展开，影像学检查显示似乎底部在向上滑，这就意味着瓣膜可能脱落。此时，患者的血压降至 90/30mmHg，在场医务人员都比较紧张，外科体外循环系统已经备好，新的瓣膜也准备好，麻醉密切观察。然而这时，患者血压逐渐上升达到 140/86mmHg，而且当时并没有应用升压药物，再次多体位投照，发现瓣膜完全展开了，而且瓣膜的位置相当不错，固定也很牢固，超声显示瓣膜微量反流，瓣膜流速小于 200mm/s，导管显示压差几乎为 0，效果非常好（图 5-1-74）。

（3）针对我国患者二叶畸形比例高，钙化严重的特点，杭州启明医疗器械股份有限公司自主研发的 Venus A 瓣膜经皮介入人工心脏瓣膜系统在径向支撑力方面的表现优异，在受钙化挤压瓣膜形态第一时间未充分膨胀的情况下，给予一定缓冲时间，让瓣膜进一步适应及自膨，能够带来很好的手术受益。

八、经典病例分享八：经导管主动脉瓣植入术后冠状动脉阻塞

（一）患者情况介绍

患者，女性，81 岁，因"劳力性喘憋、气促 3 年"入院。患者入院前 3 年开始反复出现胸闷、气促

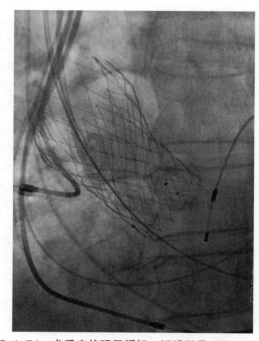

图 5-1-74 术后症状明显缓解，瓣膜微量反流，瓣膜流速小于 200mm/s，导管显示压差几乎为 0

症状，多于较长时间步行、登 2 层楼以上楼梯时出现，可伴胸痛，无明显其他伴随症状，每次持续数分钟，休息后可缓解。曾于外院就诊，查超声心动图提示主动脉瓣中度狭窄并轻度反流，二尖瓣轻度狭窄并轻度反流。口服降压药、降血糖药、抗血小板药等药物治疗，患者症状仍反复发作。入院前 3 个月患者自觉症状较前加重，发作较前频繁，遂于笔者所在医院就诊。入院后复查超声心动图提示 LA 51mm，LV 46mm，LVEF

81%，主动脉瓣重度狭窄并少量反流（退行性），二尖瓣轻度狭窄并少量反流，左心室壁增厚，主动脉瓣平均跨瓣压差 56mmHg，主动脉瓣峰值跨瓣流速 5.0m/s，主动脉瓣有效瓣口面积 0.58cm^2。

既往史：高血压病史 20 年；糖尿病病史 5 年余；高脂血症病史 1 月余。

个人史：无吸烟饮酒史。

入院初步诊断：心脏瓣膜病，主动脉瓣重度狭窄伴轻度关闭不全，二尖瓣轻度狭窄伴轻度关闭不全，左心房扩大，室间隔增厚，心功能分级 Ⅲ 级（NYHA 心功能分级），高血压 3 级（极高危险组），2 型糖尿病，高脂血症，贫血。

查体：身高 153cm，体重 57kg，血压 130/65mmHg，呼吸 18 次/分，双肺呼吸音清，未闻及明显干、湿啰音，心率 76 次/分，主动脉瓣听诊区、主动脉瓣第二听诊区可闻及 3/6 级收缩期杂音。腹软无压痛，双下肢不肿。

入院主要化验：血红蛋白（Hb）108g/L，血小板（PLT）155×10^9/L，白细胞计数（WBC）7.43×10^9/L；血肌酐（Cr）69.27μmol/L，白蛋白（ALB）34.1g/L，丙氨酸转氨酶（ALT）12U/L，天冬氨酸转氨酶（AST）15IU/L；NT-pro BNP 923.3pg/ml。

超声心动图：LA 51mm，LV 46mm，LVEF 81%，主动脉瓣重度狭窄并少量反流（退行性），二尖瓣轻度狭窄并少量反流，左心室壁增厚，主动脉瓣平均跨瓣压差 56mmHg，主动脉瓣峰值跨瓣流速 5.0m/s，主动脉瓣有效瓣口面积 0.58cm^2（图 5-1-75）。

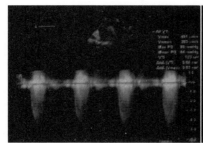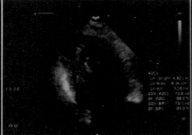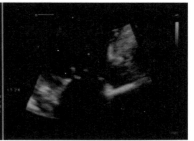

图 5-1-75　术前超声心动图

冠状动脉＋主动脉 CT：①前降支近中段管状致密影，考虑为局限性非钙化斑块，管腔中重度狭窄可能；回旋支各段及钝缘支多发局限性钙化斑块，管腔显影好，狭窄均小于 50%；右冠状动脉各段多发局限性钙化斑块，近段管腔狭窄约 50%，余各段未见有意义狭窄。②左房增大，二尖瓣增厚，主动脉瓣增厚钙化。③全主动脉可见局部管壁钙化增厚，未见有意义狭窄。④双侧肾上腺增厚，双肾多发囊肿。

TAVR 术前 CT 相关评估结果：三叶瓣，瓣环 17.4mm×23.5mm，瓣环周长 65mm，面积 324.4mm^2，左心室流出道（LVOT）12.2mm×26.2mm，钙化不严重，周长 63.9mm，面积 257.5mm^2。冠状动脉开口水平未见瓣叶结构。双下肢管腔内径正常（图 5-1-76）。

头颅 CT：未见明确脑梗死及出血征象。

患者手术方案评估：患者高龄，症状性主动脉瓣重度狭窄，药物控制不佳，外科手术风险中危（STS 评分 4.62%），手术方案选择经导管主动脉瓣置换（TAVR）。拟使用 20mm 球囊预扩张，植入 23mm Venus A 瓣膜。

手术过程：局部麻醉及镇静下行 TAVR 治疗，顺利完成临时起搏器植入及导丝跨瓣，使用 20mm Numed Ⅱ 球囊预扩张过程中球囊沿主动脉长轴方向反复上下移动，遂调整治疗方案，选择植入 26mm Venus A 生物瓣膜，植入过程顺利。

术后复查超声心动图：LA 40mm，LVEDD 44mm，主动脉瓣峰值流速 1.4m/s，平均跨瓣压差 4mmHg，LVEF 70%，主动脉瓣位人工瓣膜置换术后，人工瓣功能未见明显异常，二尖瓣轻度狭窄。

出院前末次主要化验（术后 15 天）：Hb 102g/L，PLT 134×10^9/L，白细胞 9.2×10^9/L，Cr 70μmol/L，ALT 13U/L，AST 14U/L，ALB 36.2g/L，NT-pro BNP 1112.0pg/ml。

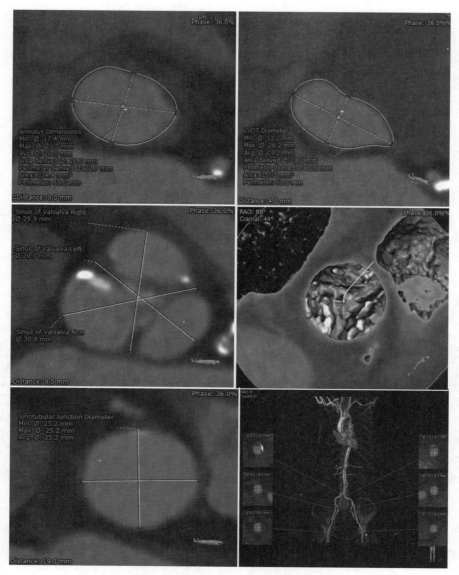

图 5-1-76　TAVR 术前 CT 评估结果

出院带药情况：阿司匹林 100mg，每天 1 次，口服，氯吡格雷 75mg，每天 1 次，口服，琥珀酸美托洛尔 23.75mg，每天 1 次，口服，阿托伐他汀 20mg，每晚 1 次，口服，托拉塞米 5mg，每天 1 次，口服，螺内酯 20mg，每天 1 次，口服，氯化钾缓释片 1g，每天 3 次，口服。

患者术后规律药物治疗，于术后 3 个月时开始于反复上楼及快步行走等活动时出现胸痛症状，位于心前区，范围手掌大小，无其他伴随症状，每次持续数分钟，休息后可缓解。曾于笔者所在医院就诊，查肌钙蛋白轻度升高。考虑患者急性非 ST 段抬高心肌梗死不除外，再次入院。入院后复查冠状动脉造影，经 Judkins、Amplatz 等导管均未能完成选择性冠状动脉造影，最终行非选择性冠状动脉造影提示冠状动脉开口位于人工瓣瓣环水平以下，前降支中段狭窄约 70%（图 5-1-77）。复查主动脉根部 CTA 可见双侧冠状动脉开口位于人工瓣瓣环水平以下（图 5-1-78）。在原治疗方案基础上增加硝酸异山梨酯片 15mg，每天 3 次，口服，而后患者逐渐好转。

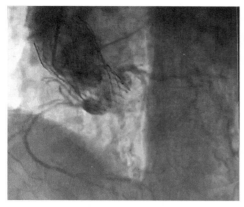

图 5-1-77 TAVR 术后非选择性冠状动脉造影

（二）专家点评

（1）该患者为典型的症状性主动脉瓣重度狭窄患者，有明确的主动脉瓣置换术的适应证。接受 TAVR 过程顺利。但患者术后反复发作心绞痛症状，但行冠状动脉造影过程中发现导管难以达到冠状动脉开口，无法进行选择性冠状动脉造影。行非选择性冠状动脉造影及术后主动脉瓣根部 CTA 检查提示人工瓣瓣环位置高于自身冠状动脉开口。

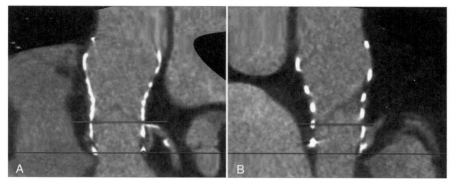

图 5-1-78 TAVR 术后主动脉根部 CT（短线为人工瓣瓣环水平）

A. 左冠状动脉开口；B. 右冠状动脉开口。人工瓣瓣环位于冠状动脉开口水平以上

（2）TAVR 出现伊始，仅对寿命相对较短的老年患者进行 TAVR，彼时 TAVR 后的冠状动脉通路并不是人们担心的问题。随着 TAVR 适应证不断拓展，接受 TAVR 治疗的患者年龄越来越小、病情越来越轻，越来越多的患者在接受 TAVR 治疗后仍可能需要进行冠状动脉造影或冠状动脉介入治疗。早期多项研究结果显示，自膨瓣膜由于其设计特点导致其发生冠状动脉通路受阻的概率明显高于球扩瓣膜。但由于样本量较小，所用瓣膜包含无裙边设计的初代瓣膜，且冠状动脉造影及 PCI 成功率分别高达 90% ～ 98% 和 81.6% ～ 100%，其参考意义有限。以下两点是对 TAVR 术后能否成功完成冠状动脉造影及冠状动脉介入治疗的重要因素。

1）瓣膜置入深度：理论上讲，人工瓣膜低位释放可以减少冠状动脉通路受遮挡的可能性，特别是对冠状动脉开口较低的患者尤为重要。但同时也会增加瓣周漏、瓣膜脱位及永久起搏器植入率。因此，对冠状动脉开口较低的患者进行过度低位释放以避免冠状动脉通路受阻并不是理想

的方法，仍应遵循标准释放原则，避免过度高位释放即可。

2）生物瓣膜交界区与患者冠状动脉开口的位置关系：由于 THV 的交界区为生物瓣膜缝制的最高点，其与冠状动脉开口位置的重叠将在很大程度上影响 TAVR 术后选择性冠状动脉造影或冠状动脉介入治疗的成功率。但目前尚无明确的方法使 TAVR 生物瓣膜交界区与患者自身交界区重叠，因而生物瓣膜交界区位置与冠状动脉开口关系是随机的，如一旦出现交界区位置与冠状动脉开口重叠的情况，将显著增加再次行选择性冠状动脉或冠状动脉介入治疗的难度。

（3）主动脉根部 CT 评估可对 TAVR 术后患者是否存在冠状动脉通路受阻进行评估，并提供器械选择的依据。2020 年 3 月，Tomoki Ochiai、Raj Makkar 等利用主动脉根部 CT 对 RESOLVE 注册研究中 TAVR 术后冠状动脉通路进行了分析，研究中将冠状动脉开口位于人工瓣膜裙边以下或人工瓣膜交界区内定义为 CT 识别的冠状动脉不良通路，对于使用 Evolutv R/Evolut PRO 瓣

膜患者左、右冠状动脉出现 CT 识别冠状动脉通路受阻的患者分别占 34.8% 和 25.8%，而使用 SAPIEN 3 瓣膜患者中，CT 识别左、右冠状动脉受阻的患者分别占 15.7% 和 8.1%。在接受选择性冠状动脉造影或冠状动脉介入治疗的患者中具有 CT 识别的冠状动脉不良通路特征的患者成功实施冠状动脉操作的比例明显低于无此特征的患者。Toby Rogers、Ron Waksman 团队 LRT（low risk TAVR）试验中 137 例接受球囊扩张式瓣膜（Sapien 3）TAVR，并完成 30 天 CT 随访，且对 CT 质量较好的患者进行了分析。结果显示，瓣架高度位于冠状动脉开口以上，且人工瓣交界区与冠状动脉开口重叠的患者占 8.8%（12/137）。而瓣架至冠状动脉开口水平距离小于 2mm 者为 13.1%（18/137）。

鉴于 THV 交界区与冠状动脉开口位置重叠增加冠状动脉通路受阻的概率，有研究者尝试在 TAVR 术前及术中调整交界区方向，可有效降低 Evolut R 及 ACURATE-neo 瓣膜交界区与冠状动脉开口重叠的概率，但对 Sapien 3 瓣膜的作用有限。且该研究结果需要更多的样本量进一步确定。

TAVR 出现伊始，临床研究中通常要求预先处理患者所合并的冠状动脉病变。虽然目前欧美血运重建指南并未对此进行推荐。但鉴于通过药物保守治疗的严重的冠状动脉疾病通常成为 TAVR 术后死亡率增加的重要原因之一，多数专家意见仍建议对 TAVR 患者提前进行 PCI 治疗。既往研究表明，TAVR 术后虽然也可进行冠状动脉介入治疗，但需要穿过人工瓣膜金属架体进行操作，且受瓣膜类型、长度和植入高度影响，难度相对较高。尤其我国目前具有患者二叶主动脉瓣比例高，瓣叶钙化增生严重且使用大多为自膨瓣膜的特点，导致人工瓣膜长度本身较长且释放位置偏高，TAVR 术后再行 PCI 难度加大，故 TAVR 前先行 PCI 或同期行 PCI 治疗的手术方案应为更好的选择。

九、经典病例分享九：低压差低流速重度主动脉瓣狭窄伴左心室射血分数极低

（一）患者情况介绍

患者，男性，69 岁，因"发作性胸闷、气短 2 年，加重近 5 个月"就诊。患者于 2016 年 5 月无明显诱因发作胸闷、气短不适，剑突下明显，伴紧缩感，劳力或情绪激动时发作较多，持续时间不固定，数分钟至 1～2h，间断至当地医院住院治疗，查超声心动图（外院）：左心房直径（LA）42mm，左心室直径（LV）56mm，LVEF 32%，左心室增大伴左心室壁收缩活动不同程度减弱，轻度二尖瓣反流，主动脉瓣钙化伴轻度主动脉瓣反流，左心室舒张收缩功能减低，中度肺动脉高压伴轻度三尖瓣反流，左心室收缩及舒张功能减低。给予对症治疗，具体不详，后可好转。近 5 个月，患者自觉胸闷气短较前发作频繁，活动耐力明显下降，偶平卧症状加重，需要坐起缓解，伴心悸、咳嗽，无咳痰，无双下肢水肿。当地医院心电图提示频发室性期前收缩，心脏超声提示全心扩大，EF 41%。2018 年 3 月患者自觉胸闷、气短较前加重，夜间休息反复发作胸闷，就诊于北京某三甲医院超声心动图提示 LA 47mm，LV 59mm，EF 38%，主动脉瓣中度狭窄伴少量反流，左心房、左心室增大，二尖瓣少量及反流，三尖瓣中量反流，肺动脉高压，左心室收缩功能减低，心包少量积液，冠状动脉造影检查提示冠状动脉血管未见明显异常。给予利尿、调脂、降压、抗心律失常等药物治疗后好转出院。2018 年 4 月，于北京另一三甲医院行心脏 MRI+ 心肌灌注，提示主动脉瓣狭窄，左心室增大，左心室外侧壁及室间隔心肌异常强化，考虑心肌纤维化；二尖瓣、三尖瓣少量反流；心功能明显减低（EF 19%），少量心包积液。为进一步诊治，患者以"主动脉瓣重度狭窄，心脏扩大，心功能 IV 级（NYHA 心功能分级）"收入笔者所在医院 ICU。

既往史：高血压病史，1972 年胸腰椎骨折。

个人史：烟酒史。

入院初步诊断：心脏瓣膜病，主动脉瓣重度狭窄，二尖瓣中重度关闭不全，三尖瓣重度关闭不全，心脏扩大，心律失常，一度房室传导阻滞，室性期前收缩，心功能分级 IV 级（NYHA 心功能分级），肺动脉高压，呼吸性碱中毒，电解质紊乱，低钠血症，低氯血症，低蛋白血症，高脂血症。

查体：身高 173cm，体重 57.5kg，血压 80/60mmHg（去甲肾上腺素 2μg/min 静脉泵入），呼吸 26 次/分，双肺呼吸音低，双下肺可闻及少量湿啰音，心率 96 次/分，主动脉瓣听诊区、

主动脉瓣第二听诊区可闻及 3/6 级收缩期杂音。桡动脉搏动可扪及，细弱。腹软无压痛，双下肢不肿。

胸部 X 线片（图 5-1-79）：双肺淤血，双侧少量胸腔积液，主动脉结宽，边缘钙化；肺动脉段凸出，左心房室增大为主，心胸比 0.6。左心增大，伴左心功能不全改变，间质性肺水肿改变。

心电图（图 5-1-80）：窦性心律，一度房室传导阻滞。

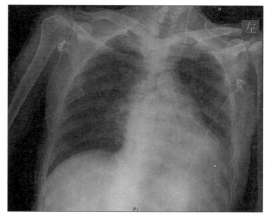

图 5-1-79　术前胸部 X 线片

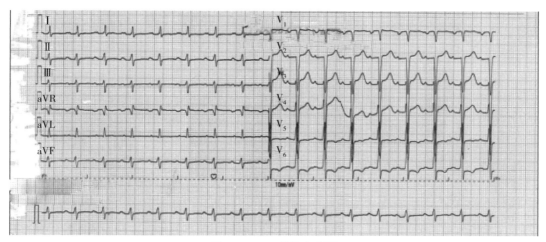

图 5-1-80　术前心电图

超声心动图：LA 52mm，LVEDD 57mm，LVEF 15%，瓣口面积 0.55cm^2，AVAI 0.32，峰值流速 3.9m/s，跨主动脉瓣平均压差 36mmHg，左心室舒张末期容积（LVEDV）170ml，主动脉瓣三叶重度钙化，主动脉瓣退行性变，主动脉瓣重度狭窄，二尖瓣少量反流，三尖瓣中量反流，肺动脉高压，心功能降低。

冠状动脉 + 主动脉 CT：①前降支近段散在少量钙化斑块，积分 163 分。冠状动脉均衡型；前降支中段局部斑块，管腔显影模糊，存在轻度狭窄可能，余冠状动脉未见有意义狭窄性改变。②瓣膜性心脏病，主动脉瓣病变为主，左心房室增大。③上腹部及下腹部 CT 三维成像，腹腔干无狭窄，肠系膜上动脉积分管壁增厚，无明显狭窄。双肾动脉开口欠规则，无明显狭窄（左肾动脉两支）。双侧髂动脉粥样硬化改变。④双肺底渗出改变，炎症待除外。

头颅 CT：未见明确脑梗死及出血征象。

动态心电图：共记录 20h 24min，平均心率为 107 次 / 分，最慢心率 90 次 / 分，最快心率 128 次 / 分，共记录心搏 130 470 次。室性异位搏动 696 次，室上性异位搏动 93 次。窦性心律及窦性心动过速，偶发房性期前收缩，短阵房性心动过速。室性期前收缩，偶见成对，短阵室性心动过速。

入院主要化验：Hb 134g/L，PLT 289 × 10^9/L，白细胞 8.09 × 10^9/L；Cr 96.6 μmol/L，ALB 27.2g/L，ALT 17U/L，AST 20U/L；NT-pro BNP 14 957.9pg/ml，心肌肌钙蛋白 I（cTNI）0.060ng/ml。

患者手术方案评估：患者为症状性主动脉瓣重度狭窄，D 级药物难治性心力衰竭，药物控制不佳，极度虚弱，射血分数极度降低，外科手术风险高危，STS 评分 12.661%，手术方案首选经导管主动脉瓣置换（TAVR）。

TAVR 术前 CT 相关评估结果（图 5-1-81）：三叶瓣，瓣环较大 23.1mm × 31mm，瓣环较大周长 88.4mm，面积 576.7mm³，钙化不严重，冠状动脉开口水平未见瓣叶结构。

手术过程：选择 29mm Venus A 生物瓣膜，局部麻醉及镇静下行 TAVR 治疗，经股动脉置入 29mm Venus A 生物瓣膜，跨瓣用时 10min，跨瓣前后中心静脉压由 26mmHg 下降至 12mmHg，肺动脉收缩压由术前 75mmHg 下降至 55mmHg，动脉收缩压也有明显改善（图 5-1-82）。

术后患者出现三度房室传导阻滞，植入永久起搏器（图 5-1-83，图 5-1-84）。

出院前超声心动图（术后 13 天）：LA 43mm，LVEDD 57mm，瓣口面积 1.95cm²，AVAI 1.14，主动脉瓣峰值流速 1.5m/s，平均跨瓣压差 6mmHg，LVEF 21%，TAVR 瓣膜功能良好，瓣周少量反流，三尖瓣少量反流，左心室收缩功能降低。

出院前末次主要化验（术后 15 天）：Hb 150g/L，PLT 230×10⁹/L，WBC 9.71×10⁹/L，Cr 99μmol/L，ALT 95U/L，AST 53U/L，ALB 33.8g/L，NT-pro BNP 1434.0pg/ml。

出院带药情况：托拉塞米 20mg，每天 1 次，口服，螺内酯 20mg，每天 1 次，口服，氯化钾缓释片 1g，每天 3 次，口服，琥珀酸美托洛尔 23.75mg，每天 1 次，口服，阿司匹林 100mg，每天 1 次，口服，氯吡格雷 75mg，每天 1 次，口服，艾司唑仑 1mg，每晚 1 次，口服。

患者主要随访情况见表 5-1-2。

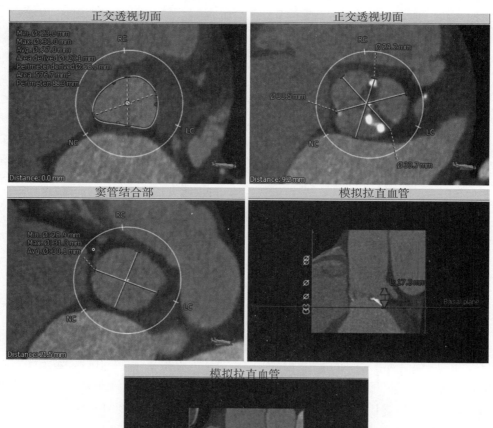

图 5-1-81　TAVR 术前 CT 评估结果

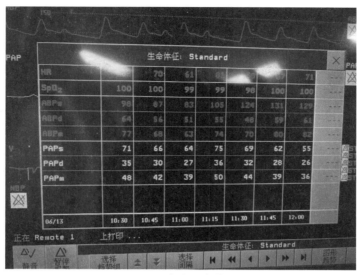

图 5-1-82 术中生命体征监测

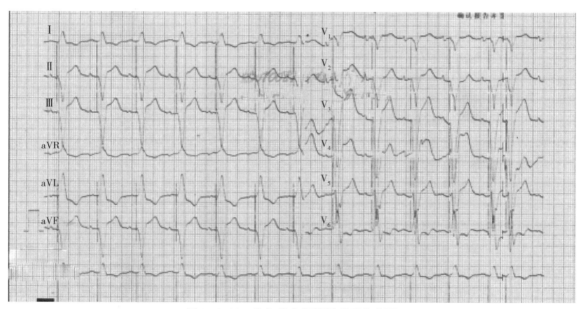

图 5-1-83 植入永久起搏器术后心电图

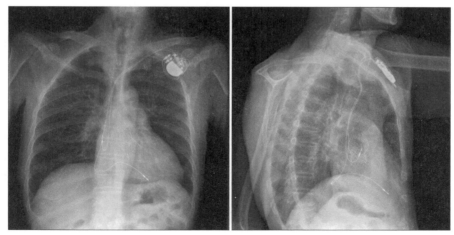

图 5-1-84 术后胸部 X 线片

表 5-1-2　患者主要随访情况

项目	7月18日（2018年）	9月18日	11月15日	12月25日	1月24日（2019年）	3月19日
NT-proBNP（pg/ml）	2449	1699	957		528	413
血压（mmHg）	100/60	110/60	120～130/55～79	120～140/53～70	110～140/53～68	110～140/50～70
心率（次/分）	79	74	60～80	60～90	60～80	60～80
LVEDD（mm）	59	60	48		59	53
LVEF（%）	30	45	50		42	58
缬沙坦沙库巴曲	25mg 每天2次	25mg 每天2次	50mg 每天2次	100mg 每天2次	150mg 每天2次	200mg 每天2次
美托洛尔缓释片	23.75mg 每天1次	47.5mg 每天1次	47.5mg 每天1次	71.25mg 每天1次	71.25mg 每天1次	95mg 每天1次
症状	食欲较前改善，步行200～300m仍有症状	无症状	无症状	无症状	容量控制不佳，偶有心悸	无症状

（二）专家点评

（1）该患者为典型的低压差低流速主动脉瓣重度狭窄患者，主动脉瓣膜损害的同时存在左心室损害，左心室肥厚，收缩功能显著下降，伴左心房和二尖瓣损害及三尖瓣损害，且极度虚弱，需血管活性药物辅助维持循环稳定，因为一般状况较差，难以完成多巴酚丁胺试验。

（2）在本例患者中，患者主动脉瓣机械梗阻通过手术解除后，后负荷减轻，症状和生物学标志物有所改善，即刻术中收缩压、肺动脉压、中心静脉压均有改善，但是术后近期的左心室射血分数和术后动脉血压改善并不理想。在随访过程中，随着沙库巴曲缬沙坦和美托洛尔逐渐滴定，患者的左心室收缩功能逐渐恢复，并且左心室也出现了逆重构。

（3）在外科手术中危及以上风险或不宜外科手术的多合并症老年患者中，有相当比例存在LVH。而在这部分患者中伴随收缩功能减低的患者，在瓣膜置换术后，是否存在LVH逆转，左心收缩功能恢复，左心室逆重构的过程，和这一过程的变化特点至关重要。TAVR术后左心室重构的过程是存在的，与外科主动脉瓣置换术后一样，这一重构过程主要发生在术后6～12个月。既往的研究亦有提示，术后1年内死亡的患者左心室逆重构过程不明显，TAVR术后1年内，左心室舒张末期容积指数（LVEDVI）、左心室质量指数（LVMI）术后逐渐增加，LVEF改善不明显。在笔者所在中心的患者中术前90%存在LVH，射血分数≤40%的患者占患者总数的20%，其中90%术后1周内即可出现LVEF改善，术后左心室质量为代表的逆重构过程高峰也主要出现在术后6～12个月，但是仍有10%的患者没有出现术后短期的以LVEF为代表的左心室功能指标的改善。这部分患者的治疗，除了瓣膜手术解决机械梗阻外，像本例患者一样，最优的抗心力衰竭药物治疗也十分关键，尤其是有着神经激素抑制作用和改善重构作用的血管紧张素受体脑啡肽酶抑制剂（ARNI）及β受体阻滞剂的加用和滴定。沙库巴曲缬沙坦是具有激活利钠肽系统（NPS）、抑制肾素-血管紧张素-醛固酮系统（RAAS）双重作用机制的ARNI类药物，基础研究表明，其可恢复心肌成纤维细胞内的PKG信号通路，进而减轻左心室压力超负荷情况下的心肌纤维化，具有逆转心室重构的作用。在EVALUATE-HF研究中，EF≤40%的慢性心力衰竭患者，超声心动图显示，与依那普利相比，沙库巴曲缬沙坦改善了LVEDVI、左心室收缩末期容积指数（LVESVI）和左心房质量指数（LAVI）等心脏结构和功能参数，表明沙库巴曲缬沙坦对心室重构和充盈压存在有利影响。PROVE-HF 研究在入选患者既往接受标准治疗比例较高的基础上，起始沙库巴曲缬沙坦治疗仍能强效逆转心脏重构。本例患者就是个非常规范的抗心力衰竭治疗，尤其是 ARNI 治疗下，带来强效逆转心脏重构的例子。

通过本例患者，我们认识到对于这种收缩功能极差，极度虚弱，心力衰竭终末期的患者，TAVR 术后的即刻获益是否能够转化为远期获益和生存获益，对患者治疗方式的选择及预后非常关键。所以 TAVR 解决流出道梗阻并不是治疗的终点，最优的抗心力衰竭治疗也是保证患者取得长期良好预后的关键。

十、经典病例分享十：瓣膜飞脱异位释放

（一）患者情况介绍

患者，男性，70 岁，因"发现心脏杂音 20 余年，胸闷、气促 1 月余"入院，诊断重度主动脉瓣狭窄，

心功能 II 级，合并为冠心病，PCI 术后，高血压。

心脏彩超：主动脉瓣 V_{max} 4.2m/s，峰压差 69mmhg，EF 66%，LVDD 51mm，超声诊断为二叶主动脉瓣，重度狭窄并轻度反流，轻度二尖瓣反流，升主动脉扩张。

术前 CT 评估：1 型二叶瓣，左右冠瓣钙化融合，钙化积分近 1000 分，瓣环大小 27.5mm，流出道大小 26mm。考虑二叶瓣，重度钙化，需要缩小尺寸，计划选择 23mm 球囊预扩，瓣膜首选 26mm，备选 29mm。术前检查及手术过程见图 5-1-85 ～图 5-1-90。

（二）专家点评

（1）本病例支架移位有两方面原因：第一，一号位术者起始位置过高，盲目认为二叶瓣可以高位释放，实际上此患者是融合二叶瓣，不应该高位释放；第二，瓣膜不对称钙化分布，无冠瓣钙化轻，瓣膜开花前紧贴无冠瓣，开花后被对侧左右冠瓣钙化融合一推，无冠瓣轻度钙化无法咬合瓣膜，直接导致瓣膜被挤出瓣口，瓣膜飞脱。

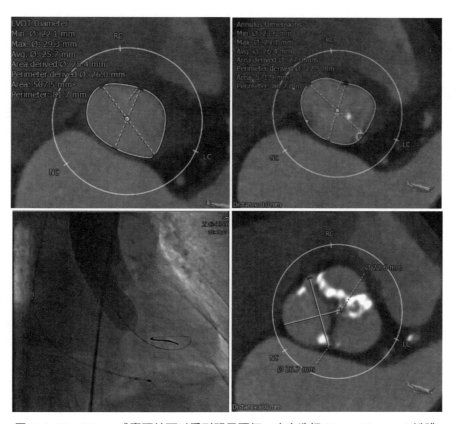

图 5-1-85 23mm 球囊预扩可以看到明显腰征，决定选择 26mm Venus-A 瓣膜

（2）在发现瓣膜飞脱后，不宜继续释放，

此时可以考虑回拉瓣膜，利用大鞘回收瓣膜，本

例回收失败，主要原因是在回收过程中反转释放器，导致胶囊褶皱，无法进入大鞘，只好在腹主动脉释放。

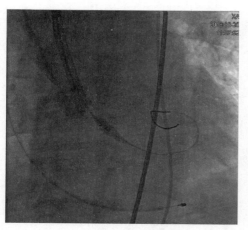

图 5-1-86　26mm Venus-A 瓣膜起始释放位置偏高

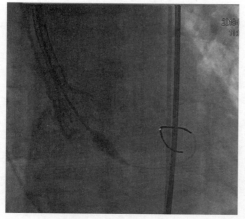

图 5-1-87　瓣膜释放到 1/3 发现瓣膜飞脱，遂停止释放，回拉瓣膜

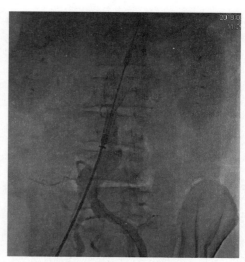

图 5-1-88　瓣膜拉到降主动脉大鞘入口处，无法靠大鞘回收瓣膜，遂造影明确肾动脉开口后，将瓣膜释放在肾动脉以下水平

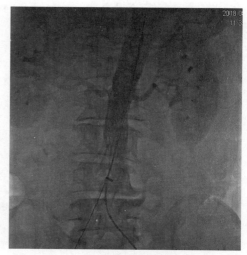

图 5-1-89　释放后造影明确肾动脉未受累

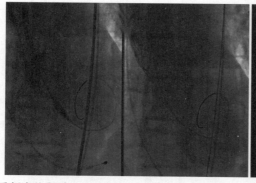
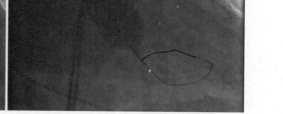

图 5-1-90　重新定位释放 26mm Venus-A 瓣膜，并用 23mm 球囊后扩张，术后超声提示瓣口流速 2m/s，微量瓣周漏

（3）瓣膜飞脱后，有几个位置可以释放瓣膜。第一是升主动脉，注意升主动脉不宜过宽，不要影响弓上血管血供，还要注意不要影响第二瓣膜的花冠；第二可以考虑放在降主动脉，但瓣膜打开过大时，过弓时要小心；第三就是肾动脉以下的腹主动脉，要特别小心，瓣膜有 12 ～ 14mm 的覆膜区，一定要避开腹主动脉重要的内脏血管。

十一、经典病例分享十一：一站式 TAVR+TEAVR

（一）患者情况介绍

患者，女性，77岁，因"反复活动后胸闷2年，加重1个月"入院。诊断为重度主动脉瓣狭窄，心功能Ⅲ级。合并症：冠心病、高血压、糖尿病、降主动脉瘤。

心脏彩超：主动脉瓣口流速4m/s，峰值压差64mmHg，EF 46%，重度主动脉瓣狭窄并中度反流。

术前CT（图5-1-91）：主动脉瓣为1型二叶瓣，左右冠瓣融合，瓣环周长84.6mm，LVOT周长89.6mm，重度钙化，钙化积分662分，左冠瓣高度偏低9mm，但因为左右冠瓣融合，冠状动脉阻塞风险不大。横位心角度67°。同时主动脉全程CTA发现在降主动脉有一个溃疡破裂包裹形成假性动脉瘤，瘤体最大径31mm，瘤体不大，但形态学上破裂风险较高。

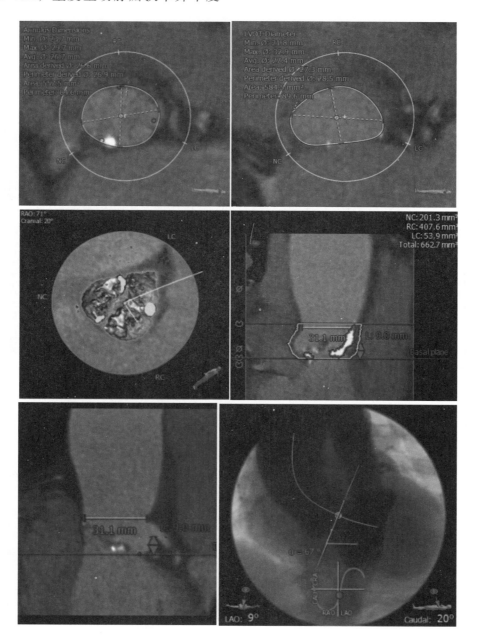

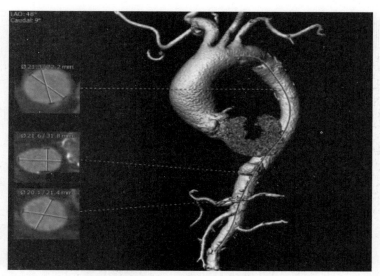

图 5-1-91　术前 CT 评估资料

手术计划：因患者为二叶主动脉瓣，钙化严重，考虑降号选择 可能性大，瓣膜首选 29mm Venus-A，备 26mm，23mm 球囊预扩，通过球囊侧大小（balloon sizing）最终确定瓣膜尺寸。同期行降主动脉瘤腔内隔绝术，根据近端参考血管直径选用先健 28mm×24mm×160mm 支架。

手术过程见图 5-1-92 ～图 5-1-98。

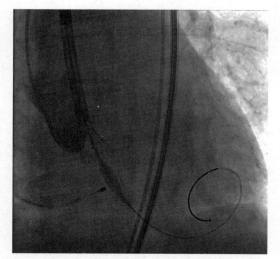

图 5-1-94　选择 29mm Venus 瓣膜定位释放

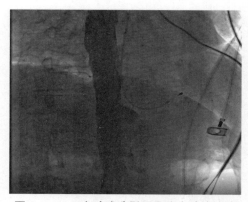

图 5-1-92　主动脉造影可见降主动脉溃疡

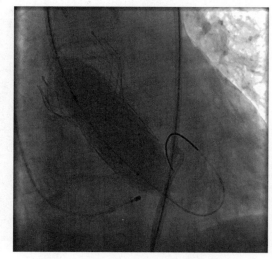

图 5-1-95　23mm NuMeD 球囊后扩张

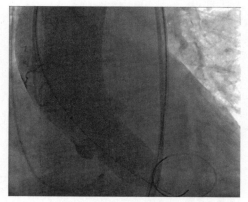

图 5-1-93　23mm NuMeD 球囊预扩张，无明显腰征

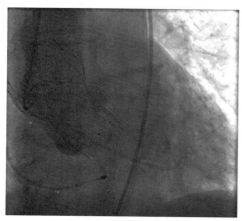

图 5-1-96 最后造影显示微量瓣周漏

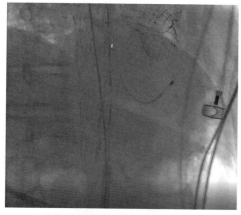

图 5-1-97 主入路上先健大动脉支架 28mm×24mm×160mm,辅助入路用 JR4 造影导管放冠状动脉导丝到腹腔干作为定位标志,释放大动脉支架

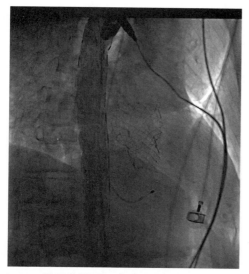

图 5-1-98 最后造影显示主动脉瘤完全隔绝,腹腔干未受累

(二)专家点评

退行性主动脉瓣狭窄的患者多数为高龄老年人,合并症多,笔者在 CT 检查中也常见腹主动脉瘤、肾动脉狭窄等合并症。TAVR 的前期准备工作和主动脉腔内隔绝术的主要步骤基本一致,从主入路的穿刺到缝合器的使用,导丝导管的选择和操作,都是同样的操作,而且两者可以共用同一条通路,故本病例选择了 TAVR+TEAVR 一站式手术。一站式手术减少了患者创伤,减少了医疗费用,对整个心脏团队的综合介入能力有一定要求。

十二、经典病例分享十二:横位心经导管主动脉瓣置换

(一)患者情况介绍

患者,女性,82 岁,因"反复胸闷心悸 2 个月"入院,合并冠心病,左前降支(LAD)和左回旋支(LCX)PCI 术后。NYHA 心功能分级 Ⅲ 级,STS 评分 3.09%。

心脏彩超:重度主动脉瓣狭窄并中度反流。V_{max} 5.0m/s,PGmean 62mmHg,左心室舒张末期内径(LVDD)47mm,左心室收缩末期内径(LVDS)30mm,LVEF 61%。

术前 CT(图 5-1-99):1 型二叶主动脉瓣,右冠瓣和无冠瓣融合,瓣环周长 84mm,流出道周长 78.9mm,瓣上 2mm 处周长 67mm,左右冠状动脉高度可,横位心角度极大,75°,极重度钙化,钙化积分超 1000 分。

手术计划:根据瓣环大小应选择 29mm Venus 瓣膜,但因为右冠瓣和无冠瓣有团块样钙化,瓣上 2mm 周长只有 67mm,考虑小两个尺寸,选择 18mm NuMeD 球囊预扩张,若无明显反流,则选用 23mm Venus 瓣膜,患者横位心严重,钙化集中在无冠窦和右冠窦,考虑瓣膜跨瓣困难,直接选用 Snear 辅助瓣膜跨瓣。

手术过程见图 5-1-100~图 5-1-104。

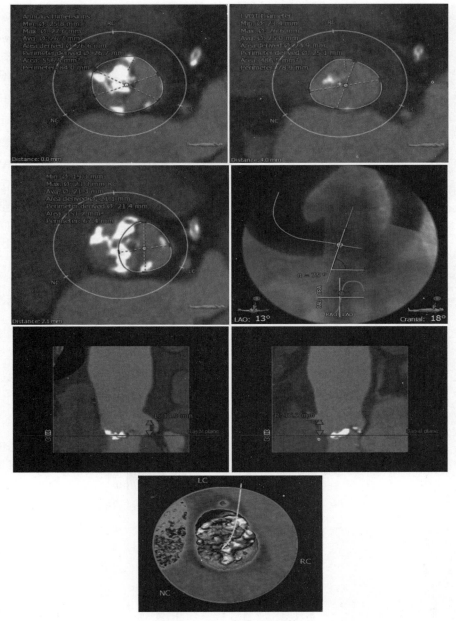

图 5-1-99　术前 CT 评估

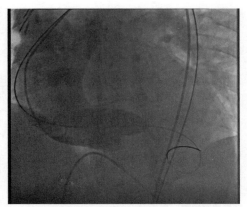

图 5-1-100　18mm NuMeD 球囊预扩张，可见腰征，未见反流

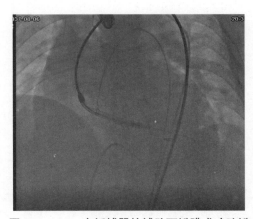

图 5-1-101　在抓捕器的辅助下瓣膜成功跨瓣

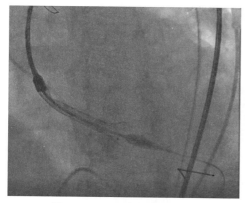

图 5-1-102　定位高位释放

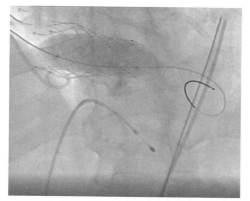

图 5-1-103　18mm NuMeD 球囊后扩张

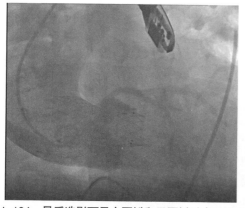

图 5-1-104　最后造影可见右冠瓣和无冠瓣融合处少量反流

（二）专家点评

（1）患者解剖上是角度极大的横位心，且升主动脉扩张，钙化集中于无冠窦、右冠窦，这将对瓣膜的跨瓣带来极大困难；术前必须做好预判，目前的瓣膜没有可调弯系统，抓捕器的使用是应对这类解剖的常用方法。目前多数方法是选择在大鞘侧同侧上抓捕器，几个细节需要注意：第一，大鞘的选择，虽然此患者选择 23mm 瓣膜，可以用 18F 的大鞘，但是因为需要抓捕器，故必须选择 19 ～ 20F 大鞘；第二，抓捕器和瓣膜输

送系统在体外组装，抓捕器位于输送系统胶囊区的下端较细的位置，一般用 5F 造影导管固定抓捕器；第三，系统到达降主动脉后，将抓捕器调整到胶囊区靠近后 1/3 的位置，不要太靠前；第四，成功跨瓣后，记得松开抓捕器后撤，再释放瓣膜。

（2）1 型二叶瓣且贯通样钙化，在支架的选择上不能单看瓣环大小，而需要考虑瓣上结构的大小，结合球囊侧大小的结果，适当降低瓣膜大小。

十三、经典病例分享十三：瓣膜释放后冠状动脉阻塞的抢救

（一）患者情况介绍

患者，女性，81 岁，因"反复心悸、胸闷 1 年"入院。诊断为重度主动脉瓣狭窄。合并症：高血压、哮喘、全子宫切除术后、下颌淋巴结清扫术后、眼动脉闭塞单眼失明。

心脏彩超：主瓣流速 4.5m/s，平均压差 54mmHg，左心室舒张末期内径 38mm，EF 70%。重度主动脉瓣狭窄且轻度反流，轻度二尖瓣反流，中度三尖瓣反流。

术前 CT 分析（图 5-1-105）：患者为 0 型二叶主动脉瓣，瓣环周长 74.9mm，LVOT 周长 69.4mm，左冠瓣高度 15.7mm，右冠瓣高度 12.4mm，重度钙化，钙化积分 1100 分，横位心 67°，小心腔。腹主动脉严重迂曲，拟行左侧颈动脉入路 TAVR。考虑 20mm 球囊预扩张，瓣膜首选 26mm Venus，备 23mm。考虑钙化严重，备外周球囊 8mm×60mm。

手术过程见图 5-1-106 ～图 5-1-115。

（二）专家点评

（1）冠状动脉阻塞（CO）是 TAVR 的严重并发症，一旦发生，死亡率超过 50%，如果无法血运重建，死亡率超过 90%。冠状动脉阻塞的临床表现为不可逆的血压下降，心电图呈 ST 段抬高，也可以表现为直接心搏骤停，一旦瓣膜释放后出现血压、心率不稳定，需要马上造影明确冠状动脉情况。冠状动脉阻塞血运重建的方法有冠状动脉旁路移植（CABG）和经皮冠脉介入术（PCI），因 PCI 较快捷，创伤小，一般发现 CO 后第一选择都是尝试 PCI，但因有瓣膜阻挡，不一定能成功，且花费时间较长。而长时间 CPR 容易导致患者发生缺血缺氧性脑病，故尽快同步

上 ECMO 是不二之选。本例患者在发现 CO 后，心内科快速尝试 PCI，同时外科团队马上切开对侧股动脉上 VA-ECMO，心脏停搏的过程不超过 15min，已经同步完成 LM PCI 及 ECMO 的转机，体现了整个心脏团队的默契配合，患者在术后 48h 顺利拔除 ECMO。

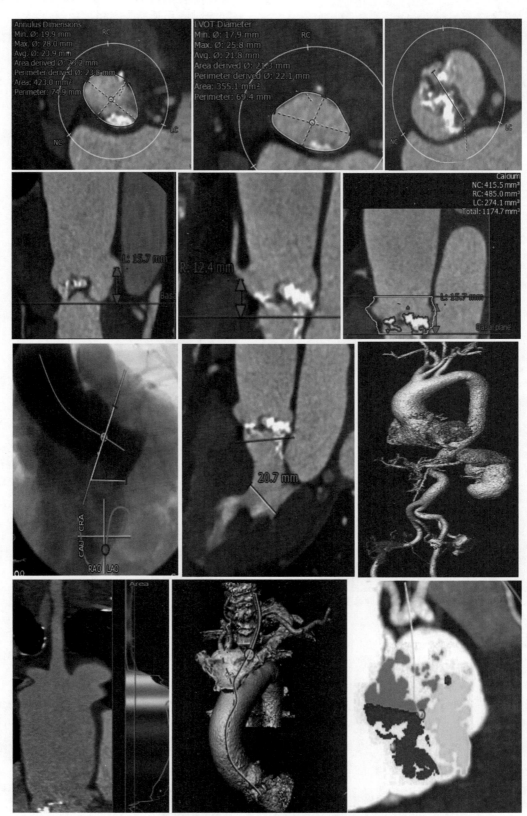

图 5-1-105　术前 CT 评估

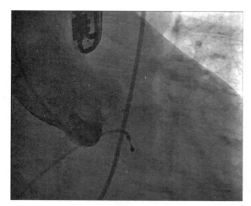

图 5-1-106 主动脉造影

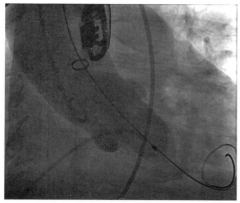

图 5-1-107 20mm NuMeD 球囊预扩，当时 LM 显影不佳

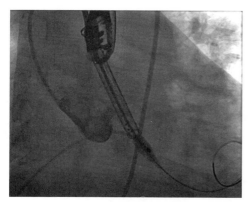

图 5-1-108 26mm Venus-A 瓣膜定位释放

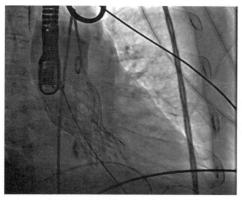

图 5-1-109 瓣膜位置正常，但患者心搏逐渐减弱到消失，造影见左主干闭塞

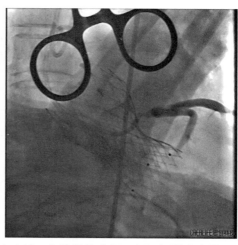

图 5-1-110 心肺复苏（CPR）下经股动脉用 JL4 指引导管快速到位左主干（LM），同时心外科切开股动脉上静脉 – 动脉体外膜氧合（VA-ECMO）

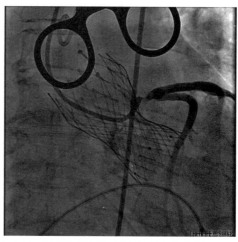

图 5-1-111 造影可见瓣叶钙化阻塞左主干开口，左冠系统 TIMI 血流分级 1 级

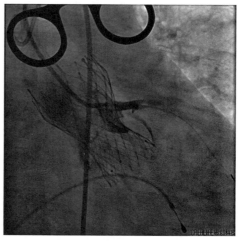

图 5-1-112 LM 植入 4.0mm×16mm 冠状动脉支架，同时 ECMO 连接完毕开始转机，心搏恢复

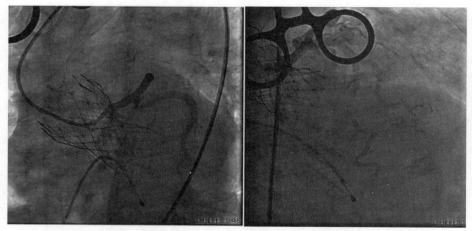

图 5-1-113　多体位复查造影，左冠系统灌注良好，支架贴壁良好，远端无夹层

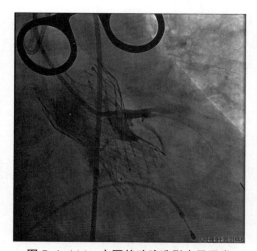

图 5-1-114　右冠状动脉造影未见异常

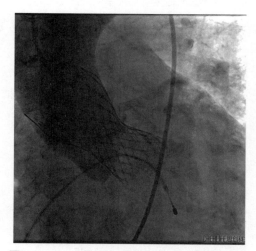

图 5-1-115　最后主动脉造影显示轻度瓣周漏

（2）CO 的避免重在预防，在于术前 CTA 对主动脉根部的评估。本例患者因 LM 高度 15mm，窦大，STJ 大，术前完全没有预判到有 CO 的风险。术后团队讨论认为可能是预扩时钙化斑块脱落阻塞 LM 导致，因为包括三维打印模型在内都没有发现有任何瓣膜阻塞冠状动脉的可能性。

十四、经典病例分享十四：单纯反流经导管主动脉瓣置换

（一）患者情况介绍

患者，女性，75 岁，于 1 个月前无明显诱因日间休息状态下出现胸闷伴头晕不适，夜间睡眠欠佳，时有胸闷憋醒伴胸部隐痛感，剑突部时有胃灼热，休息后症状稍缓解，于院外就诊，诊断为主动脉钙化并中重度关闭不全，冠状动脉粥样硬化，冠状动脉肌桥，现患者为进一步诊治，遂于笔者所在医院门诊就诊。门诊以"心脏瓣膜病"收治入院。患者自起病以来，精神、饮食、睡眠欠佳，二便正常，体力、体重稍下降。平素身体良好，既往结核性胸膜炎病史 40 年，曾行右髋关节置换术，高血压病史 8 年余，有眩晕疾病史多年。

入院查体：体温 36.6℃，脉搏 80 次 / 分，呼吸 16 次 / 分，血压 160/70mmHg，发育正常，营养良好，表情自如，步态正常，面容正常，体格正力型，神志清楚，配合检查。冠状动脉粥样硬化，前降支肌桥，高血压 3 级，慢性支气管炎。化验指标：血红蛋白 81g/L，BNP39.4μg/ml，肌钙蛋白 338ng/L。

（二）术前检查

主动脉瓣环内径为 22.8mm，主动脉瓣口舒张期左心室侧见中至大量反流信号，LVEF 为

48%，主动脉瓣中至重度关闭不全。三叶瓣，瓣叶无钙化，无增厚，左右冠状动脉开口位置相对较高，主动脉窦不小，左心室大小可，升主动脉未见明显扩张，LVOT 22.8mm，STJ 24.8mm，窦部直径约30mm，左、右冠状动脉高度分别为13mm、16mm，左冠瓣叶低于左冠高度（图5-1-116～图5-1-118）。

M型、二维测量及心功能	测量部位	测量值（cm）	正常参考值		多普勒测量	测量部位	测量值		正常流速参考值（m/s）	室壁节段运动
			儿童	成人			流速（m/s）	压差（mmHg）		评分方法：
	AAO	3.0	1.8～2.2	2.5～3.3		MVE	0.6		0.6～1.3	增强0分
	LA	3.9	2.0～2.4	2.7～3.5		A	1.0			正常1分
	LV	4.7	3.0～4.0	3.5～5.3		E/A	< 1		1.0～2.2	
	IVS	0.9	0.5～0.8	0.8～1.1		TVE			0.3～0.8	减弱2分
	RA	3.3	2.4～3.0	3.2～4.5		A				消失3分
	RV	3.2	2.4～3.2	3.2～4.4		LVOT	0.8		0.7～1.2	矛盾运动4分
	PA	2.5	1.4～1.9	2.4～2.8		AV	1.6		1.0～1.8	室壁瘤5分
	FS（%）	/	> 25	> 25		RVOT			0.5～1.0	
	EF（%）	/	50～70	50～70		PV	0.8		0.5～1.0	

瓣膜反流	部位	二尖瓣（MR）	主动脉瓣（AR）	三尖瓣（TR）	肺动脉瓣（PR）
	反流程度	少量	中至大量		
	反流程度（m/s）				
	压差（mmHg）				

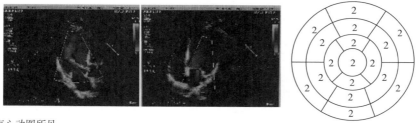

超声心动图所见
1.升主动脉不宽，窦部内径约3.2cm，窦管结合部内径约2.3cm，主动脉增厚,回声增强，呈三叶样运动，右冠瓣与无冠瓣交界处钙化粘连，开放可，闭合不佳，主动脉瓣环内径约2.0cm;肺动脉不宽，肺动脉瓣形态、活动可
2.左心房增大，余房室腔未见明显增大
3.二尖瓣形态、开放可，闭合欠佳，三尖瓣形态、活动可
4.室间隔不厚，与左心室后壁呈逆向运动；左心室壁运动稍减弱，收缩期增厚率稍减低
5.房、室间隔未见明显连续中断
6.CDFI:主动脉瓣口舒张期左心室侧见中至大量反流信号，二尖瓣口收缩期左心房侧见少量反流信号，TDI显示室间隔基底段运动频谱e/a<1,余心内血流信号及测值参考上表
7.双平面Simpson法测得LVEF值为48%

超声心动图提示：
主动脉瓣中至重度关闭不全
二尖瓣轻度关闭不全
左心房增大
左心功能测值减低

图5-1-116 超声检查

选择右侧股动脉入路，26mm Venus A-Value瓣膜植入，无预扩，无后扩，术后无瓣周漏，跨瓣压差0（图5-1-119～图5-1-121）。

（三）专家点评

患者为高龄女性，心肺功能不全，既往合并疾病多，STS评分9.6分、外科手术高危。选择经皮右股动脉入路手术。对于本例这种单纯反流的主动脉瓣病变，植入自膨胀式经导管主动脉瓣还是很有技术难度的，解剖适应证也比较严格。该患者为小体重，主动脉根部较小，主动脉瓣

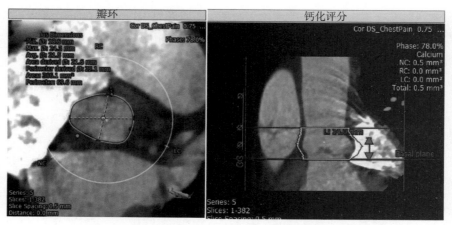

图 5-1-117　术前 CT 评估瓣环大小和冠状动脉高度

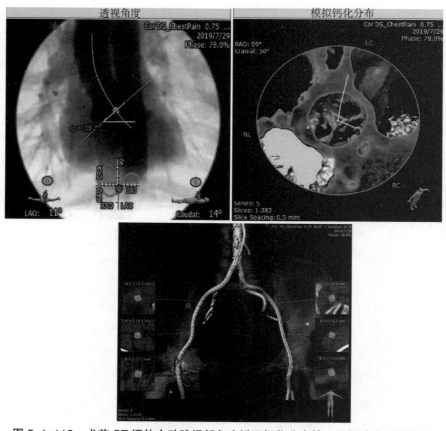

图 5-1-118　术前 CT 评估主动脉根部角度瓣环钙化分布情况及股动脉入路情况

环直径 22.8mm，左心室流出道直径 22.8mm，主动脉窦管结合部直径约 30mm。3 个相对狭窄水平的解剖直径都不大。虽然窦部直径稍小，但左冠瓣叶低于左冠高度，因而冠状动脉阻塞风险很低。患者主动脉瓣叶偏厚，根据影像学评估结果，考虑植入 26mm Venus A 瓣膜，瓣膜释放后较标准位稍下滑，锚定位置稳定，无瓣周漏，跨瓣压差为 0，效果好。手术后患者恢复顺利，目前随访 4 个月患者心功能良好，复查超声瓣膜功能正常，压力梯度 9mmHg，无瓣周漏。这一病例也证明了对于解剖合适的单纯主动脉瓣反流患者，植入杭州启明医疗器械股份有限公司的经皮介入主动脉瓣是安全可行的。

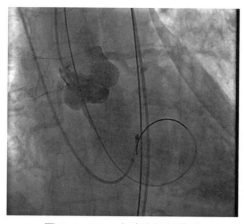

图 5-1-119 主动脉根部造影

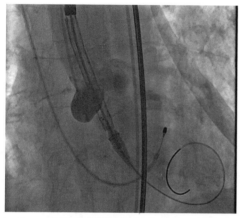

图 5-1-120 瓣膜以无冠窦最低点为基准点，瓣架 3 个 MARKER 与窦底平面平齐定位释放

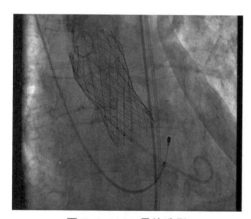

图 5-1-121 最终造影

十五、经典病例分享十五：体外膜肺氧合辅助循环下经 VR 导管主动脉瓣置换

（一）患者情况介绍

1. 术前情况　患者，男性，70 岁，因"活动后气促 1 周，加重 1 天"于 2018 年 11 月 15 日入院。自 2017 年起患者反复出现胸闷、胸痛，

伴乏力、气促，未予以诊疗。2017 年 8 月 15 日超声心动图提示重度主动脉瓣狭窄，左心房直径（LAD）44mm，左心室射血分数（LVEF）43%。门诊医师反复建议患者考虑经导管主动脉瓣置换（transcatheter aortic valve replacement，TAVR），患者拒绝。2018 年 11 月 15 日患者因胸闷、气促急诊收入病房。入院体格检查：神志清楚，气喘，无法平躺，颈静脉无怒张，血压 106/76 mmHg（1mmHg=0.133kPa），心率 80 次 / 分，体温正常，心律失常，主动脉瓣区闻及明显收缩期喷射样杂音，肺部清音，双下肢无水肿。胸部 X 线片：心影增大，双侧胸腔少量积液。2018 年 11 月 19 日超声心动图：主动脉瓣增厚钙化伴重度狭窄（三叶式，主动脉瓣口面积 0.4cm^2、平均压差 28mmHg），主动脉瓣环内径 24 mm × 28 mm，主动脉窦部内径 28 mm，升主动脉内径 30 mm，左右冠状动脉高度分别为 14mm 和 13mm，中重度二尖瓣及中度三尖瓣反流，左心室整体及右心室收缩功能减弱，轻中度肺动脉高压，LAD 54mm，左心室舒张直径（LVDD）63mm，LVEF 29%。临床诊断：①重度主动脉瓣狭窄；②中重度二尖瓣反流；③心房颤动；④高血压；⑤心功能不全（NYHA 心功能分级 Ⅳ 级）；⑥肝功能不全；⑦肾功能不全；⑧2 型糖尿病；⑨轻度肺气肿。

患者病情危重，少尿、食欲缺乏，入院后给予多巴胺 + 多巴酚丁胺静脉微泵强心及静脉微泵利尿、抗凝、抗感染、保肝保肾等药物治疗。住院期间病情进一步加重，出现肝肾功能恶化，2018 年 11 月 20 日实验室检查：丙氨酸转氨酶（ALT）964 U/L，天冬氨酸转氨酶（AST）1330U/L，尿酸（UA）1202 μmol/L，肌酐（Cr）133 μmol/L，心肌肌钙蛋白 T（cTNT）0.14 μg/L，N 末端 B 型利钠肽原（NT-pro BNP）20 771ng/L，每天尿量约 1000ml。患者符合 TAVR 指征，但由于患者 NYHA 心功能分级 Ⅳ 级，多器官功能差，无法耐受冠状动脉 CT 血管成像（CTA）检测，故术前未行。患者情况持续恶化，出现血流动力学不稳，血压低至 75/50mmHg，无尿。于 2018 年 11 月 20 日行股静脉 – 股动脉（VA）体外膜肺氧合（extracorporeal membrane oxygenation，ECMO）治疗后，患者血流动力学稳定，尿量 3000ml/24h，肝肾功能改善。于次日 ECMO 辅助循环下行 TAVR。

2. 手术步骤　见图 5-1-122～图 5-1-126。

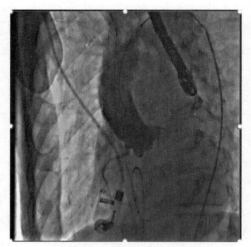

图 5-1-122　主动脉根部造影
结果显示冠状动脉 3 支未见明显狭窄，冠状动脉高度可

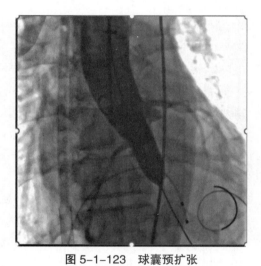

图 5-1-123　球囊预扩张
选择 18mm×40mm 纽曼球囊预扩张，同时主动脉根部造影，显示冠状动脉阻塞风险低，球囊无腰征，造影少许渗漏，故选择 26mm 启明 Venus-A 瓣膜

3. 术后情况　术后猪尾导管测得主动脉瓣平均跨瓣压差 10mmHg，经食管超声心动图显示轻中度瓣周漏，无主动脉瓣反流。术后患者逐渐苏醒，病情迅速好转，血压 121/61 mmHg，心率 85 次 / 分，6h 后撤离 ECMO。术后 1 周超声心动图：主动脉瓣轻度瓣周反流，轻度二尖瓣反流，轻度肺动脉高压（LVEF 40%，LAD 48mm，LVDD 61mm）。患者自我感觉良好，诉胸闷明显改善。术后 1 个月随访，超声心动图显示人工主动脉瓣轻度瓣周反流，轻微二尖瓣反流（LVEF 54%，LAD 36mm，LVDD 51mm）。

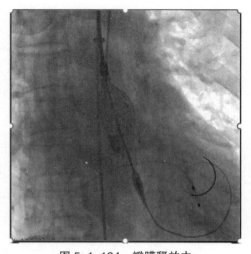

图 5-1-124　瓣膜释放中
由于股动脉未行影像学评估，且有一路已有 ECMO 置管，故选择颈动脉途径为 TAVR 的主入路，选择 26mm 启明瓣膜

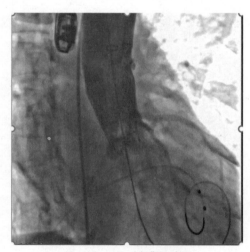

图 5-1-125　瓣膜释放后
主动脉根部造影显示瓣膜位置较高，中重度瓣周漏

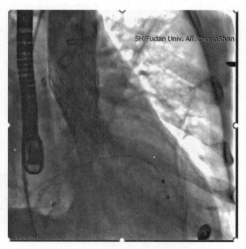

图 5-1-126　瓣中瓣后的造影结果
选择 23mm 启明 Venus-A 瓣膜再次植入瓣膜（瓣中瓣）。释放后主动脉根部造影显示瓣膜位置合适，轻度瓣周漏

（二）专家点评

（1）ECMO 是一种有效的体外循环技术，原理是将体内的静脉血引出体外，经过特殊材质人工心肺旁路氧合后，再注入患者动脉或静脉系统，起到部分心肺替代作用，维持人体器官组织氧合血供。对于主动脉瓣狭窄患者，ECMO 有助于减轻心脏负担，维持血流动力学稳定，尤其是心功能极其低下、主动脉瓣狭窄的患者，术中容易发生血流动力学紊乱、恶性心律失常及循环崩溃。对于极其危重的患者，尤其是血流动力学不稳、EF 极低下的患者，使用 ECMO 可使患者围术期血流动力学稳定，使 TAVR 更加安全、从容。国内外越来越多的研究及临床经验证实了这个观点。

（2）ECMO 对医护团队要求高，需要全身肝素化，时刻关注凝血功能，每 2～4 小时检测凝血功能，维持激活凝血时间为 180～220s，防止出血反应。需密切监测患者心率、有创动脉压、血气、肾功能、血小板、红细胞、心肌标志物等，防止急性肾衰竭、肺栓塞等并发症。有研究认为术后血流动力学稳定后即可撤离 ECMO，撤机时间为 20min 至 96h，平均撤机时间 94min。本例患者术后第 6 小时血流动力学及各项指标稳定，及时撤离 ECMO，以防止发生出血、栓塞、急性肾衰竭等并症。

（3）本例由于病情极其严重，术前无法行 CTA 评估，故瓣膜选择主要依靠术前三维心脏超声，术中以球囊扩张辅助判断。由于入路情况不明，而颈动脉一般要粗于股动脉，所以术中先颈动脉造影，评估后选择颈动脉途径。

（4）本病例未急诊行 TAVR，先予以药物治疗，但情况未有好转，给予 ECMO 治疗，后行 TAVR。本例经验提示，对于危重主动脉瓣狭窄患者，应该尽快予以 TAVR，若血流动力学不稳，则应尽快上 ECMO。此类患者，病情恶化迅速，应该当机立断，进行积极治疗，勿错过宝贵治疗时机。

（5）本例患者术前除重度主动脉瓣狭窄，还有中重度二尖瓣反流及中度三尖瓣反流，心功能差，LVEF 仅 29%，左心房及左心室大。TAVR 术后主动脉瓣梗阻改善，1 个月后 LVEF 升至 54%，二尖瓣反流降为轻度，无三尖瓣反流，左心房及左心室变小。有研究表明，心力衰竭、心房颤动、二尖瓣反流常共存，互为因果，称为晚期心脏病的"死亡三角"。本例患者主动脉瓣机械性梗阻得到改善后，心功能好转，随之二尖瓣反流情况也逐渐好转。

综上，对于心功能差、多器官衰竭的极高危主动脉瓣狭窄患者，在 ECMO 支持下行 TAVR 显著降低了其手术风险，为高危患者提供了一种新的治疗手段。

十六、经典病例分享十六：常见 0 型"不对称钙化"二叶瓣经导管主动脉瓣置换

（一）患者情况介绍

患者，男性，80 岁，因"劳力性喘气"入院，临床诊断为主动脉瓣重度狭窄，合并慢性阻塞性肺疾病、肺气肿，STS 评分 6 分，综合心脏团队讨论意见，拟行 TAVR。术前 CT 评估见图 5-1-127～图 5-1-132。

本例患者为 0 型二叶瓣，钙化主要分布在左冠瓣叶，无冠瓣叶几乎无钙化，心脏角度大，瓣环平均直径 23.8mm，计划用直径 20mm 球囊预扩张，使用启明 Venus-A L26 型号瓣膜。选择右侧股动脉入路（图 5-1-133～图 5-1-139）。

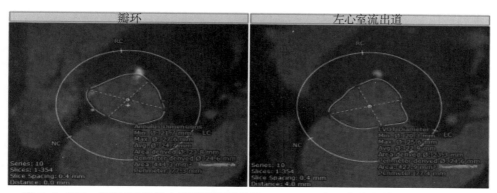

图 5-1-127　术前 CT 扫描主动脉瓣环平均径 23.8mm、左心室流出道平均径 23.3mm

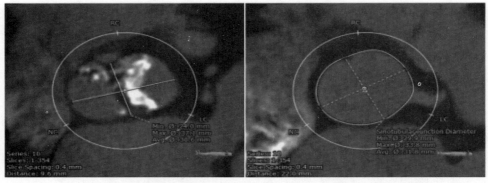

图 5-1-128　术前 CT 扫描主动脉窦大小 24mm×37.1mm、窦管结合部平均径 31.8mm

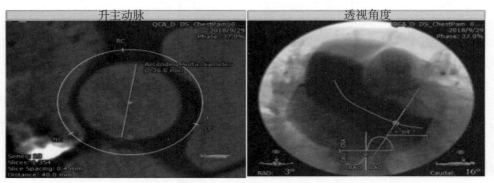

图 5-1-129　术前 CT 扫描升主动脉直径 36mm，横位心，角度约为 64°

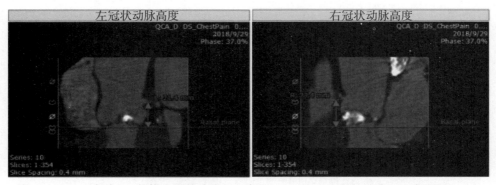

图 5-1-130　术前 CT 扫描左冠状动脉开口高度 21.4mm、右冠状动脉开口高度 23.4mm

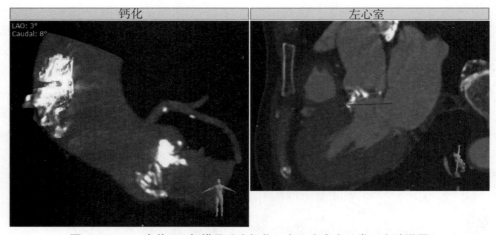

图 5-1-131　术前 CT 扫描见重度钙化，左心室大小正常，室壁增厚

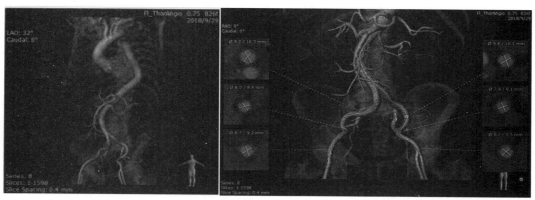

图 5-1-132 术前 CT 扫描外周血管无钙化，轻度迂曲，管径较大

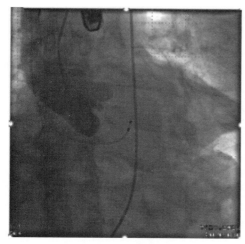

图 5-1-133 根据术前 CT 扫描选择的角度（0 型二叶瓣通常选择将瓣叶完全分开的切线位角度，这个角度可以清晰地观察球囊扩张时瓣叶运动情况），在升主动脉造影进一步确定瓣膜启闭状态及钙化情况

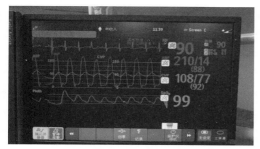

图 5-1-134 顺利跨瓣后测量左心室与升主动脉压力阶差约为 102mmHg

（二）专家点评

（1）二叶主动脉瓣，由于其解剖结构及力学表现特殊，瓣叶形态不对称，窦部椭圆率较大，瓣膜增厚，不对称钙化常见，尤其是 0 型二叶瓣，行 TAVR 易发生瓣周漏、瓣膜移位、主动脉夹层等并发症，其手术难度和风险均高于三叶主动脉瓣。鉴于上述原因，西方国家 TAVR 多项大规模

临床研究将二叶主动脉瓣列为排除标准。但是我国 TAVR 患者中二叶主动脉瓣的比例远远高于西方国家，所以二叶瓣是我国 TAVR 必须面临的难题。

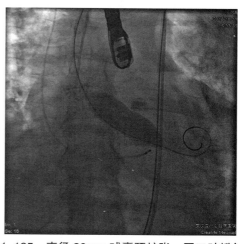

图 5-1-135 直径 20mm 球囊预扩张，因二叶瓣偏心钙化，无冠瓣一侧滑动，球囊始终无法在瓣膜处固定，但有几帧图像可以看到"腰征"，维持 26mm Venus-A 瓣膜选择

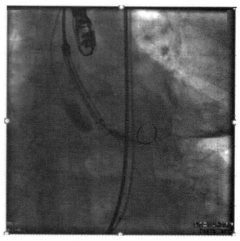

图 5-1-136 瓣膜跨瓣后微调角度使瓣膜 Mark 在同一水平线，选择标准"0"位释放

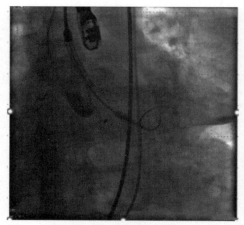

图 5-1-137 缓慢释放，瓣膜底部"开花"后，再次确认位置良好，然后调整起搏器频率至 130 次/分左右起搏，可以适当降低血压并稳定瓣膜

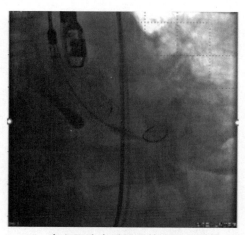

图 5-1-138 当血压消失后需要快速释放瓣膜，释放至 80% 左右，人工瓣膜开始工作时停起搏器，并再次造影评估瓣膜位置。一旦确定位置合适，需要拉出猪尾导管，并消除输送系统张力，缓慢释放让瓣膜充分脱钩。此时缓慢释放的目的是避免瓣膜最后同轴过程中力量太大引起瓣膜移位，尤其是钙化偏少的部位

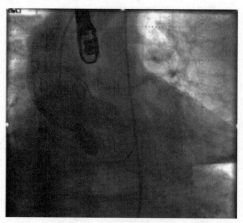

图 5-1-139 最终造影，瓣膜位置合适，微量瓣周漏，冠状动脉显影好。再次测量左心室与升主动脉压力阶差约 10mmHg

（2）从术前 CT 扫描情况分析，本例患者为 0 型二叶瓣，不对称性钙化，左冠瓣瓣叶钙化严重，无冠瓣几乎无钙化，增加了 TAVR 瓣膜的锚定难度，在术中球囊扩张时出现了球囊不能固定而上下滑动现象。

（3）关于 0 型二叶瓣预扩球囊的选择，除了瓣环大小以外，通常还需要参考瓣交界是否有融合或钙化，避免选择过大的球囊扩张造成并发症。本例患者选择 20mm 或 22mm 的球囊都是合适的，但是 22mm 的球囊可能更容易滑动。绝大多数患者需要根据球囊扩张的情况进一步验证选择瓣膜的尺寸、是否有冠状动脉阻塞风险、瓣上结构锚定区域具体在哪个高度等。

（4）本例患者接近横位心，角度大，因为无冠瓣处无钙化，瓣膜会有滑动，释放策略建议标准位起始，缓慢释放，让瓣膜开花并充分贴住钙化后再快速释放。

（5）心脏角度大，TAVR 瓣膜与自身瓣膜在释放时同轴，但释放 TAVR 瓣膜后多数情况会趋向于同轴，因此最后瓣膜脱钩时如果控制不好瓣膜，其会滑向左心室。本例患者在最终释放时充分释放导丝和输送系统的张力，并适当推送瓣膜，同时缓慢脱钩，小小的技巧可以比较好地控制瓣膜位置，达到理想的效果。

十七、经典病例分享十七：房间隔缺损介入封堵及经导管主动脉瓣置换一站式手术

（一）患者情况介绍

患者，男性，69 岁，平时易感冒，反复出现肺部感染，无口唇发绀，无杵状指，不喜蹲踞，无双下肢水肿，至当地医院行心脏彩超检查确诊室间隔、房间隔缺损。近 3 年患者病情加重，出现胸闷、气短、心悸，为寻求进一步治疗来笔者所在医院就诊。患者入院后完善各项检查，经团队会诊，明确诊断：①主动脉瓣狭窄（中度）伴关闭不全（大量）；②先天性心脏病，房间隔缺损、三尖瓣关闭不全、肺动脉高压、心功能 III 级；③冠状动脉粥样硬化性心脏病。患者先天性心脏病（房间隔缺损）合并主动脉瓣狭窄及关闭不全，STS 评分为 6.211 分，经心外科团队讨论，认为患者年龄较大，符合 TAVR 适应证，首选实施 TAVR+ 房间隔缺

损封堵术。术前 CT 测量结果：0 型二叶瓣，瓣叶轻度钙化（钙化积分 25.7mm³），瓣环平均径 26.6mm，左心室流出道平均径 26.2mm，主动脉窦较大（33.5mm×39.7mm），升主动无明显扩张（瓣环上 40mm 处直径 38.6mm），左右冠状

动脉高度较高（左冠状动脉 18.6mm，右冠状动脉 26.5mm），主动脉瓣环成 52°角，经团队讨论，适合植入 L29 型号的 VenusA-Valve 人工瓣膜（图 5-1-140 ～图 5-1-143）。

手术过程见图 5-1-144 ～图 5-1-148。

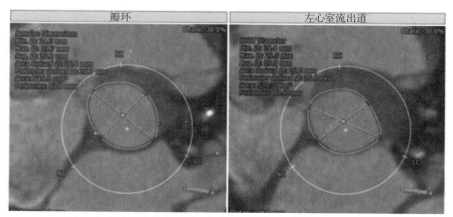

图 5-1-140　术前门控 CT 扫描显示瓣环、左心室流出道大小

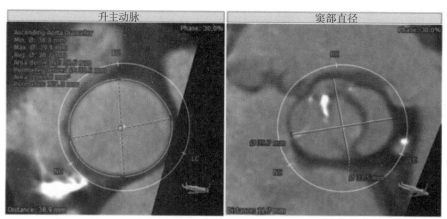

图 5-1-141　术前门控 CT 扫描显示升主动脉及主动脉窦形态

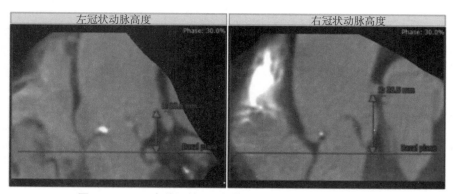

图 5-1-142　术前门控 CT 扫描显示左、右冠状动脉高度

（二）专家点评

（1）先天性心脏病合并心脏瓣膜病的患者在临床较为常见，一般可以分为先天性心脏病合并先天性瓣膜病及先天性心脏病合并后天性瓣

膜病，后天性心脏瓣膜病包括风湿性心脏瓣膜病和老年退行性心脏瓣膜病。本病例中，患者患先天性房间隔缺损合并主动脉瓣狭窄及继发性三尖瓣关闭不全，肺动脉高压，症状明显且近期有

明显加重。患者为 69 岁男性，可以行常规开胸主动脉瓣置换、房间隔缺损修补、三尖瓣成形术，但是通过病理生理学分析，患者先天性房间隔缺损为中央型，直径 25mm，上下腔静脉缘 12/3mm，前后缘 5/10mm，长期左心房向右心房持续性分流导致继发性三尖瓣关闭不全及肺动脉高压，仍属于外科的高危患者，幸运的是，随着技术进步，该患者房间隔缺损的解剖学形态符合介入封堵的条件。同时，该患者主动脉瓣狭窄伴轻度钙化，瓣膜为标准的三叶瓣，全身状况差，肺部功能差，STS 评分为 6.211 分，常规开胸手术风险较高，经团队充分讨论，制订一站式经导管主动脉瓣置换及房间隔缺损封堵术的手术方案。

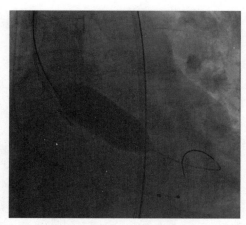

图 5-1-144　20mm Newmed 球囊预扩张，无反流，决定植入 L29 型号 Venus A 瓣膜

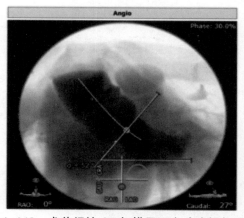

图 5-1-143　术前门控 CT 扫描显示主动脉根部形态及瓣环与水平面成角

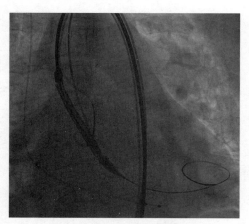

图 5-1-145　圈套器辅助下将瓣膜系统送入横位主动脉瓣口，避免对主动脉根部造成损伤

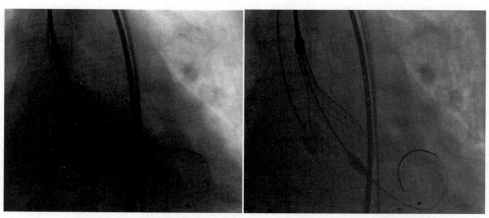

图 5-1-146　快速起搏下（120 次/分）精准释放瓣膜，位置良好

（2）本例一站式手术的要点在于先行经导管主动脉瓣置换后行经导管房间隔缺损封堵术。

患者主要问题为主动脉瓣狭窄，房间隔缺损系次要问题。因而手术顺序方面先考虑进行 TAVR。同时，考虑到该患者因长久的房间隔缺损导致左向右分流，血流动力学发生变化，继发性出现三尖瓣关闭不全、肺动脉高压，封堵术后因房间隔缺损消失，血流动力学改变，三尖瓣关闭不全会逐渐减轻或消失，会从联合手术中获益。

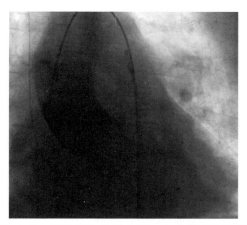

图 5-1-147　瓣膜植入位置良好，主动脉根部造影确认无瓣周漏

（3）患者系中度主动脉瓣狭窄并轻度钙化，伴大量关闭不全，行 TAVR 时应注意瓣膜增厚钙化基本平均，预扩球囊选择很重要，一般选择与平均瓣环径接近的球囊。根据球囊扩张时根部造影情况观察冠状动脉阻塞风险，根据球囊腰征判断狭窄预扩张效果，根据有无球囊侧漏判断球囊和瓣叶的贴敷情况。综合判定之下，决定下一步瓣膜的型号。此病例有腰征，无漏，冠状动脉灌注正常，结合瓣叶钙化程度不高，因此选择较 20mm 球囊略大的 29mm 瓣膜。此病例操作难点之一是主动脉瓣狭窄伴钙化，因缺乏明显钙化标记而导致导丝跨瓣难度较大。根据术中主动脉部造影明确主动脉瓣瓣口位置，瓣膜输送系统也可能更深地进入左心室。除了精细操作外，术者与助手的配合也极为重要，切忌暴力推送导丝或瓣膜系统冲入左心室，避免心脏破裂。同时，患者主动脉瓣叶冗长，瓣膜植入术后应该密切注意心电图的变化，防止迟发性冠状动脉急性闭塞发生。

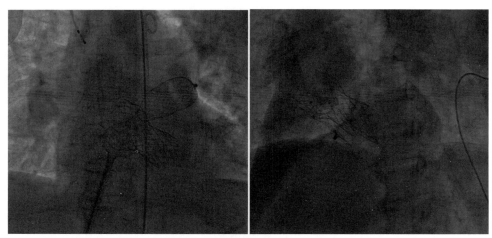

图 5-1-148　主动脉介入瓣膜植入后一站式进行房间隔缺损介入封堵，经股静脉途径，通过房间隔缺损送入封堵器至左心房，部分释放左侧伞盘后后撤，完全释放右侧伞盘，房间隔缺损完全封堵，超声监测整个释放过程，于术后观察心房水平分流消失

十八、经典病例分享十八：极低射血分数患者行体外膜肺氧合辅助下经导管主动脉瓣置换

（一）患者情况介绍

患者，男性，60 岁，近 2 年来频繁胸闷、胸痛、气短，活动耐量明显下降，因晕厥送医并确诊重度主动脉瓣狭窄。近 1 周患者因感冒病情加重，心力衰竭明显，入院后接受强心、利尿、抗炎、营养心肌治疗，一般情况维持尚可，但多次出现心力衰竭症状及心源性休克症状。经多学科会诊，临床诊断如下：①心源性休克；②主动脉瓣狭窄伴钙化，心房颤动，心功能Ⅳ级；③陈旧性脑梗死。患者 STS 评分 11.97%，EuroScore 评分 17.36%，接受常规开胸换瓣手术死亡风险极高，经心脏团队反复讨论决定实施 ECMO 辅助下 TAVR。经食管超声心动图提示 LVEF 值 14.6%，室壁搏动微弱（图 5-1-149）。

术前 CT 测量结果：0 型二叶瓣，极重度钙化（钙化积分 2000mm³），瓣环平均径 31.8mm，左心室流出道平均径 31.5mm，左右冠状动脉开口较高（左冠状动脉 20.0mm，右冠状动脉 18.7mm），升主动脉狭窄后扩张明显

（瓣环上 40mm 处直径 51.2mm，最宽处直径 57.6mm），且心脏呈横位（角度 61°），瓣膜系统通过难度较大，且容易造成升主动脉损伤。综合主动脉根部解剖结构考虑使用 L29 或 L32 型号 VenusA-Valve 人工瓣膜（图 5-1-150 ～图 5-1-153）。

手术过程见图 5-1-154 ～图 5-1-163。

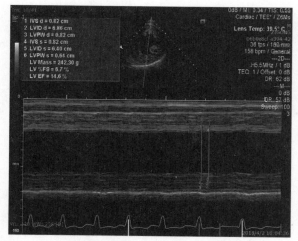

图 5-1-149　术前经食管超声心动图提示 LVEF 值仅 14.6%

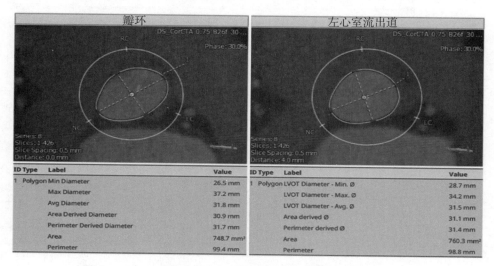

图 5-1-150　术前门控 CT 扫描显示瓣环、左心室流出道大小

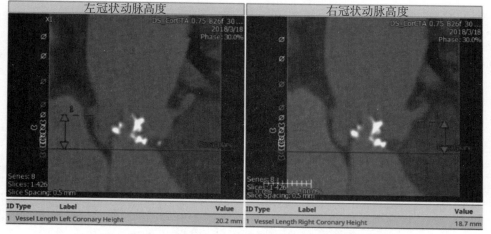

图 5-1-151　术前门控 CT 扫描显示左右冠状动脉高度

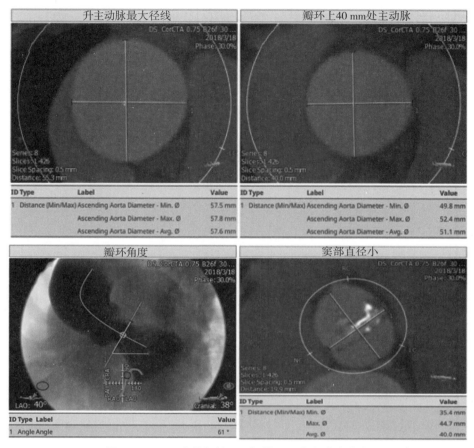

图 5-1-152 术前门控 CT 扫描显示升主动脉增宽

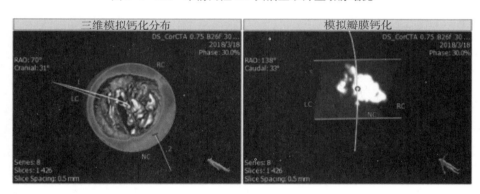

图 5-1-153 术前门控 CT 扫描显示主动脉窦形态、钙化分布及横位心

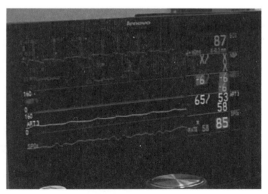

图 5-1-154 全身麻醉后血压 65/53mmHg 且进行性下降

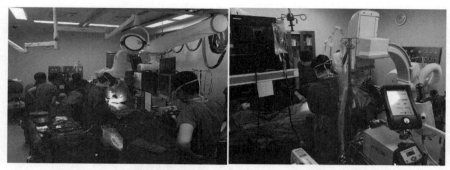

图 5-1-155　取左侧股动脉静脉插管接 ECMO 辅助，流量 3L/m²

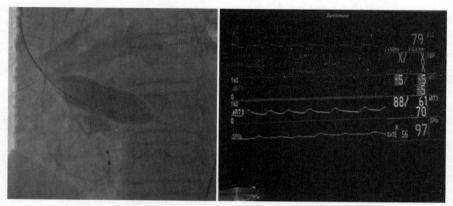

图 5-1-156　考虑钙化程度极重，采用纽曼 18mm 及 23mm 球囊行顺序预扩张，分次扩张后血压进行性回升。且 23mm 球囊扩张时可见明显腰征，决定植入 L29 型号 Venus A 瓣膜

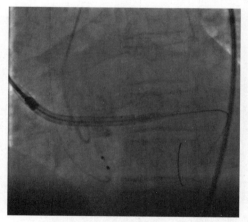

图 5-1-157　通过第一术者和第二术者对器械的操作配合，系统顺利跨越横位主动脉瓣口

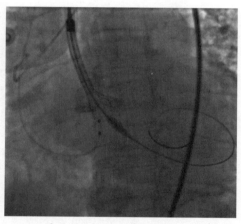

图 5-1-158　小心植入 L29 型号 Venus A 瓣膜，120 次/分快速起搏下，精确释放瓣膜至既定位置，取代之前狭窄的瓣膜进行工作

（二）专家点评

（1）自 2002 年首例 TAVR 实施以来，随着循证医学的发展与丰富，TAVR 的适应证呈现从高危人群向中低危人群拓展的趋势。但低危并不等于低龄，最新的 Partner 3 和 Evolut Low Risk 两项低危研究的入选年龄依然高达 73 岁和 74 岁，TAVR 适应证向低龄化的拓展仍然值得商榷。上述这两项研究中，大部分患者的随访时间仅 1 年，介入瓣膜的耐久性还未得到足够的时间验证。但针对患者的具体病情，对部分低龄患者实施 TAVR 并非罕见，众所周知，由法国医生 Alain Cribier 开展的全世界第一例 TAVR 的患者仅为 57 岁，由此掀开了全世界 TAVR 治疗的新篇章。本病例患者为 60 岁男性，虽不属于高龄患者，但心功能差，EF 值仅 14.6%，STS 评分 11.97%，EuroScore 评分 17.36%，常规开胸手术死亡风险极高。同时，由于缺乏合适的心脏供

体，且患者家庭经济有限，心脏移植术后后期维护成本较高，移植手术的方案也被排除。经心脏团队充分讨论后，绝对实施 ECMO 辅助下 TAVR 治疗。在国外的 TAVR 治疗经验中，ECMO 的使用并非罕见。Huseer 及 Makdisi 等的文章报道称 ECMO 可在 TAVR 术中血流动力学不稳定时使用，能显著降低手术死亡风险，其优势体现在预充量小，肝素化程度低，并发症少。此外，Trenkwaldwer、Seco 及 Singh 等的文章报道称，在术前评估患者术中可能出现严重循环不稳的情况下，可预防性使用 ECMO。在国内，预防性应用 ECMO 辅助 TAVR 治疗的报道很少，本例病例属于较早的应用之一。

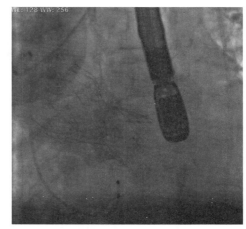

图 5-1-159　最后根部造影提示无明显反流，冠状动脉血流正常，升主动脉无损伤

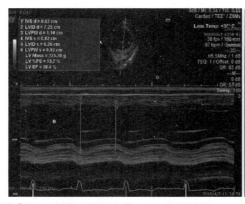
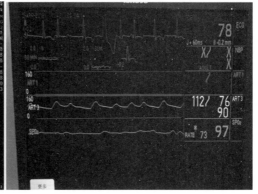

图 5-1-160　瓣膜植入后循环即可改善，EF 值提升至 28.4%，血压 112/76mmHg，ECMO 逐渐减量停机，于复合手术室内撤除 ECMO 辅助。手术时间 3.5h，ECMO 辅助时间 2.5h

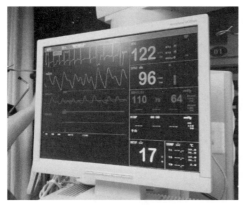

图 5-1-161　术后 1h ICU 内监测血流动力学稳定，血压 110/64mmHg

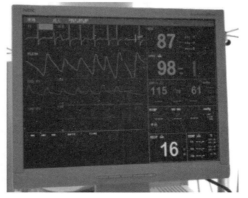

图 5-1-162　术后 8h 撤离呼吸机，血流动力学稳定，EF 最大值 40%

检查明细及文本报告：
超声所见主动脉：发自左心室 窦部33mm 升主动脉34mm　　　肺动脉：发自右心室37mm
室间隔：厚度10mm　　　　　　　　　　　　　　　　　　　左心房：（左右S）48mm
右心房：（左右S）46mm右心室：（左右D）33mm
左心室：（前后、左右、长径S/D）34/50 34/48 76/84mm
EDV：105ml ESV:46ml EF：56% FS 31% SV：59ml

图 5-1-163　术后 12 个月复查心脏超声，EF 值 56%

（2）二叶主动脉瓣是 TAVR 的热点与难点，其带来的挑战包括二叶主动脉瓣伴发瓣叶重度钙化，导致瓣膜型号策略复杂及术中瓣环撕裂风险增加；二叶主动脉瓣伴升主动脉扩张带来术中大血管夹层风险；二叶主动脉瓣的非圆形瓣口导致 TAVR 术后 PVL 发生率较高。本例患者为 0 型二叶瓣，钙化积分 2000 分，升主动脉直径最宽处达 51mm，且心脏呈横位，瓣膜系统推送时，由于张力的作用，会趋近于升主动脉大弯侧，加之瓣口钙化严重，很容易在过瓣时造成升主动脉损伤。此时需要娴熟配合及轻柔操作，必要时使用圈套器辅助。

（3）由于患者狭窄严重，心功能极差，选择 18mm/23mm 纽曼球囊顺序扩张的策略，逐步改善血流动力学状态。同时根据 23mm 球囊腰征情况，结合术前 CT 判断，降低瓣膜大小选择 L29 瓣膜，术后可能残留少量瓣周漏，但是随着新的瓣膜的植入，患者血流动力学明显改善，患者术后的生活质量明显改善。

十九、经典病例分享十九：二尖瓣瓣周漏介入封堵及经导管主动脉置换一站式手术

（一）患者情况介绍

患者，男性，66 岁，9 年前因风湿性心脏病行二尖瓣置换术，术后患者感胸闷、气短、心悸，休息后症状有所缓解，长期依靠药物强心利尿治疗。近 6 个月以来患者病情加重，出现双下肢水肿、腹胀、全身黄染，遂至空军军医大学西京医院就诊，行心脏彩超检查，显示二尖瓣机械瓣置换术后，二尖瓣瓣周漏、主动脉瓣狭窄伴关闭不全，三尖瓣关闭不全。入院后完善各项检查，经心脏外科会诊，明确诊断：①主动脉瓣狭窄伴关闭不全；②二尖瓣瓣周漏、二尖瓣置换（机械瓣膜）术后；③三尖瓣关闭不全，心功能Ⅲ级；④淤血型黄疸。患者既往有瓣膜置换史，合并多个瓣膜疾病，全心扩大导致三尖瓣大量关闭不全，STS 评分为 8.812%，二次开胸行主动脉瓣、二尖瓣置换及三尖瓣成形手术风险极高，经多学科专家会诊，认为经过导管主动脉瓣置换＋二尖瓣漏封堵术是合理的手术策略。

术前 CT 测量结果：二尖瓣位可见机械人工瓣膜，人工二尖瓣距主动脉瓣环 8.8mm。主动脉瓣呈标准三叶瓣，风湿表现为主，瓣叶炎性增厚伴轻微钙化，瓣环平均径 23.3mm，左心室流出道平均径 24.0mm，主动脉窦大小尚可（31.4mm×29.8mm×32.1mm），升主动脉无明显扩张（瓣环上 40mm 处直径 31.9mm），左右冠状动脉高度尚可（左冠状动脉 16.1mm，右冠状动脉 16.7mm）。综合考虑计划植入 L26 Venus A 瓣膜（图 5-1-164～图 5-1-167）。

手术过程见图 5-1-168～图 5-1-171。

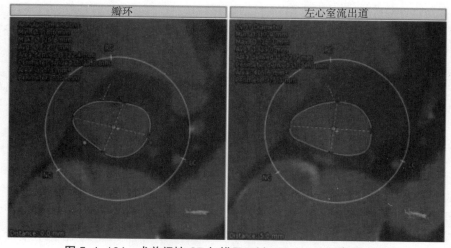

图 5-1-164　术前门控 CT 扫描显示瓣环、左心室流出道大小

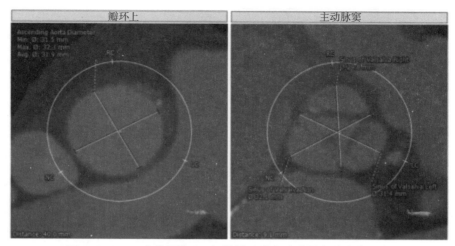

图 5-1-165 术前门控 CT 扫描显示升主动脉及主动脉窦形态

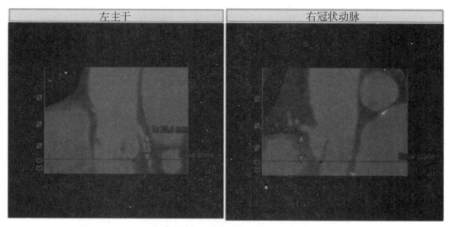

图 5-1-166 术前门控 CT 扫描显示左、右冠状动脉高度

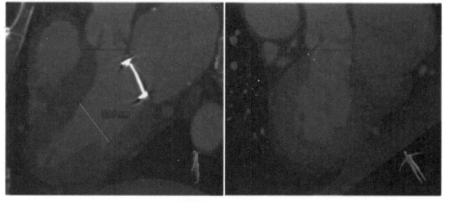

图 5-1-167 术前门控 CT 扫描显示左心室形态及人工二尖瓣机械瓣

（二）专家点评

（1）瓣周漏是瓣膜置换术后的常见并发症，中度以上瓣周漏与患者的长期生存呈显著负相关，当症状明确时需要接受二次干预。对于主动脉瓣狭窄，既往有瓣膜置换病史，同时合并二尖瓣瓣周漏的老年患者，可以一期行主动脉瓣、二尖瓣置换及三尖瓣成形术，但是鉴于患者综合体征，患者二次开胸手术风险较高，也可以考虑分期行经导管主动脉瓣置换、二尖瓣瓣周漏封堵术。分期手术可以降低手术风险，但二次穿刺会增加血管损伤并发症发生率。对于瓣周漏介入治疗经验超过 100 例的心脏中心，经导管主动脉瓣置换同期行二尖瓣瓣周漏封堵术是可行的治疗策略。

（2）一期行经主动脉瓣置换 + 二尖瓣瓣周漏封堵术，因主动脉瓣中度狭窄伴主动脉瓣关闭不全，可以考虑先经股动脉穿刺建立共同入路，6F 猪尾导管带泥鳅导丝至左心室造影，术中减少导管导丝对左心室的刺激防止恶性心律失常发生，同时做好心外电击除颤的准备。明确二尖瓣瓣周漏的位置、大小、方位，选择 5F 切割猪尾导管引导 2.6m 导丝试探瓣周漏的漏口，注意导丝不能经二尖瓣瓣膜中间通过。若导丝通过二尖瓣瓣叶，则会出现随心脏搏动的节律性弹跳，若导丝经过瓣周漏口，多角度调整 C 形臂至二尖瓣切线位，可以明确导丝与二尖瓣的关系。置换 2.6m Lunderqusit 导丝至左心房盘圈，避免左心房、左心耳发生破裂导致心脏压塞发生。为了降低此类不良事件的发生率，植入 Lunderquist 导丝前做好预弯，根据术前经食管超声心动图及术中左心室造影情况，选择合适的封堵器。通常情况下根据瓣周漏的大小选择封堵器，漏口直径 ≤ 5mm 时选

择 ADO Ⅱ 血管封堵器，漏口直径 5 ～ 10mm 时可以选择 PLUG 血管封堵器，瓣周漏口 > 10mm 的瓣周漏封堵效果不好，建议外科开胸行二尖瓣瓣周漏修复术。二尖瓣瓣周漏封堵术的原则为术后二尖瓣跨瓣压差不能增大，封堵器不影响原机械瓣膜瓣叶的开闭。

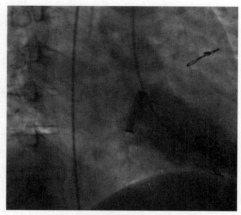

图 5-1-168　二尖瓣机械瓣术后，且存在中量瓣周漏

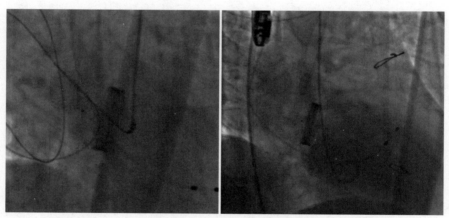

图 5-1-169　经股动脉入路行二尖瓣瓣周漏封堵，二尖瓣瓣周漏消失

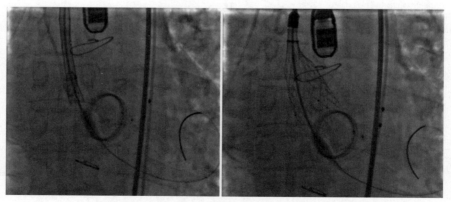

图 5-1-170　精确定位 L26 Venus A 瓣膜，在 120 次 / 分快速起搏下缓慢释放

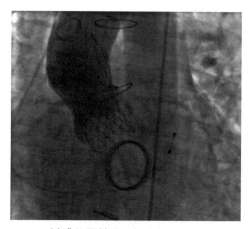

图5-1-171 瓣膜位置精准，未对人工二尖瓣造成影响，根部造影提示无主动脉瓣周漏

（3）本例患者为主动脉瓣狭伴关闭不全，系风湿性心脏病，既往有二尖瓣置换病史。术前CT提示标准三叶瓣，瓣膜增厚伴轻度钙化。以往欧美主动脉瓣狭窄疾病以老年退行性变为主，主要原因是风湿性主动脉瓣狭窄瓣叶钙化轻微且光滑，缺乏人工瓣膜锚定区，而被列为TAVR的相对禁忌证。但风湿性瓣膜病在发展中国家相对常见，特别在我国TAVR治疗经验中此类患者并不少。一项国内单中心的队列研究显示，无钙化重度主动脉瓣狭窄行TAVR治疗的患者占总TAVR患者人数的15.4%。文章中将无钙化定义为：①钙化主观分级1～2级；②瓣叶连续性增厚；③增厚瓣叶占据超过50%的瓣叶组织。在无钙化组与钙化组的比较中，无钙化组患者平均年龄更轻，STS评分更低，二叶主动脉瓣比例更少，主动脉瓣平均跨瓣压差相对更低。但在两组手术结果的比较中，30天及1年的死亡率或主要术后并发症并无明显差异。在更进一步的分析中显示，对于无钙化重度主动脉瓣狭窄患者，TAVR瓣膜选择的策略应更倾向选用相对较大的瓣膜，瓣膜释放时小心瓣膜容易滑动和移位，以减少手术并发症发生。

（4）由于上述风湿性主动脉瓣狭窄伴关闭不全瓣膜几乎无钙化，TAVR介入瓣膜容易发生术中移位。本病例术中瓣膜并未发生下滑，如若发生下滑并造成接近中度的瓣周漏，瓣中瓣植入是必要的治疗策略。对于一站式手术，在手术疗效确切的情况下，建议尽可能缩短手术时间，避免手术时间过长引起相关并发症和不必要的射线

伤害。

二十、经典病例分享二十：1型重度钙化二叶瓣经导管主动脉瓣置换

（一）患者情况介绍

患者，女性，68岁，于3年前发现心脏瓣膜病，平时感心悸、气短、胸闷及胸痛，休息后缓解。1年前因病情加重至空军军医大学西京医院就诊，确诊重度主动脉瓣狭窄，但患者及其家属因手术风险过高出院。近日患者病情进一步加重，再次至空军军医大学西京医院就诊，行门诊心脏超声检查，以"主动脉瓣狭窄伴关闭不全伴发心力衰竭"收入院。予以完善检查并经心脏外科会诊，明确诊断为：①主动脉瓣钙化（重度）伴关闭不全（轻度）；②室间隔及左心室壁普遍增厚；③心功能Ⅲ级；④主动脉硬化；⑤主动脉瓣钙。患者心功能不全（LVEF 43%），NT-ProBNP 10490pg/ml，STS评分为8.261%，行常规外科主动脉瓣置换风险较高，经心脏团队讨论后，决定行经导管主动脉瓣置换。

术前CT测量结果：1型二叶瓣伴钙化（HU 850为426.5mm³），左冠窦与右冠窦间存在钙化嵴，无冠窦钙化主要位于瓣叶基底部。瓣环平均径24.6mm，左心室流出道平均径23.4mm，窦管结合部直径33.3mm，升主动脉略增宽（瓣环上40mm处直径44.8mm），左冠状动脉高度8.2mm且同侧瓣叶冗长，右冠状动脉高度12.0mm。综合考虑，在术中球囊扩张排除冠状动脉阻塞风险后植入L26 Venus A瓣膜（图5-1-172～图5-1-176）。

手术过程见图5-1-177～图5-1-185。

（二）专家点评

（1）与常规外科主动脉瓣手术相比，TAVR的股动脉并发症发生率更高，严重的血管并发症与术后2年死亡率呈显著正相关。Genereux的研究提示，女性是血管并发症的独立危险因素。此外，大尺寸血管鞘的使用与血管并发症发生率呈正相关。本例患者为老年女性，是TAVR术后血管并发症的高危人群，且术前CT提示右侧股动脉直径较小（髂外动脉最细处6.2mm）。术中在Lunderquist导丝支撑下导入20F血管鞘的操作中，术者感觉到明显阻力，通过DSA确认，判

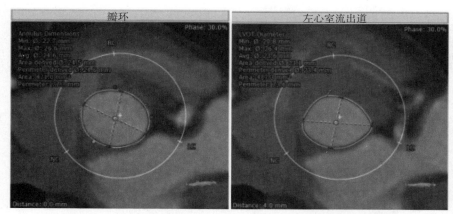

图 5-1-172　术前门控 CT 扫描显示瓣环、左心室流出道大小

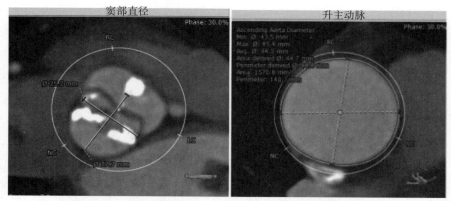

图 5-1-173　术前门控 CT 扫描显示主动脉窦及升主动脉形态

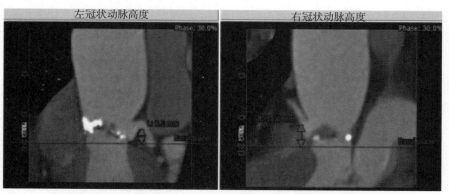

图 5-1-174　术前门控 CT 扫描显示左、右冠状动脉高度

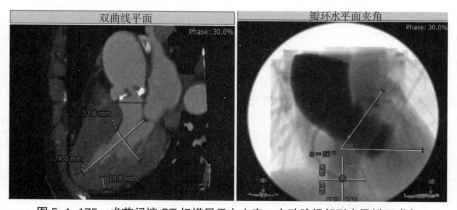

图 5-1-175　术前门控 CT 扫描显示左心室、主动脉根部形态及瓣环成角

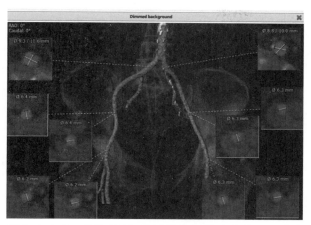

图 5-1-176　术前 CT 扫描显示双侧股动脉情况，髂外动脉最细处仅 6.2mm，属于 20F 血管鞘可使用的临界值

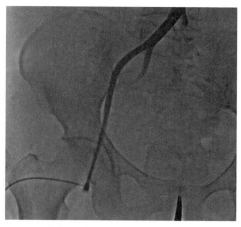

图 5-1-177　术中股动脉造影提示管径较细，且 20F 血管鞘导入过程中阻力明显，遂决定行无鞘技术植入人工瓣膜

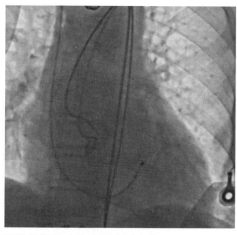

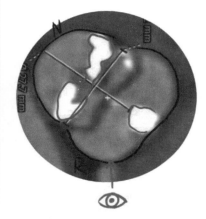

图 5-1-178　调整投照角度使右冠窦居中［RAO8，CAU7（右 8°，足 7°）］，此时无法充分显示狭长瓣口位置

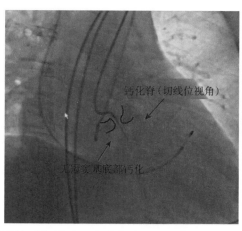

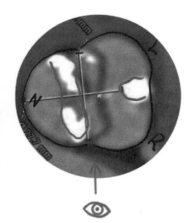

图 5-1-179　将投照角度调整为更大的右前斜足位［RAO33，CAU37（右 33°，足 37°）］，使左冠窦与右冠窦重合，即钙化嵴的切线位，此时在 DSA 下可更充分显示狭长的瓣口，顺利完成跨瓣

断血管鞘的植入引发血管并发症的风险较大。这种情况下，不使用血管鞘而直接经股动脉送入瓣膜系统的无鞘技术有着独特的优势，且其安全性得到了充分的证实。

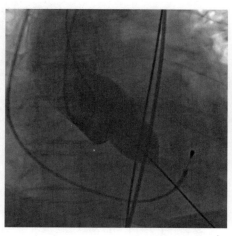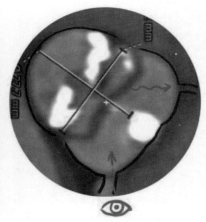

图 5-1-180　根据术前 CT 提示，为了排除左冠状动脉阻塞风险，将投照角度调整为右冠窦居中（RAO8，CAU7），即左冠状动脉开口切线位角度，能够更充分地观察左冠状动脉的灌注情况。使用 20mm 纽曼球囊行预扩张并同时进行主动脉根部造影，可见左冠状动脉显影，继续下一步瓣膜植入操作

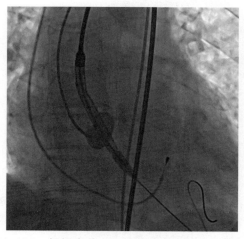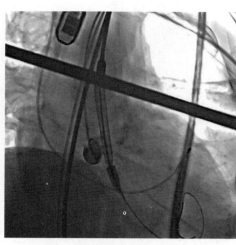

图 5-1-181　根据术前 CT 评估，选择右冠窦居中的投照角度，此时瓣膜标志点不在同一直线，根据术者经验，此时将投照角度继续向右前斜足位调整，通常可以实现 Double S 形函数曲线

图 5-1-182　将投照角度调整到 RAO33 CAU37，可见瓣膜 Mark 点也呈一直线，即实现 Double S 角度

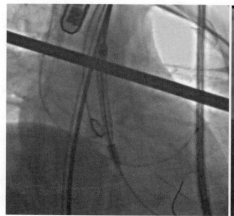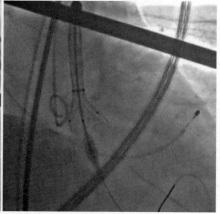

图 5-1-183　L26 Venus A 瓣膜精准定位并缓慢释放

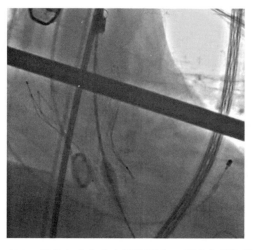
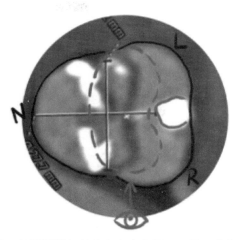

图 5-1-184　当前角度为左右冠窦重合，即融合嵴切线位，可见瓣膜短轴方向未完全展开，需要球囊后扩张

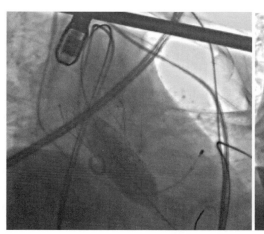
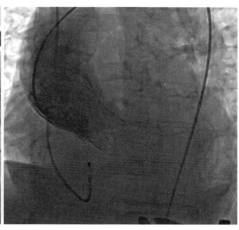

图 5-1-185　22mm 纽曼球囊后扩张，瓣膜形态明显改善，无压差，无反流

（2）循环崩溃是 TAVR 术中非常危重的并发症，且并不少见，主要表现为急剧血压下降、恶性心律失常甚至心脏停搏。TAVR 术中循环崩溃的危险因素包括：①低 LVEF 值；②术前无明显主动脉瓣反流；③左心室舒张末期容积小；④较大型号的球囊预扩张。本例患者心功能不全（LVEF 43%），左心室壁肥厚，左心室腔小，术前主动脉反流轻微，若术中球囊预扩张造成急性主动脉瓣关闭不全，左心室前负荷急剧增大并可能引发急性左心衰竭导致循环崩溃。

因此，综合考虑选择 26mm 纽曼球囊，既能起到预扩张的作用，又能尽量降低术中循环崩溃的风险。

（3）DSA 投照角度的选择是 TAVR 术中操作的重要环节，其首要原则是通过术前 CT 分析，获取 S 形函数曲线，该曲线上的投照角度能够使 3 个窦底在视野上呈一直线。其中常用的几组角度为"右冠窦与无冠窦重合""右冠窦居中"及"左右冠窦重合"，需要根据术中不同需求酌情选择（图 5-1-186）。

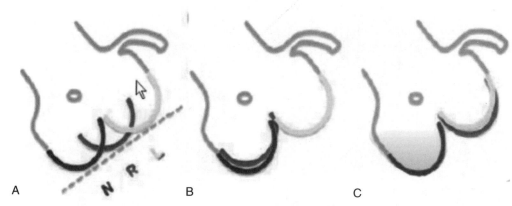

图 5-1-186　投照角度选择

A. 跨瓣操作时，尤其对于 0 型或 1 型二叶瓣病例，通过调整投照角度，使"狭长瓣口"处于矢状面，可以更好地通过钙化位置判断瓣口所在。B. 球囊扩张时，如果需要关注冠状动脉阻塞风险，将投照角度调整至该侧冠状脉开口的切线位，能更充分地观察冠状动脉的灌注情况；如果需要通过球囊测量帮助瓣膜型号的选择，通常将投照角度调整至严重钙化（或钙化嵴）的切线位，即球囊扩张时的短轴视野，方便观察球囊周边的反流或腰征信息。C. 人工瓣膜释放时，有专家提出双 S 型曲线能够更好地帮助瓣膜与窦底精准对位，即在某角度下可以使 3 个窦底和瓣膜的 3 个标记点同时呈一直线。但由于人工瓣膜的 S 曲线无法在术前获取，导致双 S 的计算较为复杂，尤其在危重病例中，无法预留充足时间获取双 S 型曲线。但根据术者经验，两条 S 曲线极大概率在"第三象限"相交（右前斜足位）。因此在 TAVR 术中，如果术前 CT 提供的投照角度不能满足术者需求（往往此时瓣膜的 Mark 点无法呈一直线），可以尝试在术前 S 曲线上，选择右前斜足位较大的角度，通常能够更好地接近 Double S curve，方便术中释放操作

二十一、经典病例分享二十一：主动脉瓣二叶畸形冠状动脉阻塞

（一）患者情况介绍

患者，男性，69 岁，临床诊断为主动脉瓣重度狭窄、心力衰竭、高血压 3 级、肝硬化、血小板减少症、腰椎滑脱、腰椎管狭窄。心脏超声显示主动脉瓣为二叶瓣，瓣叶增厚，开放明显受限，主动脉瓣前向峰值流速 4.2m/s，峰值跨瓣压差 71mmHg，平均跨瓣压差 44mmHg。升主动脉内径 50mm。左心房前后径 40mm，室间隔增厚，为 13mm，左心室舒张末期内径 49mm，左心室射血分数 62%。CT：术前门控全心动周期 CTA 扫描显示主动脉瓣为 0 型二叶瓣，周长 81mm，平均瓣环径 25.8mm。左冠状动脉开口高度 15.9mm，右冠状动脉开口高度 14.3mm。左心室流出道 24.4mm。升主动脉 48.4mm。瓣叶钙化较轻，瓣叶增厚，部分瓣叶有交界粘连，升主动脉瘤样扩张。冠状动脉造影：左主干正常，前降支中远段弥漫性狭窄 70%，右冠状动脉近段局限性狭窄 60%（图 5-1-187 ～图 5-1-191）。

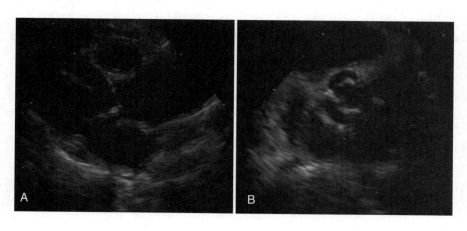

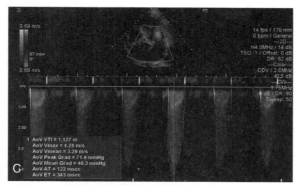

图 5-1-187 术前经胸超声心动图显示主动脉瓣二叶畸形，瓣叶增厚，升主动脉内径增宽，左心室肥厚

A.胸骨旁长轴切面；B.主动脉瓣短轴切面；C.主动脉瓣前向血流频谱

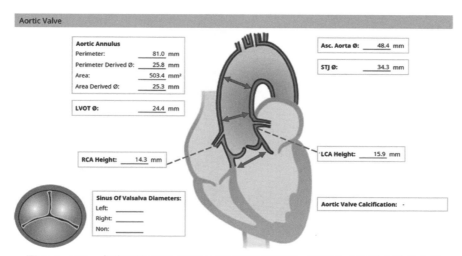

图 5-1-188 术前门控 CTA 扫描左右冠状动脉高度、瓣环大小及升主动脉内径

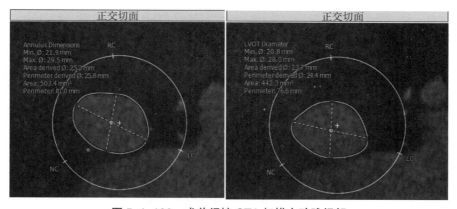

图 5-1-189 术前门控 CTA 扫描主动脉根部

A.瓣环周长测量；B.左心室流出道（LVOT）测量

心脏团队讨论后手术预案如下。

瓣膜准备：29mm Venus A 瓣膜。

麻醉方式：全身麻醉。

手术路径：经股动脉途径。

体外循环：湿备。

主要风险：瓣膜移位，瓣叶阻塞冠状动脉开口。

术后超声显示主动脉瓣前向峰值流速 1.6m/s，峰值跨瓣压差 10mmHg。但患者出现血压下降，超声显示心肌收缩运动减弱，造影提示左主干受累，在 JL4 指引导管指引下，PILOT50 导丝到达前降支远端，Maverick 2.5mm×20mm 球囊预扩张 2 次，植入火鹰 4.0mm×18mm 支架，TIMI 血流分级三级。手术过程见图 5-1-192。

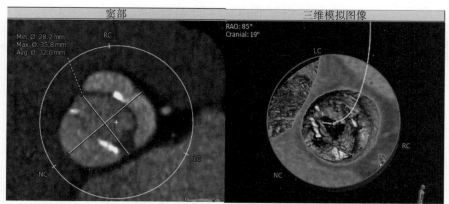

图 5-1-190　术前门控 CTA 扫描主动脉瓣，0 型二叶畸形，瓣叶轻度钙化，瓣叶增厚，部分瓣叶有交界粘连

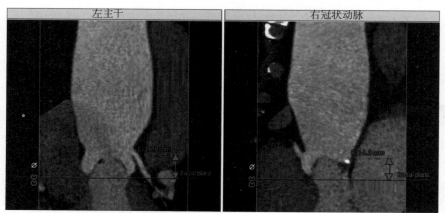

图 5-1-191　术前门控 CTA 扫描左右冠状动脉开口高度

（二）专家点评

（1）急性冠状动脉闭塞在 TAVR 及外科换瓣手术中均有发生，TAVR 中急性冠状动脉闭塞发生率不足 1%，但其 30 天死亡率高达 35.3%，其成为 TAVR 围术期的严重并发症。

（2）冠状动脉闭塞发生，结构性因素占主要部分，左冠状动脉更易发生（87%），自膨瓣膜比球扩瓣膜更易发生，瓣中瓣植入患者冠状动脉延迟闭塞（delayed coronary obstruction, DCO）发生率更高，是自然瓣行 TAVR 的 3 ~ 4 倍（0.89% vs 0.18%，$P < 0.001$）。目前已知的危险因素：冠状动脉开口高度低于 10mm，主动脉根部主动脉窦内径较小、瓣叶有大块钙化。当瓣膜植入时，原生瓣叶发生翻转、移位，有可能覆盖冠状动脉开口造成冠状动脉闭塞，瓣叶撕裂并移位进入冠状动脉开口、主动脉根部撕裂或血肿延伸至冠状动脉开口也有造成冠状动脉闭塞的可能。LCA 高度高于 12mm 的患者有 20% 可能出现冠状动脉闭塞，主动脉窦内径超过 30mm 的患者中 35% 可能出现闭塞，有研究发现瓣叶长度与主动脉窦高度的比值有预测价值，比值大于 1 风险更高。植入瓣叶支架与主动脉窦壁之间的距离低于 3mm，冠状动脉开口位置偏低而瓣膜植入位置过高也成为冠状动脉闭塞发生的可能原因。本例患者为主动脉瓣二叶畸形，术前 CT 结果显示主动脉窦轮廓为椭圆形，短径为 28mm，长径为 35.8mm，且冠状动脉开口高度在 15mm 左右，原生瓣叶增厚明显，左瓣（靠近左主干开口瓣叶）长度为 16.4mm，窦的高度为 16.1mm，比值大于 1（图 5-1-193），就结构性因素而言，有发生冠状动脉闭塞的风险。

（3）急性冠状动脉闭塞临床表现：持续低血压，ST 段抬高，室性心律失常，心搏骤停，主动脉瓣球囊扩张时行主动脉根部造影，如出现冠状动脉闭塞征象要提高警惕。一旦发生，介入开通冠状动脉是首选方案，75% 发生冠状动脉闭塞的患者可以通过介入治疗开通冠状动脉，成功率达 81.8%，14% 需行急诊冠状动脉旁路移植，36% 行器械循环支持。

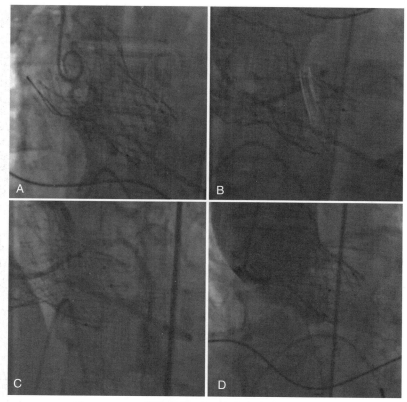

图 5-1-192　瓣膜植入后冠状动脉造影及支架植入

A.29mm Venus A 瓣膜植入后造影显示左冠状动脉消失；B.左冠状动脉球囊扩张；C.左冠状动脉支架植入；D.再次造影，左冠状动脉显影通畅

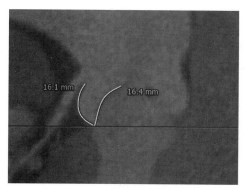

图 5-1-193　术前门控 CTA 扫描测量瓣叶长度与主动脉窦高度的比值（比值为 1.02）

（4）预防策略：①有研究显示，就瓣环面积与周长测量而言，三维经食管超声心动图与心脏 MRI 可以与 CT 获得较好一致性，但术前评估瓣环及瓣叶条件，CT 仍为首选检查方法；②瓣膜植入位置选择略低于 LVOT；③前降支内导丝保护，以便发生闭塞时立即给予球囊扩张或支架植入；④介入瓣叶切割 BASILICA 技术正在临床研究中应用以期降低冠状动脉闭塞发生的风险。

（5）近期研究结果中冠状动脉延迟闭塞引起广泛关注。冠状动脉延迟闭塞分为早发闭塞（≤7 天）和晚期闭塞（＞7 天）。早发闭塞发生的可能原因包括植入瓣叶持续膨胀，夹层或血肿延展；晚期闭塞则与血栓形成或瓣膜支架内膜化（纤维化）相关。瓣中瓣植入是延迟闭塞两种类型的危险因素，解剖结构因素如窦内径狭窄，冠状动脉高度低，瓣叶过度钙化是早发闭塞的主要危险因素，抗血小板药物治疗可能主要影响晚期闭塞。早发闭塞患者临床多表现为心搏骤停 /ST 段抬高心肌梗死，晚期闭塞以心绞痛更为多见。目前早发闭塞发生率高于晚期闭塞，但晚期闭塞可以在术后数月甚至数年发生，仍需继续随访观察。因此，在术前需要应用 CT 检查精确测量瓣环内径、冠状动脉开口高度，评估瓣叶钙化程度，发现冗长瓣叶，据此选择适宜瓣膜型号及植入深度，尽量在技术上避免冠状动脉闭塞发生，术后优化抗血小板方案，随访首选 CT 检查，降低发生冠状动脉闭塞的风险。当然，希望新一代瓣膜的性能更新可以进一步降低冠状动脉闭塞发生的风险。

二十二、经典病例分享二十二：瓣膜极重度钙化、冠状动脉高风险经导管主动脉瓣置换

（一）患者情况介绍

患者，男性，86岁，发作性胸闷、憋气2年，加重伴夜间不能平卧1天入院；临床诊断为主动脉瓣重度狭窄、心力衰竭；既往冠心病、高血压、高脂血症、脑梗死病史。术前相关检查见图5-1-194～图5-1-199。

手术过程见图5-1-200～图5-1-208。

主要测值（mm）
左心室舒张末期内径54mm（37～53mm）左心室收缩末期内径37mm（23～36mm）
室间隔16mm（8～11mm），左心室后壁11mm（8～11mm），左心室舒张末期容量142m1，左心室收缩末期容量59ml
左心室射血分数57%（50%～70%）缩短分数30%（＞20%）
左心房前后径44mm（＜40mm）上下径57mm（31～55mm）左右径43mm（25～38mm）
右心房最大内径31mm（＜45mm）左心室/右心室55/35mm右心室最大内径35mm（33～43mm）
下腔静脉18mm（14～21mm）右心室游离壁6mm（＜6mm）
主动脉瓣环径17mm（18～26mm）窦内径33mm（26～40mm），窦上径30mm（25～40mm），升主动脉30mm（＜40mm）
主肺动脉21mm（15～25mm），右肺动脉10mm（8～16mm）左肺动脉11mm（8～16mm）
心包（正常）
二尖瓣E峰0.46m/s A峰1.0 m/s
主动脉瓣AV V_{max} = 5.4m/s △P=116 mmHg

超声所见：
左心扩大，余各房室腔大小形态正常，升主动脉及主肺动脉内径不宽，房间隔及室间隔连续性好。左心室肥厚，前壁厚13mm，下壁厚13mm，静息状态下可见后壁室壁变薄，运动硬僵，左心室整体收缩功能正常。主动脉瓣瓣叶增厚，反声增强，前向血流速度5.4m/s，平均跨瓣压差66mmHg,余各瓣膜形态结构正常，主动脉瓣中度反流。未见心包积液

超声印象：
节段性室壁运动障碍（后壁）
主动脉瓣重度狭窄伴中度关闭不全
左心扩大

图5-1-194　术前超声显示主动脉瓣重度狭窄伴中度关闭不全，左心室肥厚，前向血流5.4m/s，平均跨瓣压差66mmHg

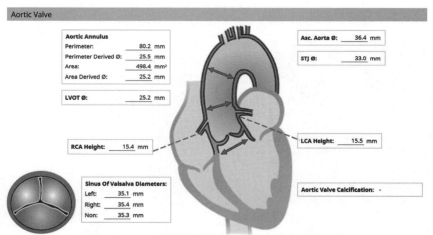

图5-1-195　术前门控CTA扫描主动脉根部评估

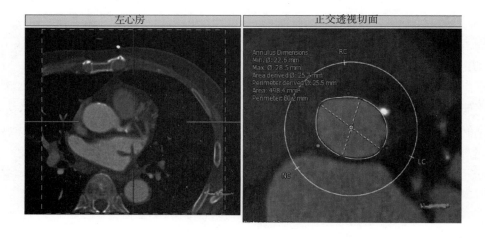

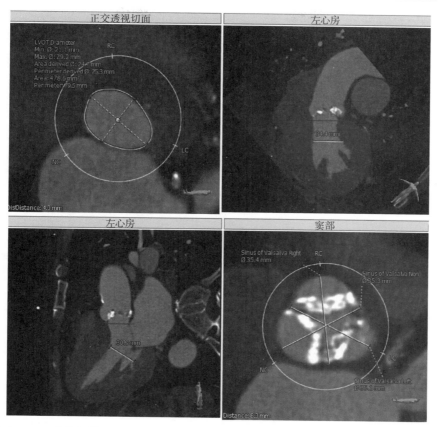

图 5-1-196　术前门控 CTA 扫描瓣环大小、流出道大小、左心室大小和 3 个主动脉窦大小

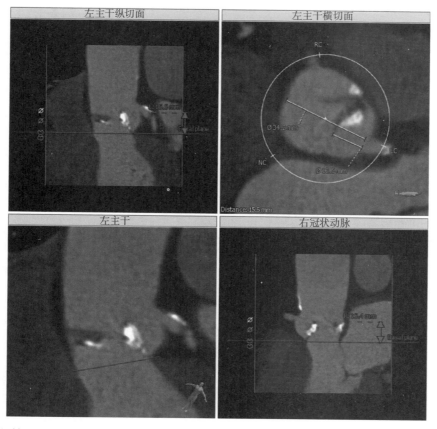

图 5-1-197　术前门控 CTA 评估显示左右冠状动脉高度都在 15mm 以上，但左冠窦瓣叶较长且尖端有团状钙化，考虑可能存在冠状动脉风险

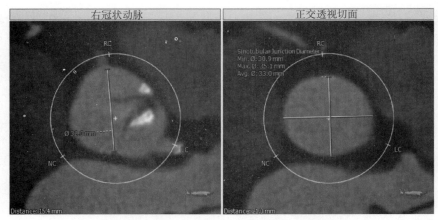

图 5-1-198　左冠水平仍可见清晰左冠瓣叶

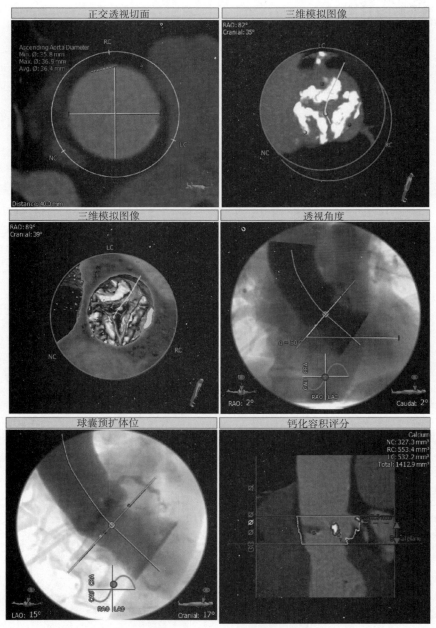

图 5-1-199　术前门控 CTA 扫描评估瓣膜极重度钙化分布均匀，各瓣叶间没有钙化粘连，主动脉根部角度在正常范围，钙化积分 1412.9mm³

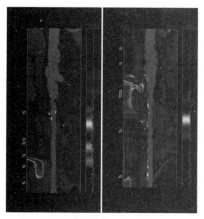

图 5-1-200 股动脉条件较差，多发钙化狭窄斑块，髂总动脉多处溃疡

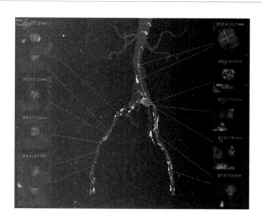

图 5-1-201 下肢入路测评双下肢动脉斑块狭窄严重，左侧略好

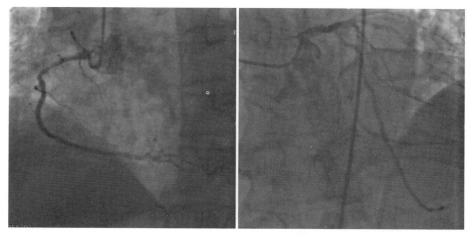

图 5-1-202 左右冠状动脉造影，狭窄无须处理

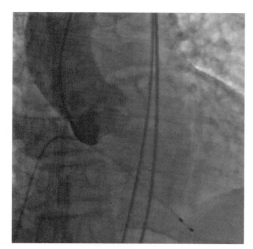

图 5-1-203 主动脉根部造影提示中量反流，瓣膜钙化很严重

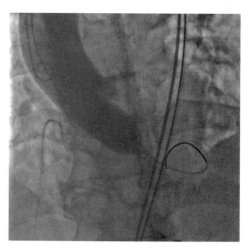

图 5-1-204 23mm 纽曼球囊预扩张，有腰征，左冠瓣瓣叶未遮挡冠状动脉，排除冠状动脉风险，选择 26mm VenusA-Valve 瓣膜

（二）专家点评

（1）患者高龄，入院时心功能差，STS 评分大于 8 分，外科手术高危；有行 TAVR 指征。既往有脑梗死病史，下肢活动受限，肺功能无法评估，术前充分评估全身麻醉风险，预防性进行肺功能锻炼及床上康复训练。

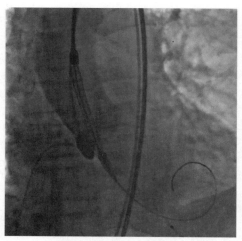

图 5-1-205　造影定位，缓慢释放瓣膜，因此病例钙化较严重，对瓣膜的挤压力较大，采取比正常位高 2mm 的高位释放，以免钙化挤压导致瓣膜位置过深

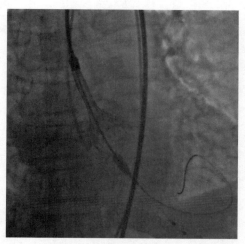

图 5-1-206　释放前 1/3，缓慢释放，通过调整输送器与导丝张力调整瓣膜位置

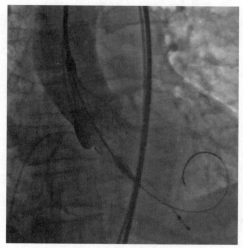

图 5-1-207　再次造影确认瓣膜位置与预期相同，缓慢释放直至瓣膜与输送系统完全脱离

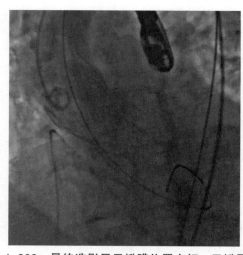

图 5-1-208　最终造影显示瓣膜位置良好，无瓣周漏，超声测量微量瓣周漏，跨瓣压差 14mmHg，跨瓣最高流速 2.4m/s

（2）入路中右股动脉多处狭窄，管腔偏小，左股动脉直径尚可，但部分存在环形钙化，穿刺点有钙化，位于血管侧后壁。综合考虑左股动脉作为主路，预置双 Perclose 封堵器，封堵失败时可以考虑切开缝合。股动脉、髂动脉、腹主动脉可见狭窄、扩张、溃疡及瘤样扩张，建立通路时应格外小心，避免外周血管并发症；若股动脉入路失败，备选颈动脉。手术开始后穿刺顺利，但导丝通过髂 - 腹主动脉困难，泥鳅及 J 形导丝均不能通过，5F 多功能导管支撑下，0.014in BMW导丝轻柔操作通过病变处达主动脉弓部，交换加硬导丝，植入大鞘。

（3）术前 CT 提示三叶瓣，瓣膜重度钙化，瓣叶钙化在瓣叶游离缘为主，瓣叶较为冗长，冠状动脉开口可见部分瓣叶游离缘钙化团块，存在一定冠状动脉风险；但该患者窦部空间较大，瓣叶边缘距离冠状动脉开口距离大于 10mm，管窦结合部空间尚可，需要球囊预扩充分评估冠状动脉风险。综合考虑瓣膜型号，选 29 号，备 26 号。

（4）选用 23mm 纽曼球囊预扩张，有腰征，无反流，左冠瓣瓣叶未遮挡冠状动脉，排除冠状动脉风险，因此选择 26mm VenusA-Valve 瓣膜。考虑瓣膜钙化较严重，对瓣膜的挤压力较大，定位采取比正常位高 2mm，基本在 0 位释放，以免钙化挤压导致瓣膜位置过深。

二十三、经典病例分享二十三：入路极度扭曲并横位心

（一）患者情况介绍

患者，男性，89 岁，高龄男性，身高 165cm，体重 75kg。既往脑卒中、阵发性心房颤动病史。NYHA 心功能分级 Ⅳ 级。STS 评分 11.2%。近半个月出现胸闷、气短，双下肢水肿，轻度活动即觉喘憋明显。心脏超声：主动脉瓣重度狭窄，AV 最高流速 4.2m/s，AV 平均跨瓣压差 49mmHg，LA 48mm，LV 53mm，EF 47%。重度主动脉瓣狭窄，双房增大。血常规：WBC 7.99×10^9/L，H6 117g/L，RBC 4.41×10^9/L，PLT 248×10^9/L。BUN 11.71mmol/L，Cr 96.2mmol/L，UA 602.3 μmol/L，NT–Pro BNP 9531pg/ml。 心电图：Ⅱ、Ⅲ、aVF 导联 ST 段轻度压低。另术前相关检查见图 5-1-209 ～图 5-1-216。

主要测值（mm）
左心室舒张末期内径53mm（37～53mm），左心室收缩末期内径42mm（23～36mm）
室间隔12mm（8～11mm），左心室后壁11mm（8～11mm），左心室舒张末期容量139ml，
左心室收缩末容量73ml
左心室射血分数47%（50%～70%），缩短分数24%（＞20%）
左心房前后径48mm（＜40mm），上下径63mm（31～55mm），左右径45mm（25～38mm）
右心房最大内径46mm（＜45mm），左心室/右心室 49/37，右心室最大内径37mm（33～43mm）
下腔静脉18mm（14～21mm），右心室游离壁5mm（＜6mm）
主动脉瓣环径21mm（(18～26mm)，窦内径32mm（26～40mm），窦上径28mm（25～40mm），
升主动脉44mm（＜40mm）
主肺动脉27mm（15～25mm），右肺动脉16mm（8～16mm），左肺动脉17mm（8～16mm）
心包）正常）
二尖瓣 E峰1.26m/s A峰 0.76 m/s
主动脉瓣AV V_{max} = 4.2m/s

超声所见：
双房扩大，余各房室腔大小形态正常，升主动脉及主肺动脉内径增宽，房间隔及室间隔连续性好。
室间隔增厚，静息状态下可见下后壁基底段室壁变薄，运动减弱，左心室整体功能减低。二尖瓣瓣
叶增厚，主动脉瓣瓣叶增厚，平均跨瓣压差49mmHg，余各瓣膜形态结构正常，三尖瓣轻度反流，
TR V_{max}=2.9m/s，$\triangle P_{max}$=33mmHg。未见心包积液

超声印象：
主动脉瓣重度狭窄
节段性室壁运动障碍（下后壁基底段）
双房扩大，升主动脉及主肺动脉内径增宽
室间隔增厚
左心室整体功能减低
三尖瓣轻度反流

图 5-1-209 超声检查结果

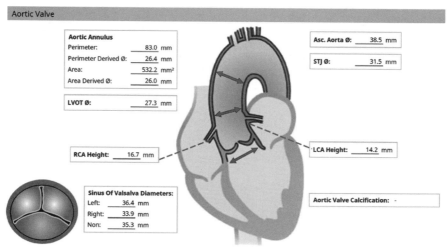

图 5-1-210 术前心电门控 CT 评估

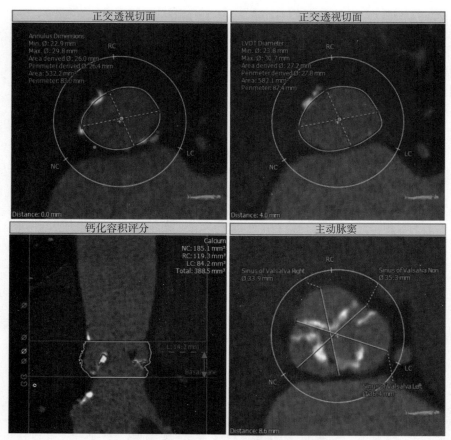

图 5-1-211　CT 评估瓣环平均直径 26.4mm，流出道直径 27.8mm，轻中度钙化，钙化积分 388.5mm³，3 个窦直径都在 33mm 以上

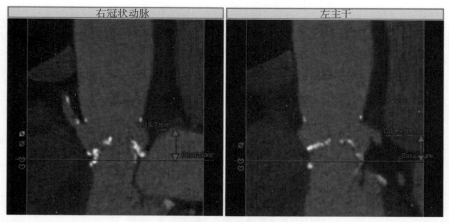

图 5-1-212　左右冠状动脉高度都在 14mm 以上，但左冠窦瓣叶长度较长，左冠状动脉可能会有冠状动脉风险，需要球囊扩张确认左冠状动脉风险

术前 CT 相关测量值：主动脉瓣环（长径）29.8mm，主动脉瓣环（短径）22.9mm，左心室流出道 27.2mm，主动脉窦管结合部 31.5mm，升主动脉 38.5mm，主动脉瓣环距左冠状动脉开口距离 14.2mm，主动脉瓣环右冠状动脉开口距离 16.7mm，三叶瓣，瓣叶钙化中度，疑似瓣叶交界有部分粘连，窦部结构较大，冠状动脉开口较高，瓣叶较为冗长，冠状动脉开口处可见部分瓣叶。

病例特点：三叶瓣，瓣叶钙化中度，疑似瓣叶交界有部分粘连，瓣叶较为冗长，冠状动脉开口处可见部分瓣叶，主动脉根部角度较大。升主动脉和主动脉弓可见钙化，胸主动脉较为扭曲且成角，横位心。

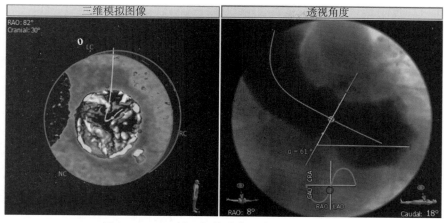

图 5-1-213　瓣环钙化分布及主动脉根部角度

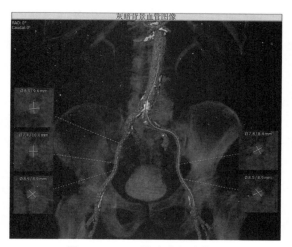

图 5-1-214　股动脉入路情况

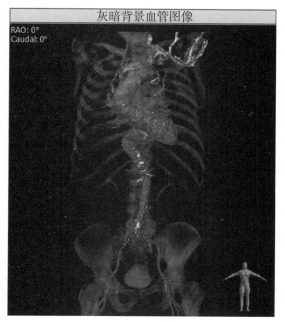

图 5-1-215　胸主动脉存在大角度扭曲，可能会对手术产生很大影响

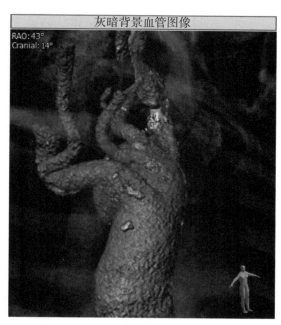

图 5-1-216　颈动脉入路不符合要求

（二）术前团队讨论

（1）患者超声提示跨主动脉瓣血流速度4.2 m/s，跨主动脉瓣平均压差49 mmHg，NYHA心功能分级Ⅳ级，结合患者临床症状有行主动脉瓣置换指征；患者临床评估为外科手术高危；患者影像学评估：主动脉瓣环内径、主动脉窦宽及窦高、升主动脉内径符合TAVR要求，虽然冠状动脉开口可见瓣叶，但冠状动脉窦较大，考虑冠状动脉阻塞风险不大，术中可球囊扩张时造影评估，可以选择直径29mm瓣膜，备26mm瓣膜；左旋支（LCX）远端重度狭窄，考虑患者冠状动脉右优势，LCX远端较小，且患者高龄，考虑术后抗凝治疗及出血风险，不再处理冠状动脉。

患者降主动脉迂曲，考虑术中植入另一加硬导丝（双导丝技术），牵拉迂曲主动脉，以改善通过性。横位心情况考虑若瓣膜无法通过主动脉开口，备 Snare 圈套器辅助通过。

（2）术中麻醉：采用静脉复合麻醉，在保持一定镇静深度的基础上，辅以局部麻醉药完成各项有创操作及手术，术毕尽快拔管。

（3）围术期药物治疗：予以抗血小板聚集（双抗）、调脂、利尿、抗感染治疗。

（4）患者围术期脑血管事件高风险，合理进行抗凝治疗。

（三）手术过程 STEP BY STEP 挑战高难度

（1）辅助入路穿刺上 6F 鞘建立血管通路。

（2）微穿刺针穿刺主路造影确认穿刺位置在股动脉血管中心。

（3）两把 PorGlide 缝合器预缝合。上 6F 鞘建立血管通路。

（4）辅助入路上 J 形导丝 6F 猪尾导管至无冠窦窦底行主动脉根部造影（图 5-1-217）。

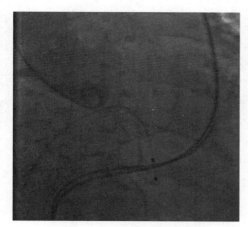

图 5-1-217　主动脉根部造影

（5）主路上 J 形导丝，沿 J 形导丝送入 AL2 导管至窦底，交换 260cm 直头导丝跨瓣。

（6）跨瓣成功后，AL2 导管跟进左心室，但由于降主动脉成角扭曲消耗了导管长度，且该患者瓣环与水平面角度较大接近横位心，AL2 导管坐在无冠窦窦底，导管头端只能勉强跨过主动脉瓣膜位置（图 5-1-218）。跨瓣交换导丝。

（7）交换 J 形导丝送入猪尾导管，同样由于降主动脉角度过大和横位心问题，猪尾导管经

多次调整仍无法进入左心室，导管有效长度已完全进入大鞘内。

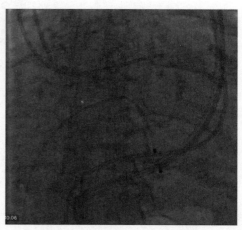

图 5-1-218　扭曲的血管消耗了导管的长度，导管头端只能进入左心室几厘米，无法交换超硬导丝

（8）运用双导丝技术，将左侧辅助入路猪尾导管内植入一根 Lunderquest 超硬导丝，尽量将降主动脉血管扭曲部分拉直，让猪尾导管的操控性更好，可以送得更深。

（9）推送主路猪尾导管进入左心室，由于横位心，导管坐在无冠窦窦底，进入左心室深度较浅，始终保持头端上翘的姿态。沿导管送入已塑形的 Lunderquest 超硬导丝，调整导丝无法到达心尖位置，始终顶在心室侧后壁。此处心肌较薄弱，导丝如在此位置球扩或释放瓣膜，则极易造成心肌损伤甚至穿孔，所以放弃尝试。

（10）经讨论首要的还是解决降主动脉扭曲问题。COOK 长鞘？院内库存最大只有 7F 球囊无法通过。先天性心脏病病房间隔穿刺鞘 14F 95cm 长度过长，内径足够球囊通过但球囊长度只有 100cm 配套 Y 阀只有 12F，容易出血，操作不便，左心耳封堵长鞘 14F 75cm 很适合，可以选择。

（11）主路更换长鞘，推送长鞘至升主动脉，重新跨瓣交换超硬导丝，调整导丝位置至心尖部。CT 提示左冠状动脉开口水平可见瓣叶，有一定冠状动脉梗阻风险，担心降主动脉扭曲程度较大，瓣膜输送器可能无法通过，同时降低扩张后产生中重度反流的概率，所以选择 20mm 小号球囊预扩张（图 5-1-219），于左冠切线位观察瓣叶运动情况。

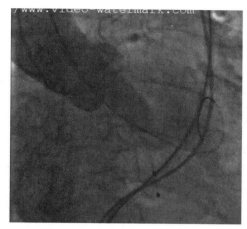

图 5-1-219 20mm 小球囊球扩

（12）20mm 球囊预扩后峰值压差 50mmHg，流速 3m/s，反流情况基本没有变化。瓣叶对左冠状动脉灌注没有影响。

（13）继续做呢？还是到此为止呢？

（14）经反复讨论还是决定在可控范围内勇敢地尝试一下。毕竟之前已经付出了那么多的努力。

最终方案：①根据 CT 提示装载 29mm Venus A 瓣膜，试验输送器是否可通过降主动脉扭曲位置。如果可以通过，继续用 23mm 球囊预扩张植入 29mm 瓣膜。②如果无法通过，首要保证患者安全，手术结束缝合下台。

（15）撤出长鞘更换 20F 大鞘，沿超硬导丝送入输送器。缓慢通过扭曲位置，经过几次调整最终顺利到达升主动脉。

（16）经过尝试"方案 1"可行。撤出输送器，进行 23mm 球囊预扩张（图 5-1-220），于左冠切线位再次确认冠状动脉风险。

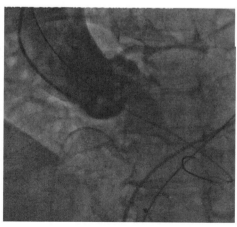

图 5-1-220 23mm 球囊扩张

（17）无冠状动脉风险，沿超硬导丝送入瓣膜系统，跨瓣时通过推拉导丝动作，顺利跨过狭窄的大角度瓣膜。根据猪尾最低点定位释放（图 5-1-221）。

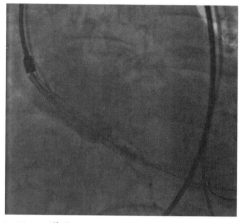

图 5-1-221 送入 26mm Venus A-Valve 瓣膜，造影定位

（18）前 1/3 缓慢释放，待瓣膜前端张开行 120 次 / 分起搏，降低左心室压力，提高瓣膜稳定性。

（19）前 1/3 定位好后，中间 1/3 快速释放至瓣膜工作区域，停起搏。超声测量流速 2m/s，观察瓣膜位置良好，无瓣周漏，不影响二尖瓣功能。

（20）后 1/3 缓慢释放，轻轻向内推输送器。顺时针旋转旋钮至瓣膜与输送器完全脱离（图 5-1-222，图 5-1-223）。

（21）将输送器拉至降主动脉，胶囊腔复位，撤出体外。

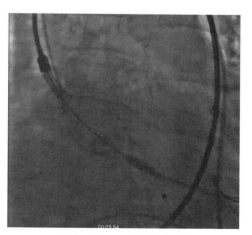

图 5-1-222 后 1/3 释放

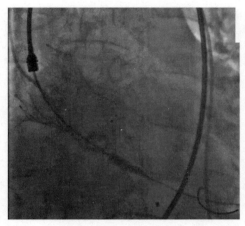

图 5-1-223　完全释放

（22）最后造影，最后一枪（图 5-1-224）。

（23）收紧预埋的 Proglide 缝线闭合主入路。辅助入路降主动脉造影评估没有狭窄、渗血（图 5-1-225）。降主动脉扭曲部分无夹层。闭合辅助入路下台。

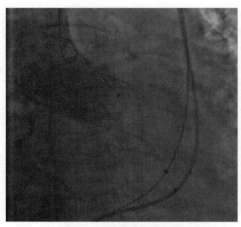

图 5-1-224　最后造影

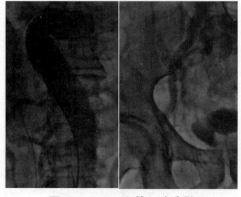

图 5-1-225　血管入路造影

（四）术后管理

术后进行监护治疗，并予以补液扩容、抗感染治疗，床旁超声提示人工瓣膜形态位置良好，未见心包积液、主动脉根部血肿。患者于术后 24h 拔除临时起搏器，并下床活动和康复训练。术后药物治疗方面：予以阿司匹林、氯吡格雷抗血小板治疗。患者于术后第 7 天出院，并告知术后 1 个月、6 个月及 1 年完成常规门诊随访，完成化验和心动超声检查，1 个月和 1 年建议复查主动脉增强 CT 评估人工瓣膜形态位置及亚临床血栓情况。

（五）专家点评

（1）该病例为有症状的重度主动脉瓣狭窄的高龄患者。临床评估为外科手术高危，外科换瓣风险极高，符合 TAVR 适应证。术前 CT 相关测量提示三叶瓣，瓣叶钙化中度，疑似瓣叶交界有部分粘连，窦部结构较大，冠状动脉开口较高，瓣叶较为冗长，冠状动脉开口处可见部分瓣叶，需要球囊预扩时造影确认冠状动脉风险，主动脉根部角度较大、横位心，用到 Snare 抓捕器可能性大。升主动脉和主动脉弓可见钙化，胸主动脉较为扭曲且成角，过导丝需要轻柔谨慎尝试通过，避免产生夹层，必要时可能用到多根超硬导丝和长鞘。左右股动脉直径均可，但左右股动脉穿刺点均有钙化在侧后壁，穿刺时需要谨慎处理。该病例的难点是腹主动脉极度迂曲并成角，在双导丝甚至三导丝都无法充分拉直血管的情况下，利用现有条件选用左心耳封堵长鞘 14F 75cm，为手术顺利进行克服了障碍，建议厂家增加 20F 大鞘的长度，甚至可以解决部分病例跨弓困难的问题，也可以减少手术并发症。此类患者术前应充分评估颈动脉，如果没有禁忌，股动脉失败可以考虑颈动脉路径；经颈动脉入路 TAVR 对亚洲人群具有很高的价值。对于无神经症状及脑血管病史患者，术前需行颈动脉、椎动脉 CT 血管成像（CT angiography, CTA）评估，评估血管病变情况及血管入路解剖是否可以满足手术要求；对于有相关脑血管病史者，应再行进一步评估，包括颅内磁共振血管成像及颅内多普勒超声。

（2）手术注意要点：①术者的站位与传统的股动脉入路略有不同。如果采用经左颈动脉入路，术者站在患者的左侧、头上方，手术桌可放置于头侧上方；如果采用经右颈动脉入路，至少有一例术者应站位于患者的头侧，其余可参照股动脉站位或均站位于患者头侧。②引导鞘管容易滑动，手术时注意应该固定好引导鞘管，并使之与颈动脉走行一致。可用大单或上侧皮肤切口辅助固定引导鞘管。③颈动脉阻断时间要尽量缩短，18F/20F引导鞘尽量晚点放，先跨瓣后进大鞘。缝合组织前应复查造影评价颈动脉情况。经股动脉入路，输送系统多靠外壁；经颈动脉入路，多靠主动脉瓣内壁，不同轴现象更明显，容易脱向左心室，释放起始不宜过低。

二十四、经典病例分享二十四：主动脉瓣狭窄合并中央型肺癌

（一）患者情况介绍

患者，男性，64岁，因"活动后胸闷、气促6个月，高热3天"入院。既往史：高血压病史、慢性阻塞性肺疾病病史。入院心脏超声：主动脉瓣病变伴多发钙化，主动脉瓣狭窄（重度）伴反流（轻度$^+$）；肺部CT平扫+增强：右肺中间支气管占位，考虑肿瘤，右肺下叶阻塞性炎症；支气管镜：右中间支气管开口新生物。因体外循环会增加肿瘤播散，常规心脏手术后再分期行肺

部手术在长时间等待肺部手术期间会增加肿瘤增大和转移风险。经过伦理委员会讨论及多学科评估，心脏团队共同决定给此患者行TAVI+全胸腔镜肺癌根治术（TAVI后2周行VATS肺癌根治术）。

术前CT测量结果：三叶瓣，左冠窦和无冠窦交界钙化粘连，右冠窦和无冠窦部分粘连，中度钙化，且钙化部位体现在瓣叶交界粘连处，形成限制性开放。瓣环径平均28.2mm，窦部结构较大（36.3mm×37.1mm×36.5mm），冠状动脉高度较高（左冠状动脉17.1mm，右冠状动脉15.3mm），瓣叶较为冗长，右冠窦瓣叶部分超过右冠状动脉开口，无冠窦和左冠窦交界粘连，预扩时需要关注右冠状动脉情况。窦管结合部（STJ）平均36.4mm。升主动脉扩张明显（瓣环上40mm处直径42.7mm）。左心室大小可，左心室流出道平均28.6mm，计划使用启明Venus A瓣膜，优先选择瓣膜型号为L29，备选L26。左右股动脉直径均可。具体术前辅助检查情况见图5-1-226～图5-1-231。

手术过程见图5-1-232～图5-1-236。

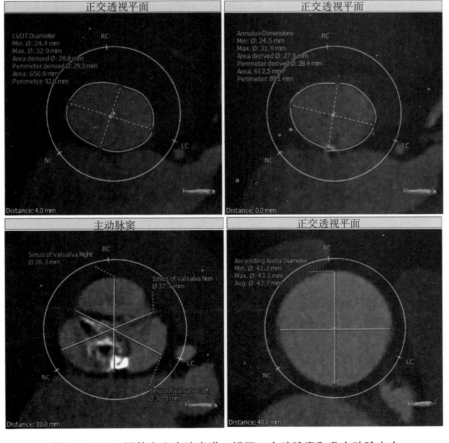

图 5-1-226　评估左心室流出道、瓣环、主动脉窦和升主动脉大小

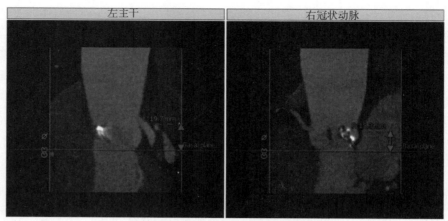

图 5-1-227　评估左右冠状动脉高度

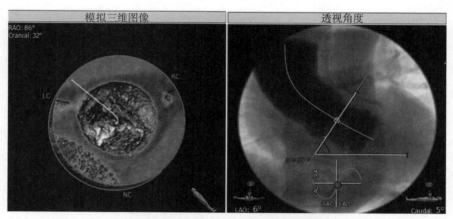

图 5-1-228　瓣膜钙化分布、主动脉角度

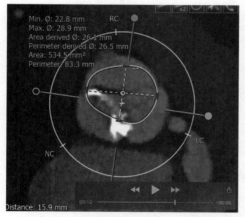

图 5-1-229　瓣环上方限制性开放部位周长直径评估（左冠窦、无冠窦交界粘连、钙化最明显位置）

（二）专家点评

（1）患者为老年男性，重度主动脉瓣狭窄合并肺癌，常规开胸手术容易引发肿瘤播散，并且开胸后恢复期长，延迟肿瘤治疗，并导致肿瘤转移性扩散可能，选择 TAVI 策略正确。

（2）肺癌和严重瓣膜性心脏病偶尔并存，目前对于此类合并疾病，没有明确的治疗指南。如先接受体外循环心脏手术，则可能出现肺癌扩散和播散，4～6 周的延迟可能导致肿瘤转移性扩散。相反，如果首先进行肺部手术，麻醉和死亡的风险会显著增加。胸骨正中切口同时进行或两个阶段的手术不能避免 CPB 并发症，包括出血、肿瘤转移。因此我们认为 TAVI 联合 VATS 肺癌根治术是比较合适的选择，避免了肺部手术中 CPB 和等待肺部手术时较长的时间间隔可能引起的肿瘤转移，避免了多次麻醉损伤及心脏直视手术和抗血小板治疗引起出血的高危风险。

（3）该病例三叶瓣膜，瓣环直径 28.2mm，按常规 oversize 3～6mm 原则应首选 32 号瓣膜，但患者左冠窦与无冠窦交界钙化粘连明显，形成限制性开放区域，在交界粘连最明显处瓣环直径仅 26.5mm，因此考虑 29mm 瓣膜更适合。具体在术中球囊预扩张时再判断选择。

（4）此病例右冠状动脉高度虽达 15.3mm，

但右冠瓣冗长，超过右冠状动脉开口，且在此高度，刚好有左冠窦、无冠窦交界钙化粘连而形成限制性开放区域，因此支架瓣膜在此部位会被推向右冠状动脉方向，推动右冠瓣阻挡右冠状动脉口可能。而测量限制性开放部位至右冠状动脉口位置为 26mm 左右。若选择 29mm 瓣膜，其腰部

最窄部位为 24mm，在 Mark 点上方 19mm 处，接近 15.3mm 限制性开放区域，这也就表明右冠开口处仍留有 1～2mm 的安全空间。若选择 32mm 瓣膜，则其腰部最窄部位为 26mm，那右冠状动脉阻塞风险显著增加，因此从冠状动脉风险评估上也倾向选择 29mm 瓣膜。

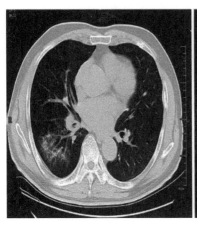
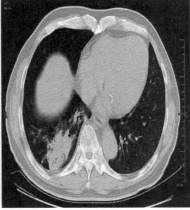
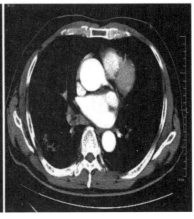

图 5-1-230　肺部 CT 平扫 + 增强

右肺中间支气管占位，考虑肿瘤；右肺下叶阻塞性炎症

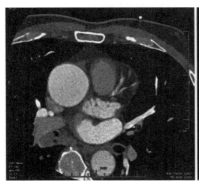
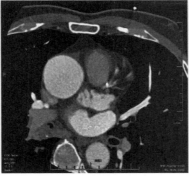
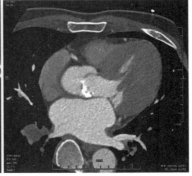

图 5-1-231　冠状动脉 CTA 提示左前降支起始段及左回旋支近中段混合斑块形成伴相应管腔轻度狭窄

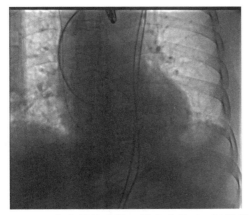

图 5-1-232　直头导丝跨瓣，结合术前 CT 及导丝头端的摆动判断瓣口，在收缩期跨瓣

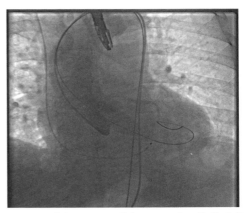

图 5-1-233　选择 23mm 球囊，180 次 / 分快速起搏，球囊扩张同时造影，观察有没有"腰征"，有没有造影剂漏到左心室，观察瓣叶和冠状动脉的相对距离及冠状动脉的灌注情况。此病例球囊扩张造影显示无腰征，没有漏，冠状动脉灌注良好。因此选择 29mm Venus-A 瓣膜

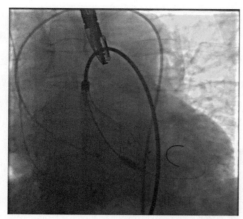

图 5-1-234 植入 29mm Venus A 瓣膜，120 次 / 分快速起搏，高位释放，人工瓣膜逐渐释放取代自身狭窄的瓣膜

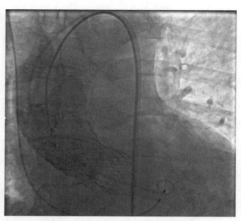

图 5-1-235 最后根部造影检查位置和有无明显反流
结果显示瓣膜释放位置与预期一致，冠状动脉血流正常，主动脉根部无夹层、内膜损伤等异常。通过超声检查发现没有反流，没有瓣周漏，测量跨瓣压差 7mmHg

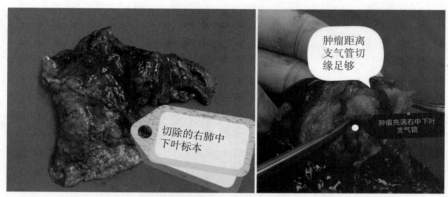

图 5-1-236 患者 2 周后行全腔镜肺癌根治术，病理结果提示中低分化鳞癌，淋巴结无转移

（5）此病例采用 23mm 球囊预扩，球囊无明显腰型切迹、无漏，球囊固定良好，无明显上下滑动，冠状动脉显影良好。因此考虑选择 29mm 瓣膜。

（6）此病例左冠窦、无冠窦交界有一枚较大钙化斑，中度钙化，要注意此区域钙化和瓣膜贴附不理想可能导致瓣周漏。另外交界粘连形成限制性开放，瓣膜释放过程会有下滑风险，因此释放起始采用稍高位释放策略，为瓣膜下滑预留一定空间。最终释放完毕瓣膜下滑至标准位置，造影显示瓣周漏仅微量。

（7）此例患者 TAVI 过程顺利。2 周后行微创肺癌根治，现随访 1 年余，介入瓣膜功能良好，瓣膜有效开口面积 2.3cm²，跨瓣平均压差 5mmHg，肺癌无复发转移。

二十五、经典病例分享二十五：浙江省首例经股动脉瓣中瓣

（一）患者情况介绍

患者，女性，73 岁，生物瓣双瓣置换术后 6 年，主动脉生物瓣衰败，重度狭窄和反流。6 年前植入 23 号 Hancock Ⅱ 生物主动脉瓣。其他疾病：高血压、心房颤动。心脏超声：主瓣生物瓣峰值流速 4.42m/s，最大跨瓣压差 78mmHg，平均压差 40 mmHg。患者拒绝再次开胸手术，拟行经股动脉瓣中瓣 TAVI。

术前 CT 测量结果：外科瓣置换术后，测得瓣环径仅 17.4mm，瓣上结构也较小，左右冠状动脉开口位置均低（左冠状动脉 4.0mm，右冠状动脉 8.4mm），主动脉窦结构小（直径 17mm 左

右），但患者外科金属瓣环几乎无法撑开，故建议术中观察冠状动脉情况，左心室大小可，升主动脉未见明显扩张。推荐瓣膜型号为 L23。

手术过程见图 5-1-237～图 5-1-243。

（二）专家点评

（1）外科生物瓣膜植入术后衰败失功能是一个难以避免的难题，常规再次开胸手术处理棘手，风险巨大，而 TAVI 兴起后，为瓣膜衰败失功能提供了一个简便可行的好方法。瓣中瓣手术将随着既往置换的生物瓣膜衰败而越来越常见，包括常规支架瓣膜瓣中瓣、无支架瓣膜瓣中瓣、免缝合瓣膜瓣中瓣和 TAVI 瓣中瓣等。

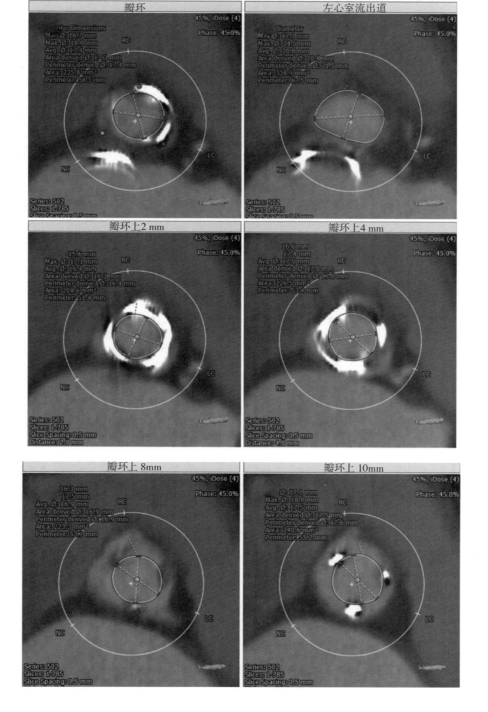

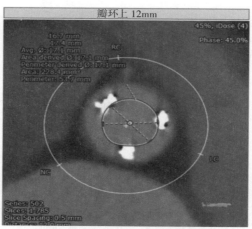

图 5-1-237　主动脉根部评估

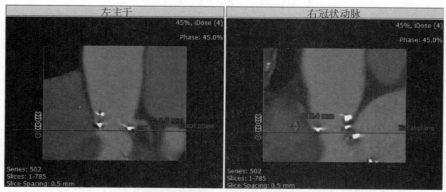

图 5-1-238　冠状动脉高度

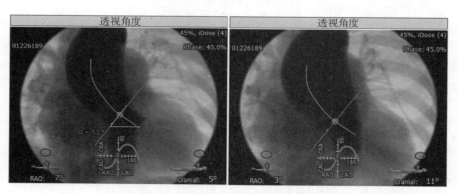

图 5-1-239　心脏角度和释放角度评估

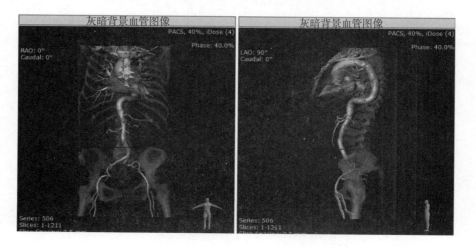

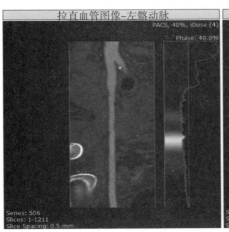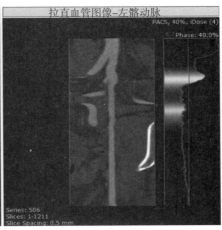

图 5-1-240　动脉入路评估

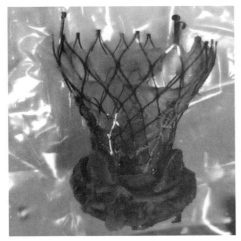

图 5-1-241　体外瓣中瓣模拟预演

（2）瓣中瓣手术术前需要仔细了解原先植入瓣膜的型号和大小，仔细测量瓣环大小，评估瓣环是否过小而存在植入 TAVI 瓣膜无法充分展开，导致扭曲变形，形成相对狭窄和关闭不全情况。另外一个需要了解的信息是哪些生物瓣膜支架可以被球囊打破，以及哪些球囊可以使用（图5-1-244），特别是原来置换的瓣膜内径太小时。

（3）该例患者原先植入的是 23mm Hancock Ⅱ生物主瓣，测得瓣环径仅 17.4mm，内径偏小，且查阅资料金属瓣环无法打破，另外冠状动脉开口位置均低，主动脉窦结构小，因此是否能植入 TAVI 瓣膜及冠状动脉风险均不得而知。目前有一款手机 App 可以很好地帮助指导型号的选择。

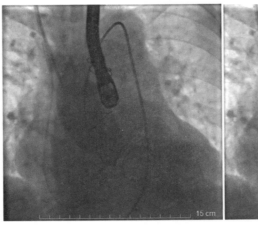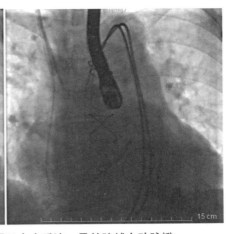

图 5-1-242　主动脉根部造影提示中度反流，导丝跨越主动脉瓣

（4）为了能更好地模拟手术情况及评估风险，我们找出了既往外科手术取出的 23 号 Hancock Ⅱ生物主瓣，将 23 号 Venus A 瓣膜植入衰败的生物主瓣中，完全模拟出体内手术的过程和情况，从体外模拟手术中可见 23 号 Venus A 瓣膜能充分展开，瓣膜启闭良好，无扭曲折叠等情况，另外冠状动脉远离支架瓣膜，不受影响。为之后瓣中瓣手术顺利开展提供了客观可靠依

据。因此，我们平时可以留意收集相关瓣膜，在遇到这类手术时可以很好地进行体外演练，排除冠状动脉风险，寻找最佳释放位置等。

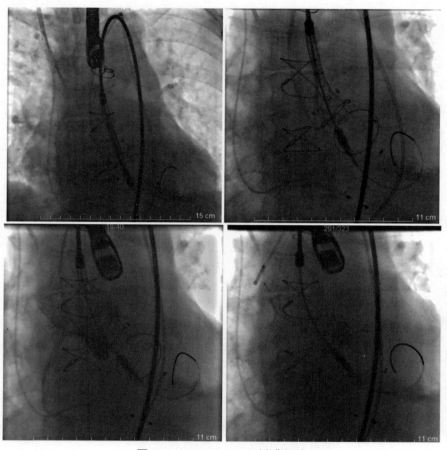

图 5-1-243　Venus A 瓣膜释放

外科瓣膜品牌	介入瓣膜品牌	非顺应球囊品牌		
19mm Magna	23mm CV Evolut	22mm TRUE		Magna
23mm Magna	26mm CV Evolut	24mm TRUE		
23mm Mosaic	26mm CV Evolut	24mm TRUE		Mosaic
21mm Mitroflow	20mm Sapien S3	20mm TRUE		
21mm Mosaic	23mm CV Evolut	20mm TRUE		Mitroflow
19mm Magna	23mm CV Evolut	20mm TRUE		
21mm Magna	23mm CV Evolut	22mm TRUE		Carpentier-Edwards
23mm Carpentier-Edwards	26mm Sapien XT	24mm TRUE		
25mm Mitroflow	26mm Sapien XT	26mm TRUE		
19mm Mitroflow	20mm Sapien S3	20mm Atlas Gold		Epic
21mm Mitroflow	23mm Sapien S3	22mm Atlas Gold		
19mm Mitroflow	20mm Sapien S3	20mm Atlas Gold		Epic Supra
21mm Epic	23mm Sapien S3	22mm TRUE		
19mm Epic Supra	20mm Sapien S3	20mm TRUE		Perimount
21mm Magna	23mm CV Evolut	22mm TRUE		
19mm Perimount	23mm CV Evolut	20mm TRUE		
21mm Mosaic	23mm CV Evolut	22mm TRUE		
25mm Mosaic	26mm CV Evolut	24mm TRUE		
23mm Perimount	23mm CV Evolut	24mm VIDA		
21mm Mosaic	23mm CV Evolut	22mm TRUE		

图 5-1-244　可以被球囊打破支架的生物瓣、应对球囊尺寸和预计植入瓣膜型号

（5）本例患者采用标准位释放，生物瓣膜内支架多数在 DSA 下显影清晰，Mark 点对准支

架瓣环平面，最终落位良好，造影显示几乎无瓣周漏。

（6）值得思考的问题：患者术前左心室和主动脉根部平均跨瓣压差40mmHg，瓣膜植入后左心室与主动脉平均跨瓣压差18mmHg，仍在较高水平，考虑瓣环确实偏小所致，排除瓣膜钙化粘连问题，不再考虑行后扩（编者按：若后扩则可能压差还会略有下降）。瓣中瓣后跨瓣压差偏高是较为普遍的问题，会影响瓣膜的血流动力学和远期耐久性。因此在原先瓣膜植入过小且瓣环支架无法打破的情况下建议慎重考虑瓣中瓣。该例患者笔者一开始建议外科手术，但患者拒绝外科开胸，遂考虑瓣中瓣TAVI，其长期表现尚待随访和观察。

二十六、经典病例分享二十六：大瓣环1型二叶瓣

（一）患者情况介绍

患者，男性，76岁，因"活动后胸闷、气促1个月"入院。诊断：主动脉瓣狭窄伴关闭不全（中度）；左心室收缩功能减退（射血分数29%）；升主动脉增宽；肺动脉压增高（46mmHg）；心功能Ⅲ级；慢性支气管炎。患者常规手术风险大，选择经股动脉TAVI。

术前门控全心动周期CTA扫描主动脉根部评估结果显示，1型二叶瓣，左右可见钙化嵴，轻度钙化，右冠状动脉高度可15.3mm，左冠状动脉高度稍低（10.0mm），主动脉窦结构大，32.4mm×44.7mm×38.6mm，瓣环直径偏大为30.2mm，心脏呈横位，角度约60°，左心室可见增大，心尖部局部心肌薄弱，升主动脉可见增宽，有44.7mm。双股动脉直径均可，由于右股动脉分叉稍高，优先考虑左股动脉为主入路。推荐瓣膜型号L32，备选L29。术前检查及手术过程见图5-1-245～图5-1-253。

（二）专家点评

（1）这是一例国内比较常见的典型案例，1型二叶瓣，高龄患者，病情较严重，射血分数低，常规手术风险较大，TAVI是较好的选择。

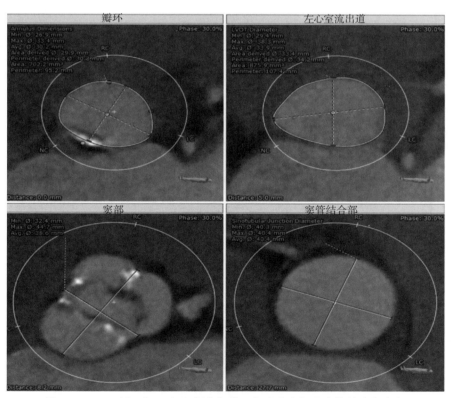

图5-1-245 瓣环径、左心室流出道、主动脉窦部及窦管结合部直径

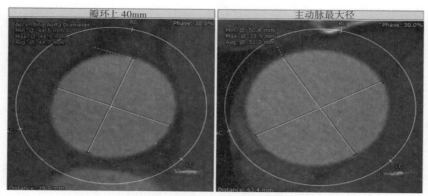

图 5-1-246　升主动脉直径

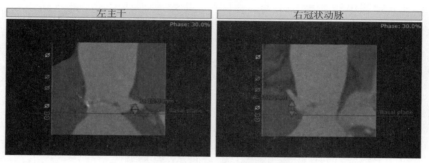

图 5-1-247　冠状动脉高度

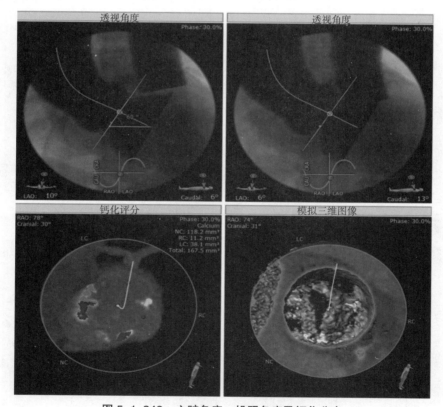

图 5-1-248　心脏角度、投照角度及钙化分布

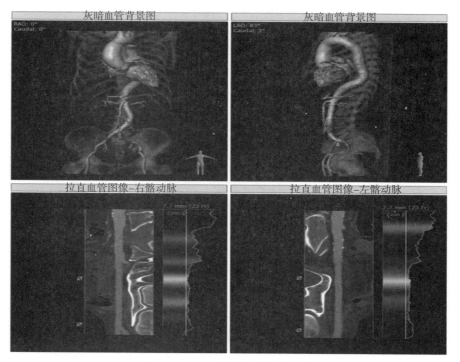

图 5-1-249 评估外周血管入路

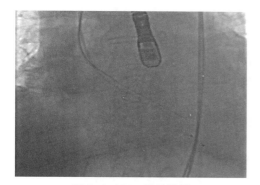

图 5-1-250 导丝跨瓣

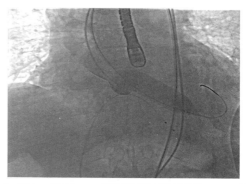

图 5-1-251 用 25mm 球囊扩张提示无腰征、无反流

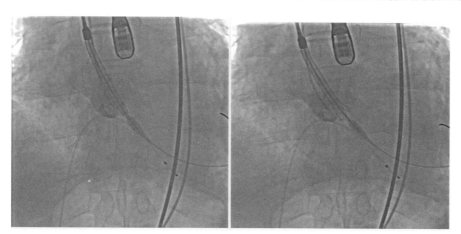

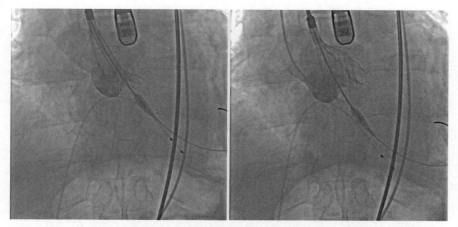

图 5-1-252　32 号 Venus A 瓣膜高位释放，缓慢释放，逐渐滑向标准位

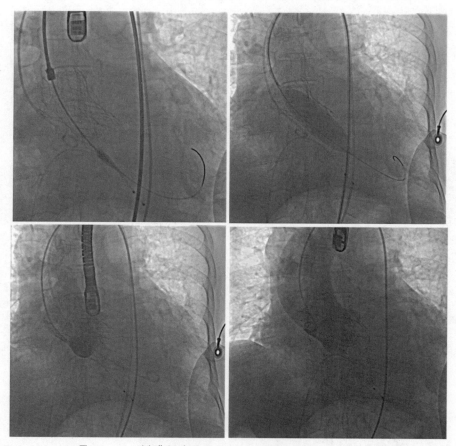

图 5-1-253　32 号 Venus A 瓣膜释放后予以 25mm 球囊后扩 1 次，术后造影提示微量反流

（2）该患者心功能差，射血分数仅 29%，心肌较薄弱，容易循环崩溃，心脏破裂穿孔。术前需积极抗心力衰竭治疗，并做好各种预案准备。①术中考虑心脏耐受度差，容易循环崩溃，先根据瓣环大小预装一个瓣膜（本例预装 32 号瓣膜备用），尽量减少手术时间；②术中体外循环湿备，如出现循环难以维持等意外情况，可马上转流支持；③左侧股动脉留 6F 鞘管，随时可转插

股动脉插管，左侧股静脉留置 4F 鞘备用，护士洗手台准备好 2.6M 泥鳅交换导丝，随时可准备插股静脉插管接体外循环机。

（3）患者左冠状动脉偏低，仅 10mm，左冠瓣瓣叶冗长超过左冠状动脉高度，理论上有一定冠状动脉阻塞风险，但考虑患者为 1 型二叶瓣，左右冠瓣叶交界融合，可见钙化嵴。左右冠瓣叶交界钙化融合，无法被打开，对冠状动脉有保护

作用。而且主动脉窦结构大，也增加了冠状动脉的安全空间。综上评估，我们认为虽然左冠瓣叶冗长，但是因为以上因素存在，左冠瓣叶无法阻塞左冠状动开口。术中用 25 号球囊预扩时也发现左右冠状动脉均显影良好，证明术前判断正确。

（4）该病例瓣环大小 30.2mm，是个典型的大瓣环结构，左右冠瓣叶交界融合。术中先用 25mm 球囊预扩张，发现无明显腰征，因此决定用 32 号瓣膜。

（5）32 号 Venus A 瓣膜是启明最大型号的瓣膜，瓣膜越大，其操控性越差，自膨瓣膜释放出胶囊腔的速度会更快，且开花后容易导致下滑入流出道过深，因此其释放需要注意以下事项。①考虑尽可能高位或接近零位开始释放，预留下滑空间；②释放至开花后要用力拉着瓣膜避免下滑过多；③在血流动力学稳定情况下，开花后释放尽可能缓慢，使支架瓣膜与自身瓣膜能充分接触贴合，尽可能增大径向支撑力，以减少瓣膜下滑的可能。本例最终瓣膜位置稍下滑到标准位，达到理想位置。

释放 32 号 Venus A 瓣膜后，经食管超声心动图和 DSA 提示轻中度反流，可能是因为瓣膜过大未充分展开贴合，再予以 25mm 球囊后扩张后，瓣周漏明显减少至微量，结果满意。

二十七、经典病例分享二十七：外科生物瓣衰败瓣中瓣经导管主动脉瓣置换

（一）患者情况介绍

患者，女性，70 岁，5 年前行 AVR+CABG（V-LAD，V-PDA），近 1 个月无明显诱因出现胸闷、憋气症状，休息后可缓解。13 年前行左侧乳腺癌根治术，术后给予饱和剂量放疗及 6 次化疗。体温 36.5℃，脉搏 78 次/分，呼吸 18 次/分，血压 125/68mmHg。听诊：心律齐，心音有力，主动脉瓣第二听诊区闻及舒张期杂音，双肺呼吸音清。超声心动图：LA 42mm，LV 61mm，LVEF 55%，PAP 50mmHg，主动脉瓣人工瓣狭窄，瓣叶脱垂，中重度反流；二尖瓣重度反流，三尖瓣中重度反流，肺动脉高压。

手术过程见图 5-1-254～图 5-1-256。

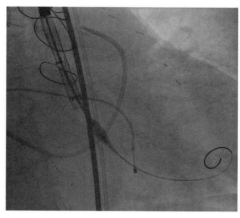

图 5-1-254 经右侧股动脉送入 23 号 Venus A-Valve 瓣膜

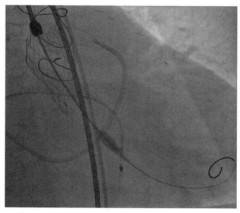

图 5-1-255 120 次/分快速临时起搏，缓慢释放，最终全部释放并稳定于原生物瓣内

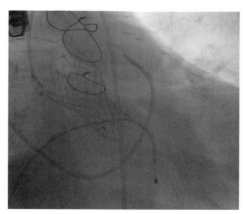

图 5-1-256 术中未用造影剂，经食管超声心动图提示无瓣周漏，峰值流速 3.1m/s，评价压差 18mmHg，二尖瓣轻中度反流

（二）专家点评

（1）"瓣中瓣"技术为外科植入生物瓣蜕变患者的治疗提供了更多的选择，术后血流动力学表现与再次外科换瓣无显著性差异，但创伤更小，更易被患者接受。2017 年，ACC/AHA 对首

次植入生物瓣的年龄进行修订，50～70岁可根据患者意愿自行选择，此前建议的年龄为65岁，有部分因素是由于VIV技术的成熟。

（2）相对于传统TAVI，VIV瓣膜移位、冠状动脉阻塞、术后高流速等围术期风险更高，属于高难度的TAVI。因此，对于外科生物瓣蜕变的患者，术前应进行系统评估，除了常规超声心动图、强化CT等常规检查外，还应调取先前的手术资料，明确植入瓣膜的种类、型号，并结合CT、超声等测量数据，评估VIV技术的可行性；建议使用IOS VIV软件，测算介入瓣膜的型号及植入深度、角度等关键数据。

（3）术中，除避免常规的手术风险外，释放瓣膜的过程应尽量放缓，避免瓣膜移位。术后严格监测血压，警惕亚临床型冠状动脉阻塞发生。

二十八、经典病例分享二十八：1型二叶瓣经导管主动脉瓣置换

（一）患者情况介绍

患者，男性，92岁，主诉活动后胸闷、气促2年，加重6个月。患者2年前出现活动后胸闷、气促伴不能平卧休息，6个月前上述症状加重。既往有慢性阻塞性肺疾病及贫血。脉搏91次/分，呼吸28次/分，血压170/50mmHg，心律失常，第一心音减弱，主动脉瓣听诊区可闻及Ⅳ/Ⅵ级收缩期杂音。重度主动脉瓣狭窄伴反流，室间隔及左心室壁增厚，左心房扩大伴二尖瓣反流，右心房扩大伴三尖瓣反流，主动脉增宽，左心室舒张功能减退。CT评估左右冠窦融合功能性二瓣，瓣叶及左右冠窦交界处重度钙化。窦部结构较大，冠状动脉高度尚可，左心室心肌肥厚。

（二）心脏团队讨论后手术预案

患者为超高龄，心肺功能不佳，外科手术风险高，经心脏团队评估，拟行经导管主动脉瓣植入。患者下肢血管情况良好，选择右股动脉为主入路，猪尾导管放置于无冠窦窦底，在DSA及超声指导下进行定位，选择TAV8-2126球囊预扩张，根据扩张情况选择植入26mm Venus A-Valve瓣膜（图5-1-257～图5-1-263）。

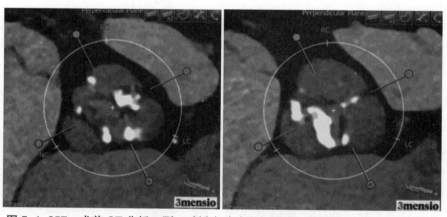

图5-1-257　术前CT分析1型二叶瓣主动脉窦部切面左右瓣叶之间有钙化融合嵴

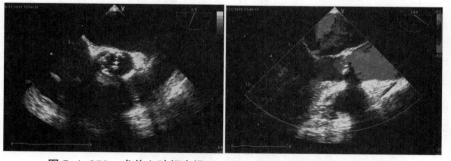

图5-1-258　术前心脏超声提示1型二叶瓣，闭合受限，反流明显

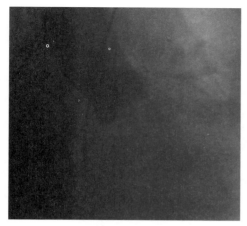

图 5-1-259　主动脉根部造影

直头导丝通过主动脉瓣口；顺利跨瓣，测跨瓣压差 80mmHg；经猪尾导管更换超硬钢丝进入左心室；选择 TAV8-2126 球囊预扩同时造影，造影显示有腰征，无瓣周反流

图 5-1-260　TAV8-2126 球囊扩张

结合术前 CT 筛查及术中球囊预扩情况，选择 26mm Venus A-Valve 瓣膜；沿超硬导丝导入 26mm Venus A-Valve 瓣膜，调整位置，使 Mark 点平齐窦底，慢慢释放瓣膜

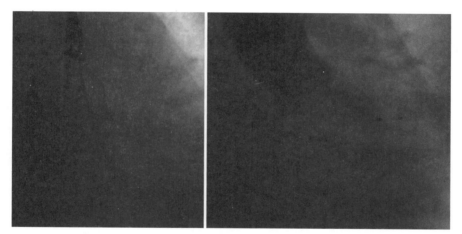

图 5-1-261　瓣膜释放后，心脏超声及造影显示轻中度瓣周漏，选择 TAV8-2126 球囊后扩

图 5-1-262　术后超声心动图提示瓣膜形态可，少量瓣周漏

患者术后即可完全平卧休息，术后第 1 天即可下床活动并自行进食，术后第 5 天顺利出院。1 个月后患者来笔者所在医院复诊，精神状态佳，活动自如，无气促，无胸闷等不适，之前的心力

衰竭症状完全消失。复查心脏超声提示心功能恢复良好，无明显跨瓣压差，无明显瓣周漏。

（三）专家点评

此例患者为老年男性，92 岁高龄，多年饱受疾病困扰，除了患有主动脉瓣狭窄，还合并慢性阻塞性肺疾病及贫血等。近 6 个月气促、胸闷症状明显加重，无法平卧休息。曾多次就诊省内多家医院，反复经药物治疗无明显效果。术前检查提示患者主动脉瓣重度狭窄，且瓣叶重度钙化，失去正常的开闭功能，已经导致患者心脏泵血严重受阻，随时可能导致晕厥甚至猝死。笔者所在医院心脏团队对患者病情、治疗方案、术前风险评估、术前准备、手术方案及术后注意事项进行了详细的讨论后，在多学科相关医护人员的共同努力下，为该患者行经导管主动脉瓣植入。该手术经股动脉途径，避免了传统的开胸、体外循环和心脏停搏,因此对如此高龄不能耐受传统心脏手术的患者尤其适用。手术顺利完成,且1个月后患者来笔者所在医院复诊,精神状态佳,活动自如,无气促,无胸闷等不适,之前的心力衰竭症状完全消失。复查心脏超声提示心功能恢复良好,无明显瓣周漏,无明显跨瓣压差。

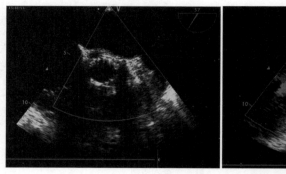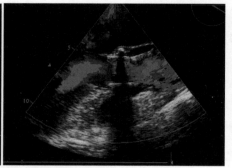

图 5-1-263 术后超声情况

患者血压稳定,血压 150/64mmHg,拔除鞘管,局部压迫止血,结束手术

二十九、经典病例分享二十九:二叶主动脉瓣(0型)经导管主动脉瓣置换1例

(一)患者情况介绍

患者,男性,83岁,临床诊断为主动脉瓣重度狭窄,高血压2级、糖尿病20年,规律使用药物控制,控制情况可;6年前脑梗死,无明显后遗症,5年前行起搏器植入术。间断活动后胸闷、憋气1年,3天前憋气加重,端坐呼吸,咳泡沫痰,入院后积极利尿好转。临床诊断:主动脉瓣狭窄(重度)、心功能Ⅳ级、起搏器植入术后、高血压2级、2型糖尿病、陈旧性脑梗死。STS评分达到10.82%,外科手术风险高危,经过充分评估,多学科专家会诊,心脏团队共同决定给此患者行 TAVR。经胸超声心动图:瓣膜二叶畸形,重度狭窄(V_{max} 5m/s,PG 100mmHg,MG 58mmHg),轻度反流,左心室舒张末期内径(LVEDD)59mm,左心室收缩末期内径 46mm,LVEF 51%。术前门控全心动周期 CTA:主动脉瓣呈现0型二叶瓣,主动脉瓣环周长 86.44mm,面积 571.66mm²,mean:27.5mm,LVOT 直径 97.47mm,面积 620.22mm²,34.01mm×21.55mm。主动脉窦直径 119.28mm,42.81mm×31.8mm。窦管结合部直径 110.91mm,39.42mm×32.19mm。升主动脉直径 119.14mm,40.75mm×35.22mm。左冠脉高度距离 20.62mm,右冠脉高度距离 15.92mm(图 5-1-264 ~图 5-1-271,表 5-1-3)。

表 5-1-3 患者超声心动图基础资料

经胸超声心动图变量	结果
峰值血流速度	5m/s
平均压差	58mmHg
预测主动脉瓣有效瓣口面积	0.7cm²
射血分数	51%
主动脉瓣狭窄程度	重度
主动脉瓣反流程度	中度
二尖瓣反流程度	中度
二尖瓣狭窄程度	无

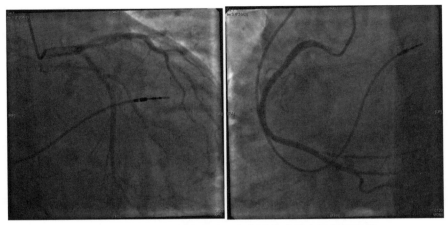

图 5-1-264 冠状动脉造影：左右冠状动脉未见明显异常

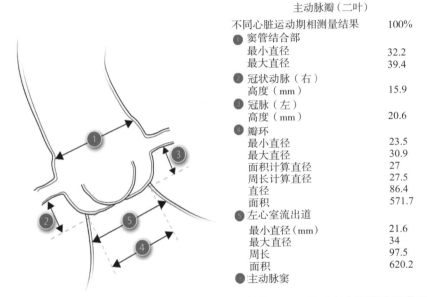

主动脉瓣（二叶）	
不同心脏运动期相测量结果	100%
❶ 窦管结合部	
最小直径	32.2
最大直径	39.4
❷ 冠状动脉（右）	
高度（mm）	15.9
❸ 冠脉（左）	
高度（mm）	20.6
❹ 瓣环	
最小直径	23.5
最大直径	30.9
面积计算直径	27
周长计算直径	27.5
直径	86.4
面积	571.7
❺ 左心室流出道	
最小直径（mm）	21.6
最大直径	34
周长	97.5
面积	620.2
❻ 主动脉窦	

图 5-1-265 术前门控 CTA 扫描，由于患者配合较差，形成伪影较多。CTA 显示左右冠状动脉高度、2 个主动脉窦大小、瓣环大小

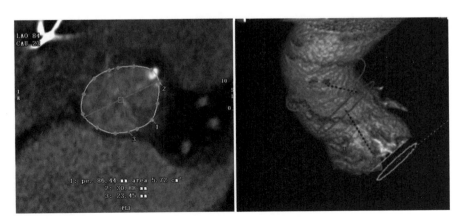

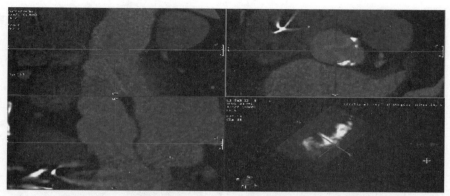

图 5-1-266　术前门控 CTA 扫描主动脉根部评估，瓣上结构选瓣，根据降低瓣膜大小策略选择球囊和支架瓣膜，根据瓣上结构，23 号球囊预扩，预估 29 号瓣膜植入

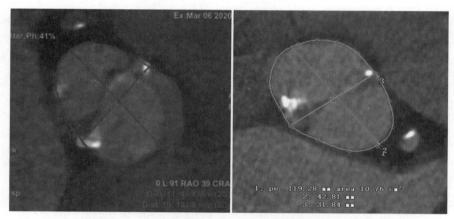

图 5-1-267　术前门控 CTA 扫描主动脉瓣 0 型二叶畸形

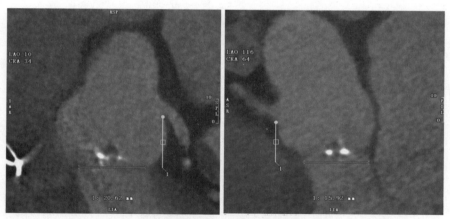

图 5-1-268　术前门控 CTA 扫描左右冠状动脉开口高度

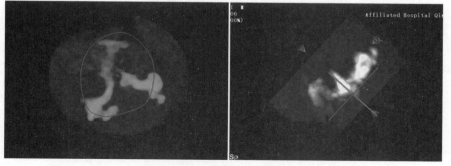

图 5-1-269　术前门控 CTA 扫描瓣膜中度钙化，钙化评分 56mm³

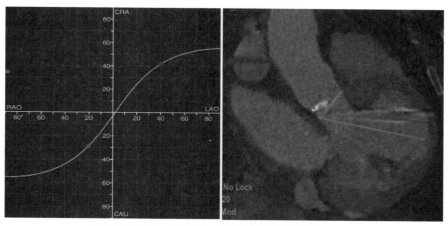

图 5-1-270 S 曲线，主动脉与左心室角度 54°

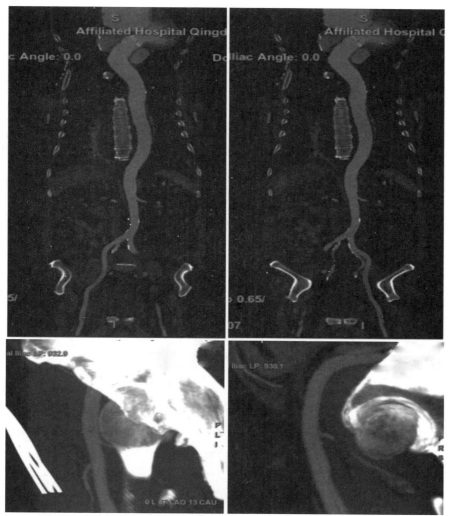

图 5-1-271 入路：右侧主入路，全程血管 7.8mm 以上，无环形钙化，右侧股动脉穿刺点建议在股骨头中线穿刺，可以避免损伤分支血管；左侧辅助入路，全程血管 7.6mm 以上，穿刺点无明显钙化

（二）心脏团队讨论后手术预案

瓣膜：Venus A 瓣膜

瓣膜大小：23 号球囊预扩，以避免根部破裂，拟 29 号瓣膜 0 位植入。

手术路径：右侧股动脉主入路，左侧股动脉辅助入路。

麻醉方式：全身麻醉。

主要风险：瓣膜顺利过弓，瓣膜移位、滑脱；

主动脉根部破裂。　　　　　　　　　　　　　手术过程见图 5-1-272 ～图 5-1-275。

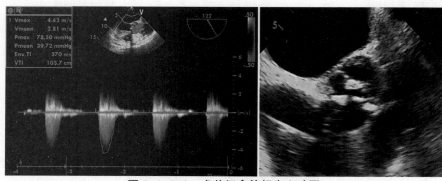

图 5-1-272　术前经食管超声心动图

V$_{max}$ 4.43m/s, PG 78.5mmHg, MG 39.72mmHg；主动脉瓣短轴切面（二叶主动脉瓣）

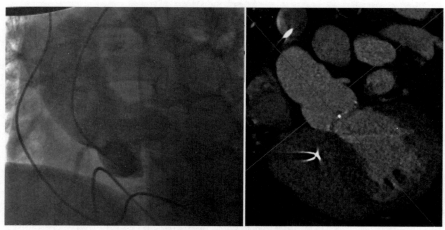

图 5-1-273　主动脉根部造影

观察主动脉瓣叶活动、冠状动脉供血及瓣叶钙化情况，判断术前 CT 扫描给出的投射角度是否 2 个主动脉窦底面在一个水平面

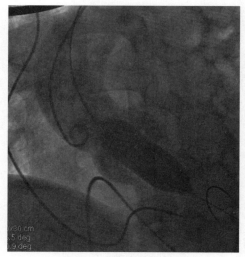

图 5-1-274　选择 23mm 纽曼球囊预扩张，160 次 / 分快速起搏下扩张打开钙化狭窄的瓣叶。同时根部造影，观察有没有狭窄扩张的"腰征"，瓣叶扩张开以后与冠状动脉口的距离较远，漏进左心室中量造影剂，助手提示向球囊推挤造影剂较为轻松。因此按计划选择 29mm Venus A 瓣膜

（三）专家点评

（1）患者的主动脉最大跨瓣压差 100mmHg，平均跨瓣压差 58mmHg，提示患者主动脉狭窄程度非常严重，若能解除狭窄，手术获益很大；同时患者高龄，心力衰竭严重及瓣膜钙化，STS 评分达 10.82%，外科换瓣手术风险极高，经导管主动脉瓣置换是更好的治疗选择。患者为二叶主动脉瓣，二叶主动脉瓣（bicuspid aortic valve，BAV）是常见的成人心脏遗传性疾病，其在人群中的发病率为 0.5% ～ 2%。主动脉瓣狭窄是这一类患者的常见结局。因为二叶主动脉瓣钙化通常严重，直视下瓣环呈鱼唇形，瓣膜释放后展开不易充分，易形成瓣周漏、瓣膜移位等并发症，早期在国外指南中列为相对禁忌，但二叶主动脉瓣狭窄在所有主动脉瓣狭窄的患者中占有相当的比例，并且国内报道比例更高。随着 2019 年 ACC

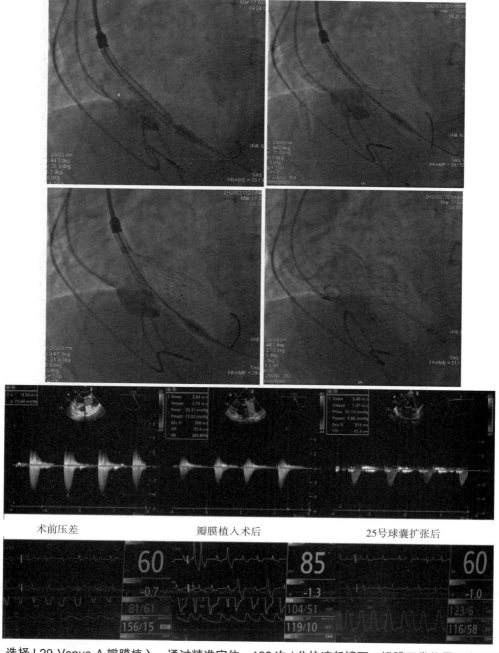

图 5-1-275 选择 L29 Venus A 瓣膜植入，通过精准定位，180 次 / 分快速起搏下，瓣膜正常位置逐渐释放，取代之前狭窄的瓣膜。造影未见瓣周漏，压差 15mmHg, 超声提示轻度瓣周漏，遂决定 25 号球囊后扩张。25mm 纽曼球囊后扩张后，压差 7mmHg, 超声提示瓣周漏微量。最后根部造影检查位置和有无明显反流，结果显示瓣膜释放位置与预期一致，冠状动脉血流正常，主动脉根部无夹层、内膜损伤等异常。超声检查未发现反流、瓣周漏，流速 260cm/s

会议上针对外科低危组经导管主动脉瓣置换（TAVR）临床研究的发布，一年以来全球在 TAVR 低危化的探索中不断前进。二叶主动脉瓣狭窄在既往研究中通常作为排除标准，临床经验和循证医学证据相对不足，但低危化趋势必然在未来有更大比例的二叶主动脉瓣狭窄患者进入 TAVR 治疗的范畴。在美国心脏病学会 2020 年

年会 / 世界心脏病学大会虚拟会议上，Ramlawi 教授通过网络正式公布了 Evolut 系列瓣膜用于外科低危二叶主动脉瓣狭窄患者中的研究成果。结果表明，在低危二叶主动脉瓣重度狭窄的患者中，应用自膨胀环上生物瓣 Evolut R 及 Evolut Pro 进行 TAVR 治疗具有较高的器械成功率（96.5%），且 30 天随访由全因死亡及致残性卒中组成的主

要终点发生率仅 1.3%，总体具有良好的安全性及有效性。

（2）患者二叶瓣，中度钙化，先以 23mm 球囊预扩张，同时行主动脉根部造影，帮助估测瓣膜尺寸，即 Balloon Sizing，也要根据术中助手向球囊推挤造影剂的力度进行判断，此病例助手提示向球囊推挤造影剂较为轻松，同时行根部造影，观察有没有狭窄扩张的腰征，瓣叶扩张开以后和冠状动脉口的距离较远，漏进左心室中量造影剂，因此按计划选择 29mm Venus A 瓣膜。

（3）Venus A 瓣膜主要针对二叶瓣和钙化比例高的情况，Venus A 瓣膜设计上具有更强的径向支撑力，而 VitaFlow 瓣膜设计的裙边结构可有效防止瓣周漏的出现。国内多中心处理二叶畸形主动脉瓣狭窄病例中，多选择降低瓣膜大小策略来选择球囊和支架瓣膜，临床效果证实安全有效性良好。

（4）入路选择：右侧主入路，全程血管 7.8mm 以上，无环形钙化，右侧股动脉穿刺点建议在股骨头中线穿刺，可以避免损伤分支血管；左侧辅助入路，全程血管 7.6mm 以上，穿刺点无明显钙化。

三十、经典病例分享三十：四叶主动脉瓣重度反流

（一）患者情况介绍

患者，男性，73 岁，因"反复活动后胸闷 7 年余，加重 2 个月"入院。既往史：冠心病史，左冠状动脉支架植入术；高血压 20 年；乙型肝炎病毒携带者 7 年，口服恩替卡韦抗病毒治疗。超声诊断：①冠状动脉支架植入术后左心室壁节段性运动异常；②肥厚型心肌病（非梗阻型），左心房扩大，左心室扩大；③主动脉瓣四叶畸形主动脉瓣狭窄（轻度），主动脉瓣反流（中重度），升主动脉扩张（轻度）；④二尖瓣反流（轻度），三尖瓣反流（轻度）；⑤左心室舒张功能减低。由于患者心功能较差，经过充分评估，多学科专家会诊，心脏团队共同决定给此患者行 TAVR。检查相关结果见图 5-1-276～图 5-1-283 及表 5-1-4。

主要测值（单位.cm）

| LVDD | 5.2 | LVDS | 3.4 | IVS | 1.0 | LVPW | 0.9 | RV前后径 | 2.6 | RV基底部 | 2.5 | RV长径 | 4.8 | RVW | 0.4 |
| LA前后径 | 4.2 | LA短径 | 3.7 | LA长径 | 5.9 | RA短径 | 3.0 | RA长径 | 4.5 | AO根部 | 2.2 | MPA | 2.3 | IVC | 1.3 |

描述：
1.M型+二维+彩色多普勒超声
(1)左心房、左心室扩大，右房室腔大小正常
(2)升主动脉扩张，内径3.9cm。主肺动脉未见异常
(3)室间隔基底段至中间段心肌明显肥厚，最厚处达1.9cm，余室壁心肌厚度正常。左心室流出道未见明显梗阻
(4)主动脉瓣叶增厚、钙化，开放受限，似呈四叶式开放，瓣叶关闭不良，收缩期最大血流速度2.7m/s，最大跨瓣压差30mmHg，平均跨瓣压差15mmHg，舒张期见中重度反流。二尖瓣略厚，收缩期见轻度反流。三尖瓣收缩期见轻度反流。
(5)心包腔内未见液性暗区
(6)下腔静脉内径正常，呼吸塌陷率＞50%
2.彩色室壁动力学+超声斑点追踪+组织多普勒：左心室下壁、后壁基底段运动减弱
3.左心室收缩功能测定+舒张功能测定+声学定量分析：EF57%，E/A<1、e'<8cm/s
4.右心室功能测定：TAPSE2.0cm
5.肺动脉压力测定：PASP 33mmHg

结论：1.冠状动脉支架植入术后
　　　　左心室壁节段性运动异常
　　　2.肥厚型心肌病(非梗阻型)左心房扩大，左心室扩大
　　　3.主动脉瓣四叶畸形
　　　　主动脉瓣狭窄(轻度),主动脉瓣反流(中重度),升主动脉扩张(轻度)
　　　4.二尖瓣反流(轻度)，三尖瓣反流(轻度)
　　　5.左心室舒张功能减低

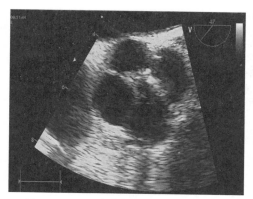

图 5-1-276　患者超声心动图基础资料

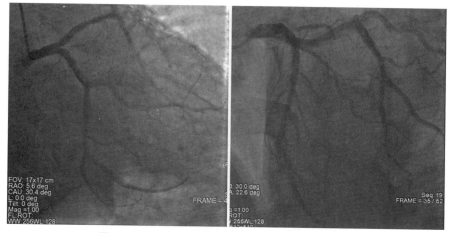

图 5-1-277　冠状动脉造影：左前降支支架通畅

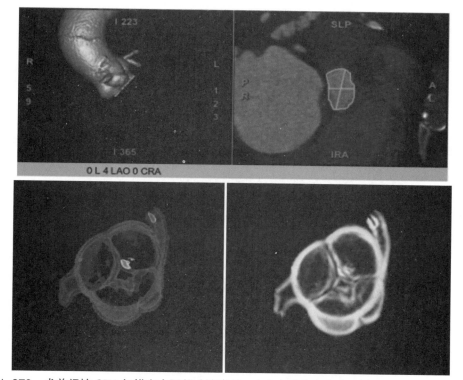

图 5-1-278　术前门控 CTA 扫描左右冠状动脉高度、4 个主动脉窦大小、瓣环大小，四叶主动脉瓣

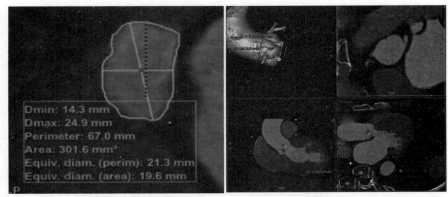

图 5-1-279　术前门控 CTA 扫描主动脉根部评估，在 CT 血管成像上寻找瓣环平面、植入瓣膜的位置和角度是难点

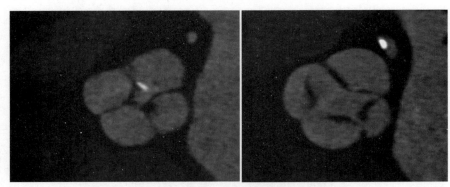

图 5-1-280　术前门控 CTA 扫描主动脉瓣呈四叶畸形

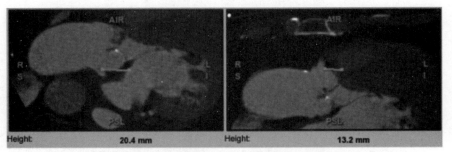

图 5-1-281　术前门控 CTA 扫描左右冠状动脉开口高度

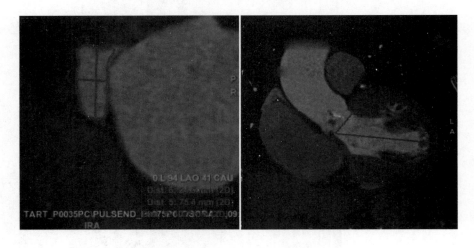

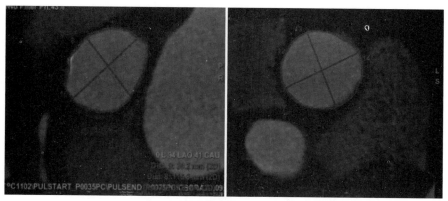

图 5-1-282　术前门控 CTA 扫描左心室流出道、左心室夹角 55°、窦管结合部、主动脉

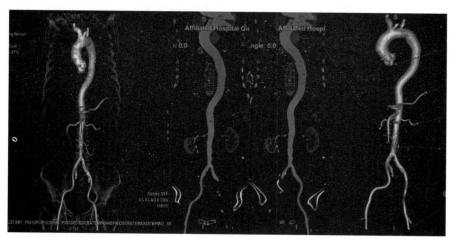

图 5-1-283　入路：右侧主入路，全程血管 8.2mm 以上，无环形钙化，右侧股动脉穿刺点建议在股骨头中下 1/3 穿刺，可以避免损伤分支血管；左侧辅助入路，全程血管 8mm 以上，穿刺点无明显钙化

（二）心脏团队讨论后手术预案

瓣膜：Venus A 瓣膜。

瓣膜大小：推荐 26 号瓣膜。

表 5-1-4　患者超声心动图资料

经胸超声心动图变量	结果
峰值血流速度	2.7m/s
平均压差	15mmHg
左心室舒张末期内径	3.4cm
射血分数	57%
主动脉瓣反流程度	重度
主动脉瓣狭窄程度	中度
二尖瓣反流程度	中度
二尖瓣狭窄程度	无

手术路径：右侧股动脉主入路，左侧股动脉辅助入路。

麻醉方式：全身麻醉。

主要风险：瓣膜移位、滑脱。

手术过程见图 5-1-284 ～图 5-1-287。

TAVR 术后经胸超声心动图示 LVEDD（左心室舒张末径）5.2cm 缩小至 LVEDD 4.5cm。

（三）专家点评

（1）四叶主动脉瓣（quadricuspid aortic valve，QAV）是一种罕见的先天性心脏缺陷，其发生率小于 0.05%。QAV 主要的血流动力学改变是主动脉瓣反流，发生率可达 50% ～ 75%。此例 QAV 主动脉瓣可见左冠窦、右冠窦和无冠窦为 3 个等大的瓣叶，位于无冠窦和左冠窦之间的为一个较小瓣叶副窦，副窦窦底高于左冠窦、右冠窦和无冠窦窦底，术前增强 CT 按照左冠窦、右冠窦、无冠窦窦底同一平面对瓣环进行评估，

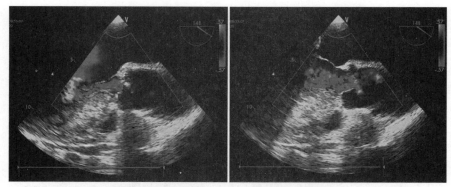

图 5-1-284　术前经食管超声心动图主动脉瓣长轴切面（中重度反流）

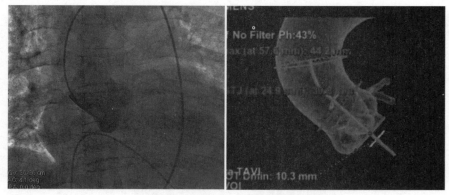

图 5-1-285　主动脉根部造影

观察主动脉瓣叶活动、冠状动脉供血及瓣叶钙化情况，判断术前 CT 扫描给出的投射角度是否主动脉窦底面在一个水平面

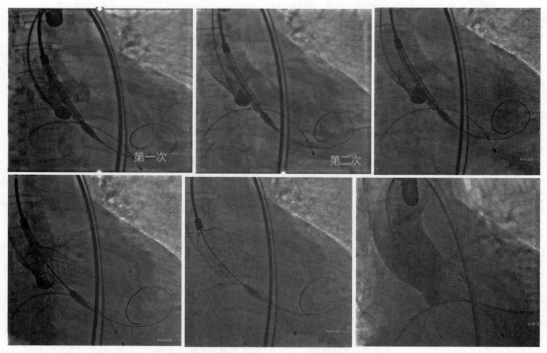

图 5-1-286　将 DSA 机架调整到 CT 预估的工作角度，将人工瓣膜送至瓣环处，反复多次无冠窦底造影确定释放位置，瓣膜释放到 1/3 时将临时起搏器调整到 140 次 / 分进行快速起搏；当瓣膜释放到 1/2 时，植入的人工瓣膜向上移位，跳脱出主动脉瓣环。根据术前预估方案，迅速回撤人工瓣膜，在胸降主动脉位置将人工瓣膜回拉入 19F 输送鞘中，经右股动脉撤出体外，第一次瓣膜释放失败。团队再次核实数据、确认方案后，决定再次植入 26mm VenusA-Valve 瓣膜，低位释放。在 140 次 / 分快速起搏下，快速稳定释放瓣膜，造影见主动脉瓣无瓣中、瓣周漏及反流

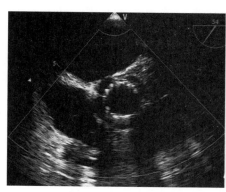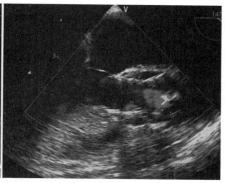

图 5-1-287　TAVR 术后经食管超声心动图主动脉瓣短轴与长轴切面（舒张期未见瓣周及瓣环内反流）

仅左冠窦瓣叶有点状钙化，增加 TAVR 难度。本例患者为老年男性，曾接受过冠状动脉支架植入，存在严重的主动脉瓣反流。术前评估不适合接受外科主动脉瓣置换术，并且患者排斥开胸手术，TAVR 成为手术干预的最佳选择。

（2）主动脉瓣狭窄患者，钙化的瓣叶可以与人工瓣膜牢固结合，血流动力学对输送装置及人工瓣膜的影响较小，植入的成功率较高。而主动脉瓣反流患者瓣叶钙化少，人工瓣膜植入时缺少定位标记及锚定点，易导致人工瓣膜植入位置下冲或向上跳脱，瓣周漏、瓣中瓣植入的概率增高，并容易导致冠状动脉开口阻塞，进一步引起心力衰竭、心肌梗死等严重并发症。本例术中出现了人工瓣膜向上跳脱，术者及时回撤至输送鞘内，更换人工瓣膜，重新植入成功。术后造影及心脏超声均未发现瓣中及瓣周漏。单纯四叶瓣畸形的主动脉瓣反流病例，在 CT 血管成像上寻找植入瓣膜的位置和角度是难点。本例第一次瓣膜定位，瓣膜前 1/2 释放均在理想范围，但该例患者瓣膜光滑，稳定性不够，导致瓣膜向上跳脱。更换瓣膜，再次释放时，术者及时调整瓣膜释放力度，瓣膜释放到 1/3 时，在 140 次 / 分快速起搏下快速稳定释放完后 2/3，释放位置标准。

（3）与主动脉瓣狭窄多由主动脉瓣退行性病变及钙化造成不同，主动脉瓣反流的病因通常更为多样，解剖结构也更为复杂，这在一定程度上增大了 TAVR 操作的难度。对于主动脉瓣反流常见的缺少钙化和主动脉根部及升主动脉扩张的问题，前者通过瓣膜改进和锚定方式的不断改进在一定程度上得到了解决，而后者则是目前还无法攻克的一个难题，许多患者因此只能选择开胸手术，或者只能保守治疗。治疗主动脉瓣反流的

理想瓣膜应包括以下几个特点：①有多样性及大尺寸的瓣膜可供选择；②不依靠钙化和过度扩张进行锚定；③瓣膜可以重新定位和回收。但目前阶段，多数经导管瓣膜器材仍选用经心尖入路，器材输送系统尺寸过大，限制了其进一步临床应用。因而，开发稳定可靠、能够经外周血管入路植入的更理想人工瓣膜，是推动 TAVR 不断发展的有效途径。

三十一、经典病例分享三十一：左冠高风险三叶主动脉瓣重度狭窄

（一）患者情况介绍

患者，男性，87 岁，因"间断胸痛 12 年，胸闷 3 个月"入院，患者 24 年前行左侧睾丸摘除术，术后恢复良好；3 个月前发现糖尿病，规律服用降糖药物，血糖控制可；有高血压史，近期血压控制可。临床诊断：主动脉瓣狭窄、高血压、2 型糖尿病、左侧睾丸摘除术后。经胸超声心动图：三叶主动脉瓣，重度狭窄（V_{max} 4.5m/s, PG 78mmHg），轻度反流，左心室舒张末期内径（LVEDD）48mm，左心室收缩末期内径 32mm（图 5-1-288）。冠状动脉造影见图 5-1-289。

术前门控全心动周期 CTA 扫描主动脉根部评估结果显示，冠状动脉高度左冠状动脉 13.4mm，右冠状动脉 15.1mm，左冠状动脉略低，瓣叶较长，而且明显主动脉窦偏小，局部瓣叶钙化呈团块状。主动脉窦大小 29mm × 30mm × 28mm，属于偏小主动脉窦。主动脉瓣环平均 23.6mm，左心室流出道平均 22.5mm，窦管结合部 27.2mm，升主动脉 36.7mm（瓣环上 40mm 处）（图 5-1-290 ～图 5-1-294）。

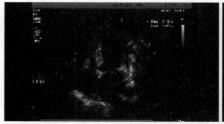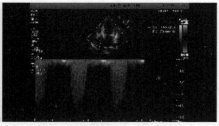

主要测值（单位，cm）

| LVDD | 4.8 | LVDS | 3.2 | IVS | 1.3 | LVPW | 1.2 | RV前后径 | 2.1 | RV基底部 | 3.1 | RV长径 | 5.8 | RVW | 0.4 |
| LA前后径 | 5.3 | LA短径 | 5.4 | LA长径 | 5.9 | RA短径 | 3.8 | RA长径 | 4.7 | AO根部 | 2.3 | MPA | 2.5 | IVC | 1.3 |

描述：

1.M型+二维+彩色多普勒

（1）左心房扩大，余房室腔大小正常

（2）升主动脉未见异常。主肺动脉未见异常

（3）室间隔及左心室游离壁心肌肥厚

（4）主动脉瓣叶增厚、钙化，开放受限，收缩期最大血流速度4.5m/s，最大跨瓣压差79mmHg，舒张期见轻度反流。二尖瓣叶略厚，见钙化灶，收缩期见轻度反流。三尖瓣收缩期见轻度反流。肺动脉瓣舒张期见轻度反流。

（5）心包腔内见液性暗区，深度为左心室后壁0.7cm，右心室前壁0.6cm，右心室侧壁1.0cm，右心房顶部0.6cm，左心室侧壁1.0cm。

（6）下腔静脉内径正常，呼吸塌陷率＞50%

2.彩色室壁动力学+超声斑点追踪+组织多普勒：左心室壁节段性运动未见异常

3.左心室收缩功能测定+舒张功能测定+声学定量分析：LVEF64%，E/A＜1，e'＜8cm/s.

4.右心室功能测定:TAPSE 2.1cm

5.肺动脉压力测定:PASP 26mmHg

结论：心脏瓣膜病

主动脉瓣狭窄（重度）、主动脉瓣反流（轻度）

二尖瓣反流（轻度）

三尖瓣反流（轻度）

肺动脉瓣反流（轻度）

左心房扩大、左心室心肌肥厚

左心室舒张功能减低

心包积液（少量）

图 5-1-288　患者术前超声心动图资料

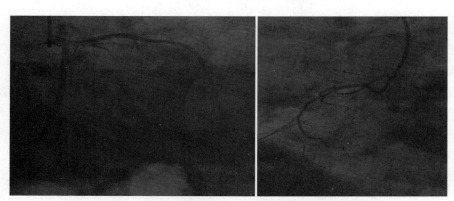

图 5-1-289　冠状动脉造影：左右冠状动脉未见明显异常

（二）心脏团队讨论后手术预案

瓣膜：Venus A 瓣膜。

瓣膜大小：20mm 球囊预扩，观察左冠状动脉遮挡情况，拟 26mm 瓣膜植入。

手术路径：右侧股动脉主入路，左侧股动脉辅助入路。

麻醉方式：全身麻醉。

主要风险：左冠状动脉风险，瓣膜移位、滑脱，脑卒中，血管并发症。

手术过程见图 5-1-295 ～图 5-1-298。

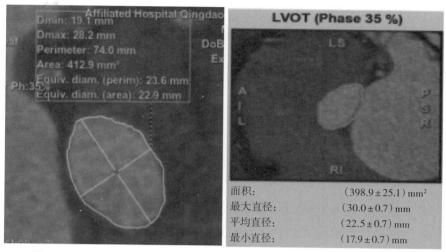

图 5-1-290　术前门控全心动周期扫描瓣环径和左心室流出道（LVOT）

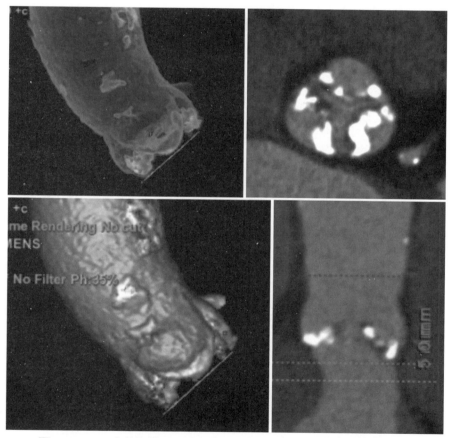

图 5-1-291　术前扫描显示瓣叶钙化分布不均匀，左冠窦瓣叶严重钙化

（三）专家点评

（1）入路问题：患者外周血管右侧主入路，全程血管 6.8mm 以上，散在点状钙化，股骨头中线穿刺点可见点状钙化，钙化位于血管侧壁，不影响正面穿刺，分叉以下的股浅动脉管腔直径 6.8mm，也可以作为主入路的备选穿刺点；左侧辅助入路，全程血管 6.5mm 以上，

穿刺点血管前壁点状钙化，位于管腔 4～8 点位置，穿刺点可选择上移 5mm。动脉钙化会影响穿刺，且主动脉弓部和升部散在钙化较多，瓣膜过弓注意钙化脱落，防止脑卒中发生。一般股髂动脉 6mm 以上时外周大鞘入路操作比较安全，稍微细一些可以考虑无鞘或直视切开，直视切开可以方便选择血管较柔软区域进行穿

刺，进入大鞘也可以直视下轻柔操作，撤离大鞘也可以直视下观察并结合股动脉造影检测血管损伤，必要时进行血管修复，与经皮穿刺相比，可以明显降低外周血管并发症。血管并发症按照严重程度又可分为 3 类。严重血管并发症包括胸主动脉撕裂、需要干预的血管远端栓塞（非脑性的）或截肢、不可逆的末梢器官功能障碍、输血（＞4 U）等。轻微血管并发症包括无须干预的入路相关损伤、未导致末梢器官障碍。在 PARTNER 研究中，TAVR 组术后 30 天有 11.0% 的患者发生严重血管并发症。而在 CoreValve 研究中，发生率为 5.9%。瓣膜装置锚定区域（主动脉瓣环和根部、左心室、流出道）的撕裂也属于血管并发症，有别于轻微和严重的并发症，因其不能行经皮封堵、加压包扎或血管内球囊扩张治疗，属于一种特殊的血管并发症，发生率虽低（1%），但可致命。入路血管内径小、钙化、扭曲程度及大内径鞘管是血管损伤的危险因素。术前充分影像学评估拟用血管内径及钙化程度可有效减少血管并发症。随着 TAVR 团队手术经验的增加，血管并发症也会减少。

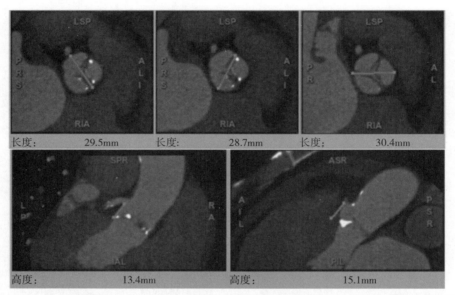

图 5-1-292　冠状动脉略低，瓣叶较长，而且明显主动脉窦偏小，局部瓣叶钙化呈团块状

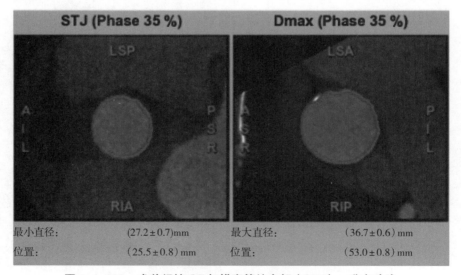

图 5-1-293　术前门控 CT 扫描窦管结合部（STJ）、升主动脉

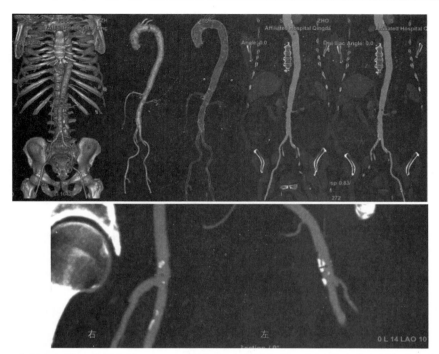

图 5-1-294　入路：右侧主入路，全程血管 6.8mm 以上，散在点状钙化，右侧股动脉穿刺点建议在股骨头中线穿刺，可以避免点状钙化，钙化位于血管侧壁；左侧辅助入路，全程血管 6.5mm 以上，穿刺点血管前壁点状钙化，位于管腔 4～8 点位置，建议穿刺点上移 5mm。主动脉弓部和升部散在钙化较多，瓣膜过弓注意钙化脱落，防止脑卒中发生

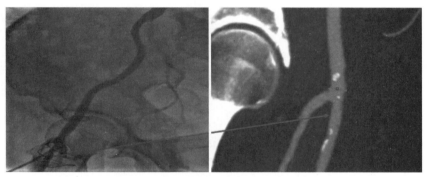

图 5-1-295　右侧股动脉穿刺股浅动脉，术前评估此穿刺点血管直径 6.8mm，继续右侧主入路

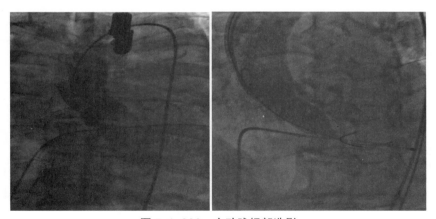

图 5-1-296　主动脉根部造影

观察主动脉瓣叶活动、冠状动脉供血及瓣叶钙化情况，选择 20mm 纽曼球囊，将支架调整到术前 CT 评估的左冠状动脉显示最佳角度，160 次 / 分快速起搏下扩张打开钙化狭窄的瓣叶。同时根部造影，观察有无狭窄扩张的腰征，瓣叶扩张开以后和冠状动脉口的距离，有无漏进左心室的造影剂。此病例球囊扩张造影显示有腰征，无漏，瓣叶扩张良好，距离冠状动脉口较远。因此计划选择 26mm Venus A 瓣膜

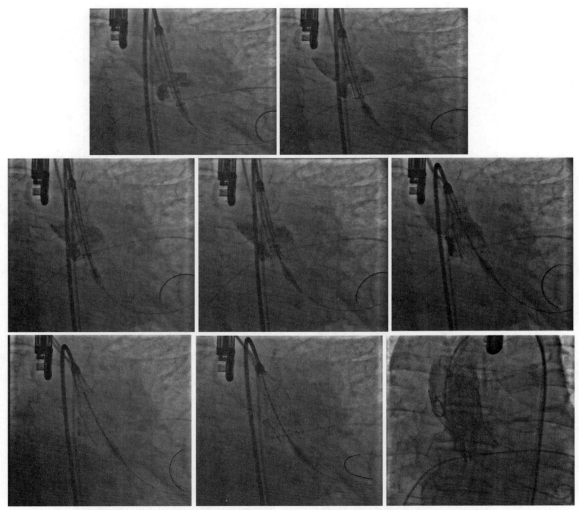

图 5-1-297 选择 26mm Venus A 瓣膜植入，瓣膜 Mark 点平齐无冠窦底，180 次 / 分快速起搏下，瓣膜保持 Mark 点平对窦底逐渐释放，取代之前狭窄的瓣膜。造影未见瓣周漏、反流，结果显示瓣膜释放位置与预期一致，冠状动脉血流正常，压力测试显示零压差，超声提示无反流，无瓣周漏，流速 240cm/s

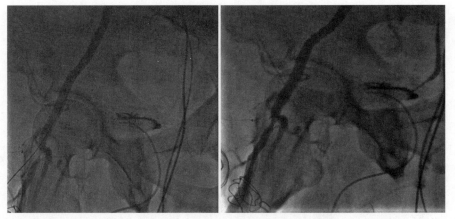

图 5-1-298 右侧主入路缝合后管腔出现 70% 狭窄，6mm 球囊局部扩张 3min 后，残余管腔狭窄 40%，血流通畅

（2）冠状动脉阻塞是 TAVR 术后少见但高危的并发症，发生率为 0.6% ～ 7%，一旦发生，后果严重甚至危及生命，引起心室功能衰竭、心肌缺血和心源性休克等。在瓣膜支架植入过程中冠状动脉开口可被自身主动脉瓣叶或覆盖于瓣膜支架上的围裙样结构遮盖引起冠状

动脉阻塞，若患者主动脉瓣叶存在严重钙化或畸形或冠状动脉开口位置较低，TAVR 术中冠状动脉阻塞风险会增加。而且要知道，很多冠状动脉阻塞高风险的患者已经被提前排除，不进行瓣中瓣了。目前很难对冠状动脉阻塞做出准确预测，已知的高危因素有女性、冠状动脉开口高度＜ 10mm（亦有文献说是 12mm）、主动脉窦部宽度＜ 30mm、生物瓣置换术后（尤其是包裹式或无支架的生物瓣）和虚拟瓣膜到冠状动脉距离（VTC）＜ 4mm。降低 TAVR 术中冠状动脉阻塞发生率的关键在于瓣膜支架释放时的精确定位，术前主动脉根部造影和术中以自体主动脉瓣环为标记指导有助于人工瓣膜精确定位。一旦发生人工瓣膜导致冠状动脉狭窄或阻塞，首选冠状动脉球囊支架植入术开通受累血管，必要时采取人工心肺循环和主动脉内球囊反搏等机械辅助支持等治疗，必要时行外科旁路移植手术。冠状动脉延迟阻塞是另一种更加隐匿而危险的并发症，报道的发生率只有 0.22%，但死亡率高达 50%。其定义如下：① TAVR 成功后患者平稳离开手术室，之后发生的左主干或右冠状动脉开口阻塞；②由造影、手术或尸检确诊；③不仅由已有的冠心病或支架内狭窄进展而来。

（3）脑卒中：是最严重的 TAVR 并发症之一。TAVR 术后第 1 个月脑血管事件发生率为 5%，其中 74% 发生在 24h 内。反复器械置入、慢性肺疾病和体型瘦小是围术期脑血管事件的独立预测因素。研究发现，自膨瓣膜和瓣膜型号过大是栓子形成的独立危险因素。球囊后扩张、瓣膜移位、尝试植入第 2 个瓣膜是脑卒中的独立危险因素。由于瓣膜支架输送系统在主动脉弓部与血管壁产生最大摩擦，该处也是发出颅内血管分支所在，因此 TAVR 术中发生卒中的常见原因多与主动脉粥样硬化斑块、钙化脱落有关。发生脑卒中也与 TAVR 术中植入瓣膜前过多瓣膜球囊扩张成形术有关。若导丝在穿过主动脉瓣膜遇到阻力，则会增加血管损伤和卒中等并发症发生风险。研究证实，TAVR 术中反复行球囊扩张与脑卒中发生风险呈正相关。TAVR 术中应维持活化凝血时间达 250 ～ 300 s，术后双联抗血小板治疗 3 ～ 6 个月，小剂量阿司匹林长期服用，同时术后需要对患者进行监护，防止出现神经系统并发症。更

小尺寸瓣膜输送系统、新型介入器械和脑保护装置的研发和应用，以及介入医师经验的不断积累，术前细致的影像学评估，使脑卒中发生率进一步降低。

三十二、病例分享三十二：右冠高风险二叶主动脉瓣（0 型）

（一）患者情况介绍

患者，女性，76 岁，因"胸闷、憋气 1 年，加重 1 个月"入院，患者有糖尿病 20 年，规律使用降糖药物，血糖控制可；2 年前行右眼手术；临床诊断为主动脉瓣狭窄、心功能Ⅳ级、2 型糖尿病、眼部手术后，手术风险高危，经过充分评估，多学科专家会诊，心脏团队共同决定给此患者行 TAVR。心脏超声显示瓣膜二叶畸形，重度狭窄（V_{max} 6m/s，PG 99mmHg，MG 58mmHg），轻度反流，左心室舒张末期内径 45mm，左心室收缩末期内径 25mm，LVEF 37%（表 5-1-5，图 5-1-299）。其他相关检查见图 5-1-300 ～图 5-1-306。

表 5-1-5 患者超声心动图资料

经胸超声心动图变量	结果
峰值血流速度	5m/s
平均压差	99mmHg
预测主动脉瓣有效瓣口面积	0.6cm²
射血分数	37%
主动脉瓣狭窄程度	重度
主动脉瓣反流程度	中度
二尖瓣反流程度	中度
二尖瓣狭窄程度	无

（二）心脏团队讨论后手术预案

瓣膜：Vita Flow 瓣膜。

瓣膜大小：18 ～ 20mm 球囊顺序预扩观察右冠状动脉，以避免根部破裂，拟 21mm VitaFlow 瓣膜。

手术路径：右侧股动脉主入路，左侧股动脉辅助入路。

麻醉方式：全身麻醉。

体外循环：湿备。

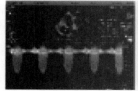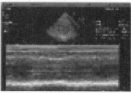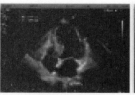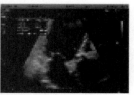

主要测值（单位，cm）

LVDD	4.5	LVDS	2.5	IVS	1.6	LVPW	1.4	RV前后径	2.6	RV基底部	2.6	RV长径	5.7	RVW	0.4
LA前后径	3.5	LA短径	4.6	LA长径	5.1	RA短径	3.6	RA长径	4.0	AO根部	2.3	MPA	2.3	IVC	1.6

描述

1.M型+二维+彩色多普勒

（1）各房室腔内径正常范围

（2）主动脉窦内径3.6cm，升主动脉扩张。内径4.3cm，主肺动脉未见异常

（3）室间隔及左心室游离壁心肌肥厚

（4）主动脉瓣叶显著增厚、钙化、开放呈二叶，右前左后排列，开放受限，收缩期峰值流速5.0m/s、峰值压差93mmHg，平均压差56mmHg，瓣上及瓣下流速比值0.15，估测有效瓣口面积0.6cm²。舒张期见轻度反流，二尖瓣叶略增厚，收缩期见轻中度反流，三尖瓣收缩期见轻度反流

（5）心包腔内见液性暗区，右心室前壁0.5cm，

（6）下腔静脉内径正常，呼吸变异率>50m%；估测PASP，50mmHg '

2.彩色室壁动力学，室间隔及左心室壁运动减弱；右心室壁运动尚可

3.左心室收缩功能测定+舒张功能测定+组织多普勒分析，　　　　E/A<I，e ' <m/s LVEF 37%

4.右心室功能测定：TAPSE 1.6cm

结论：1.二叶主动脉瓣

　　　　主动脉瓣狭窄（重度）

　　　　主动脉瓣反流（轻度）

　　　　升主动脉扩张

　　　　左心室心肌肥厚

　　　　二尖瓣反流（轻中度，功能性为主）

　　　2.肺动脉高压（中度）

　　　3.左心功能减低

　　　4.心包积液（少量）

图 5-1-299　患者超声心动图资料

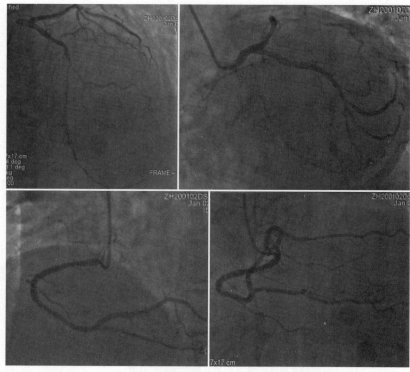

图 5-1-300　冠状动脉造影：左前降支（LAD）中远段粥样硬化，左旋支（LCX）中远段 30% 粥样硬化，右冠状动脉（RCA）近端 30% 粥样硬化

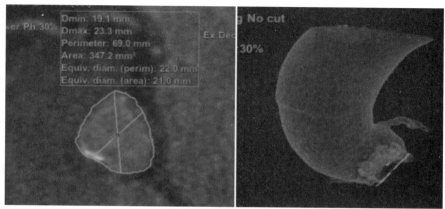

图 5-1-301　术前门控 CTA 扫描主动脉瓣环及三维容积重建

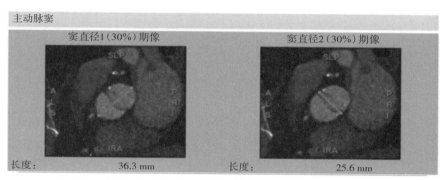

图 5-1-302　术前门控 CTA 扫描主动脉瓣成形 0 型二叶畸形

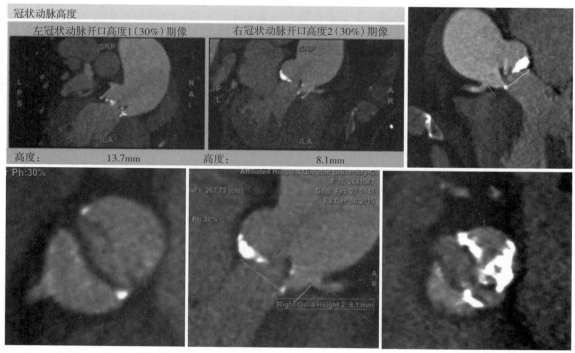

图 5-1-303　术前门控 CTA 扫描左右冠状动脉开口高度，右冠状动脉高度 8.1mm，瓣叶冗长，瓣叶高于右冠状动脉开口，且左冠窦重度钙化，右冠窦钙化较轻，冗长瓣叶遮挡右冠状动脉的风险较高

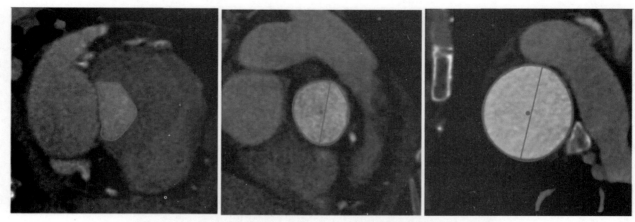

图 5-1-304　术前门控 CTA 扫描左心室流出道、窦管结合部、主动脉

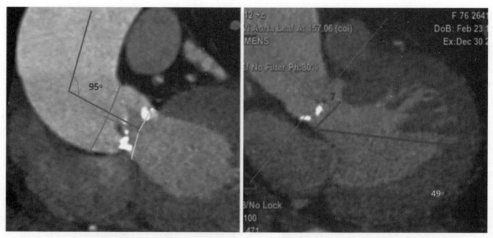

图 5-1-305　升主动脉角度 95°，主动脉与左心室角度 49°，圈套器辅助过主动脉弓

主要风险：右冠状动脉风险、瓣膜移位、滑脱、脑卒中、血管并发症。

手术过程见图 5-1-307～图 5-1-310。

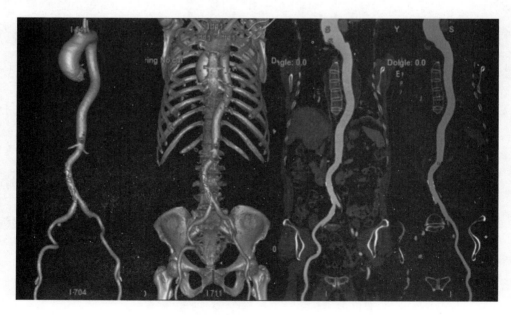

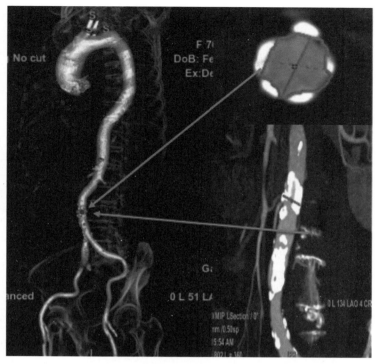

图 5-1-306　入路：右侧主入路，左右入路全程血管 7.3mm 以上，腹主动脉弓处见钙化，近环形，双侧穿刺点位于股骨头中线，无钙化

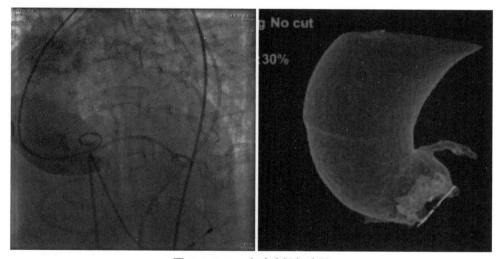

图 5-1-307　主动脉根部造影

观察主动脉瓣叶活动、冠状动脉供血及瓣叶钙化情况，判断术前 CT 扫描给出的投射角度是否 2 个主动脉窦底面在一个水平面

（三）专家点评

（1）本例患者升主动脉夹角为直角。输送瓣膜过弓到达瓣环水平是难点，同时瓣膜钙化狭窄严重，增加了进入瓣口的困难程度，包括跨瓣后 AL-1 导管卡在瓣口进入左心室困难，球囊和支架瓣膜输送器也可以卡在瓣口进不去左心室。

使用圈套器协助过弓跨瓣口。另外，支架瓣膜在释放完一般会有一个支架向大弯侧倾倒的弹性，释放最后几个支架花冠金属丝应该避免过快防止金属丝突然倾倒击打主动脉大弯侧血管壁造成内膜损伤甚至夹层动脉瘤。

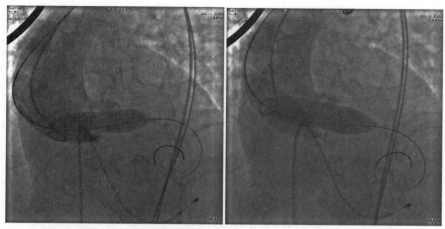

图 5-1-308　选择 18 ～ 20mm 纽曼球囊逐次预扩张，160 次／分快速起搏下扩张打开钙化狭窄的瓣叶。同时行根部造影，观察有无狭窄扩张的腰征，瓣叶扩张开以后和冠状动脉口的距离，有无漏入左心室的造影剂。此病例 18mm 球囊扩张造影显示无腰征，有漏，20mm 球囊扩张造影显示右冠状动脉方向轻度腰征，无漏，瓣叶扩张良好，右冠状动脉显影通畅。因此按计划选择 21mm VitaFlow 瓣膜

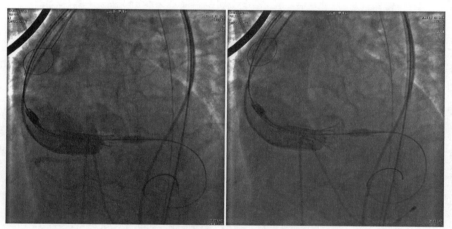

图 5-1-309　圈套器辅助下瓣膜过弓，到达预计植入瓣环水平位置

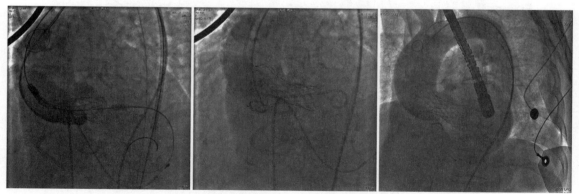

图 5-1-310　选择 21mm VitaFlow 瓣膜植入，通过精准定位，140 次／分快速起搏下，瓣膜正常位置逐渐释放，取代之前狭窄的瓣膜。超声监测：最后根部造影检查位置和有无明显反流，结果显示瓣膜释放位置与预期一致，右冠状动脉血流正常，主动脉根部无夹层、内膜损伤等异常。通过超声检查轻度瓣周漏，流速 260cm/s

（2）患者的主动脉最大跨瓣压差 99mmHg，平均跨瓣压差 58mmHg，提示患者主动脉狭窄程度非常严重，若能解除狭窄，手术获益很大；同时患者高龄，心力衰竭严重及瓣膜严重钙化，外科换瓣手术风险极高，TAVR 是更好的治疗选择。患者为二叶瓣，选择 18 ～ 20mm 纽曼球囊逐次

预扩张，160 次 / 分快速起搏下扩张打开钙化狭窄的瓣叶。同时行根部造影，观察有无狭窄扩张的腰征，瓣叶扩张开以后和冠状动脉口的距离，有无漏入左心室的造影剂。此病例 18mm 球囊扩张造影显示无腰征，有漏，20mm 球囊扩张造影显示右冠状动脉方向轻度腰征，无漏，瓣叶扩张良好，右冠状动脉显影通畅。因此按计划选择 21mm VitaFlow 瓣膜。

（3）Venus A 瓣膜主要针对二叶瓣和钙化比例高的情况，Venus A 瓣膜设计上具有更强的径向支撑力，而 VitaFlow 瓣膜设计的裙边结构可有效防止瓣周漏出现，此病例右冠状动脉风险极高，VitaFlow 瓣膜的大网孔设计可以有效降低冠状动脉风险，选择 18 ～ 20mm 纽曼球囊逐次预扩张，又充分将瓣膜预扩张，为新瓣膜植入提供更充分的空间。

（4）冠状动脉阻塞是指在 TAVR 术中或术后出现新发的部分或完全的冠状动脉阻塞，且有血管造影或超声心动图的证据。在第一次瓣膜植入过程中，冠状动脉阻塞发生率为 0.8%；如果是瓣中瓣，发生率增加至 3.5%。通常情况下，冠状动脉口易被人体自身的瓣叶阻塞，尤其是瓣叶上存在大的钙化结节，其中左主干最易被阻塞，其他危险因素包括主动脉根部狭窄、窦口浅和位置低（< 12mm）。如果患者有冠状动脉阻塞的解剖学特征，建议在冠状动脉植入导丝，如有冠状动脉开口阻塞的迹象，可快速经皮冠状动脉介入治疗。降低 TAVR 术中冠状动脉阻塞发生率的关键为瓣膜支架释放时精确定位，术前主动脉根部造影和术中以自体主动脉瓣环为标记指导有助于人工瓣膜精确定位。

（5）冠状动脉保护策略：对于冠状动脉阻塞风险高的患者，需要额外一路桡动脉消毒铺巾备用，建议预留一路股静脉以备急救体外循环使用。使用导丝、冠状动脉球囊或支架在冠状动脉内定位是处理 TAVR 期间冠状动脉高风险的常用策略。推荐 GuideZilla 辅助，并留在左主干或右冠状动脉近段，而将指引导管离开冠状动脉口，避免瓣膜在植入过程中指引导管对冠状动脉开口损伤，同时也能保证瓣膜植入后球囊和支架顺利输送。左右冠状动脉指引导管的选择首选 Judkins 系列。支架大小的选择，以左冠状动脉为例，需要根据左主干粗细、前降支和回旋支的优势情况及病变情况等综合考虑，支架释放后近端的位置需要在瓣膜框架的内侧。冠状动脉保护后，主动脉根部的材料较多，容易相互缠绕而影响操作，操作需要沉稳、精细，尤其在出现血流动力学不稳定时。团队必须有经验丰富的冠状动脉医师参与，团队分工明确，在瓣膜植入前进行演练，避免启动应急预案后的慌乱。TAVR 出现急性冠状动脉闭塞后，行 PCI，如果效果不佳，建议尽快转外科开胸手术，行急诊冠状动脉旁路移植。

三十三、经典病例分享三十三：二叶主动脉瓣（0 型）经导管主动脉瓣置换

（一）患者情况介绍

患者，男性，79 岁，临床诊断为主动脉瓣重度狭窄，高血压 2 级，肺栓塞，充血性心力衰竭，NYHA 心功能分级 Ⅳ 级，瓣膜高钙化，STS 评分 11.4%，手术风险极高危，经过充分评估，多学科专家会诊，心脏团队共同决定给此患者行 TAVR。心脏超声显示瓣膜二叶畸形，重度狭窄（V_{max} 6m/s，PG 143mmHg，MG 89mmHg），轻度反流，左心室舒张末期内径 43mm，左心室收缩末期内径 32mm，LVEF 55%。冠状动脉造影：左优势型，LCX 开口部 30% 狭窄，LAD 与 RCA 未见明显异常。术前门控全心动周期 CTA：主动脉瓣呈现 0 型二叶瓣，主动脉瓣环直径 77.98mm，面积 453.4mm²，平均 24.83mm。左心室流出道直径 76.79mm，面积：444mm²，20.45mm×27.44mm。主动脉窦直径 126mm，34.02mm×30mm×42.96mm，窦管结合部直径 138.6mm，41.53mm×45.53mm。147.75mm，45mm×48.6mm。左冠脉高度距离 19.7mm。右冠脉高度距离 19.7mm。相关检查结果见图 5-1-311 ～ 图 5-1-316 及表 5-1-6。

表 5-1-6　患者超声心动图资料

经胸超声心动图变量	结果
峰值血流速度	6m/s
平均压差	89mmHg
预测主动脉瓣有效瓣口面积	0.9cm²
射血分数	55%
主动脉瓣狭窄程度	重度
主动脉瓣反流程度	中度
二尖瓣反流程度	中度
二尖瓣狭窄程度	无

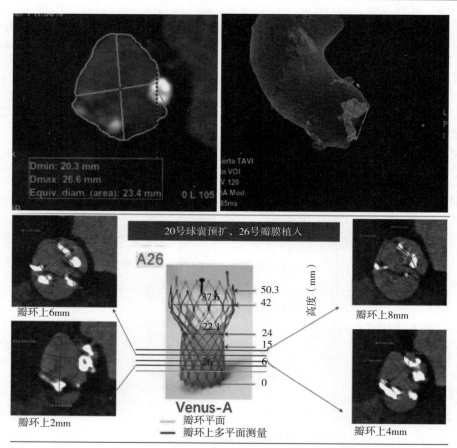

图 5-1-311　术前门控 CTA 扫描主动脉根部评估，瓣上结构选瓣，根据降号选择策略选择球囊和支架瓣膜，根据瓣上结构，2.4.6.8 层面的大小与 L26 瓣膜匹配

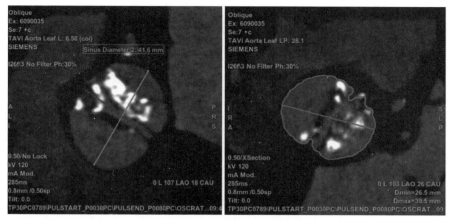

图 5-1-312　术前门控 CTA 扫描主动脉瓣成形 0 型二叶畸形

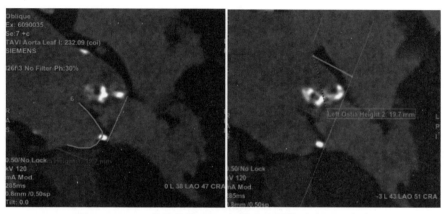

图 5-1-313　术前门控 CTA 扫描左右冠状动脉开口高度

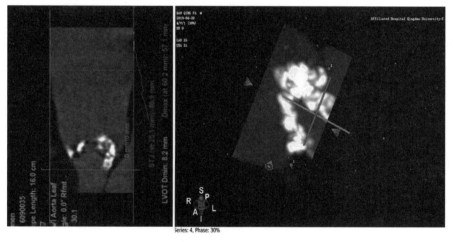

图 5-1-314　术前门控 CTA 扫描瓣膜重度钙化

（二）心脏团队讨论后手术预案

瓣膜：Venus A 瓣膜。

瓣膜大小：推荐 26mm、20mm 球囊预扩，

以避免根部破裂。

手术路径：右侧股动脉主入路，左侧股动脉辅助入路。

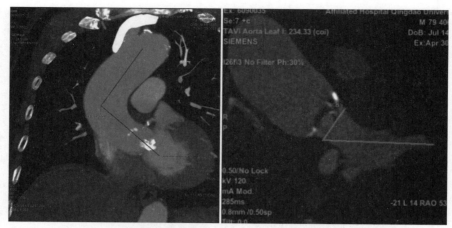

图 5-1-315　升主动脉角度 96°，主动脉与左心室角度 56°，圈套器辅助

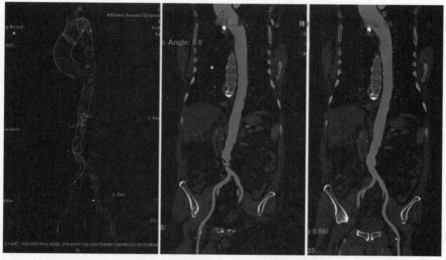

图 5-1-316　入路：右侧主入路，全程血管 8.3mm 以上，无环形钙化；左侧辅助入路，全程血管 7.8mm 以上。双侧穿刺点内侧缘钙化

麻醉方式：全身麻醉。

体外循环：湿备。

主要风险：瓣膜顺利过弓，瓣膜移位、滑脱；

主动脉根部破裂。

手术过程见图 5-1-317 ～图 5-1-320。

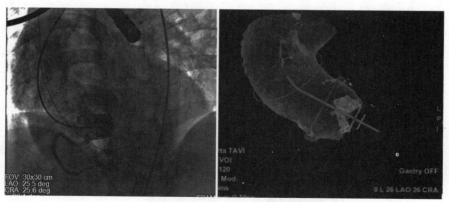

图 5-1-317　主动脉根部造影

观察主动脉瓣叶活动、冠状动脉供血及瓣叶钙化情况，判断术前 CT 扫描给出的投射角度是否 2 个主动脉窦底面在一个水平面

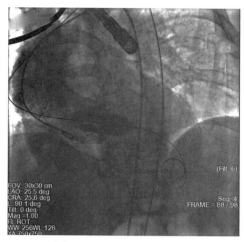

图 5-1-318 选择 20mm 纽曼球囊预扩张，160 次 / 分快速起搏下扩张打开钙化狭窄的瓣叶。同时行根部造影，观察有无狭窄扩张的腰征，瓣叶扩张开以后和冠状动脉口的距离，有无漏入左心室的造影剂。此病例球囊扩张造影显示有腰征，无漏，瓣叶扩张良好，距离冠状动脉口较远。因此按计划选择 26mm Venus A 瓣膜

（三）专家点评

（1）患者的主动脉最大跨瓣压差 143mmHg，平均跨瓣压差 89mmHg，提示患者主动脉狭窄程度非常严重，若能解除狭窄，手术获益很大；同时患者高龄、心力衰竭严重及瓣膜严重钙化，STS 评分达到 11.403%，外科换瓣手术风险极高，TAVR 是更好的治疗选择。患者为二叶主动脉瓣，二叶主动脉瓣是常见的成人心脏遗传性疾病，其在人群中的发病率为 0.5% ～ 2%。主动脉瓣狭窄是这一类患者的常见结局。根据 2017 年美国瓣膜管理指南 50 岁以上的主动脉瓣狭窄患者可选择生物瓣的推荐，安全有效地治疗二叶主动脉瓣患者是 TAVR 无法避免的问题。

（2）此患者升主动脉夹角为直角。输送瓣膜过弓到达瓣环水平是难点，同时瓣膜钙化狭窄严重，增加了进入瓣口的困难程度，包括跨瓣后 AL-1 导管卡在瓣口进不去左心室，球囊和支架

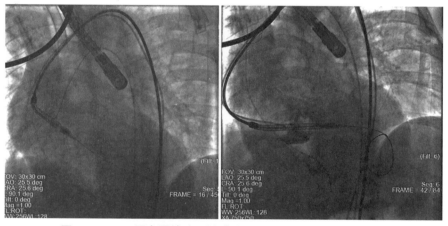

图 5-1-319 圈套器辅助下瓣膜过弓，到达预计置入瓣环水平

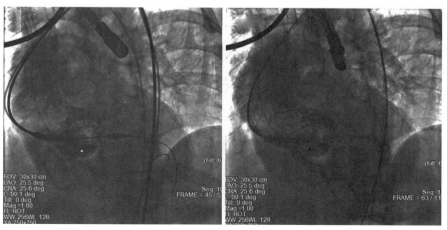

图 5-1-320 选择 26mm Venus A 瓣膜植入，通过精准定位，180 次 / 分快速起搏下，瓣膜正常位置逐渐释放，取代之前狭窄的瓣膜。超声监测 最后根部造影检查位置和有无明显反流，结果显示瓣膜释放位置与预期一致，冠状动脉血流正常，主动脉根部无夹层、内膜损伤等异常。通过超声检查无反流，无瓣周漏，流速 260cm/s

瓣膜输送器也可以卡在瓣口进不去左心室。使用圈套器协助过弓跨瓣口。另外，支架瓣膜在释放完一般会有一个支架向大弯侧倾倒的弹性，释放最后几个支架花冠金属丝时应该避免过快，防止金属丝突然倾倒击打主动脉大弯侧血管壁造成内膜损伤甚至夹层动脉瘤。

（3）患者二叶瓣，钙化较严重，先以20的球囊预扩张，同时行主动脉根部造影，帮助估测瓣膜尺寸大小，即 Balloon Sizing。

（4）Venus A 瓣膜主要针对二叶瓣和钙化比例高的情况，Venus A 瓣膜设计上具有更强的径向支撑力，而 VitaFlow 瓣膜设计的裙边结构可有效防止瓣周漏出现。国内多中心处理二叶主动脉瓣狭窄病例中，多选择降号选择策略来选择球囊和支架瓣膜，临床效果证实安全有效性良好。

（5）入路选择：本例患者有多发性外周动脉斑块和钙化，左右侧股动脉穿刺点钙化，但是钙化的部位位于血管的后壁，不影响入路与缝合。

三十四、经典病例分享三十四：体外膜肺氧合支持下重度主动脉瓣狭窄经导管主动脉瓣置换

（一）患者情况介绍

患者，女性，80岁，乳腺肿瘤术后、主动脉瓣狭窄、心力衰竭、冠状动脉粥样硬化性心脏病、冠状动脉旁路移植术后、高血压、2 型糖尿病、胆囊术后；超声诊断主动脉瓣重度狭窄，主动脉轻度反流，二尖瓣中度反流，左心功能降低（重度）。主动脉流速最大 4.1m/s，有效瓣口面积 0.5 cm²，最大压差 80mmHg，平均压差 42mmHg，左心室舒张末期内径（LVEDD）52mm，左心室射血分数（LVEF）23%。由于患者体质较弱、合并症较多，经过充分评估，多学科专家会诊，STS 评分 16 分，心脏团队共同决定给此患者行 TAVR。术前门控全心动周期主动脉根部评估结果显示：主动脉瓣环直径 81mm，面积 494.1mm²，平均 25.8mm。左心室流出道直径 80.08mm，面积 489mm²，21.6mm×28.6mm。主动脉直径 98.47mm，27mm×30mm×28mm。窦管结合部直径 81.64mm，27mm×25mm。升主动脉直径 102mm，31mm×33mm。左冠脉高度距离 16mm，右冠脉高度距离 15mm。相关检查情况见图 5-1-321～图 5-1-328。

（二）心脏团队讨论后手术预案

瓣膜：Venus A 瓣膜。

瓣膜大小：推荐 26mm 瓣膜，22mm 球囊预扩，以避免根部破裂。

手术路径：右侧股动脉主入路，左侧股动脉体外膜肺氧合，左桡动脉辅助入路。

麻醉方式：全身麻醉。

体外循环：体外膜肺氧合支持下 TAVR。

手术过程见图 5-1-329～图 5-1-333。

术后超声复查，左心室射血分数恢复到 55%。

（三）专家点评

（1）患者为老年女性，高龄，34 年前因"乳腺肿瘤"行乳腺手术，术后恢复良好；10 年前因"胆结石"行胆囊切除术；5 年前于外院行冠状动脉旁路移植术，术中搭 4 支桥，术后恢复良好；有"高血压""糖尿病"数年，STS 评分达到 16 分，外科换瓣手术风险极高，尤其是在主动脉瓣狭窄疾病进展的后期，术前血流动力学不稳定和围术期血流动力学恶化的风险很高，此患者的主动脉最大跨瓣压差 123mmHg，左心室射血分数 23%，提示患者主动脉狭窄程度非常严重合并左心室功能障碍，体外膜肺氧合近 8% 是在左心室射血分数＜30% 的患者中进行的，优化这些患者的血流动力学以预防围术期并发症是至关重要的。

（2）患者 CTA 扫描显示环状主动脉钙化，尤其累及升主动脉或主动脉弓部。这类患者行传统主动脉瓣置换术时脑卒中和主动脉损伤的发生率明显增加，正因为如此，瓷化主动脉才被列入主动脉瓣置换术的相对禁忌证。而且瓷化主动脉患者更容易合并冠状动脉病变，同样，瓷化主动脉患者卒中发生率和住院死亡率均高于非瓷化主动脉患者。患者的瓣叶为重度钙化，瓣叶高钙化导致 20mm 球囊 2 次预扩张时向流出道滑脱，并没有对钙化瓣膜进行有利的预扩张，所以出现瓣膜植入时受挤压而向心室下移的情况，从而导致植入过深。

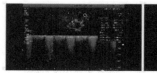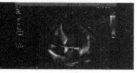

主要测值(单位.cm)

| LVDD | 5.2 | VDSS | 4.0 | IVS | 1.5 | LVPW | 0.7 | RV前后径 | 2.7 | RV基底部 | 3.3 | RV长径 | 3.6 | RVW | 0.4 |
| LA前后径 | 4.7 | LA短径 | 4.6 | LA长径 | 5.3 | RA短轻 | 3.5 | RA长径 | 4.1 | AO根部 | 2.3 | MPA | 2.4 | IVC | 1.2 |

描述:
1.M型+二维+彩色多普勒:
(1)左心房、左心室扩大,右心房室腔大小正常
(2)升主动脉未见异常。主肺动脉未见异常
(3)室间隔心肌肥厚,左心室游离壁心肌厚度正常
(4)主动脉瓣叶明显增厚、钙化,开放受限,收缩期最大血流速度4.5m/s,最大跨瓣压差80mmHg,平均跨瓣压差42mHg,连续方程法估测有效血流解口面积约0.5cm',舒张期见轻度反流。二尖瓣环明显钙化,收缩期见轻度反流;三尖瓣收缩期见轻度反流。肺动脉瓣未见异常反流
(5)心包腔内未见液性暗区
2.彩色室壁动力学+超声斑点追踪+组织多普勒:左心室前壁、侧壁、下壁中间段至心尖段运动减低
3.左心室收缩功能测定+舒张功能测定+声学定量分析:LVEF38%,FS20%,E/A0.6,EDT151ms,e' 3.6cm/s
4.右心室功能测定:IAPSE 2.0cm
5.肺动脉压力测定:PASP 34mmHg

结论: 1.冠状动脉旁路移植术后
　　　　左心室壁节段性运动异常
　　　　左心功能减低(左心房扩大、左心室扩大)
　　　 2.心脏瓣膜病
　　　　主动脉瓣狭窄(重度),主动脉瓣反流(轻度)
　　　　二尖瓣反流(轻度),三尖瓣反流(轻度)
　　　 3.肺动脉高压(轻度)
　　　 4.室间隔心肌肥厚

图 5-1-321　TAVR 术前冠状动脉评估

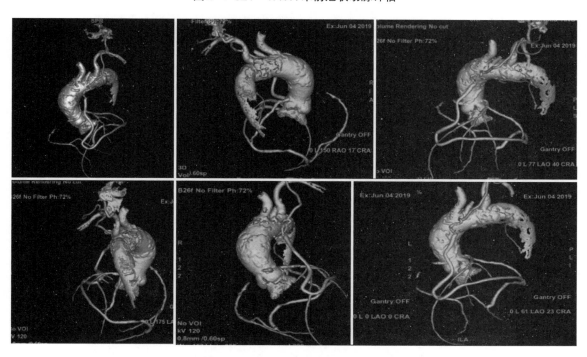

图 5-1-322　CTA 显示冠状动脉旁路移植术后桥血管与冠状动脉血管通畅

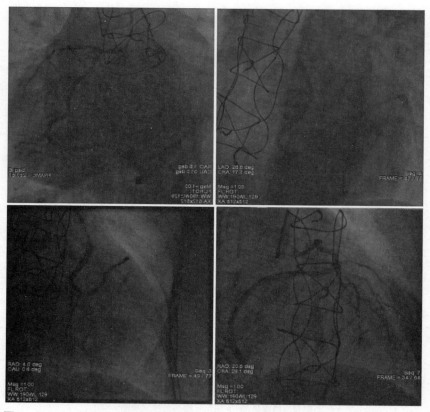

图 5-1-323　冠状脉造影显示冠状动脉旁路移植术后桥血管与冠状动脉血管通畅

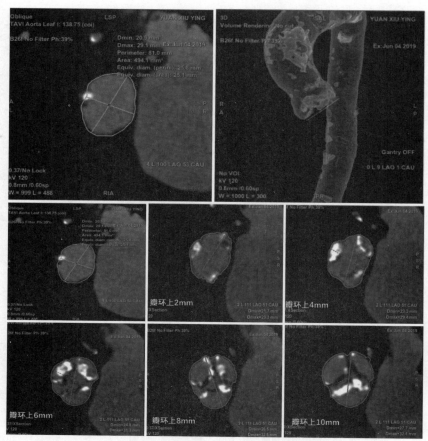

图 5-1-324　术前门控 CTA 扫描主动脉根部评估，瓣上结构选瓣，根据瓣上结构，2、4、6、8、10 层面测量数据，预计 22mm 球囊预扩张，匹配 26mm 瓣膜

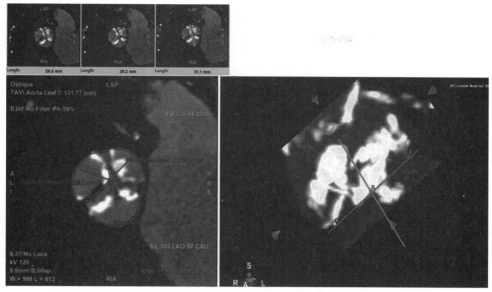

图 5-1-325 术前门控 CTA 扫描瓣膜重度钙化

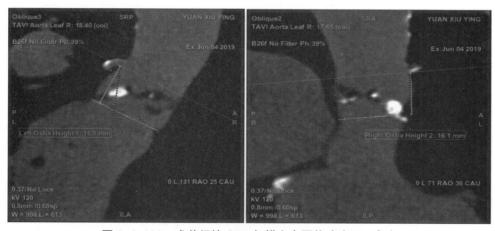

图 5-1-326 术前门控 CTA 扫描左右冠状动脉开口高度

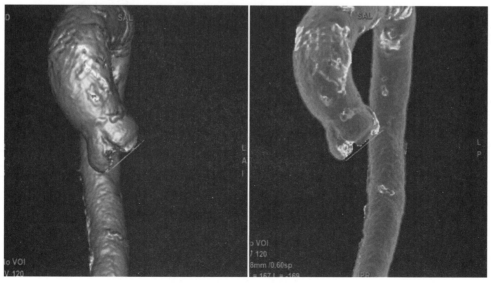

图 5-1-327 术前门控 CTA 扫描瓷化主动脉弓

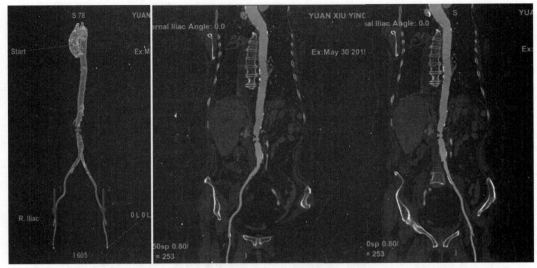

图 5-1-328　外周入路

右侧股动脉主入路，左侧股动静脉 ECMO

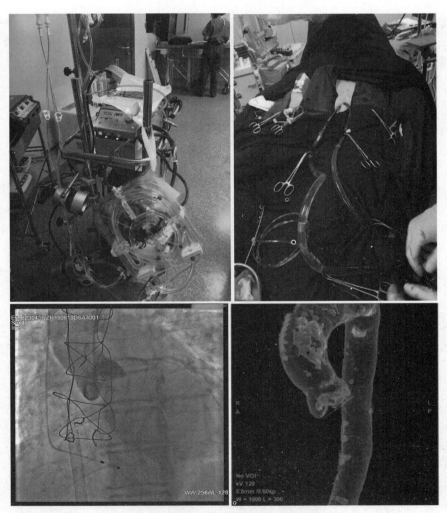

图 5-1-329　主动脉根部造影

观察主动脉瓣叶活动、冠状动脉供血及瓣叶钙化情况，判断术前 CT 扫描给出的投射角度是否 3 个主动脉窦底面在一个水平面

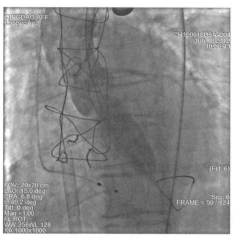

图 5-1-330 选择 22mm 纽曼球囊，2 次预扩张，球囊滑动明显

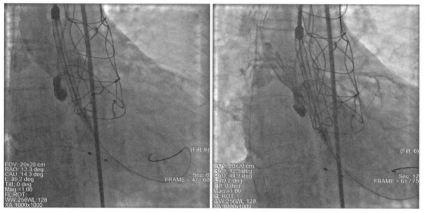

图 5-1-331 选择 26mm Venus A 植入，位置略深，造影有重度瓣周漏。超声监测：瓣膜位置略深，左冠窦方向重度瓣周漏，遂决定进行后扩张

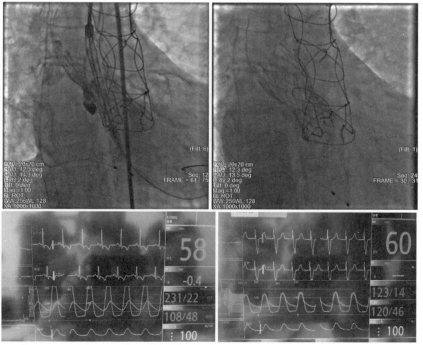

图 5-1-332 22mm 纽曼球囊后扩张后仍然有轻度瓣周漏，同样的路径再次植入 26mm Venus A 瓣膜，根部造影瓣周漏明显减少，术前压差 100mmHg，术后压差 3mmHg 瓣周漏微量

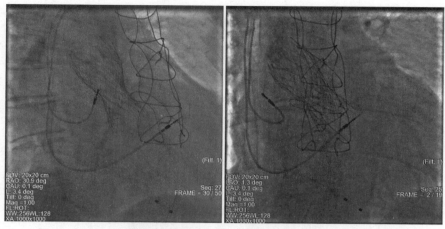

图 5-1-333　术后发生三度完全性房室传导阻滞，植入永久双腔起搏器

（3）此患者射血分数极低，23%，行 TAVR 是可行且获益的。低 LVEF 患者相较于高 LVEF 患者而言，通常预后更差。极低射血分数患者行 TAVR 时，出现循环崩溃的可能性很高，所以需要体外膜肺氧合的支持。此例患者在体外膜肺氧合的支持下，术中球囊扩张，瓣膜植入过程，患者的血流动力学非常稳定，术毕，体外膜肺氧合辅助逐渐减量停机，撤离，辅助时间 102min。

（4）Venus A 瓣膜主要针对瓣叶钙化比例高的情况，Venus A 瓣膜设计上具有更强的径向支撑力，由于没有有效的预扩张，瓣膜发生术中移位和下滑，本例患者术中瓣膜发生下滑前冲，造成接近重度的瓣周漏。经过球囊后扩效果不是很满意的情况下，采用第 2 个支架瓣膜略高植入的方法，第一个支架瓣膜也起到了更好的支持固定作用，因此第 2 个瓣膜位置比较满意，瓣周漏很轻，而且流速压差也很满意。

（5）入路选择：本例患者多发性外周动脉斑块并伴有瓷化主动脉，右侧股动脉为瓣膜的输送入路，左侧股动脉、股静脉作为体外膜肺氧合选用，左侧桡动脉作为辅助入路，在进行瓣膜植入过程中，摇摆式推送瓣膜，缓慢过弓，以减少输送操作对管壁钙化的牵拉和刺激，减少钙化脱落，降低梗阻的发生率。

三十五、经典病例分享三十五：高龄横位心患者不插管经股动脉经导管主动脉瓣植入手术

（一）患者情况介绍

患者，男性，92 岁，因"胸闷气促半月余"入院。诊断：主动脉瓣二叶式畸形主动脉瓣钙化、狭窄（重度）伴轻度反流；高血压；心房颤动；心功能Ⅳ级；肺部感染；慢性支气管炎伴肺气肿。入院心脏超声发现射血分数明显降低：用左心室压力分数（880mmHg/s）；校正的心左室射血分数为 30%；冠状动脉 CTA：左主干、左前降支、左回旋支及右冠状动脉近段钙化斑块形成伴管腔轻度狭窄。经多学科评估、与患者及其家属沟通后，心脏团队共同决定给此患者行 TAVI，麻醉方式采用深度镇静不插管。

术前 CT 测量结果：0 型二叶主动脉瓣，重度钙化（钙化评分 894.1 mm³），右冠状动脉开口位置较高（16.6mm），左冠状动脉开口高（20.6mm），主动脉窦结构大小可（29.1mm×38.7mm；平均 33.9mm），心脏呈横位，角度约为 70°，左心室可见增大，窦管结合部（STJ）平均 34.2mm，升主动脉未见明显扩张（平均 38.4mm），左心室流出道平均 25mm，双侧股动脉可，推荐右侧股动脉作为主入路。推荐瓣膜型号为 23mm 及 26mm，推荐 20mm 球囊预扩后进一步确认瓣膜型号。

手术过程见图 5-1-334 ～图 5-1-342。

（二）专家点评

（1）患者为高龄男性，肺功能差，心脏射血分数低，STS 评分显示本例患者为高危外科手术患者，选择 TAVI 策略正确。

（2）对于高龄、肺部情况差、全身麻醉风险大的患者，选择强化镇静不插管，可显著减轻深度麻醉及气管插管所致的心血管刺激反应，以

及降低术后肺部感染风险。术中若需要中转开胸，　　　在强化镇静下快速插管也能很快完成。

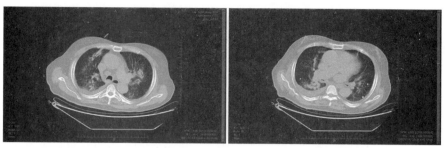

图 5-1-334　术前肺部 CT 提示双肺斑片状高密度影，肺水肿可能性大，右肺中叶肺大疱。双侧胸腔积液。心影增大

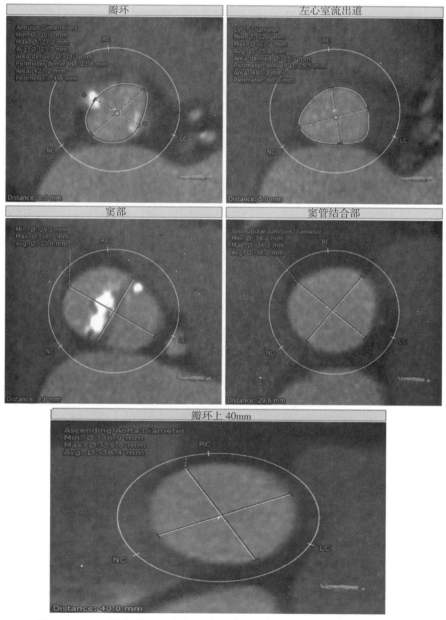

图 5-1-335　评估瓣环、左心室流出道、窦部、窦管结合部及升主动脉

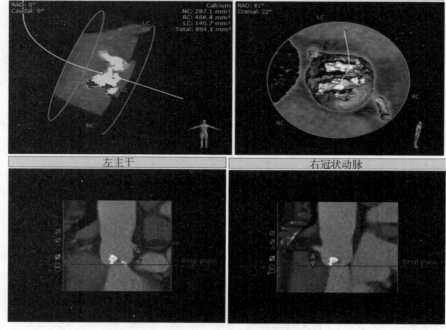

图 5-1-336　钙化评分及分布

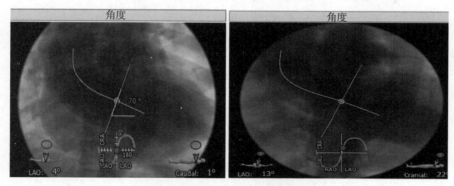

图 5-1-337　心脏角度及投照角度

（3）该患者心功能差，射血分数仅 30%，术前心力衰竭明显，术前需积极抗心力衰竭治疗，并做好各种预案准备：①术中考虑心脏耐受性差，容易循环崩溃，先根据瓣环大小预装一个瓣膜（本例预装 26mm 瓣膜备用），尽量减少手术时间；②术中体外湿备，如出现循环难以维持等意外情况，可马上转流支持；③左侧股动脉留 6F 鞘管可随时转插股动脉插管，左侧股静脉留置 4F 鞘备用，护士洗手台准备好 2.6M 泥鳅交换导丝，可准备随时插股静脉插管接体外循环机。

（4）该患者瓣环大小为 23.8mm，按 oversize 3 ～ 6mm 原则要选 26 号或 29 号瓣膜，但考虑

患者为 0 型二叶主动脉瓣，重度钙化，考虑降低瓣膜大小，术中 20mm 球囊预扩球囊侧大小确定最后瓣膜型号。本例患者采用 20mm 球囊轻腰征，无反流，考虑患者钙化很严重，前扩可能不充分，因此直接选择 26mm 瓣膜，术后予以 22mm 球囊后扩。之所以不再用 22 号球囊前扩，是因为这样一个高危的患者，尽快恢复血流动力学是第一位的，如果多次球囊前扩操作会极大增加患者风险。待植入瓣膜后，患者流出道通畅并且冠状动脉血流改善后几分钟，再去后扩张会更加从容和安全。

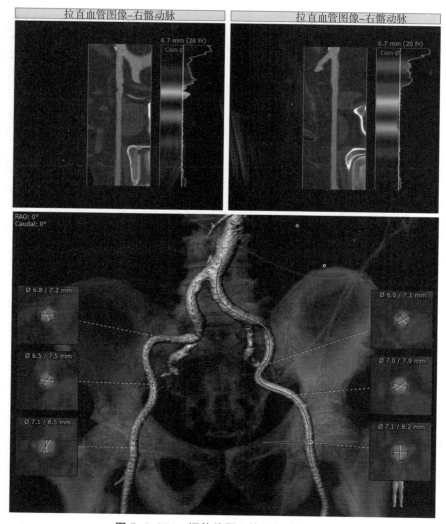

图 5-1-338　评估外周血管及入路选择等

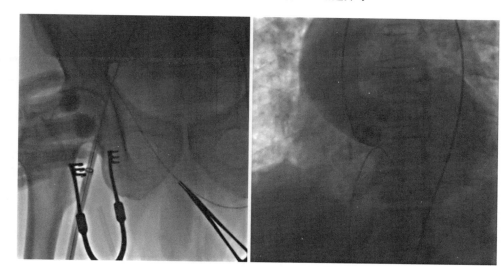

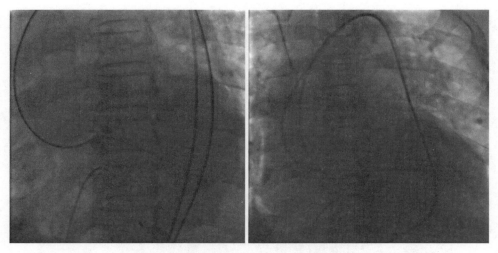

图 5-1-339　右侧股动脉切开，直视选择较为正常柔软区域进行穿刺，轻柔操作，顺利植入大鞘；主动脉根部造影提示重度二叶主动脉瓣狭窄；导丝跨瓣后测量跨瓣膜压差，心脏呈横位

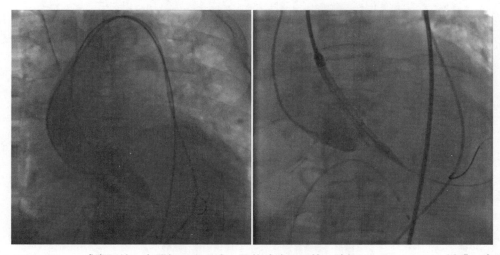

图 5-1-340　20mm 球囊预扩，有腰征，无反流，冠状动脉无阻挡。选择 26mm Venus A 瓣膜，高位释放

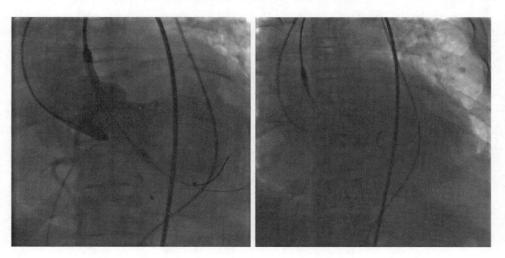

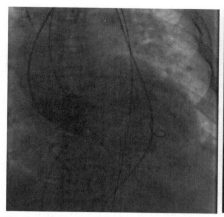
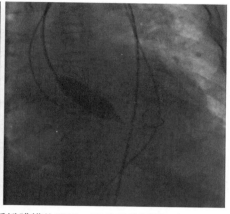

图 5-1-341　瓣膜释放过程中，逐渐滑向标准位置，释放后瓣膜横位明显，释放后造影提示轻中度反流，遂予以 22mm 球囊后扩 1 次

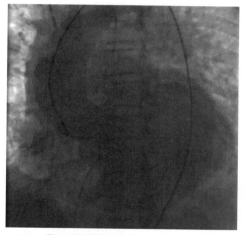

图 5-1-342　最后造影提示冠状动脉无阻挡，反流微量，效果良好

（5）横位心患者，升主动脉和左心室长轴夹角过大，容易导致输送系统过瓣膜困难，有时需要圈套器辅助跨瓣，该病例横位心夹角高达

70°，术前笔者预估跨瓣困难准备了圈套器方案，但在术中操作时发现，在输送系统到达瓣膜位置后，通过牵拉输送系统和超硬钢丝能使升主动脉和左心的角度变小，无须圈套器的帮助就能够轻松过瓣口，简化了手术操作，但在牵拉时要注意非常缓慢用力，避免切割损伤主动脉壁和瓣膜等。

（6）该瓣膜为 0 型二叶主动脉瓣，重度钙化，瓣膜上方的阻力较大，瓣膜容易下滑，因此其释放需要注意考虑尽可能高位或接近零位开始释放，预留下滑空间；在血流动力学稳定的情况下，开花后释放尽可能缓慢，使支架瓣膜与自身瓣膜能充分接触贴合，尽可能增大径向支撑力，以减少瓣膜下滑的可能。本例最终瓣膜位置稍下滑到标准位，达到较理想位置。

第二节　J-Valve 瓣膜病例专家点评

一、经典病例分享三十六：重度非对称钙化性主动脉瓣狭窄

（一）患者情况介绍

患者，女性，78 岁，诊断为主动脉瓣重度狭窄伴中重度反流，升主动脉增宽。术前 CT 测量结果：三叶式，瓣叶明显不均匀增厚，可见多发斑点团片结节状钙化，瓣环未见明确钙化，瓣环长径 27.6mm；短径 22.0mm；瓣环面积 486mm²；周长 84mm；瓣口开放面积 70mm²；主动脉窦宽约为 36.8mm×35.1mm×33.0mm；左心室流出道管径 29.6mm×20.2mm，面积约为 466mm²；升主动脉窦管结合部管径 35.1mm× 31.5mm，瓣环上 40mm 处升主动脉管径约为 43.9mm×42.3mm，左冠状动脉开口距离瓣环 16.6mm，右冠状动脉开口距离瓣环 9.1mm。计划使用杰成 J-Valve 瓣膜，优选 25mm，备选 27mm。

手术过程见图 5-2-1 ～图 5-2-8。

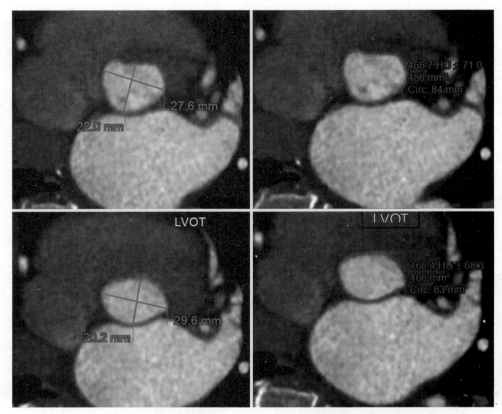

图 5-2-1　术前门控 CT 提示瓣环、左心室流出道（LVOT）面积周长及瓣环形态

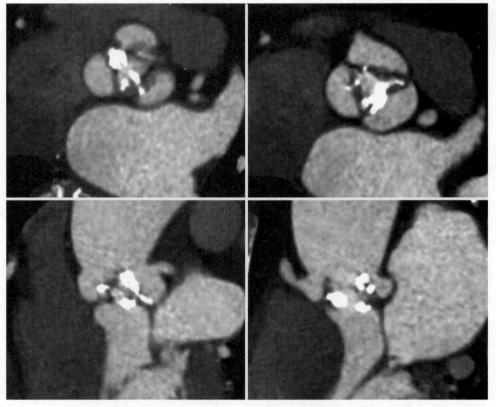

图 5-2-2　主动脉瓣膜呈三叶式，右无冠瓣交界及左冠瓣可见 2 处团块状钙化影响主动脉瓣口

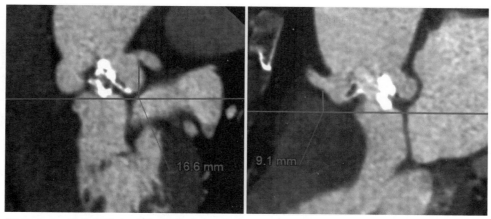

图 5-2-3 术前门控 CT 显示冠状动脉开口高度，左冠瓣钙化有阻塞左冠状动脉开口的风险

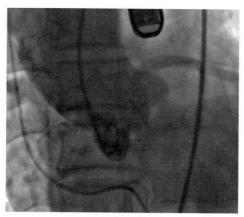

图 5-2-4 主动脉根部造影提示瓣膜严重钙化，重度狭窄合并关闭不全，瓣窦底部位于同一平面，左右冠状动脉显影良好

（二）专家点评

（1）该病例在术前冠状动脉 CTA 扫描中提示右无冠瓣交界及左冠瓣可见 2 处团块状钙化影

响主动脉瓣口。术前球囊扩张可见明显腰征出现。对于 J-Valve 瓣膜，由于其径向支撑力相对较小，对出现腰征的瓣膜钙化需加倍小心，瓣膜自膨胀的支撑力可能无法推开钙化瓣叶，导致瓣膜移位。

（2）尝试释放第一个瓣膜时确认定位键及瓣膜均已到位后释放瓣膜，当瓣膜扩张过程中和定位键一起向上移位，可能是由于瓣膜径向支撑力不足，扩张速度较慢，被左心室血流推向远方造成中度瓣周漏，遂决定植入瓣中瓣补救。考虑原定位键已固定于高位，新瓣膜定位键无法进入瓣窦，遂拆除定位键，将第 2 个支架瓣膜中段定位于主动脉瓣环平面，180 次 / 分快速起搏下原位释放支架瓣膜，再以球囊后扩使第二瓣膜充分扩张紧贴第一瓣膜，此时第一瓣膜也起到了支持固定作用，瓣周漏变为轻微。

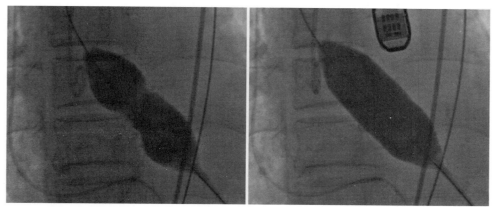

图 5-2-5 第一次球囊扩张后出现明显的腰征，再次球囊扩张后无腰征出现，同时经食管超声心动图提示主动脉瓣狭窄较前改善

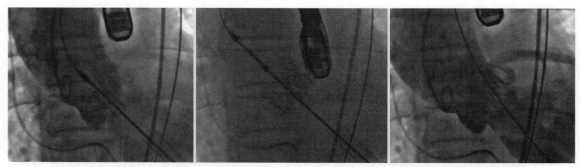

图5-2-6 释放前造影提示瓣膜位置良好，3个定位键均已进入3个瓣窦，释放过程中瓣膜及定位键逐渐上移，释放后根部造影显示瓣膜已位于瓣环平面以上，位置固定，但伴有中重度瓣周漏，遂决定行"瓣中瓣"处理

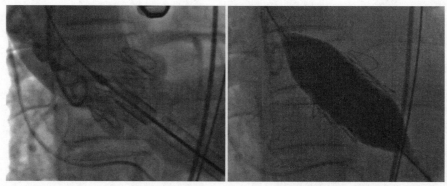

图5-2-7 此病例中使用拆除了定位键的J-Valve瓣膜行"瓣中瓣"技术，根部造影提示瓣膜位置良好，释放后再进行球囊扩张，使瓣膜完全扩张并与上一个瓣膜贴合

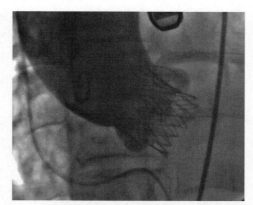

图5-2-8 主动脉根部造影提示介入瓣膜位置良好，经食管超声心动图提示轻微瓣周漏

（3）该病例术前冠状动脉CTA扫描提示右冠状动脉开口较低，左冠窦小且左冠瓣钙化有阻塞左冠状动脉开口的风险，术中第一次瓣膜释放失败，支架瓣膜已高于窦管结合部，左右冠状动脉仍显影良好。已有文章对J-Valve瓣膜对于冠状动脉开口的保护作用进行了报道。

二、经典病例分享三十七：无钙化单纯主动脉瓣反流伴极低左冠开口

（一）患者情况介绍

患者，男性，79岁，诊断为主动脉瓣重度反流、心房颤动、消化道出血史。术前CT测量结果：三叶式，瓣叶明显不均匀增厚，右冠瓣可见细小点状钙化，瓣环未见明确钙化，瓣环长径29.6mm；短径23.9mm；瓣环面积536mm²；周长86mm；瓣口开放面积366mm²；主动脉窦宽约为37.0mm×36.0mm×36.7mm；左心室流出道管径29.1mm×23.0mm，面积约为532mm²；升主动脉窦管结合部管径36.1mm×33.8mm，瓣环上40mm处升主动脉管径约为42.4mm×39.3mm，左冠状动脉开口距离瓣环6.3mm，右冠状动脉开口距离瓣环15.3mm。计划使用杰成J-Valve瓣膜，优选29mm。

手术过程见图5-2-9～图5-2-13。

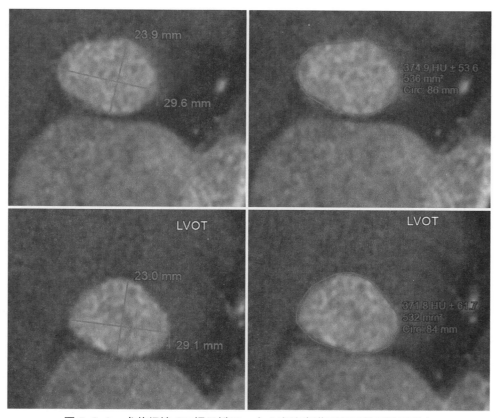

图 5-2-9 术前门控 CT 提示瓣环、左心室流出道面积周长及瓣环形态

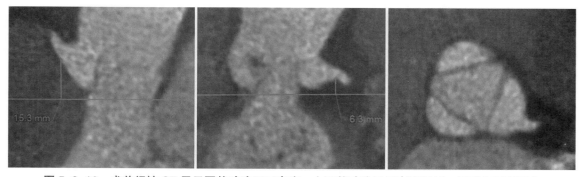

图 5-2-10 术前门控 CT 显示冠状动脉开口高度，左冠状动脉开口高度极低，同时左冠窦不大

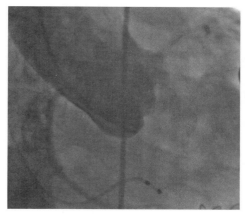

图 5-2-11 主动脉根部造影提示瓣膜无钙化，重度关闭不全，瓣窦底部位于同一平面，左右冠状动脉显影良好

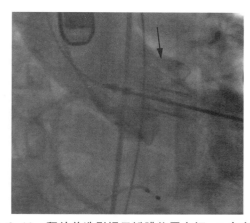

图 5-2-12 释放前造影提示瓣膜位置良好，3 个定位键均已进入 3 个瓣窦，左冠状动脉定位键已高于左冠状动脉开口平面，位置确认后释放瓣膜

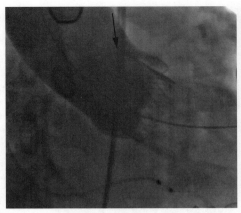

图 5-2-13　主动脉根部造影提示介入瓣膜位置良好，经食管超声心动图提示轻微瓣周漏，左冠状动脉开口位于瓣膜定位键中段，显影良好

（二）专家点评

（1）J-Valve 瓣膜的 3 个定位键在设计之初是为了保证术者操作时瓣膜能准确定位，避免移位。在临床使用过程中发现其对冠状动脉开口有保护作用。其保护机制可能是定位键坐落于瓣窦底部，保证了瓣叶无论是否有钙化，都将被定位键限定于瓣窦底所在平面以内，与窦内冠状动脉开口保持一定的距离。同时支架瓣膜本身与定位键属于联动系统，只要定位键准确进入瓣窦，则相应的瓣膜支架就没有覆膜，血液可经过支架网孔进入瓣窦。

（2）该病例左冠状动脉开口高度仅 6.3mm，瓣窦 < 30mm，瓣膜释放前根部造影可见左冠状动脉开口仅位于定位键中段（图 5-2-12）。瓣膜释放后根部造影可见左冠状动脉开口位于定位键中段外侧，显影良好。因此对于冠状动脉开口高危的患者，J-Valve 瓣膜可作为优先选择。

三、经典病例分享三十八：大瓣环无钙化单纯主动脉瓣反流

（一）患者情况介绍

患者，男性，70 岁，诊断为主动脉瓣重度反流，二尖瓣中重度反流，LVEF 28%，心房颤动。术前 CT 测量结果：三叶式，瓣叶明显不均匀增厚，右冠瓣可见结节片状钙化，瓣环未见明确钙化，瓣环长径 35.3mm；短径 23.4mm；瓣环面积 653mm^2；周长 97mm；瓣口开放面积 366mm^2；主动脉窦宽约为 45.2mm × 41.9mm × 45.8mm；左心室流出道管径 43.9mm × 31.9mm，面积约为 1002mm^2；升主动脉窦管结合部管径 39.0mm × 38.2mm，瓣环上 40mm 处升主动脉管径约为 38.6mm × 36.9mm，左冠状动脉开口距离瓣环 20.0mm，右冠状动脉开口距离瓣环 21.8mm。计划使用杰成 J-Valve 瓣膜，优选 29mm。

相关检查与手术过程见图 5-2-14～图 5-2-18。

（二）专家点评

（1）Sapien3、CoreValve Evolute、JenaValve 及 J-Valve 等多款瓣膜已反复尝试被用于无钙化的单纯主动脉瓣关闭不全病例治疗。目前国内成功率最高、效果最好的瓣膜是 J-Valve 瓣膜。特别是对于大瓣环病例，J-Valve 瓣膜可加片和加绳改良装载，优势远较传统瓣膜明显，但是目前尚无法判断其能使用的最大瓣环直径。

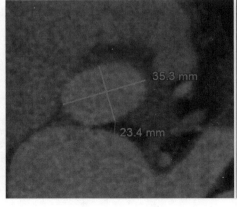

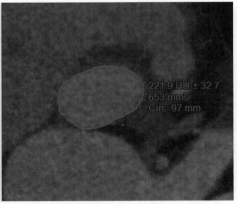

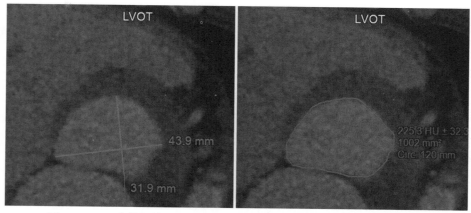

图 5-2-14 术前门控 CT 提示瓣环、左心室流出道面积周长及瓣环形态

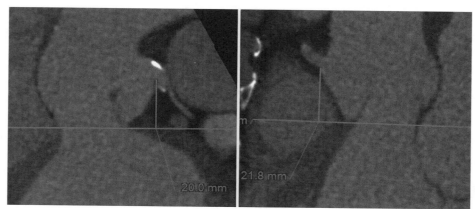

图 5-2-15 术前门控 CT 显示冠状动脉开口高度

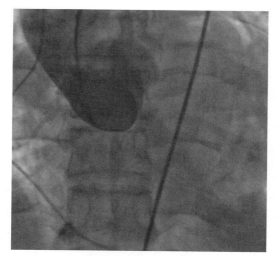

图 5-2-16 主动脉根部造影提示瓣膜无钙化,重度关闭不全,瓣窦底部位于同一平面,左右冠状动脉显影良好

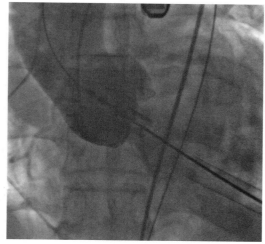

图 5-2-17 释放前造影提示瓣膜位置良好,3 个定位键均已进入 3 个瓣窦,左冠状动脉定位键已高于左冠状动脉开口平面,位置确认后释放瓣膜。瓣膜释放全程均用 3-0 普鲁灵线悬吊于瓣膜支架低端牵引,直至植入器退出

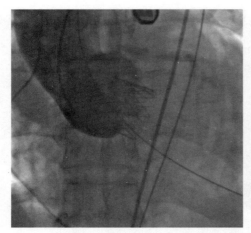

图 5-2-18 主动脉根部造影提示介入瓣膜位置固定良好，经食管超声心动图提示轻微瓣周漏

（2）本病例瓣环周长 97mm，预测直径

30.9mm，拟使用 29mm J-Valve 瓣膜，大小下降 6.15%。对于此类超大瓣环病例，笔者常规会在支架瓣膜的支架底端按等边三角形捆绑 3 根 3-0 普鲁灵线，支架瓣膜装载进植入器后普鲁灵线固定于植入器外侧。按常规步骤完成瓣膜释放，植入器退出心尖，3 根预留普鲁灵线由术者控制悬吊于心尖外，待经食管超声心动图确认瓣膜支架固定后逐一释放普鲁灵线，每释放一根线须观察数秒，确定瓣膜无移位后再释放下一根线。如普鲁灵线释放前发现支架瓣膜有移位征象，可考虑将普鲁灵线分别缝合固定于心尖，有可能避免瓣膜移位。但是笔者所在中心尚未发生需将普鲁灵线固定于心尖的病例。

第三节　VitaFlow 瓣膜病例专家点评

一、经典病例分享三十九：经颈动脉经导管主动脉瓣置换

（一）患者情况介绍

患者，女性，82 岁，因"反复活动后胸闷、气促 1 年"，于 2015 年 11 月 2 日入院。患者近 1 年来反复出现活动后胸闷、气促，无胸痛、晕厥等症状。既往有高血压史 20 余年，慢性阻塞性肺疾病 10 余年。查体：脉搏 70 次 / 分，血压 130/70 mmHg（1mmHg=0.133kPa），呼吸 18 次 / 分；双肺呼吸音清，未闻及干、湿啰音；心浊音界临界大小，心率 70 次 / 分，律齐，主动脉瓣听诊区可闻及 3/6 级收缩期喷射样杂音；腹软，肝脾肋下未触及；双下肢无水肿。经胸超声心动图：主动脉瓣显著增厚、钙化，平均跨瓣压差 70mmHg，轻度主动脉瓣反流，其余瓣膜未见异常；左心室壁轻度肥厚，左心室舒张末期内径 44 mm；左心室射血分数 69%。CT 血管成像（CTA）显示见图 5-3-1、图 5-3-2。入院诊断：重度钙化性主动脉瓣狭窄，心功能Ⅲ级（NYHA 心功能分级），高血压。患者合并重度肺功能不全，STS 评分为 8.6 分，外科手术高危，因此决定行 TAVR。患者股动脉偏细，遂选择左颈动脉途径。

（二）手术过程

手术过程见图 5-3-3 ～图 5-3-10。

患者于术后 8 天康复出院，并完成 1 个月的随访。术后症状明显改善，术后 1 个月心功能为Ⅱ级（NYHA 心功能分级）。术后 1 周和 1 个月的超声心动图检查显示，人工瓣膜位置良好，生物瓣功能正常，跨瓣压差峰值 25mmHg，轻微瓣周漏。围术期及随访期间未发生不良心脑血管事件。

（三）专家点评

（1）目前 TAVI 主要的入路为经股动脉入路和经心尖入路，其他入路也有少量报道。常用的入路有自己的优点，但也有各自的缺点。相对于经锁骨下动脉入路，经颈动脉入路笔直，不容易损伤血管，易于控制；而相对于经升主动脉入路，其位置表浅，出血易于察觉和处理。因此，经颈动脉入路行 TAVR 具有一定的优势。当以经股动脉入路难以实施时，越来越多研究显示，经颈动脉入路行 TAVR 可作为备选方案。笔者所在中心自 2014 年实施亚洲首例经颈动脉入路 TAVR 以来，完成 30 多例，证实该技术安全可靠。值得注意的是，亚洲人身材普遍比欧美人瘦小，其股动脉入路也通常比欧美人细小，相当一部分患者的股动脉条件难以满足 TAVR 的要求。因此，经颈动脉入路行 TAVR 对亚洲人有更高的临床价值。

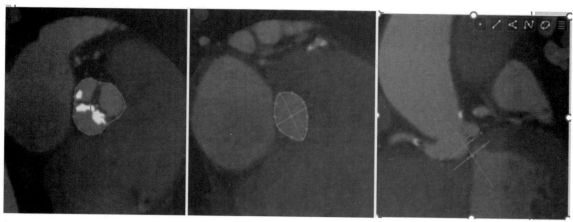

图 5-3-1 术前主动脉根部 CTA

主动脉瓣多发钙化斑块，瓣叶呈三叶式，主动脉瓣环长径 22.9 mm，短径 17.4 mm，周长 66.0 mm，左冠状动脉开口距瓣环 10.9 mm，右冠状动脉开口距瓣环 13.2 mm

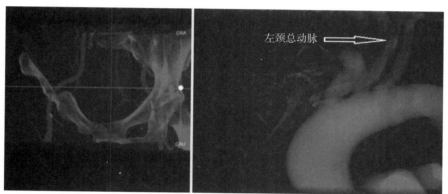

图 5-3-2 入路血管 CTA

左、右股总动脉偏细，最窄内径分别为 5.0mm 和 5.1mm；左、右颈总动脉内径未见狭窄，左颈总动脉内径 9.2mm

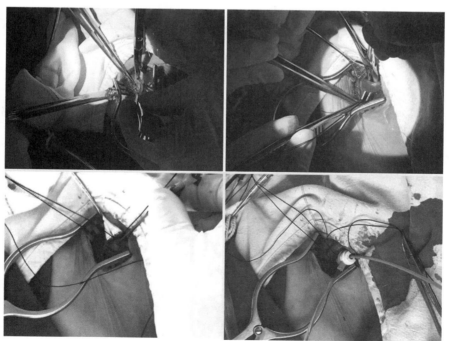

图 5-3-3 建立颈动脉入路

在左颈外侧、锁骨上处做 4cm 长切口，分离组织，显露左颈总动脉。使用 5-0 聚丙烯线在颈动脉前壁预先做一个荷包缝合，后行穿刺，植入 6 F 动脉鞘管

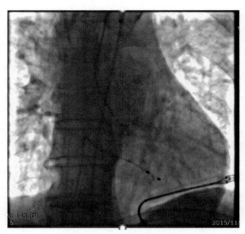

图 5-3-4　导丝跨瓣

在 Amplatzer L 导管支撑下，将 Terumo 直头超滑导丝送入左心室，顺着导丝送入 Amplatzer L 导管至左心室

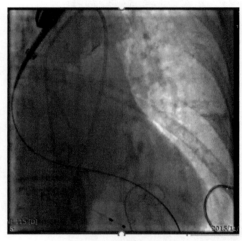

图 5-3-5　送入引导大鞘

退出 6 F 鞘管，在超硬导丝引导下缓慢将 18 F 引导鞘管（美国 Cook 公司）送至升主动脉

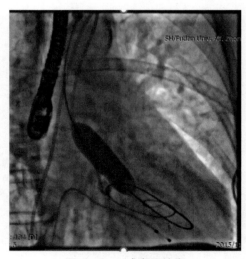

图 5-3-6　球囊预扩张

在 180 次／分心室起搏下，采用 18 mm×40 mm Zemd 扩张球囊（加拿大 Nuemed 公司）行主动脉瓣扩张 1 次

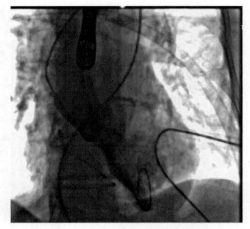

图 5-3-7　瓣膜释放前造影

退出球囊，经 18 F 鞘管送入型号为 24 mm 装配有介入性主动脉瓣膜的输送系统至瓣环处。行主动脉根部造影，调整输送鞘的位置，使瓣膜的深度在主动脉瓣环水平下 2 mm，然后固定输送鞘，开始释放瓣膜

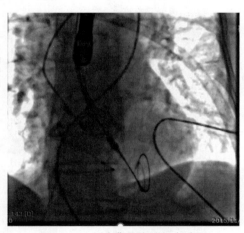

图 5-3-8　瓣膜释放过程中造影

瓣膜释放过程中，造影确认位置，根据情况微调瓣膜的位置

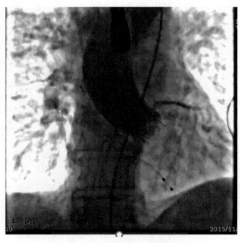

图 5-3-9　瓣膜释放后造影

当确认瓣膜处于理想位置后，完全释放瓣膜。复查主动脉造影，显示瓣膜位置满意，轻微瓣周漏，冠状动脉开口血流未受影响

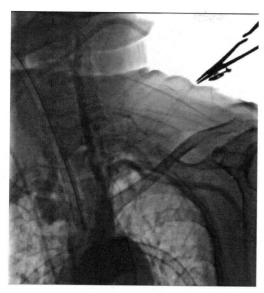

图 5-3-10　颈动脉造影

退出颈动脉鞘管，荷包缝合颈动脉穿刺口，造影确认无出血、颈动脉无狭窄后，逐层缝合皮下组织，放置皮下引流条。其余穿刺点加压包扎

（2）经颈动脉入路优点：①入路途径短且笔直，输送系统不易蓄积应力，相对稳定；②血管表浅，容易分离、缝合，局部出血容易被察觉；③血管较粗大，可进入较大鞘管；④更重要的一点是，引导鞘管可以直接到达主动脉瓣环附近，因此可以将未完全释放的自膨瓣膜拉进引导鞘管，实现瓣膜回收。

（3）经颈动脉入路也有一些局限性，最担心的是脑部损伤。因此，在早期的病例中，都进行脑血氧监测，并使用旁流技术，将腋动脉或股动脉血流引流至颈动脉远端，使送入引导鞘管和阻断近段颈动脉时，远端仍有血流供应。由于人体的大脑系统由左右两侧颈动脉、椎动脉共同供给，大脑存在 Willis 环，当构成此环的某一动脉血液减少或被阻断时，通过 Willis 环调节，血液重新分配，大脑仍能维持正常的营养和功能活动。因此，短暂阻断某一侧颈动脉多半不会造成大脑的永久性损伤。随着经验积累，术者已经不再常规使用旁分流技术，但对存在对侧颈动脉狭窄或脑血管严重狭窄者，仍需要进行脑血氧监测，必要时行旁分流技术。

（4）经颈动脉入路行 TAVR 的注意事项：①该手术需要外科医师同台，分离缝合伤口；②术者的站位与传统的股动脉途径不同，术者站在患者的左侧、头上方，操作台也放在头的左上方；③手术时应固定好引导鞘管，防止其滑动，并使之方向与血管走行一致，可使用手术大单将引导鞘管包住，然后再用钳子夹住手术大单，以协助固定引导鞘管；④缝合组织前应复查血管造影，评价颈动脉情况，查看有无出血、动脉损伤及狭窄等并发症，术后应评估有无大脑损伤；⑤颈动脉血流阻断时间要短，以免引起脑部损害。因此，18F 或 20F 引导鞘插入颈动脉的时间应尽量晚，插入后的相关操作要尽快完成。

二、经典病例分享四十：单纯主动脉瓣反流经股动脉经导管主动脉瓣置换

（一）患者情况介绍

患者，女性，81 岁，因"间断胸闷、呼吸困难 1 年，加重 1 个月"入院。

既往史：高血压 20 余年，血压控制在 130/50mmHg 左右。

NT-Pro BNP：1811.9pg/ml。

TTE：主动脉瓣右冠瓣脱垂并重度关闭不全（LV 5.5cm，EF 50%）。

冠状动脉 CTA：冠状动脉粥样硬化，左前降支中段肌桥。

STS 评分低危，但中度虚弱。

治疗方案选择：①外科开胸；②经心尖入路 TAVR；③经股动脉入路 TAVR。综合心脏团队讨论及患方意见，最终选择经股动脉入路 TAVR。术前 CT 评估见图 5-3-11 ～图 5-3-15。

右侧股动脉入路，单纯反流无须球囊扩张，根据左心室流出道及瓣环周长选择 VitaFlow TAV27 瓣膜。拟低位释放，利用瓣环下 4mm 流出道提供锚定（图 5-3-16，图 5-3-17）。

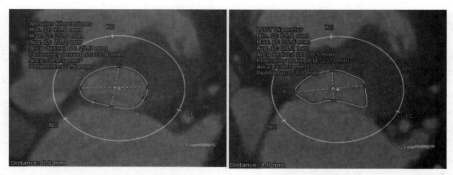

图 5-3-11 术前 CT 扫描收缩期时相主动脉瓣环周长 71.6mm、左心室流出道周长 73.3mm；舒张期时相主动脉瓣环周长 70.4mm、左心室流出道周长 76.1mm

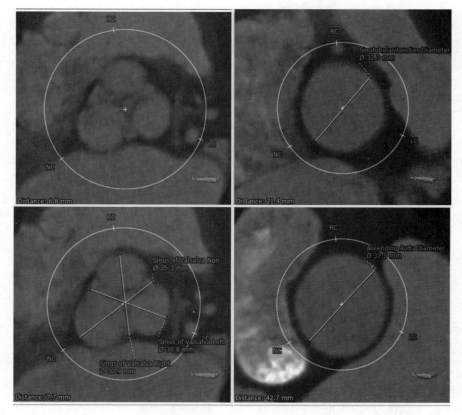

图 5-3-12 术前 CT 扫描可见瓣叶无钙化，窦部直径 33.1～36.2mm，窦管结合部直径 32.3mm，升主动脉直径 37.5mm

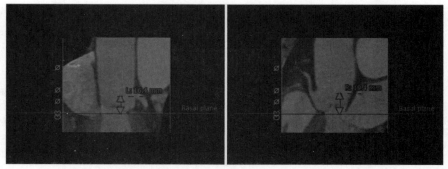

图 5-3-13 术前 CT 扫描左冠状动脉开口高度 16.4mm、右冠状动脉开口高度 19.4mm

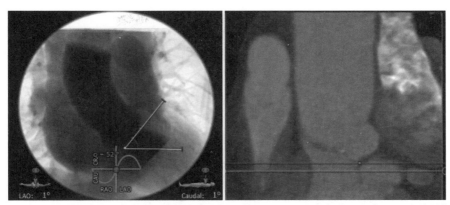

图 5-3-14 术前 CT 扫描显示心脏角度 52° 左右，左心室流出道形态类似"直筒状"

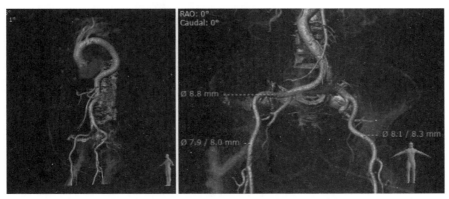

图 5-3-15 术前 CT 扫描显示外周路径稍迂曲，但血管直径较大，无钙化

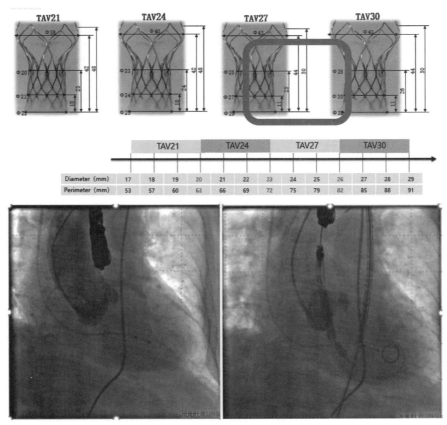

图 5-3-16 术中造影见大量反流

选取释放角度，用猪尾导管顺利跨瓣并送入加硬导丝，直接送入 VitaFlow TAV27 瓣膜，根据流出道选择低位释放

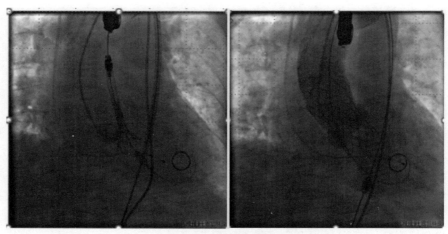

图 5-3-17　释放策略

140 次 / 分左右起搏，缓慢稳定释放，直到瓣膜底部"开花"。确定瓣膜接近或贴靠到流出道时，立即将起搏频率上调至 180 次 / 分，确定血压明显下降。快速释放瓣膜，需要一次性完全释放，让瓣膜花冠在升主动脉锚定，完全释放后停起搏器。最终造影见瓣膜位置良好，冠状动脉显影，未见瓣周漏

（二）专家点评

1.VitaFlow 瓣膜特点可以尝试应用在解剖结构适合的反流

（1）该瓣膜底边有 10mm 裙边，增加了瓣膜与左心室流出道锚定区的摩擦力，一旦锚定，瓣膜不易滑动。

（2）该瓣膜底部接近"直筒状"，瓣架硬度适中，在左心室流出道可以很好地锚定，不会因为瓣架张力太大而滑入左心室。

（3）电动释放，尤其是瓣膜张开后，快速起搏状态，需要迅速一次性释放时，稳定性较高。一旦瓣膜花冠锚定住升主动脉，则瓣膜不易移位。

2. 尽量选择合适的主动脉根部结构

（1）单纯反流患者瓣环普遍偏大，30 号 VitaFlow 瓣膜最小径为 28mm，当瓣环直径超过 28mm 时，原则上不再考虑 VitaFlow 瓣膜植入，因为此时即使采用 2 个瓣膜策略仍然会有大量瓣周漏风险（鉴于存在测量误差，最好将选择的病例平均瓣环径控制在 27mm 以内）。

（2）合适的左心室流出道，包括流出道直径和长度。因为左心室流出道是瓣膜接触的第一个锚定平面，这个"区域"是手术能否成功的关键，最理想的情况是流出道直径与瓣环直径相差不大（直筒状），同时具备一定的长度提供锚定（测量瓣环下 4mm）。

（3）窦管结合部或升主动脉还需提供至少 1 个锚定平面，与左心室流出道共同锚定，提高瓣膜植入后的稳定性。考虑瓣膜不一定完全同轴，需要升主动脉（距瓣环 40mm 高度以内）直径不超过 45mm。

3. 释放技巧

（1）起始位置一般都是低位，参考流出道长度决定。

（2）先慢后快。在瓣膜底边没有开花锚定住流出道之前，在稍快频率起搏状态下（一般 130 ～ 140 次 / 分），可以缓慢释放控制位置，一旦瓣膜底部开花，则需要快速起搏（180 ～ 200 次 / 分，使血压完全下降），并一次性完全释放瓣膜，当窦管结合部或升主动脉锚定住瓣膜花冠后，瓣膜整体是不易移动的。

三、经典病例分享四十一：主动脉瓣狭窄退行性病变经导管主动脉瓣置换

（一）患者情况介绍

患者，女性，78 岁，临床诊断为主动脉瓣重度狭窄伴轻中度反流，二尖瓣中度反流，动脉导管未闭，高血压 1 级，心功能Ⅳ级（NYHA 心功能分级），术前 STS 评分 17.21%，EuroSCORE Ⅱ 9.87%，由于体质差、合并症较多，外科开胸手术高风险，经过充分评估，多学科专家会诊，心脏团队共同决定给此患者行 TAVI。

心脏超声显示主动脉瓣二叶畸形，重度狭窄（V_{max} 584cm/s，PG 136mmHg，MG 69mmHg），轻中度反流（反流面积 4.6cm^2），二尖瓣中度

反流（反流面积 7.6cm²），左心室舒张末期内径 52mm，左心室收缩末期内径 38mm，LVEF 52%，升主动脉 39mm。术前 CT 测量结果：平均瓣环径 24.5mm，左、右冠状动脉开口位置偏低（左冠状动脉 10.3mm，右冠状动脉 11.6mm），主动脉窦（29.0mm×28.0mm×27.4mm），双侧冠状动脉开口位置偏低。左心室大小可，窦管结合部（STJ）高度 17.2mm，升主动脉轻度扩张（主肺动脉分叉处直径 39.3mm），平均左心室流出道 27.1mm（图 5-2-18～图 5-3-21）。

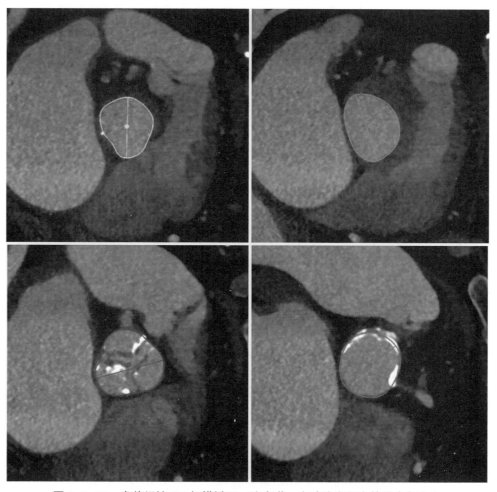

图 5-3-18 术前门控 CT 扫描瓣环、流出道、主动脉窦和窦管结合部大小

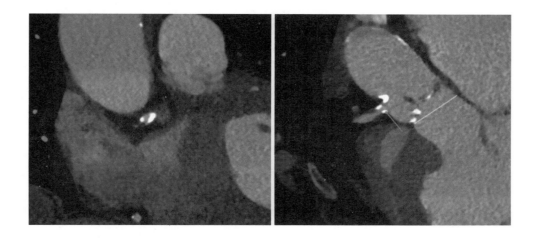

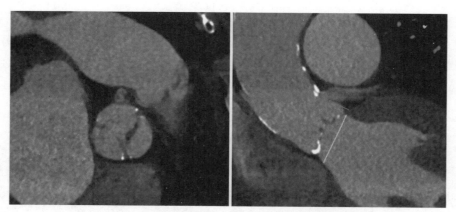

图 5-3-19　术前门控 CT 扫描左、右冠状动脉高度

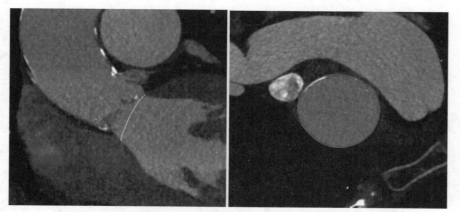

图 5-3-20　术前门控 CT 扫描显示窦管结合部高度、升主动脉

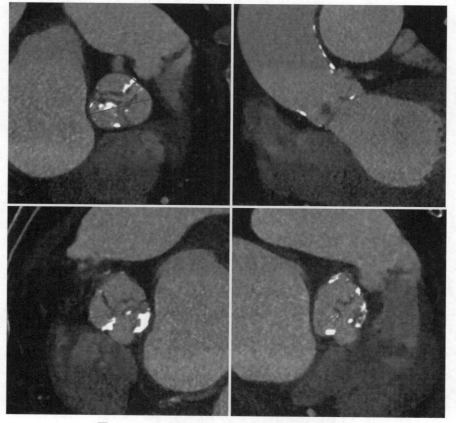

图 5-3-21　术前门控 CT 扫描显示瓣膜钙化分布

（二）心脏团队多次会诊商议手术策略

瓣膜准备：Vita Flow 瓣膜。

球囊和瓣膜大小：计划 20mm 球囊，22mm 球囊备用，瓣膜 24mm。

麻醉方式：全身麻醉，备体外循环。

手术路径：经股动脉途径，右侧股动脉切开。

主要风险：瓣膜移位，主动脉瓣环根部破裂，冠状动脉阻塞，血管并发症。

手术过程见图 5-3-22 ～图 5-3-26。

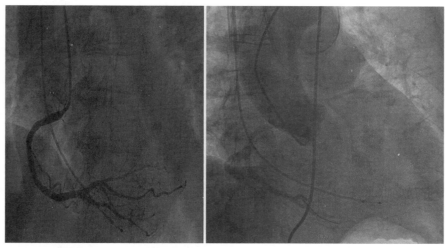

图 5-3-22 术前冠状动脉造影显示右冠状动脉开口 70% 狭窄，且患者右冠状动脉开口位置偏低，主动脉窦偏小，术中冠状动脉造影于右冠状动脉内预置冠状动脉保护导丝，必要时行球囊扩张或支架植入

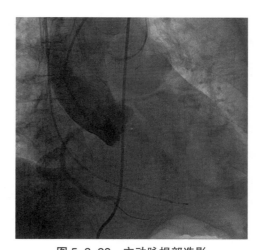

图 5-3-23 主动脉根部造影
观察主动脉瓣叶活动、冠状动脉供血及瓣叶钙化情况，判断术前 CT 扫描给出的投射角度是否 3 个主动脉窦底面在一个水平面

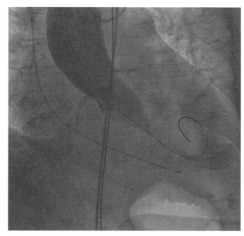

图 5-3-24 依次应用 20mm、22mm 球囊，在 200 次 / 分快速起搏下扩张打开钙化狭窄的瓣叶。同时行根部造影，观察有无狭窄扩张的腰征，并观察冠状动脉血流情况。此病例球囊扩张造影显示有腰征，无漏，瓣叶扩张良好，显影良好，因此计划选择 24mm VitaFlow 瓣膜

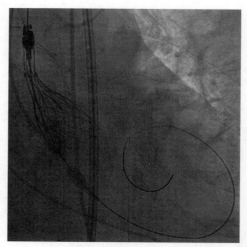

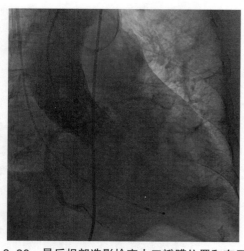

图 5-3-25　经股动脉入路植入 24mm VitaFlow 瓣膜，通过精准定位，在 130 次 / 分快心室率起搏下，瓣膜正常位置逐渐释放，取代之前狭窄的瓣膜

图 5-3-26　最后根部造影检查人工瓣膜位置和有无明显反流，结果显示瓣膜释放位置与预期一致，冠状动脉血流正常，主动脉根部无夹层、内膜损伤等异常。经食管超声心动图显示瓣膜位置功能良好，没有瓣膜中心性反流及瓣周漏，跨瓣压差不大，血流速度不快

第四节　Sapien 3 瓣膜病例专家点评

一、经典病例分享四十二：主动脉瓣退行性病变伴二叶瓣重度狭窄经导管主动脉瓣置换

（一）患者情况介绍

患者，男性，77 岁，临床诊断为主动脉瓣重度狭窄，二尖瓣关闭不全（中度），既往糖尿病病史 5 年，心脏团队共同决定给此患者行 TAVR。

术前超声检查结果：心脏超声显示主动脉瓣呈二瓣，重度狭窄（V_{max} 627cm/s，PG 157mmHg，平均压差 86mmHg），轻度反流，左心室舒张末期内径 42mm，收缩末期内径 23mm，LVEF 62%，升主动脉 40mm。

术前 CT 测量结果：0 型二叶瓣，瓣环面积 583.8mm^2，左心室流出道面积 568mm^2，瓣叶及瓣叶交界处均可见重度钙化，柱状钙化从瓣环平面延伸至左心室流出道。左冠状动脉开口于左冠窦，左冠高度 13mm，右冠状动脉开口于右冠窦，右冠高度 23.5mm，法式窦大小 26.9mm×42.1mm，心脏呈横位，角度约为 76°。窦管结合部 STJ 平均 40.2mm，升主动脉扩张（瓣环上 63mm 处直径 48.1mm）。计划使用 26mm Sapien 3 瓣膜。术前检查及手术过程见图 5-4-1 ～图 5-4-8。

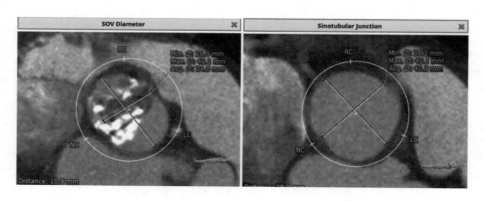

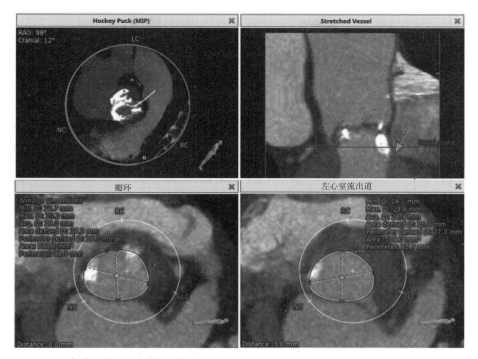

图 5-4-1　术前门控 CT 扫描评估瓣环、主动脉窦、流出道和窦管结合部大小及钙化分布

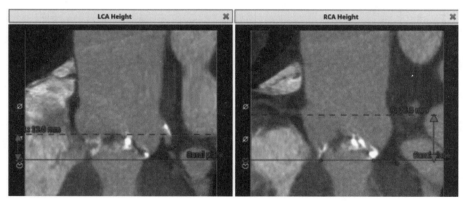

图 5-4-2　术前门控 CT 扫描评估左右冠状动脉高度

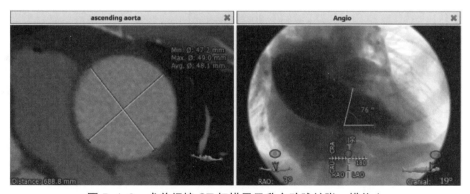

图 5-4-3　术前门控 CT 扫描显示升主动脉扩张、横位心

（二）心脏团队讨论后手术预案

瓣膜准备：Sapien 3 瓣膜。

器械入路：右股动脉。

鞘管选择：14F 血管鞘。

球囊及瓣膜型号：23mm 球囊预扩，植入 26mm 瓣膜。

麻醉方式：局部麻醉 +MAC。

主要风险：瓣周漏及瓣环撕裂风险。

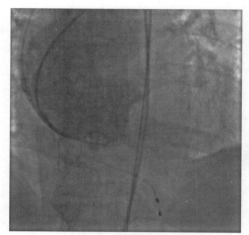

图 5-4-4　主动脉根部造影
观察主动脉瓣叶活动、冠状动脉供血及瓣叶钙化情况

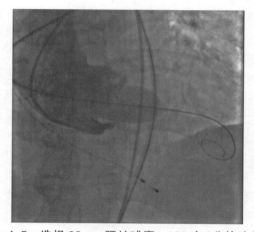

图 5-4-5　选择 23mm 预扩球囊，180 次 / 分快速起搏下充盈球囊，同时根部造影，观察球囊形态、钙化移动情况、窦的剩余空间、瓣叶扩张开以后和冠状动脉开口的距离，有无漏入左心室的造影剂。此病例球囊扩张造影显示无腰征，无漏，瓣叶及钙化距离冠状动脉口较远，冠状动脉充盈良好，主动脉窦空间足够。因此计划选择 26mm Sapien 3 瓣膜

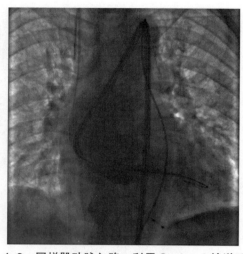

图 5-4-6　同样股动脉入路，利用 Sapien 3 输送系统的主动调弯功能，通过主动脉弓，顺利克服大角度横位心，完成跨瓣，本病例为 0 型二叶瓣，瓣叶较长且钙化主要分布在距离瓣环平面以上 7mm 处，定位时中心标记下缘略高于瓣环平面

（三）专家点评

（1）本病例为 0 型二叶瓣，重度钙化，柱状钙化从瓣环平面延伸至左心室流出道（LVOT），器械型号的选择非常关键，若瓣膜型号选择偏小，则增加瓣周漏风险，若瓣膜型号选择偏大，则增加瓣环撕裂风险。Sapien 3 瓣膜是球囊扩张瓣膜，输送系统球囊的填充体积影响瓣膜展开后的大小和形态。若在标称体积基础上减少球囊的填充体积，可以减小瓣膜展开后的尺寸，并且使球囊顺应性增加；若在标称体积基础上增加填充体积，可以增加瓣膜展开后的尺寸，但使球囊充盈后的顺应性下降。术前严格 CT 评估能够确认瓣环的尺寸和钙化的分布，对于二叶瓣退行性变而且钙

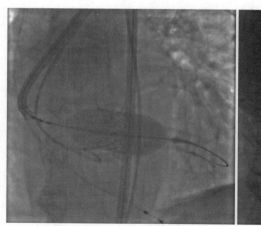

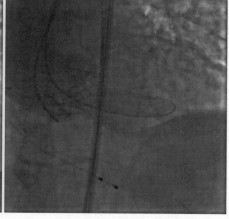

图 5-4-7　180 次 / 分起搏，收缩压 ≤ 50 mmHg 且脉压 < 10mmHg，造影确认瓣膜位置为理想位置，缓慢充盈球囊，展开 Sapien 3 瓣膜。瓣膜展开后有腰征，根部造影显示轻度瓣周漏

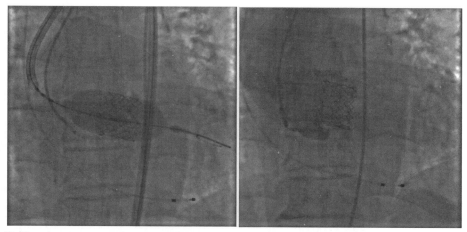

图 5-4-8 在原输送系统上加入 2ml 容积后扩，瓣膜形态正常，造影显示微量瓣周漏。结果显示瓣膜释放位置主动脉 / 心室 =90/10，冠状动脉血流正常，主动脉根部无夹层、内膜损伤等异常

化较严重的患者，仍然难以预测钙化的移动度，术中球囊预扩是非常有效的评估方法，可以观察球囊预扩过程瓣叶、钙化的移动程度，还可以观察球囊是否有腰征，是否存在向心室的漏，是非常直观的确认瓣膜型号的辅助办法。

（2）患者是横位心，输送的角度非常大，增加了瓣膜跨瓣、定位的难度，Sapien 3 输送系统具有双重调弯功能，保障了过弓、跨瓣、调整同轴性等操作都能顺畅、轻柔完成，器械在过弓、跨瓣时主要通过器械主动的调弯完成，无须借用导丝或圈套器调整张力，所以 Sapien 3 器械搭配 Safari、Super stiff 或者 Extra stiff 导丝进行手术，无须使用 Lunderquist 导丝进入左心室，提升了手术安全性。

（3）二叶瓣 TAVR 瓣膜展开位置：对于球扩瓣膜 Sapien 3 瓣膜，三叶瓣的病例中，瓣膜展开后，位置约为主动脉侧 / 心室侧 =70/30 ～ 80/20，在部分二叶瓣病例中，环上结构小于瓣环平面结构，部分二叶瓣患者的瓣叶较长，钙化分布较高，因此在这部分患者中，瓣膜的定位通常略高于三叶瓣患者，瓣膜展开后的位置范围通常是主动脉侧 / 心室侧 =80/20 ～ 100/0，以达到瓣膜充分锚定并且能够覆盖瓣叶和钙化的目的。新一代球扩瓣膜 Sapien 3 系统的径向支撑力强，并且具有外裙边，在二叶瓣患者中，手术即刻成功率和 2 年随访的全因死亡率与三叶瓣患者相当，在主要并发症如瓣周漏、转外科手术、需要植入第二颗瓣膜、起搏器植入等方面的发生率与三叶瓣相当。

二、经典病例分享四十三：主动脉瓣退行性病变伴低冠状动脉开口经导管主动脉瓣置换（1）

（一）患者情况介绍

患者，女性，77 岁，糖尿病 10 年，高血压 10 年，既往 PCI 史，白内障术后，临床诊断为主动脉瓣重度狭窄，心脏团队共同决定给此患者行 TAVR。

术前超声：主动脉瓣三窦三叶，主动脉瓣狭窄（重度）伴关闭不全（轻度），最大流速 488cm/s，最大压差 96mmHg，平均压差 64mmHg，左心室舒张末期内径 48mm，收缩末期内径 29mm，左心室射血分数 70%。

术前门控全心动周期 CTA 扫描主动脉根部评估结果显示，瓣环面积 363.7mm²，重度钙化，LVOT 面积 319.9mm²，左冠状动脉高度 9.4mm，右冠状动脉高度 11.8mm。主动脉窦 25.4mm× 26.2mm×26.3mm，窦管结合部 24.0mm（图 5-4-9 ～图 5-4-12）。

（二）心脏团队会诊商议手术策略

瓣膜准备：Sapien 3 瓣膜。

器械入路：右股动脉。

鞘管选择：14F e-sheath 血管鞘。

球囊和瓣膜大小：20mm 球囊预扩评估瓣叶移动情况，植入 23mm 瓣膜。

麻醉方式：局部麻醉 + 强化。

主要风险：冠状动脉阻塞风险。

手术过程见图 5-4-13 ～图 5-4-17。

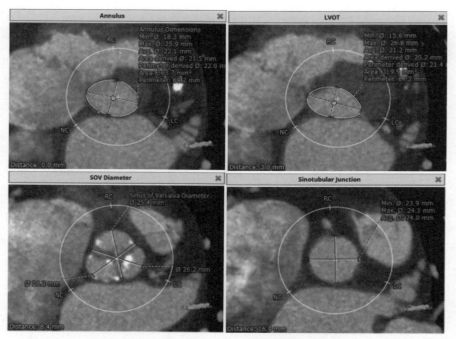

图 5-4-9 术前门控全心动周期 CTA 扫描评估主动脉根部瓣环和左心室流出道

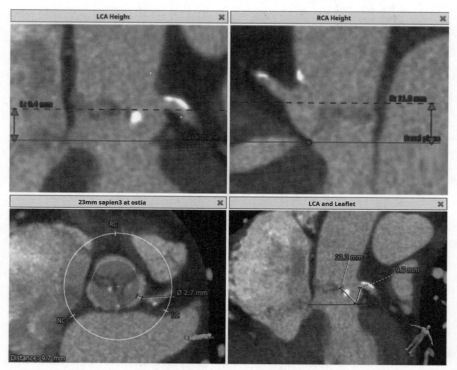

图 5-4-10 术前门控全心动周期 CTA 扫描评估冠状动脉高度，模拟瓣膜与左冠状动脉开口距离及左冠瓣瓣叶长度。本病例中左冠瓣瓣叶较长，且左冠瓣瓣叶钙化位于左冠状动脉开口方向

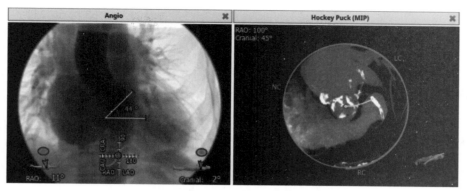

图 5-4-11 主动脉根部重度钙化

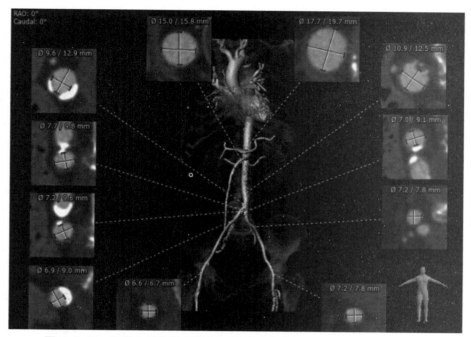

图 5-4-12 下肢入路评估显示双下肢动脉多发钙化，最窄径超过 5.5mm

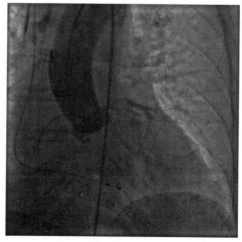

图 5-4-13 根部造影确认共平面角度及冠状动脉灌注情况

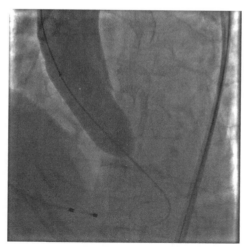

图 5-4-14 20mm 球囊预扩，球囊充盈过程，钙化向左冠状动脉开口方向移动，根部造影显示瓣叶被推挤至左冠状动脉开口

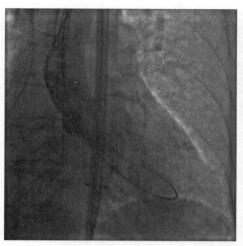

图 5-4-15　冠状动脉保护及瓣膜定位：采用冠状动脉球囊预置于前降支进行冠状动脉保护，23mm Sapien 3 瓣膜减少 1ml，中心标记下缘与瓣环平面相切

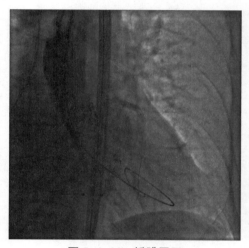

图 5-4-16　瓣膜展开

为了防止瓣膜释放过程与冠状动脉保护指引导管互相干扰，将指引导管回撤至瓣膜以上，180 次 / 分快速心室起搏下缓慢充盈球囊展开瓣膜

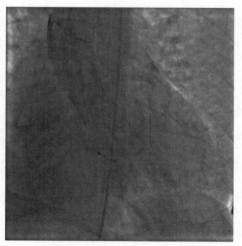

图 5-4-17　造影显示左冠状动脉及右冠状动脉显影良好，无须放置支架，主动脉瓣微量瓣周漏

（三）专家点评

（1）冠状动脉阻塞通常是钙化瓣叶在动脉开口前方移位引起的，除了旁路移植术后自体动脉无残留心肌灌注的患者外，所有其他患者都应评估该风险。

（2）经导管主动脉瓣置换（TAVR）期间的冠状动脉阻塞（CAO）是一种罕见但可怕的并发症，90% 的冠状动脉阻塞患者会累及左主干开口，左主干开口的紧急支架植入与围术期高的死亡率相关，因此预测和预防这种并发症至关重要。冠状动脉阻塞高危患者可以考虑手术替代，但是具有中等阻塞风险，外科手术高危、不可手术患者或强烈倾向 TAVR 的患者可能需要特殊的冠状动脉保护策略，诸如使用烟囱支架技术进行冠状动脉支架植入及现在的 BASILICA 技术等创新方法都可作为潜在的保护措施。尽管 BASILICA 技术不需要支架，并可能使冠状动脉介入更容易，但必须具备独特的技能和专业知识，而烟囱支架的应用更为普遍，且晚期支架衰败的发生率较低。无论哪种方式，前期的保护而不是紧急支架植入对最大限度减少不良事件至关重要。

（3）TAVR 期间冠状动脉阻塞的预测很复杂，取决于多种因素，包括但不限于低冠状动脉高度、低的窦管结合部、小的窦管结合部、窄的主动脉窦、粗大的瓣叶、瓣膜假体特征（如包裹式或无支架的生物瓣）及经导管心脏瓣膜（THV）设计具有较高的瓣叶缝合高度和植入高度，瓣环与冠状动脉开口之间的距离偏短会增加阻塞风险，窄的主动脉窦会导致冠状动脉开口更接近瓣膜并增加冠状动脉开口阻塞的风险，窄的主动脉窦合并左或右冠状动脉窦粗大钙化会增加阻塞风险。术前根据 CT 信息，对这些因素进行详细评估，可以帮助我们术前预测冠状动脉阻塞的风险。对于存在冠状动脉阻塞风险的患者，积极采用冠状动脉保护策略。

（4）球囊扩张造影评估技术：根据瓣膜设计的原理，选择合适的球囊大小，在进行球囊扩张的同时进行主动脉根部造影，观察钙化、瓣叶的移动和冠状动脉的显影情况，有助于协助我们进一步评估冠状动脉阻塞的风险，是对 CT 评估冠状动脉风险的一种有效补充。Sapien 3 瓣膜采用短瓣架设计，降低了干扰冠状动脉血流的风险，

Sapien 3 瓣膜的流出端采用大网孔设计，也有利于 TAVR 术后冠状动脉再介入。

三、经典病例分享四十四：主动脉瓣退行性病变伴低冠状动脉开口经导管主动脉瓣置换（2）

（一）患者情况介绍

患者，女性，72 岁，既往高血压史 5 年，子宫肌瘤切除术后，临床诊断为主动脉瓣中度狭窄伴关闭不全（重度），心房颤动，高脂血症，心功能Ⅲ级，心脏团队共同决定给此患者行 TAVR。

心脏超声：主动脉瓣膜三窦三叶，瓣叶增厚、钙化、粘连，中重度狭窄（V_{max} 391cm/s，PG 61mmHg，MG 35mmHg），重度反流（反流面积 10.7cm²），左心室舒张末期内径 55mm，收缩末期内径 29mm，LVEF 65%，升主动脉 43mm。

术前门控全心动周期 CTA 扫描显示，主动脉瓣呈现三叶瓣，瓣环面积 465.6mm²，轻度钙化，左冠状动脉高度 12.1mm，右冠状动脉高度 9.1mm。主动脉窦大小 28.9mm× 31.4mm× 31.4mm。左心室流出道面积 470.9mm²（图 5-4-18 ～图 5-4-22）。

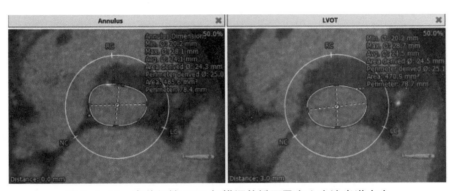

图 5-4-18　术前门控 CTA 扫描评估瓣环及左心室流出道大小

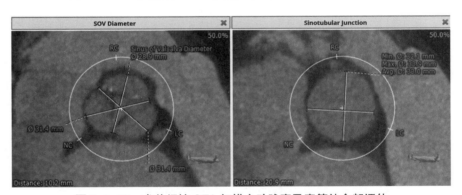

图 5-4-19　术前门控 CTA 扫描主动脉窦及窦管结合部评估

（二）心脏团队讨论后手术预案

瓣膜准备：Sapien 3 瓣膜。

器械入路：右股动脉。

鞘管选择：14F e-sheath 血管鞘。

球囊及瓣膜型号：23mm 球囊预扩，植入 26mm 瓣膜。

麻醉方式：局部麻醉 +MAC。

主要风险：右冠状动脉阻塞风险。

手术过程见图 5-4-23 ～图 5-4-28。

（三）专家点评

在进行冠状动脉保护时，有几种选择：①跨冠状动脉口的冠状动脉支架植入，主动脉内有较大的突出部分（烟囱技术）；②常规的支架技术，主动脉内有极小的突出部分；③采用预置冠状动脉导丝进行保护，无支架。经导管瓣膜植入期间左主干的抢先支架植入似乎是合理的，因为它具有相对较好的耐受性。另一种策略是在左冠状动脉系统中放置导丝和未展开的支架，以帮助诊断

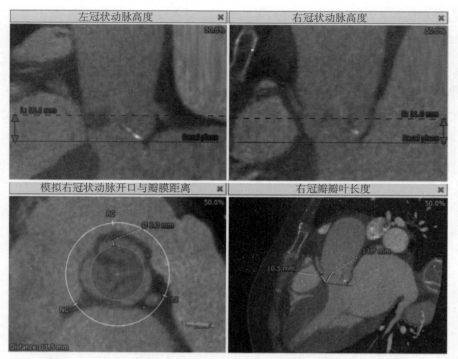

图 5-4-20　术前门控 CTA 扫描左右冠状动脉开口高度、模拟右冠状动脉开口与瓣膜距离及右冠瓣瓣叶长度

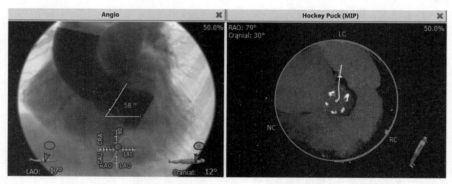

图 5-4-21　术前门控 CTA 扫描瓣膜中度钙化及主动脉根部角度，钙化较轻，瓣叶被推挤开的程度更大，增加了冠状动脉阻塞风险

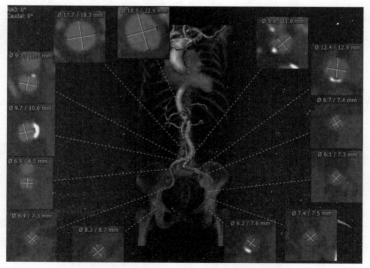

图 5-4-22　下肢入路评估显示双下肢入路良好

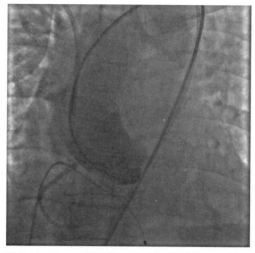

图 5-4-23 根部造影显示右冠状动脉开口较低

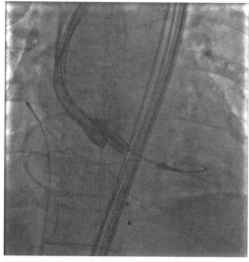

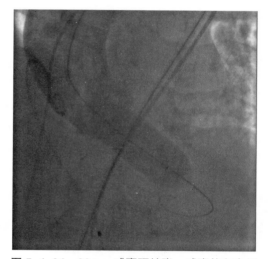

图 5-4-24 23mm 球囊预扩张，球囊偏向右侧

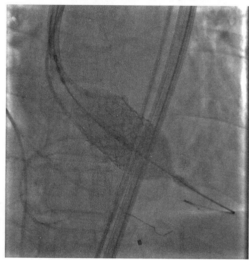

图 5-4-26 26mm Sapien 3 瓣膜，球囊使用标准容积减 2ml 定位及展开

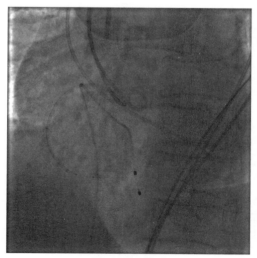

图 5-4-25 右冠状动脉采用 Guidezilla+ 球囊进行冠状动脉保护

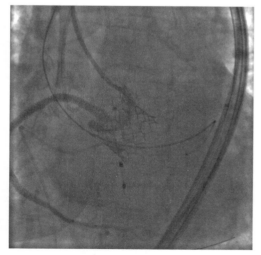

图 5-4-27 冠状动脉造影显示右冠状动脉显影良好，无须放置支架

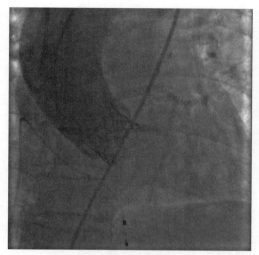

图 5-4-28 根部造影显示瓣膜位置主动脉/心室=80/20, 微量瓣周漏

和治疗潜在的阻塞。瓣膜展开后, 如果确认冠状动脉阻塞, 可以将未展开的支架拉回并离开冠脉开口处, 并尽可能少地或大地伸入主动脉。对于接受高风险冠状动脉阻塞的 TAVR 患者, 冠状动脉口预防性支架植入可以实现良好的中期生存率和较低的支架血栓形成, 但是接受导

丝冠状动脉保护的患者具有相当大的冠状动脉阻塞风险。

四、经典病例分享四十五: 主动脉瓣退行性病变经导管主动脉瓣置换(1)

(一)患者情况介绍

患者, 女性, 71 岁, 临床诊断为主动脉瓣重度狭窄, 高血压, 心功能Ⅱ级, 心脏扩大, 心脏团队共同决定给此患者行 TAVR。

术前超声: 主动脉瓣三窦三叶, 瓣叶增厚、钙化、粘连, 主动脉瓣狭窄(重度)伴关闭不全(轻度), 最大流速 478cm/s, 最大压差 91mmHg, 平均压差 55 mmHg, 左心室舒张末期内径 46mm, 收缩末期内径 30mm, 左心室射血分数 65%。

术前门控全心动周期 CTA 扫描主动脉根部评估结果显示, 瓣环面积 532.7mm², 中度钙化, 左心室流出道面积 510.9mm², 左冠状动脉高度 13.3mm, 右冠状动脉高度 15.0mm。主动脉窦 29mm×31.1mm×28.6mm, 窦管结合部 30.9mm (图 5-4-29 ～图 5-4-33)。

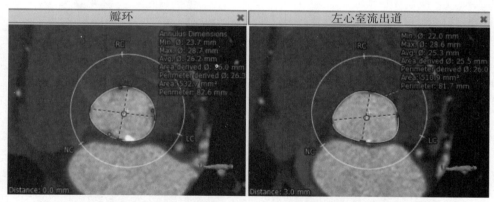

图 5-4-29 术前门控全心动周期 CTA 扫描主动脉根部评估瓣环和左心室流出道

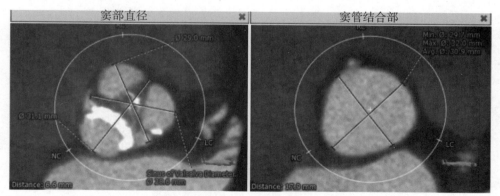

图 5-4-30 术前门控全心动周期 CTA 扫描评估主动脉窦和窦管结合部, 瓣叶钙化分布不均匀, 无冠窦瓣叶中度钙化, 而对侧右冠瓣和左冠瓣瓣叶钙化很轻, 左冠瓣瓣叶及右冠瓣瓣叶融合

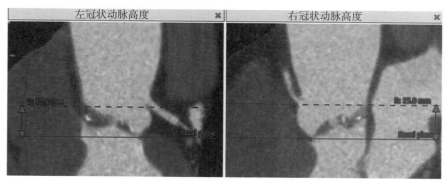

图 5-4-31 术前门控全心动周期 CTA 扫描评估冠状动脉高度

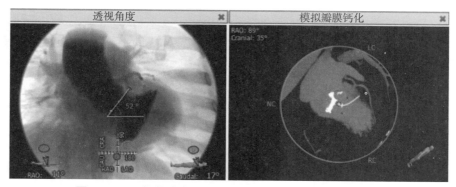

图 5-4-32 钙化分布不均衡，为单边钙化，总体钙化中度

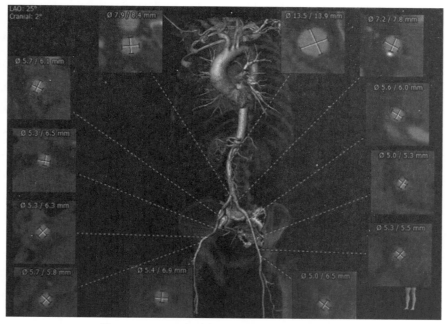

图 5-4-33 下肢入路评估显示双下肢入路良好

（二）心脏团队会诊商议手术策略

瓣膜准备：Sapien 3 瓣膜。

器械入路：右股动脉。

鞘管选择：14F 血管鞘。

球囊和瓣膜大小：23mm 球囊预扩评估瓣叶移动情况，植入 26mm 瓣膜。

麻醉方式：局部麻醉＋强化。

主要风险：瓣膜移位。

手术过程见图 5-4-34～图 5-4-36。

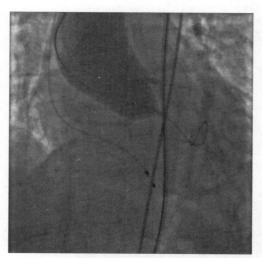

图 5-4-34　23mm 球囊预扩张，球囊偏向一侧移动，无明显漏

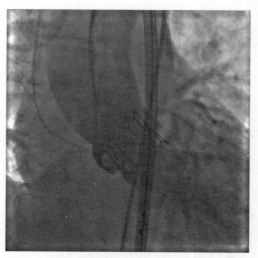

图 5-4-35　根据球囊预扩结果，选择 26mm Sapien 3 瓣膜减少 1ml，瓣膜展开后位置主动脉 / 心室 =80/20，瓣膜有腰征，轻度瓣周漏

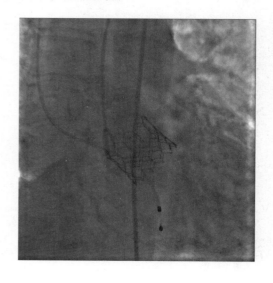

图 5-4-36　在原输送系统增加 2ml 后扩，瓣膜腰征消失，微量瓣周漏

（三）专家点评

（1）球囊扩张式经导管主动脉瓣膜依赖于自体瓣膜钙化固定至瓣环，尽管钙化为 THV 提供了锚定作用，但是钙化的范围和分布可能会影响手术成功与否，钙化分布不均匀会增加瓣周漏风险，大量钙化会增加钙化结节移入冠状动脉开口的风险，此外大量钙化和钙化分布不均匀还会增加瓣环破裂、主动脉根部穿孔或主动脉壁血肿的风险。超声心动图可估计主动脉瓣钙化的范围和位置，但是不应用作钙化评估的唯一方式。

（2）高质量 CT 是评价瓣膜钙化位置和范围的理想成像方式，本例患者瓣叶呈单边钙化，无冠瓣钙化较严重，左冠瓣和右冠瓣钙化很轻并且融合，因此术前难以预测瓣膜展开后的移动情况，如果无冠瓣的钙化不能被推动，TAVI 瓣膜打开后，很容易偏向左冠窦和右冠窦方向，也就是距离冠状动脉会很近；如果无冠瓣的钙化被推动，左冠瓣和右冠瓣的融合不容易被推动，则瓣膜整体会向无冠瓣侧偏移。因此术前球囊预扩张，同时根部造影观察瓣叶和钙化移动情况非常重要。在这类单侧瓣叶中重度钙化病例中，术前可以通过超声仔细评估瓣叶的活动情况，对提示瓣膜植入后停留的位置有所帮助。本病例瓣膜植入后，原无冠瓣的打开程度更大些，瓣膜稍偏向无冠瓣侧。

（3）对于具有 THV 错位或栓塞的高风险解剖特征的患者，如较小的、钙化的窦管结合部，大瓣环、极轻微、不对称瓣叶钙化，室间隔肥厚，重度瓣叶钙化，预扩张打开困难，二尖瓣人工瓣膜，术中可以使用球囊导管预扩评估瓣膜展开释放时移位的可能性。Sapien 3 瓣膜释放过程绝大部分是可控和可预测的，器械成功率为 99%，通常情况下 Sapien 3 瓣膜会在理想的位置展开及锚定。

五、经典病例分享四十六：主动脉瓣退行性病变经导管主动脉瓣置换（2）

（一）患者情况介绍

患者，男性，71 岁，高血压 2 年，临床诊断为主动脉瓣重度狭窄、冠心病、心功能Ⅲ级、心脏团队共同决定给此患者行 TAVR。

术前超声：主动脉瓣三窦三叶，主动脉瓣狭窄伴关闭不全（轻度），最大流速 403cm/s，最大压差 65mmHg，平均压差 39mmHg，左心室舒张末期内径 51mm，收缩末期内径 30mm，左心室射血分数 65%。

术前门控全心动周期 CTA 扫描主动脉根部评估结果显示，瓣环面积 500.7mm²，重度钙化，左心室流出道面积 469.7mm²，左冠状动脉高度 10.2mm，右冠状动脉高度 15.2mm。主动脉窦 30.8mm×33.1mm×32.2mm，窦管结合部 26.6mm（图 5-4-37～图 5-4-41）。

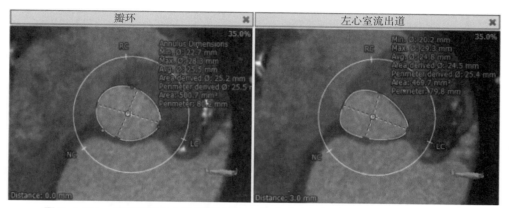

图 5-4-37　术前门控全心动周期 CTA 扫描主动脉根部评估瓣环和左心室流出道

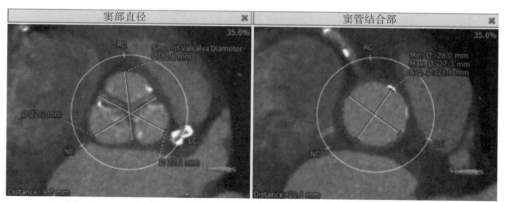

图 5-4-38　术前门控全心动周期 CTA 扫描评估主动脉窦和窦管结合部

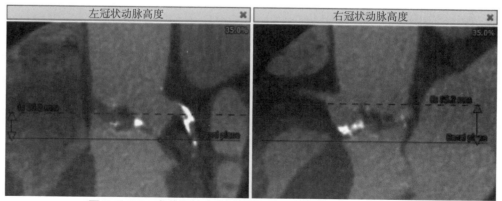

图 5-4-39　术前门控全心动周期 CTA 扫描评估冠状动脉高度

（二）心脏团队会诊商议手术策略

瓣膜准备：Sapien 3 瓣膜。

器械入路：右股动脉。

鞘管选择：14F e-sheath 血管鞘。

球囊和瓣膜大小：无球囊预扩，直接植入 26mm 瓣膜。

麻醉方式：局部麻醉＋强化。

手术过程见图 5-4-42～图 5-4-45。

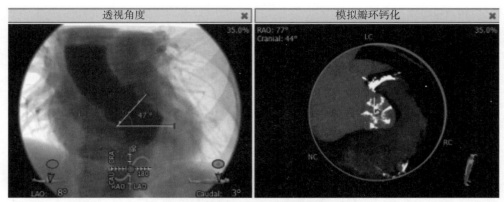

图 5-4-40 主动脉根部重度钙化

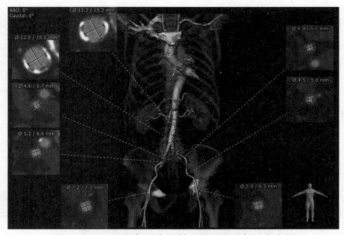

图 5-4-41 下肢入路评估显示双下肢入路良好

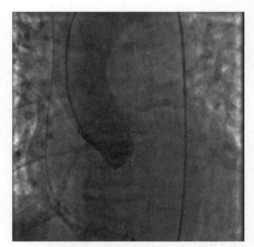

图 5-4-42 主动脉根部造影，测试共平面角度，观察主动脉瓣叶活动、冠状动脉供血及瓣叶钙化情况

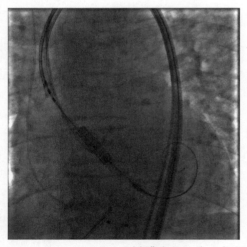

图 5-4-43 26mm Sapien 3 瓣膜定位：中心标记下缘与瓣环平面相切

（三）专家点评

（1）共平面角度对 Sapien 3 瓣膜植入非常重要。确定共平面投照角度，其中 3 个窦底都位于同一平面，在患者筛选期间可以预先确定投照角度，应在术中加以确认，并尽量使选择的投照角度确保瓣环不会与其他结构重叠（脊柱、钙化点、经食管超声心动图探头等）。CT 对解剖结构异常需要大投射角度的患者尤其有用，确定可能的角度可以最大程度减小手术期间的造影剂用量，CT 有时难以对存在下列情况的共平面角度进行精准预测：①肌肉骨骼畸形；②脊柱侧凸；③主动脉弓成角过大，术中需造影后进行调整。

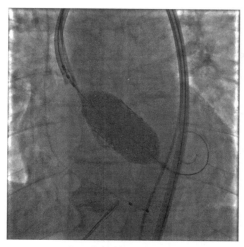

图 5-4-44 180 次 / 分起搏，收缩压 ≤ 50mmHg 且脉压 < 10mmHg，造影确认瓣膜位置为理想位置，缓慢充盈球囊，展开 Sapien 3 瓣膜

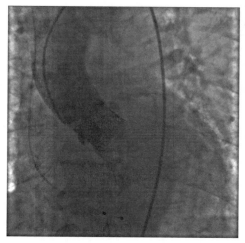

图 5-4-45 造影显示瓣膜位置为主动脉侧 / 心室侧 =80/20，微量瓣周漏

（2）对于球扩瓣膜 Sapien 3 瓣膜，在术前，应根据多种成像方式，确认自体瓣环直径和或面积，评估解剖结构和钙化程度，选择 THV 尺寸。对于临界瓣环尺寸，可能适合偏小或偏大的瓣膜，在选择 THV 尺寸时应考虑患者解剖因素及与尺寸过小和尺寸过大相关的风险，在重度瓣环钙化、主动脉窦部较小且低冠状动脉开口、窦管结合部内径较小、二尖瓣瓣环钙化、瓷化主动脉、瓣叶增厚且低冠状动脉开口等情况下，考虑使用较小尺寸的瓣膜。

（3）TAVR 之前进行球囊预扩，可以保证 TAVR 瓣膜顺利通过融合粘连的坚硬自体瓣膜，尤其是钙化较严重的主动脉瓣膜。进行球囊预扩的另一个优点是 TAVR 瓣膜跨瓣后，可以减少瓣膜阻塞，从而减少血流动力学损害，并且可以使瓣膜最佳扩张。球囊预扩还可以对瓣膜尺寸选择、冠状动脉评价起到直观指示作用。

（4）在不严重钙化的主动脉瓣中成功地直接进行主动脉瓣植入是可行的，直接 TAVR 可以缩短透视时间，减少造影剂应用剂量。此外，球囊预扩需要心脏快速起搏，这可能对严重左心室收缩功能障碍和（或）严重冠状动脉疾病患者产生有害影响。球囊预扩会导致严重狭窄的瓣膜上的钙化碎片脱落，增加脑栓塞风险，Sapien 3 瓣膜的外径更小，当瓣膜输送系统跨过狭窄自体瓣膜时，可以最大程度减少对正向血流的阻碍和血流动力学损害。

（5）瓣膜展开后，如果瓣周反流具有临床意义，考虑进行后扩张，Sapien 3 瓣膜后扩张使用相同的快速心室起搏方案，使用同一个球囊进行后扩张。如果粗大钙化导致窦内空间有限，避免后扩张，否则主动脉破裂、血肿或冠状动脉阻塞的风险会增加。

六、经典病例分享四十七：重度主动脉瓣狭窄行经导管主动脉瓣置换

（一）患者情况介绍

患者，女性，85 岁，因"4 个月内反复晕厥 4 次"入院。STS 评分为 7.411%，Logistic EuroSCORE 评分为 10.74%，虚弱指数为 3。查体：一般可，血压 133/68mmHg（1mmHg = 0.133kPa），颈静脉不充盈，双肺叩诊清音，心界左下扩大，心率 135 次 / 分，律齐，胸骨右缘第 2 肋间闻及 4/6 级收缩期杂音，腹部触诊未见异常，四肢脉搏细弱，双下肢不肿。入院诊断：重度主动脉瓣狭窄，NYHA 心功能分级 III 级，阵发心房颤动，高血压，腔隙性脑梗死。超声心动图：主动脉瓣显著增厚、钙化伴重度狭窄，连续多普勒估测平均跨瓣压差 60mmHg，主动脉瓣环内径为 20mm，左心房内径 37mm，左心室舒张末期内径 38mm，室间隔厚度 13mm，左心室射血分数 70%。主动脉 CTA：主动脉窦 29.0mm × 30.2mm × 30.1mm，椭圆形瓣环，瓣环长径 24.9mm，短径 20.0mm，瓣环面积 396.9mm² （图 5-4-46），右股动脉最小内径 6.0mm。冠状动脉造影未见明显冠状动脉狭窄。

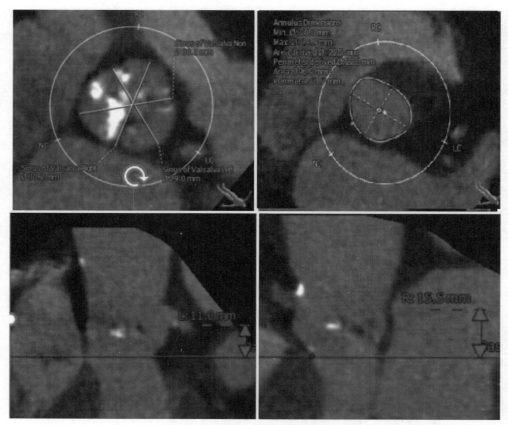

图 5-4-46 主动脉根部 CTA

（二）手术过程

患者于杂交手术室，静脉复合麻醉下、经食管超声心动图引导下进行 TAVR。分别穿刺并植入 6F 动脉鞘于左侧股动静脉。经左侧股静脉放置临时起搏器导管于右心室心尖部，经左侧股动脉鞘管放置猪尾导管至主动脉右冠窦。穿刺右侧股动脉，预先放置 2 把 Proglide 动脉缝合装置（雅培公司，美国），再缓慢植入 14 F 引导鞘管至胸主动脉。经 14 F 鞘管送 Amplatzer L 导管及直头导丝。使用直头导丝跨瓣送入左心室，后送入 Amplatzer L 导管至左心室。退出 Amplatzer L 导管，交换为猪尾导管。取出加硬导丝并进行塑形，使其远端形成 2 ～ 3 个圆圈，圆圈的直径略小于左心室内径。将加硬导丝经猪尾导管送至左心室（图 5-4-47 ～图 5-4-50）。

经食管超声心动图提示二尖瓣开闭不受影响，人工主动脉瓣膜工作良好，轻微瓣周漏。记录主动脉及左心室内压力曲线，测量跨瓣压差为 0mmHg。患者术后送入监护室，48h 后转入普通病房，术后 6 天出院，无传导阻滞及血管并发症发生。出院前评估显示患者症状明显改善，心功能提高至 NYHA 心功能分约 Ⅱ 级。超声心动图：人工瓣膜状态良好，跨瓣压差明显减少，轻微瓣周漏，心功能改善。NT-pro BNP 水平也明显下降。

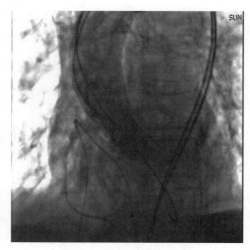

图 5-4-47 球囊预扩张

经 14 F 鞘管送入爱德华球囊扩张导管（20mm×40mm）至主动脉瓣环处行主动脉瓣扩张，180 次 / 分快速起搏下行球囊扩张

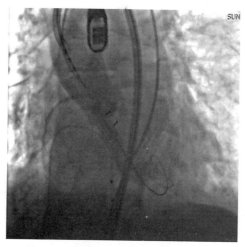

图 5-4-48 瓣膜释放前造影及定位

结合术前 CT 和心脏超声测得的瓣环直径大小，选择 23 mm Sapien 3 瓣膜，经加硬导丝送入装备好瓣膜的导管输送系统至主动脉瓣环处，猪尾导管协助定位。注意猪尾导管放于右冠窦底，然后 3 个窦底在一个平面上且使右冠窦投影在中间位置。瓣膜支架内球囊上有 3mm 长标记段（图中 2 黑点之间），当瓣环在标记段之内，即表示人工瓣膜深度合适

（三）专家点评

（1）爱德华（Edwards）Sapien 3 是最新一代球囊扩张式经皮主动脉瓣瓣膜。Sapien 3 采用优化的钴铬合金框架（允许小尺寸输送系统及更好的支撑力），牛心包小叶和聚对苯二甲酸乙二醇酯裙边密封。Sapien 3 比以前的球囊扩张式瓣膜都要长，23mm、26mm 和 29mm 的 Sapien 3 长度分别为 18mm、20mm 和 22.5mm。输送系统的尺寸也小于上一代瓣膜，分别为 14F（≤26mm 直径瓣膜）和 16F（29mm 瓣膜）可膨胀式输送鞘。

（2）Sapien 3 的临床研究结果非常出色。Sapien 3 中危研究入选了 1076 例患者，STS 评分 5.3 分，30 天死亡率仅 1.1%。防瓣周漏方面出色，97.5% 的患者无瓣周漏或者仅有轻度的瓣周漏，几乎无严重瓣周漏发生。由于突入人体流出道部分增加了反折的裙边，Sapien 3 瓣膜永久起搏器植入率较之前的一代产品有增加趋势，起搏器植入率为 10.1%。然而，目前采取了更高位的植入（瓣环上和瓣环下比例 8：2 或 7：3）后，起搏器植入率明显下降。本例为国内首例使用 Sapien 3 的 TAVR，结果满意。

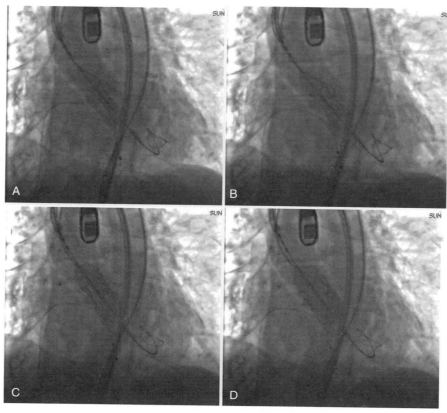

图 5-4-49 瓣膜释放的过程

在猪尾导管造影定位下球囊扩张逐渐打开瓣膜支架

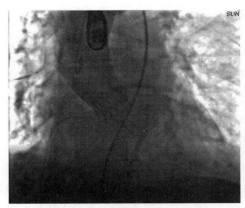

图 5-4-50　瓣膜释放后造影
冠状动脉开口未受影响，轻微主动脉瓣反流

（3）Sapien 3 的瓣膜支架一开始并非附着于输送系统近心端球囊之上，而是在球囊的远心端，当输送系统送出引导鞘管后，再将瓣膜支架推到球囊上，这样设计可使输送系统整体变得更小，缩小到 14F。

（4）Sapien 3 设计因素使定位得更容易，因为它的长度稍长且气囊充气特征允许一定程度的"自动居中"。其输送系统的近心段可以调弯，

可保持与升主动脉更好的同轴性；输送系统分层设计，使通过旋钮可精细控制瓣膜支架定位的深度。瓣膜支架内球囊上有 3mm 长标记段（图5-4-49），当瓣环在标记段之内，人工瓣膜深度均合适。

（5）Sapien 3 瓣膜释放时的球囊扩张，要求收缩压小于 50mmHg，脉压小于 10mmHg，这个要求比自膨瓣膜时的球囊扩张高（收缩压小于 60mmHg，脉压小于 20mmHg），而且要保证起搏器完全夺获心律，以确保瓣膜释放时球囊瓣膜不发生移位，这一点非常重要。

（6）瓣膜释放时，猪尾导管放置于右冠窦，且让右冠窦处于中央，而自膨瓣膜 TAVR 时猪尾导管放置于无冠窦，且无冠窦最左侧。瓣膜释放时行主动脉根部造影，造影剂注射速度要慢些，如每秒 5ml，使造影剂显影时间更长些，以有更长的时间引导瓣膜释放。

（7）自膨瓣膜型号选择主要依据瓣环的周长，而球囊扩张瓣膜 Sapien 3 瓣膜型号选择主要依据瓣环的面积。

第五节　TaurusOne 瓣膜病例专家点评

一、经典病例分享四十八：中重度钙化合并瓣叶严重增厚经导管主动脉瓣置换

（一）患者情况介绍

患者，男性，74 岁，临床诊断为主动脉瓣重度狭窄并中度关闭不全，术前长期胸闷，活动后气促。

超声：左心室射血分数（LVEF）35%～40%，左心室舒张末期内径 65mm，室间隔13mm，二尖瓣轻度反流，三尖瓣轻度反流。主动脉瓣最大流速 4.6m/s，最大压差 83mmHg，平均压差 46mmHg，舒张期瓣口见中度偏心性反流信号。心包内少量心包积液（3mm）。

术前门控全心动周期 CTA 扫描主动脉根部评估结果显示，患者为 1 型二叶主动脉瓣，周长 85.8mm，平均瓣环径 27.2mm。左心室流出道平均 29.0mm，窦管结合部 27.2mm，升主动脉33.9mm。冠状动脉高度：左冠状动脉 8.6mm，右冠状动脉 17.6mm，左冠状动脉为高危值。主

动脉窦大小：左冠窦 28.9mm，右冠窦 29.9mm，无冠窦 31.8mm。瓣膜中重度钙化（555 mm³），并且瓣叶严重增厚。主动脉弓夹角锐利（77°），并且弓距较短（66mm）（图 5-5-1～图 5-5-6）。

（二）心脏团队讨论后手术策略

（1）右侧股动脉为主入路，左侧为辅助入路，使用 20F 下肢动脉鞘，备 SNARE。

（2）使用 22mm 球囊进行预扩，在左右重合体位下评估球囊预扩效果，根据球囊预扩情况决定冠状动脉保护策略及瓣膜尺寸选择。

（3）预装 26mm TaurusElite 瓣膜，在 RAO36° CAU 19°（左右重合）投照角度下，零位释放。待假体瓣叶工作后需要调整至左前斜头位进一步确定人工瓣膜形态及冠状动脉阻塞风险。

手术过程见图 5-5-7～图 5-5-12。

主动脉瓣环

直径（mm） $\underset{\text{Min}}{22.6}$、$\underset{\text{Max}}{31.0}$、$\underset{\text{Mean}}{26.8}$

周长（mm） 85.5 Derived Ø（mm）27.2

面积（mm²）550.2 Derived Ø（mm）26.5

左心室流出道

直径（mm） $\underset{\text{Min}}{22.4}$、$\underset{\text{Max}}{32.2}$、$\underset{\text{Mean}}{27.3}$

周长（mm） 91.0、 Derived Ø（mm）29.0

面积（mm²）606.5、 Derived Ø（mm）27.8

升主动脉直径 33.9

窦管结合部直径 $\underset{\text{最小}}{25.6}$ $\underset{\text{最大}}{28.0}$

冠脉口高度 $\underset{\text{左}}{8.6}$ $\underset{\text{右}}{17.6}$

冠脉口距离 $\underset{\text{左}}{11.1}$ $\underset{\text{右}}{14.5}$

瓣叶长度 $\underset{\text{左}}{14.1}$ $\underset{\text{右}}{10.6}$

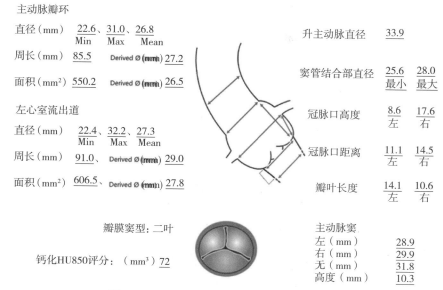

瓣膜窦型：二叶

钙化HU850评分：（mm³）72

主动脉窦
左（mm） 28.9
右（mm） 29.9
无（mm） 31.8
高度（mm）10.3

图 5-5-1 术前门控 CTA 扫描窦部情况评估

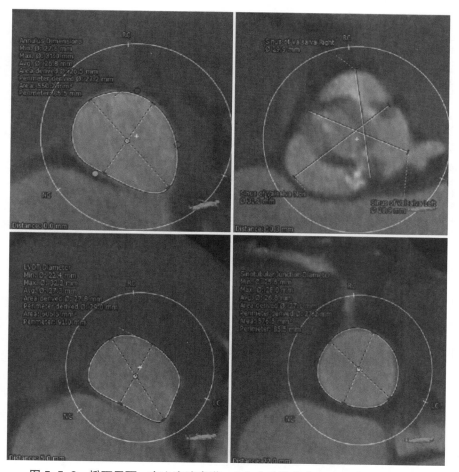

图 5-5-2 瓣环平面、左心室流出道、3 个主动脉窦大小、窦管结合部大小

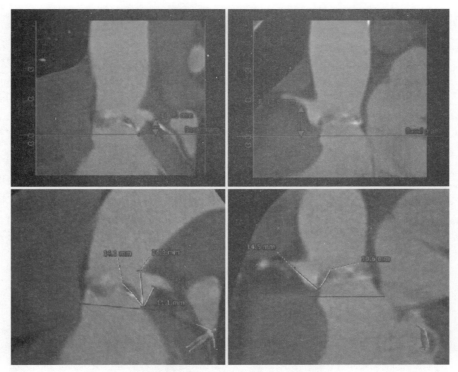

图 5-5-3　冠状动脉开口高度、瓣叶长度

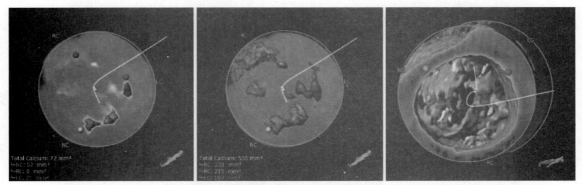

图 5-5-4　瓣膜钙化分布情况及钙化评分

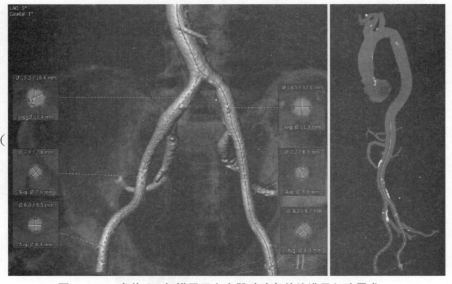

图 5-5-5　术前 CT 扫描显示左右股动脉条件均满足入路需求

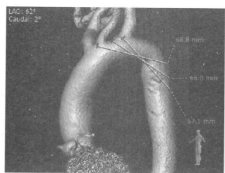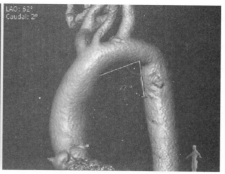

图 5-5-6　主动脉弓夹角锐利并弓距较短

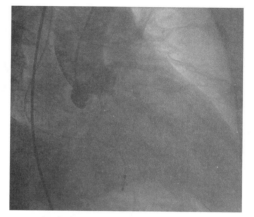

图 5-5-7　主动脉根部造影显示瓣叶增厚，伴有明显反流

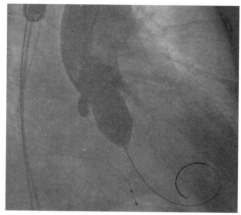

图 5-5-8　22mm 纽曼球囊预扩张，明显腰征，无瓣周反流，无冠状动脉阻塞

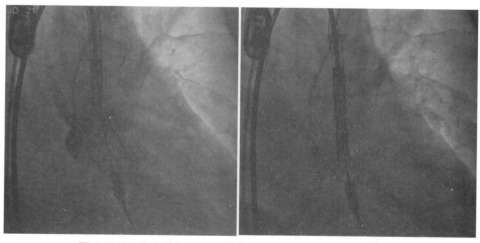

图 5-5-9　小心植入 AV26 瓣膜，释放位置过深，并完全回收

（三）专家点评

（1）二叶瓣是一种常见的先天性心脏瓣膜畸形，人群发病率为 0.5%～2%，其中男女比例约为 3：1。主动脉瓣二叶畸形指主动脉瓣的异常发育导致瓣膜仅有两片工作的瓣叶且瓣叶间的对合缘小于 3 个，具体表型存在变异，目前最常用的分型方法为 Sievers 分型。根据融合嵴的数量分为 0 型（无嵴）、Ⅰ型（1 个嵴，融合方式可为左冠窦 - 无冠窦融合、右冠窦 - 无冠窦融合及左冠窦 - 右冠窦融合）和Ⅱ型（2 个嵴，开口方式为左冠窦 - 无冠窦开口、右冠窦 - 无冠窦开口及左冠窦 - 右冠窦开口）。本病例为三窦两叶的 1 型二叶瓣，中重度钙化合并瓣叶严重增厚。左冠窦 - 右冠窦融合，瓣叶开口偏向一侧，钙化

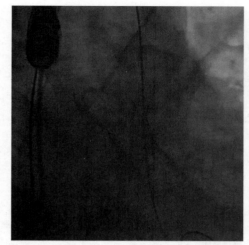

图 5-5-10　调整位置再次释放，少到中量瓣周漏

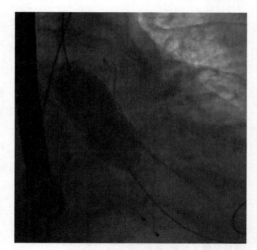

图 5-5-11　22mm 纽曼球囊后扩，无瓣周漏

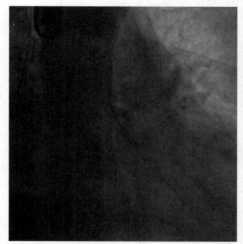

图 5-5-12　根部造影显示无瓣周漏，超声检查跨瓣压差从术前 56mmHg 降至 7mmHg，瓣周漏微量

位置靠外侧近血管壁处，左冠窦 - 右冠窦交界与左无交界发育不完全，形成纤维融合嵴并伴随少量钙化，瓣膜开口偏向右冠窦 - 无冠窦对合缘侧。

受钙化与瓣叶增厚影响，预估人工瓣膜形变较明显，从而影响瓣膜功能持久性，增加主动脉夹层、主动脉撕裂和瓣周漏风险。

（2）本例患者最大手术风险在于冠状动脉阻塞，左冠状动脉开口高度 8.6mm，而且 CT 扫描显示左冠瓣瓣叶增厚，且瓣长度大于冠状动脉开口与瓣叶附着缘距离，术中存在冠状动脉阻塞风险。本例周长 85.5mm，平均瓣环径 27.2mm，又根据环上多平面测量，术中先用了 22mm 的球囊预扩，同时根部造影，造影显示明显腰征，无瓣周反流，左冠状动脉血流无影响，最后决定使用 26mm TaurusElite 瓣膜。本例患者未采取冠状动脉保护措施，但是 TAVR 术中一旦冠状动脉阻塞，即使是高水平的冠状动脉医师，也很难在短时间内开通阻塞血管，因此，术中冠状动脉阻塞风险高的患者要做术前评估，必要时做好冠状动脉保护。大部分冠状动脉阻塞高风险都出现在左冠状动脉，以左冠状动脉为例，在选用指引导管时要考虑易于术者操控且占用主动脉窦空间较少的导管，通常选用 Judkins 指引导管，并预置 Guidezilla 延长导管和预扩张球囊。

（3）本例患者主动脉弓夹角锐利并弓距较短，输送器过弓难度大，必要时需要使用 SNARE 或双超硬导丝技术。由于 TaurusElite 二代输送器优异的顺应性，轻松完成过弓。考虑到瓣上结构，以无冠窦猪尾导管最低点作为瓣环水平标志，近零位释放，慢速释放前 1/3，造影评估位置。瓣膜在释放过程中产生"往下钻"或"往上跳"的力量，导致瓣膜移位，瓣膜释放前 1/3，术者可以通过推送或牵拉瓣膜操纵杆，结合助手推送或牵拉加硬导丝纠正瓣膜移位。在释放 3/4 后停下造影，调整角度使瓣膜支架底端呈一直线，造影评估位置和冠状动脉灌注，决定是否完全释放。第一次瓣膜植入深度偏低，随即慢慢完成原位回收，重新精准定位。再次释放过程中，使用微回收技巧调整瓣膜植入位置，最终实现 26mm TaurusElite 瓣膜近零位释放。对于合并主动脉瓣反流或单纯主动脉瓣反流患者，瓣膜释放过程中，尤其是前 1/3 ～ 2/3，瓣膜尚未完全锚定在瓣环，受反流的血液冲击和呼吸运动影响，很容易移位，可采用快速起搏和暂停呼吸机，减少反流血液和呼吸运动对瓣膜位置的影响。

在笔者早期的 TAVR 中，使用的基本是国产的一代产品。不可回收的一代产品在植入的过程中只有一次机会，即使可以采用瓣中瓣弥补一些瓣膜移位的情况，患者的预后及瓣膜寿命是否与单瓣一致还需要探讨，总体来说手术容错率较低。在有可回收系统之前，瓣膜展开后无论位置好坏笔者只能接受这样的结果；有了可回收系统，如果感觉释放位置不满意，可以选择回收瓣膜，选择更加理想的位置释放。TaurusElite 的可回收重新定位功能，给术者增加了调整的余地，降低了手术风险，缩短了学习曲线，同时给挑战复杂病变增加了信心，带来更好的手术结果使患者获益。本例手术无论超声还是造影显示结果都很好，笔者也期待患者会有良好的预后，让 TAVR 造福更多的主动脉瓣狭窄患者。

二、经典病例分享四十九：1 型二叶瓣降号选择瓣膜，经导管主动脉瓣置换 TaurusOne 手术

（一）患者情况介绍

患者，男性，67 岁，反复晕厥 2 年，此次入院前 2h 晕厥再发入院。入院诊断：重度主动脉瓣狭窄合并轻度关闭不全，轻度二尖瓣反流，冠状动脉非梗阻性心肌梗死。

1 型二叶主动脉瓣，瓣叶严重增厚，左冠窦 - 右冠窦融合并形成钙化嵴，中度钙化，钙化分布不均匀，最严重处为左右瓣叶融合嵴（图 5-5-13 ～图 5-5-16）。

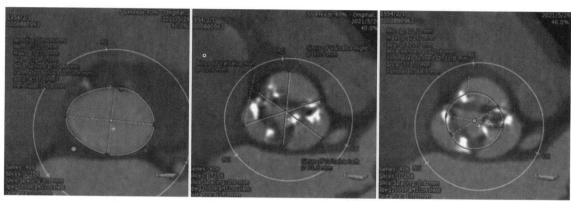

图 5-5-13 瓣环周长 76.8mm，平均周长径 24.3mm。主动脉窦内径合适。瓣环上 10mm 最窄仅 21.1mm

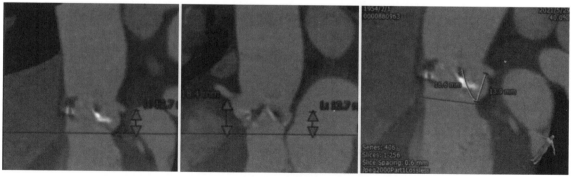

图 5-5-14 左右冠状动脉高度合适，左冠瓣瓣叶偏长

（二）手术策略

该患者瓣叶中度钙化，左右瓣叶钙化融合嵴较为坚硬，球囊打开难度较高，预估存在植入假体瓣膜形变增加瓣周漏风险。同时瓣叶严重纤维增厚，存在人工瓣膜向下位移，有瓣中瓣治疗可能。

冠状动脉高度可，根据瓣叶长度、主动脉窦宽度预估右冠状动脉风险较小，左冠瓣瓣叶偏长，但预估左右融合和钙化起到一定保护作用，左冠状动脉阻塞风险也不高。

使用右侧股动脉为主入路，左侧为辅助入路。预估跨瓣角度为 LAO 6°、CRA 5° 左右。20mm 球囊预扩张，左冠切线位。预装载 TaurusOne®AV26

瓣膜。推荐释放角度 LAO 20°、CAU 15°（右　　　　冠窦中心位），偏高位释放（瓣环下 0～2mm）。

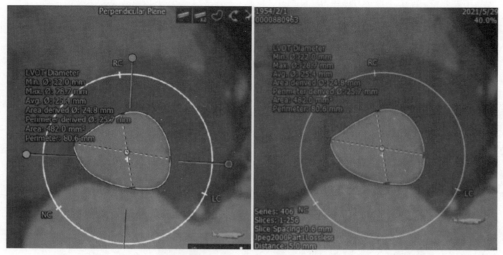

图 5-5-15　左冠窦 – 右冠窦融合并形成钙化嵴。左心室流出道周长 80.6mm，比瓣环大。窦管结合部直径 31mm

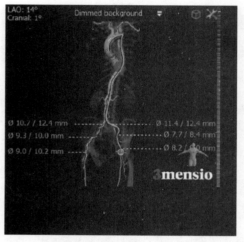

图 5-5-16　外周入路血管理想，主动脉弓角度和距离合适

（三）手术过程

手术过程见图 5-5-17、图 5-5-18。

（四）专家点评

（1）术前：该患者瓣环周长 76.8mm，左心室流出道 80.6mm。如果仅参照瓣环，可选择 22mm 球囊预扩和 AV29 瓣膜。左冠瓣瓣叶偏长，有一定风险，瓣上结构为左右钙化融合 1 型二叶瓣，瓣上 10mm 受钙化嵴影响，最小径为 21.1mm，预估难打开。综合考虑球囊先选小一号 20mm，预装 AV26 瓣膜（锚定区直径约 27.5mm）。同时考虑左心室流出道呈喇叭形，所以瓣膜理想释放位置较标准位高，约 2mm 位置。

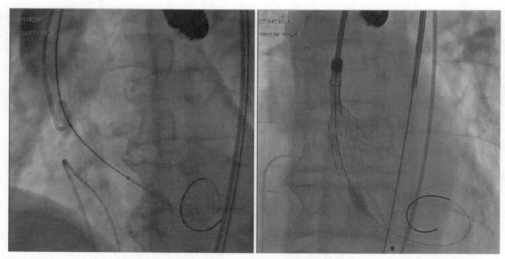

图 5-5-17　20mm 球囊预扩无腰征，无漏，冠状动脉显影良好。瓣膜受到左右融合钙化挤压

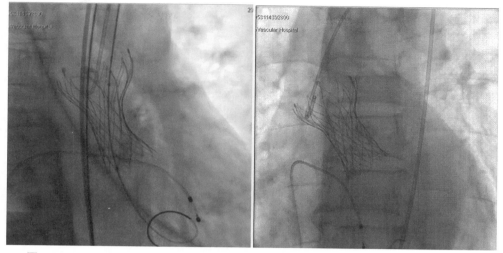

图 5-5-18　20mm 球囊后扩，瓣膜形态显著改善，造影仅轻度瓣周漏，冠状动脉良好

（2）术中：球囊预扩有助于选择瓣膜尺寸，20mm 球囊预扩无腰征，无漏，提示 AV26 瓣膜尺寸合适。释放时，融合嵴推移假体瓣膜偏向无冠窦侧，同时由于瓣叶严重纤维增厚，瓣膜向下滑动，造影提示整体形态不佳，瓣周漏明显。这时后扩可以改善瓣膜形态和血流动力学，预估钙化嵴难推开，安全考虑，仍选择 20mm 球囊后扩，让假体瓣膜与组织贴靠更好。该患者术中血流动力学一直很稳定，左心室流出道也不小，所以20mm 球囊扩张的并发症风险不高。

（3）术后：瓣周漏仅轻度，压差降至10mmHg 以下，结果令人满意。严重增厚的瓣叶及钙化嵴对瓣膜释放后的最终位置和形态影响很大，外裙边设计和高径向支撑力有助于应对这类患者。

三、经典病例分享五十：高龄、高冠状动脉风险、起搏器患者 TaurusElite 手术

（一）患者情况介绍

患者为 81 岁高龄女性，因"胸闷气喘近 1 个月"入院，既往有高血压、糖尿病、永久起搏器植入、陈旧性脑梗死病史，心脏彩超显示主动脉瓣瓣叶明显增厚伴钙化，最大峰值流速4.9m/s，最大跨瓣压差 95mmHg，平均跨瓣压差 57mmHg，提示主动脉瓣重度狭窄伴轻度关闭不全。

术前 CT 显示为三叶主动脉瓣，瓣膜钙化、瓣叶增厚，伴左冠瓣 - 右冠瓣及左冠瓣 - 无冠瓣瓣叶融合，左右冠状动脉开口较低，瓣叶冗长，冠状动脉阻塞风险高，同时合并冠状动脉及主动脉严重钙化（图 5-5-19 ～图 5-5-21）。

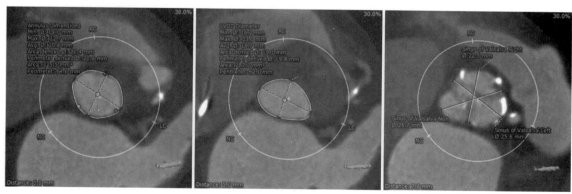

图 5-5-19　左心室流出道比瓣环小，主动脉窦偏小

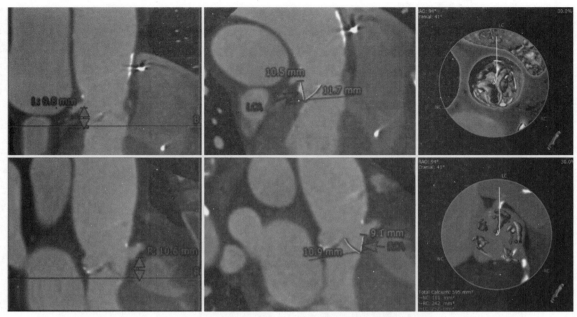

图 5-5-20　左右冠状动脉高度偏低，左冠瓣瓣叶偏长

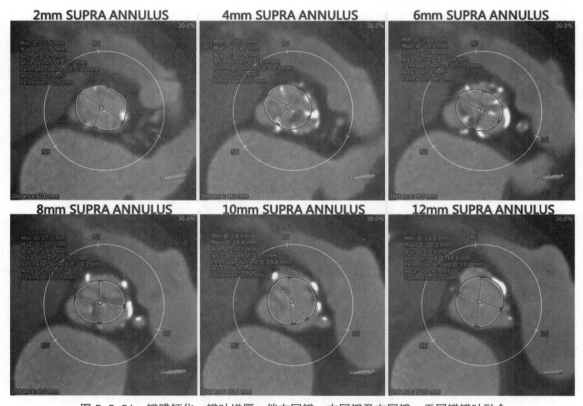

图 5-5-21　瓣膜钙化、瓣叶增厚，伴左冠瓣 – 右冠瓣及左冠瓣 – 无冠瓣瓣叶融合
SUPRA ANNULUS. 瓣环上

瓣环水平夹角为 52°，降主动脉全程满布钙化斑块，双侧股动脉散在钙化斑块，血管入路直径偏小，最细处仅为 5.5mm（图 5-5-22）。

（二）手术策略

根据冠状动脉高度、瓣叶长度、主动脉窦宽度、钙化分布综合分析，为预防左右冠状动脉阻塞，术前预埋 Guidezilla 保护。

同时，改用左侧股动脉为主入路，右侧为辅助入路。球囊扩张采用左冠切线位角度（LAO 18° CRA 26°），并用较小的 18mm 球囊预扩

张。预装 AV23 瓣膜，瓣膜释放体位左右重合体
位（RAO 20°，CAU12°），释放深度为 4～5mm。

（三）手术过程

手术过程见图 5-5-23～图 5-5-25。

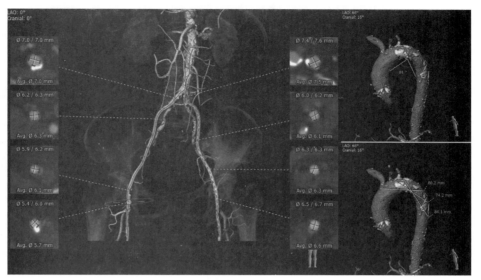

图 5-5-22　外周入路血管偏细，主动脉弓锐角

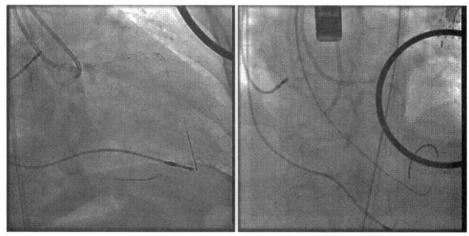

图 5-5-23　左右冠状动脉均预埋球囊保护，18mm 球囊预扩，无腰征，无漏

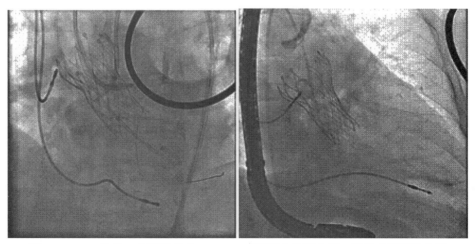

图 5-5-24　几乎一次释放成功，23mm 球囊形态位置良好，冠状动脉灌注良好

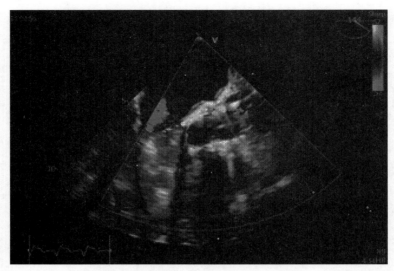

图 5-5-25　术后超声，瓣口面积从 0.6cm² 提升至 2.2cm²，血流动力学优异

（四）专家点评

1. 患者特点　高龄女性，主动脉瓣狭窄（重度）伴关闭不全（轻度），合并症多，外科手术风险大，患者及其家属选择 TAVI 治疗。

2. 术前分析

（1）入路分析：患者双侧股动脉、主动脉均钙化，入路细，左侧较右侧稍好，选择左侧主入路，扩张鞘逐级扩张后植入大鞘，如困难，用其本身内联鞘。并备好外周覆膜支架，防止并发症发生。

（2）TAVI 策略分析：患者为三叶瓣，瓣膜钙化积分中等、瓣叶增厚，伴左冠瓣 - 右冠瓣及左冠瓣 - 无冠瓣瓣叶融合。最大的风险在于左右冠状动脉开口均较低、主动脉窦小、瓣叶冗长，冠状动脉阻塞风险高，同时合并冠状动脉钙化。术前的规划是术中冠状动脉造影，如冠状动脉病变严重，同期处理。避免冠状动脉阻塞的策略包括瓣膜尺寸的选择，结合 CTA 分析，选择 23 号瓣膜；双侧冠状动脉保护；植入深度可偏深，一方面 LVOT 呈倒锥形，瓣膜支架下滑的可能性小，另患者本身有永久起搏器，不担心对传导束的影响，但可进一步降低冠状动脉阻塞的风险。TAVI 术后结合造影、血管内超声（IVUS），必要时行冠状动脉支架术。

3. 术中　本例患者主动脉弓夹角成锐角，最短弓距偏小，瓣环水平夹角偏大，预估输送系统过弓及跨瓣会有难度，但术中操作非常顺滑，体验很好。

该患者冠状动脉阻塞风险极高，通过精准定位，瓣膜植入后左右冠状动脉均显影良好。超声下瓣膜植入深度在 5mm 左右（AV23 瓣膜外裙边高度 5mm），瓣口面积达 2.2cm²，几乎无瓣周漏，这充分展现了沛嘉瓣膜平衡的收腰设计和内外双层裙边的优势。

四、经典病例分享五十一：主动脉重度反流合并二尖瓣反流经导管主动脉瓣置换

（一）患者情况介绍

患者，70 岁，临床诊断为主动脉狭窄（中度）并关闭不全（重度）、二尖瓣关闭不全（重度）、三尖瓣关闭不全（轻度）、冠状动脉粥样硬化性心脏病。以"间断胸闷气短 3 月余"来院就诊，心电图见 ST 段压平，胸部 X 线片见心影扩大，CT 见左、右冠状动脉散在斑状钙化。无吸烟史，自诉无遗传疾病。

术前 CT 测量结果：三窦三叶主动脉瓣，轻度钙化（HU850 钙化积分无冠瓣 0mm³，右冠瓣 8mm³，左冠瓣 97mm³，总 104mm³），瓣环平均径 23.7mm（21.4mm×26.1mm），左右冠状动脉开口位置可（左冠状动脉 10.8 mm，右冠状动脉 15.2mm），主动脉窦结构可（31.8mm×28.8mm）。瓣环与水平夹角 51°，瓣膜系统同轴性可。左心室大小可。窦管结合部（STJ）平均 25.5mm，升主动脉未见明显扩张（瓣环上 40mm 处直径 32.6mm）。左心室流出道平均 26.1mm，计划使用沛嘉 TaurusOne 经导管主动脉瓣膜系统行

TAVR，优先选择瓣膜型号为 AV29，备选 AV31（图 5-5-26 ～ 图 5-5-29）。超声显示左心室射血分数（LVEF）55%，左心室舒张末期内径 63mm，室间隔 11mm，左心室后壁 11mm，二尖瓣重度反流。主动脉瓣最大流速 399cm/s，平均压差 64mmHg。主动脉瓣开口面积约 1.33cm²。

（二）术者团队讨论后手术预案

瓣膜：TaurusOne。

瓣膜型号：AV29，不使用球囊预扩，推荐 29mm 瓣膜，备选 31mm 瓣膜，以提供足够锚定力。

手术路径：经股动脉入路，右侧股动脉切开。

麻醉方式：全身麻醉。

主动脉瓣和主动脉

主动脉瓣环

直径（mm）　<u>21.4</u>　<u>26.1</u>　<u>23.7</u>
　　　　　　　最小　最大　平均

周长（mm）　75.9，算出的 Ø（mm）<u>24.2</u>

面积（mm²）<u>444.7</u>，算出的 Ø（mm）<u>23.8</u>

左心室流出道

直径（mm）　<u>24.0</u>　<u>28.1</u>　<u>26.1</u>
　　　　　　　最小　最大　平均

周长（mm）　<u>81.1</u>，算出的 Ø（mm）<u>25.8</u>

面积（mm²）<u>508.9</u>，算出的 Ø（mm）<u>25.5</u>

瓣膜窦型：二叶

钙化 HU850 评分：（mm³）<u>104</u>

升主动脉直径　<u>32.6</u>

窦管结合部直径　<u>24.7</u>、<u>26.3</u>
　　　　　　　　最小　最大

冠脉口高度　<u>10.8</u>　<u>15.2</u>
　　　　　　　左　　右

冠脉口距离　<u>12.1</u>　<u>15.7</u>
　　　　　　　左　　右

瓣叶长度　<u>13.5</u>　<u>12.9</u>
　　　　　　左　　右

主动脉窦部
左（mm）　<u>31.8</u>
右（mm）　<u>30.1</u>
无（mm）　<u>28.8</u>
高度（mm）　<u>10.2</u>

股动脉

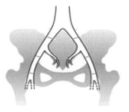

右侧股动脉
髂外动脉最小径线（mm）
<u>7.0 × 7.7</u>
髂内动脉最小径线（mm）
<u>5.6 × 5.9</u>
股动脉最小径线（mm）
<u>6.6 × 7.1</u>

左侧股动脉
髂外动脉最小径线（mm）
<u>7.4 × 7.5</u>
髂内动脉最小径线（mm）
<u>5.8 × 6.1</u>
股动脉最小径线（mm）
<u>6.8 × 7.0</u>

瓣环

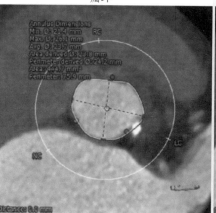

主动脉窦直径

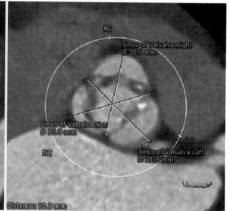

左心室流出道　　　　　　　　　窦管结合部

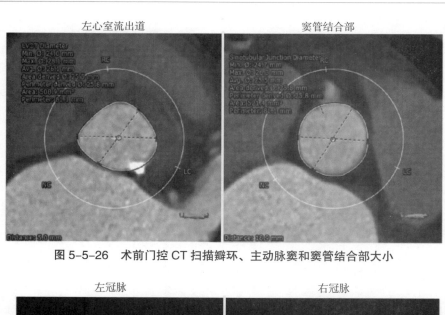

图 5-5-26　术前门控 CT 扫描瓣环、主动脉窦和窦管结合部大小

左冠脉　　　　　　　　　　　　右冠脉

左冠高度　　　　　　　　　　　右冠高度

升主动脉　　　　　　　　　　　左心室

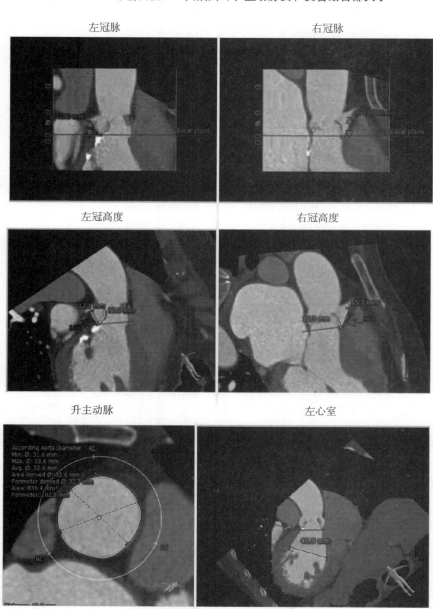

左心耳　　　　　　　　　　　　　瓣环角度

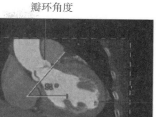

图 5-5-27　左右冠状动脉高度、瓣叶／开口至窦底长度、升主动脉平面、左心室短轴径、左心耳及瓣环夹角

HU850　　　　　　　　　　　　　HU750

钙化容积评分　　　　　　　　　　颗粒模拟运动曲线

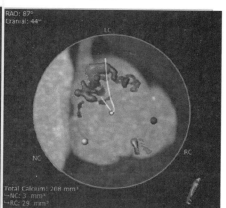
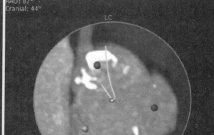
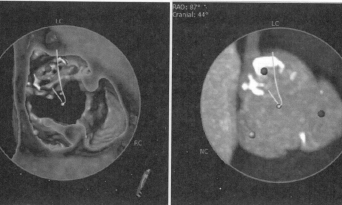

图 5-5-28　瓣膜钙化分布情况及钙化评分

体外循环：湿备。

主要风险：瓣膜移位、滑脱；主动脉根部破裂；入路血管并发症。

手术过程见图 5-5-30 ~ 图 5-5-32。

（三）专家点评

该病例为 1 例以主动脉关闭不全伴重度反流为主要症状的病例，其最大风险为人工瓣膜向左心室内滑脱。主动脉关闭不全是一种主动脉瓣结构改变或瓣叶发生退行性变化后导致的疾病。其发病率约占结构性心脏病的 15%，发病人群具有显著的性别差异，男性发病率约为女性的 3 倍。70 岁以上人群的主动脉关闭不全平均发病率为 2%，其中严重患者（射血分数 < 30%）的年平均死亡风险高达 30%。主动脉关闭不全会导致心脏前负荷增加，主动脉血液反流，从而引起心脏顺应性改变。同时，严重的主动脉反流会导致外

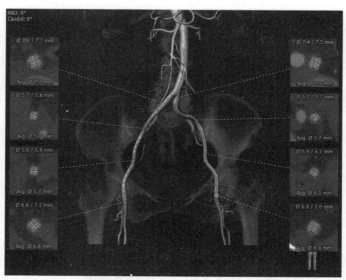

图 5-5-29　术前 CT 扫描显示左右股动脉条件均满足入路需求

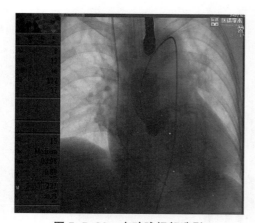

图 5-5-30　主动脉根部造影

观察主动脉瓣叶活动、冠状动脉供血及主动脉反流，判断术前 CT 扫描给出的投射角度是否 3 个主动脉窦底面在一个水平面

周血管受血量下降，从而引发外周供血不足症状，如黑矇、眩晕、劳力性呼吸困难等，情况严重时会危及生命。临床上对主动脉关闭不全导致的反流，常以彩色多普勒超声中反流影像的面积评估其严重性：轻度指超声反流面积＜ 3cm²，5cm² 之内为中度，5cm² 以上为重度。

主动脉瓣关闭不全伴重度反流的治疗意见仍集中于瓣膜功能的重建。一般而言，外科机械瓣植入术是针对主动脉瓣关闭不全伴重度反流的主要治疗手段。但随着近年来 TAVR 的推广，有许多长期投身于主动脉瓣关闭不全治疗的临床医师，尝试采用 TAVR，在减少患者受到的伤害同时，使症状改善。

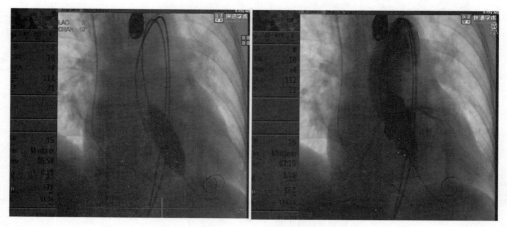

图 5-5-31　术者考虑患者主动脉根部钙化较少，选择以 23mm 纽曼球囊，180 次 / 分快速起搏下扩张打开瓣叶，帮助判断人工瓣膜工作形态，确定使用瓣膜型号。第一次扩张由于血压未降至 60mmHg 以下，球囊向下滑脱。第二次扩张显示明显腰征，未见明显瓣周漏，冠状动脉灌注良好，确认使用 AV29 型 TaurusOne 瓣膜

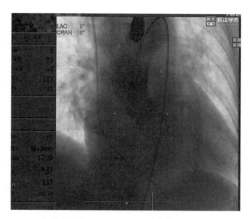

图 5-5-32 小心释放 TaurusOne 瓣膜，150 次 / 分快速起搏下准确于瓣环下 2mm 左右释放成功。即时造影显示瓣膜工作正常，可见微量瓣周漏，冠状动脉灌注正常，患者主动脉反流情况改善明显。术后超声显示平均跨瓣压差 6mmHg，人工瓣口面积 1.52cm^2，左心室最大射血速度 1.75m/s

但是对于单纯主动脉瓣关闭不全的患者，经股动脉入路 TAVR 有着比较大的难度。首先瓣膜的锚定较为困难。主动脉瓣狭窄的患者存在钙化的瓣叶，部分合并钙化的瓣环。可以提供较大的摩擦力，无论是球囊扩张瓣膜，还是自膨瓣膜，均能给予足够的力量锚定。而单纯关闭不全的瓣环、瓣叶较软，难以给予足够的摩擦力。早期研究也证实了这一点。因为锚定困难，而同时单纯关闭不全的患者通常有较大的瓣环，主动脉瓣关闭不全患者相较于主动脉瓣狭窄患者有着更高的瓣膜移位和栓塞风险。瓣膜移位也会增加术后残余分流、起搏器植入的发生率。因为瓣膜支撑力量不匹配，可能会发生支架瓣膜损伤，同时因为选用了更大的瓣膜，径向支撑力增大，会增加瓣环破裂和医源性主动脉夹层的风险。单纯主动脉瓣关闭不全的手术难度更大，术中需要反复定位及调整导管、导丝的位置，导丝及导管可能会损伤心室壁，增加了左心室破裂的风险。单纯主动脉瓣关闭不全术中为了更好地确定瓣膜的位置，需要应用更多的造影剂，这也可能会增加术后造影剂肾病的发生率。

不过中国医学科学院阜外医院的一项单中心研究显示，单纯主动脉瓣关闭不全患者行经股动脉入路 TAVR，效果与主动脉瓣狭窄组患者相似。无论在死亡、致死性脑卒中、中转外科、体外膜肺氧合辅助、体外循环辅助、外周血管并发症、左心室破裂、起搏器植入率的比例两组差异均无统计学意义，而且均低于国际其他中心的数据。瓣中瓣的植入率单纯主动脉瓣关闭不全组较高，两者差异有统计学意义。这是由于单纯主动脉瓣关闭不全锚定较为困难，容易发生瓣膜移位，大部分移位向左心室，会产生瓣周反流，再次植入瓣膜可以解决这一问题。目前没有研究表明瓣中瓣会对患者预后及远期血流动力学产生影响，也无法证实是否会增加血栓等并发症的发生率，有待进一步研究。瓣膜移位也被认为会增加永久性起搏器的植入率，该研究中单纯主动脉瓣关闭不全组高于主动脉瓣狭窄组，但两者差异仍无统计学意义。文章作者认为这是由于单纯主动脉瓣关闭不全患者左心室流出道更宽，即使瓣膜发生移位，并没有如预想那样对膜部间隔造成较大挤压，影响心室传导。笔者还进一步认为，术中瓣膜移位是经股动脉入路 TAVR 治疗单纯主动脉瓣关闭不全的一大难题，术者更精准的定位、释放和新一代瓣膜的改进有助于解决这一问题，尤其是支持可回收的支架瓣膜，如术中释放位置不满意，可回收再次释放，可以有效减少瓣膜移位发生率。沛嘉推出的 TaurusElite 可回收经导管主动脉瓣膜系统，正是由此应运而生。

在本病例中，虽然其瓣叶、瓣上仅有少量钙化，术前评估认为瓣膜向下移位危险性较高。但术中超声提示，左、右冠瓣开闭受限明显，且 3 个瓣叶上均存在大量不规则回声。同时，超声提示左冠瓣下向二尖瓣前叶尖端方向连续存在长约 15mm 的强回声带，结合 CT 影像判断为连续钙化灶。

基于超声反馈，术者判断患者主动脉根部结构应能通过不规则的瓣叶上赘生结构及左冠瓣下连续钙化为人工瓣膜提供充足锚定力。且由于瓣下钙化向二尖瓣前叶尖端延伸至 15mm 处，即便人工瓣膜出现向左心室内滑脱情况，只要不超出 15mm 范围，便较难对二尖瓣活动造成负面影响。考虑球囊预扩的情况，结合患者左心室流出道内径因素，术者判断 AV29 号瓣膜在滑脱入患者左心室流出道的情况下，仍能保证封堵效力，取代患者自体瓣膜功能，从而改善患者病情。于是，术者最终选择了 AV29 号瓣膜，作为植入瓣膜。

在植入过程中，基于术者的外科背景及其

对心脏解剖的了解，瓣膜成功 0 位释放，并最终固定于患者自体瓣环下 2mm 左右处。术后即时评估显示主动脉瓣开口面积 1.52cm²、左心室峰值射血流速 1.75m/s、左心室射血分数 55%、平均跨瓣压差 6mmHg，手术获得圆满成功。

本病例中，值得深入探讨的有以下两点。

其一是超声在术前评估中的重要性。在 CT 术前评估中，由于层数限制、X 线透射性差别及非即时性限制，其影像并不能完全反映患者主动脉根部结构的实际情况，特别是无法体现出单个体量较小，而广泛分布于患者瓣叶上的赘生结构。超声，由于其基于物体表面回声重建图像的成像原理，在反映一些细微结构、实时动态方面，能给予术者远多于 CT 的病理信息。对于临床疑难患者，在术前评估过程中，或应加入针对性的超声评估，以期更精准地了解患者病理情况，制订更为合理的治疗策略。

其二是对人工瓣膜锚定机制的再检讨。一般而言，自膨胀式人工主动脉瓣膜的治疗效果成立，是基于锚定与封堵两个方面。锚定使瓣膜能稳定在最佳工作位置，高效取代患者自体瓣膜功能；封堵则能最大限度减少瓣周漏、瓣中漏等并发症。锚定的力量来源，常见的有两种：第一是主动脉根部结构提供的摩擦力，如瓣叶钙化提供的摩擦力、左心室流出道提供的摩擦力等；第二种则是自膨瓣膜膨胀时，主动脉根部结构对抗其膨胀力

产生的弹性收缩力。在主动脉瓣关闭不全的病例中，由于患者主动脉根部钙化常较少，为人工瓣膜提供锚定力的责任便全然落于弹性收缩力上。而由于人工瓣膜与主动脉根部难以平整贴合，且主动脉瓣关闭不全患者的左心室流出道常呈火山口样改变，导致人工瓣膜所受到的弹性收缩力，其作用方向并不是完全平行于瓣环平面，而是垂直于左心室流出道边界，斜向下指向左心室内。这种力的方向性决定了人工瓣膜在释放过程中及释放后容易向左心室内滑脱。本病例患者在术前评估讨论中，考虑瓣膜滑脱风险，便是基于这一背景。但通过术中超声，我们可以知道，虽然患者 CT 影像显示的钙化并不为多，然而其主动脉根部结构存在许多能提供静态摩擦力的部位。所以人工瓣膜在释放后，其受力模型能更接近于主动脉狭窄患者，同时存在静态摩擦力弹性压缩力两种锚定力，使人工瓣膜能在机体内稳定留存。

其实在另外的一些手术场合，术者在面对患者较为"健康"的主动脉瓣时，或是对关闭不全患者钙化稀少的主动脉瓣，产生锚定力不足的忧虑；或是对过长瓣叶可能导致的冠状动脉封堵而如履薄冰。通过对这一病例的深入分析，未来的医疗器械领域或许可以开发一类主动脉瓣修饰工具，对过长瓣叶进行裁切，在摩擦力不足的瓣叶上切削出不规则平面，从而减少人工瓣膜植入后风险，为患者带来更多获益。

第六节　Evolut Pro 瓣膜病例专家点评

一、经典病例分享五十二：Evolut Pro 在主动脉瓣狭窄患者中的应用

（一）患者情况介绍

患者，女性，79 岁，STS 评分 4.905%，主诉呼吸困难、活动后加重。临床诊断为重度主动脉狭窄合并中度关闭不全。病史：高血压 3 级。

术前心脏超声：LVEF79%，主动脉瓣口面积 0.59cm²，主动脉流速 4.67m/s，平均压差 53mmHg，左心室舒张末期内径 46mm，左心室肥厚。超声诊断：重度主动脉狭窄合并中度关闭不全。

术前 CT 测量：瓣环周长推导直径 23.0mm，

瓣环周长 72.1mm；LVOT 周长推导直径，23.1mm，LVOT 周长 72.6mm；主动脉窦直径：R34.4*L35.1*N35.1mm；左冠窦高度 23.5mm，左冠状动脉高度 15.2mm；右冠窦高度 26.4mm，右冠状动脉高度 19.8mm；窦管结合部直径 32.9mm；升主动脉直径 37.0mm；经典三叶瓣，瓣叶钙化并增厚，主动脉根部与水平线角度约为 56°，右动脉入路条件良好，推荐植入角度 RAO8° CAU27°，瓣环测量直径 23mm，属临界值，应视球囊预扩情况植入 26/29mm Evolut PRO 瓣膜（图 5-6-1 ～图 5-6-4）。

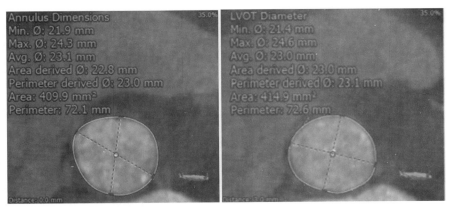

图 5-6-1 CT 测量瓣环平面和 LVOT

左冠瓣叶 右冠瓣叶 无冠瓣叶

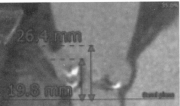
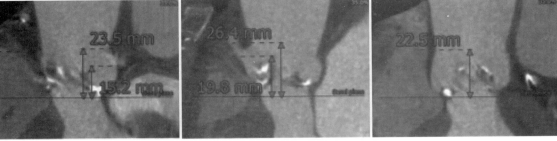

图 5-6-2 CT 测量冠状动脉及主动脉窦高度

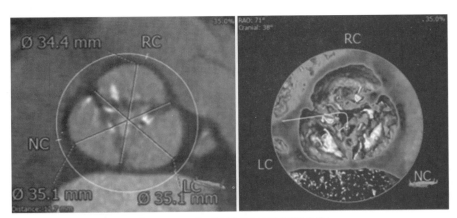

图 5-6-3 CT 测量 SOV 及钙化分布

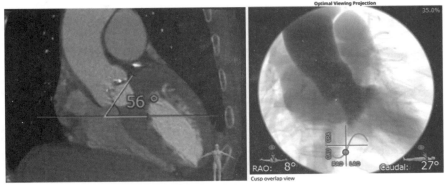

图 5-6-4 主动脉根部角度和推荐植入角度

（二）瓣膜选型及手术策略

瓣膜型号：Evolut PRO 26/29mm。

导引鞘：20F 大鞘。

球囊预扩：20/22F 球囊预扩。

主入路：右股动脉。

（三）术中潜在风险及讨论

（1）瓣膜选型 26mm 还是 29mm。

（2）球囊预扩 20mm 还是 22mm。

（3）左冠窦瓣叶较长，可能存在阻挡风险。

（四）手术过程

手术过程见图 5-6-5 ～图 5-6-14。

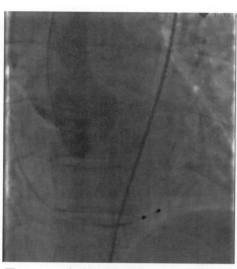

图 5-6-5　主动脉根部造影，瓣叶活动良好

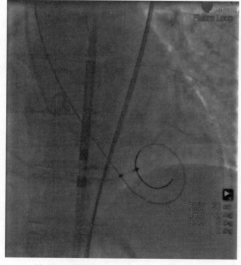

图 5-6-6　体外瓣膜装载检查，确认瓣膜尾部挂钩位于卡槽内，胶囊平直，瓣架无折叠

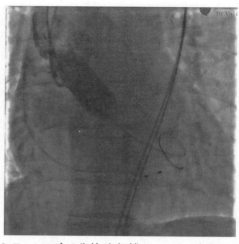

图 5-6-7　140 次 / 分快速起搏下 22mm 球囊预扩，无明显腰征，瓣叶离冠状动脉开口较远，冠状动脉灌注良好，故考虑选用 29mm Evolut Pro 瓣膜

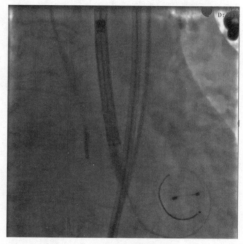

图 5-6-8　保持猪尾位于无冠窦窦底，输送系统跨瓣，抵达初始释放位置，将标记带与猪尾中心对齐

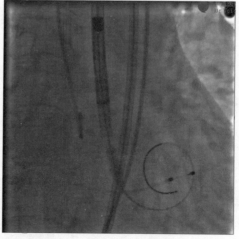

图 5-6-9　缓慢释放到 1/3（标记带位于节点 3），瓣膜深度理想（3mm）

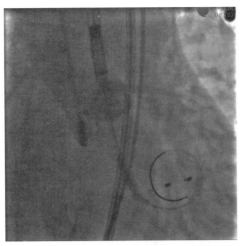

图 5-6-10 140 次 / 分快速起搏下继续释放瓣膜到 50%，造影确认深度理想，继续释放

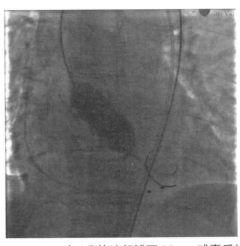

图 5-6-13 140 次 / 分快速起搏下 22mm 球囊后扩瓣架塑形，维持远期更低跨瓣压差

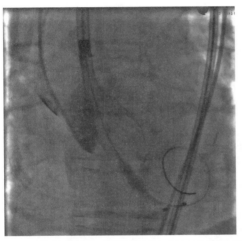

图 5-6-11 释放到 80% 后停起搏，打 LAO 评估无冠窦深度约为 3mm，左冠窦深度约为 4mm，冠状动脉灌注良好，继续释放

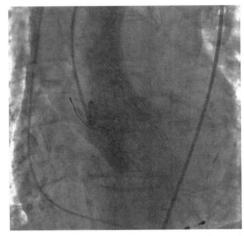

图 5-6-14 后扩完毕最终造影，无冠窦深度约为 3mm，左冠窦深度约为 4mm，微量反流，冠状动脉灌注良好，无传导异常，手术结束

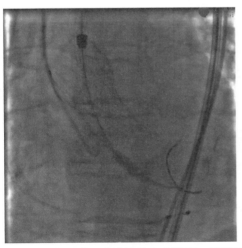

图 5-6-12 完全释放，确认挂钩完全脱离，瓣膜膨胀不充分，跨瓣压差约为 4mmHg，经食管超声心动图可见少量反流

二、经典病例分享五十三：1 型二叶瓣伴高冠状动脉风险经导管主动脉瓣置换

（一）患者情况介绍

患者，女性，73 岁，主诉反复胸闷 6 个月，加重 1 周。病史：6 个月内活动后反复胸闷气急，1 周前加重，端坐呼吸，夜间难以平卧，入笔者所在医院急诊，曾有一过性发热，体温 38℃，诊断为重度主动脉瓣狭窄。既往史：高血压、糖尿病。

术前心脏超声：LVEF 67%，主动脉瓣口面积 0.77cm^2，主动脉瓣流速 3.8m/s，平均跨瓣压差 29mmHg，超声诊断主动脉瓣狭窄（重度）、主动脉瓣反流（轻度）、二尖瓣反流（轻度）、三尖瓣反流（轻度）。

术前CT测量：瓣环周长推导直径20.0mm，瓣环周长62.7mm；LVOT周长推导直径20.4mm，LVOT周长43.9mm；主动脉窦直径右冠窦28.1×左冠窦32.0×无冠窦26.0mm；左冠窦高度26.2mm，左冠状动脉高度7.0mm；右冠窦高度19.4mm，右冠状动脉高度12.5mm；窦管结合部直径30.8mm，升主动脉直径37.5mm。1型二叶瓣，RCC与NCC之间可见钙化融合嵴，左冠状动脉开口仅7.0mm，主动脉根部与水平线角度约为59°，弓角约90°，股动脉入路条件良好，推荐植入26mm Evolut Pro瓣膜，推荐植入角度左右冠窦重叠RAO 5°，CAU 21°（图5-6-15～图5-6-18）。

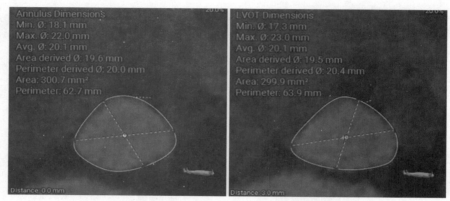

图5-6-15　CT测量瓣环平面和左心室流出道

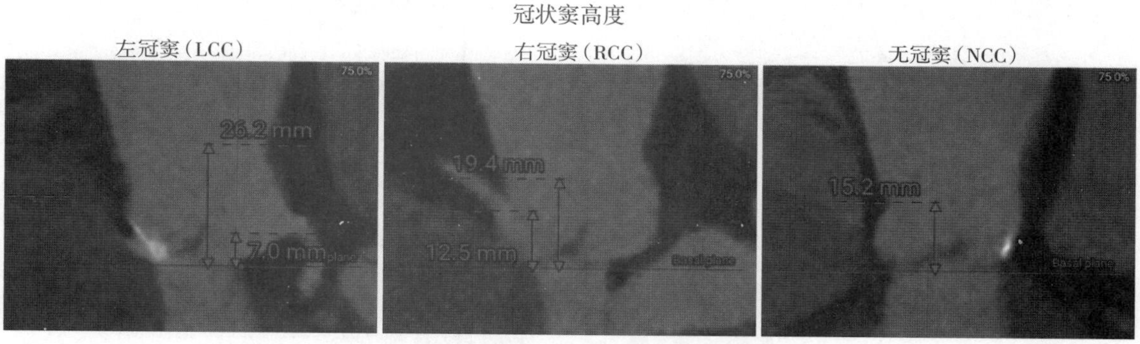

冠状窦高度

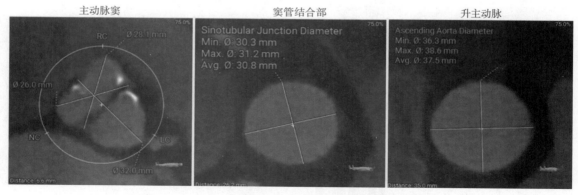

图5-6-16　CT测量冠状动脉及主动脉窦高度

图5-6-17　CT测量主动脉窦、窦管结合部和升主动脉

（二）瓣膜选型及手术策略

瓣膜型号：Evolut Pro 26mm。

导引鞘：20F大鞘。

球囊预扩：18mm球囊预扩。

主入路：右股动脉。

（三）术中潜在风险及讨论

（1）冠状动脉阻塞风险。

（2）左心室偏小，心脏储备功能差。

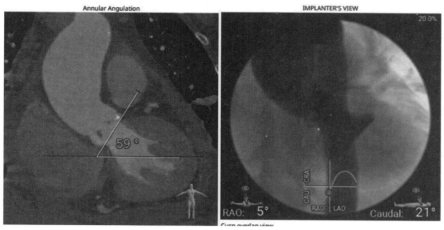

图 5-6-18　主动脉根部角度和推荐植入角度

（四）手术过程

手术过程见图 5-6-19 ～图 5-6-25。

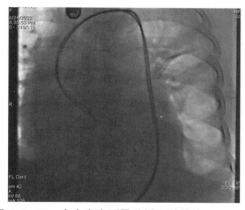

图 5-6-19　术中窦率测量跨瓣压差约为 41mmHg

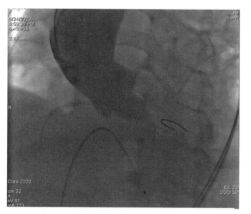

图 5-6-20　考虑到瓣环短径选择 18mm 球囊预扩，无明显腰征，无瓣周漏，瓣叶并未阻挡冠状动脉，冠状动脉灌注良好，按计划植入 26mm Evolut Pro 瓣膜

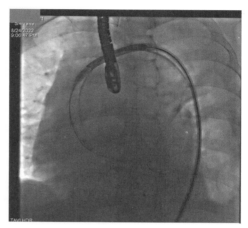

图 5-6-21　主动脉弓角约 90°，输送系统无阻力顺利过弓

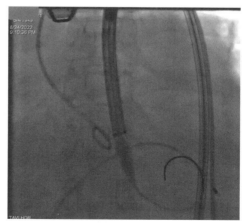

图 5-6-22　打左右冠窦重叠视图，确认猪尾环位于无冠窦底部，标记环位于猪尾环中间偏下开始释放

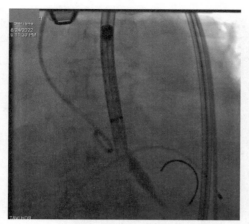

图 5-6-23 缓慢释放到 1/3（标记环位于节点 3），暂停评估无冠冠窦深度约为 3mm

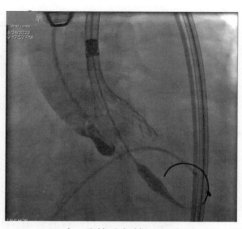

图 5-6-24 140 次 / 分快速起搏下释放到 80%，瓣膜完全工作后停止起搏，造影确认瓣膜位置理想，无冠窦深度约为 5mm，微量反流，完全释放瓣膜

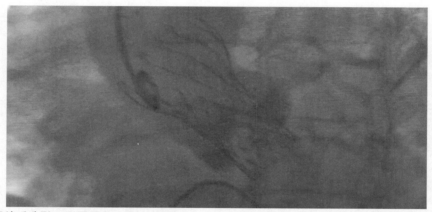

图 5-6-25 最终释放后造影，无冠冠窦深度约为 5mm，左冠窦深度约为 5mm，冠状动脉灌注良好，无传导异常，经食管超声心动图测得即刻压差为 6mmHg，主动脉瓣最大流速 2.1m/s，主动脉瓣口面积由 $0.77mm^2$ 扩大至 $2.64mm^2$，极微量反流，无后扩，手术结束

三、经典病例分享五十四：0 型极重度钙化二叶瓣 TAVR

（一）患者情况介绍

患者，男性，64 岁，身高 170cm，体重 55kg。劳力性呼吸困难 1 年，常于快步行走时发作，无胸痛、头晕、黑矇、夜间阵发性呼吸困难、双下肢水肿等，每次持续数分钟休息后可缓解，加重 6 个月，活动耐量下降，伴咽部紧缩感，外院心脏超声提示 LA 40mm，LV 57mm，EF 57%，主动脉瓣中度狭窄伴少量反流，二尖瓣及三尖瓣轻度反流，肺动脉高压，微量心包积液。

术前心脏超声：LVEF 62%，瓣口面积约 $0.6cm^2$，主动脉平均跨瓣压差 59mmHg，主动脉瓣最大流速 4.8m/s，主动脉瓣叶瓣环明显增厚、钙化，瓣叶数目分辨不清，瓣叶关闭欠佳，二尖瓣、三尖瓣关闭欠佳，余瓣形态结构未见明显异常。超声诊断主动脉瓣重度狭窄伴中量反流、二尖瓣中量反流、三尖瓣少量到中量反流、中度肺动脉高压。

术前 CT 测量：瓣环周长推导直径 27.7mm，瓣环周长 87.0mm；LVOT 周长推导直径 27.3mm，LVOT 周长 85.8mm；主动脉窦直径 27.4mm×40.0mm；左冠窦高度 28.1mm，左冠状动脉高度 18.1mm；右冠窦高度 26.8mm，右冠状动脉高度 20.1mm；窦管结合部直径 28.3mm，升主动脉直径 32.1mm。0 型二叶瓣，左右冠脉开口不同窦，瓣环平面及环上结构均可见不对称极重度钙化，并延伸至 LVOT 约 9mm，主动脉根部与水平线角度约为 45°，弓角约 60°，右股动脉最下直径约为 6.4mm，推荐植入 29mm Evolut Pro 瓣膜（图 5-6-26 ～图 5-6-30）。

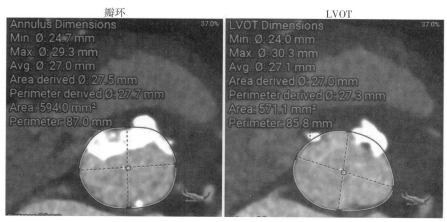

图 5-6-26　CT 测量瓣环平面和 LVOT

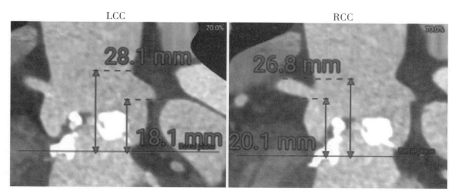

图 5-6-27　CT 测量冠状动脉及主动脉窦高度

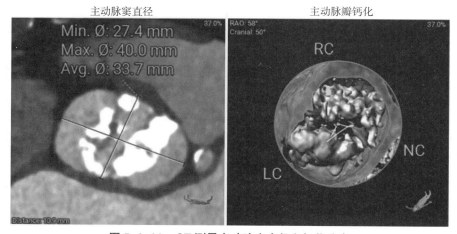

图 5-6-28　CT 测量主动脉窦直径和钙化分布

（二）瓣膜选型及手术策略

瓣膜型号：Evolut Pro 29mm。

导引鞘：16F 内联鞘。

球囊预扩：20mm 球囊预扩。

主入路：右股动脉。

（三）术中潜在风险及讨论

（1）左右瓣叶钙化极重，右冠瓣侧自流出道至瓣叶均钙化，与左冠瓣叶钙化不对等，球囊、支架易移位。

（2）球囊扩张时左右冠瓣瓣叶不易移位，易造成短径方向瓣环撕裂。

（3）球囊扩张时瓣叶钙化团块有挤压、刺破冠状窦风险。

（4）瓣膜易膨胀不全，瓣周漏风险大。

瓣环平面夹角

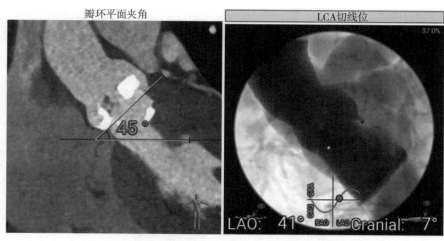

图 5-6-29　CT 测量主动脉根部角度和双窦分离角度

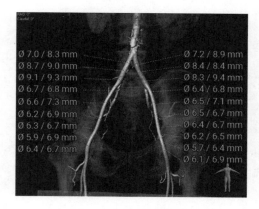

图 5-6-30　CT 测量股动脉入路

（四）手术过程

手术过程见图 5-6-31 ～图 5-6-36。

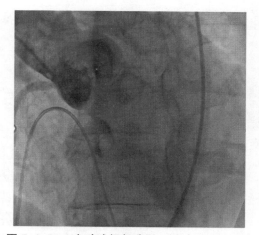

图 5-6-31　主动脉根部造影，瓣叶几乎不活动

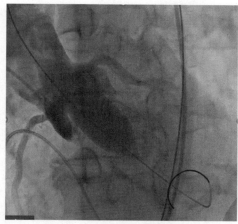

图 5-6-32　20mm 球囊预扩，腰征不明显，冠状动脉灌注良好，少到中量半周漏，按计划植入 29mm Evolut Pro 瓣膜

术后心脏超声：LVEF 64%，瓣口面积约 2.0cm²（术前 0.77cm²），主动脉平均跨瓣压差 9mmHg（术前 59mmHg），主动脉瓣最大流速 1.8m/s（术前 4.8m/s），瓣周探及两束反流，少中量反流，一束左冠窦方向，一束右冠窦方向。超声诊断 TAVI 术后、人工瓣瓣周少中量反流、二尖瓣中量反流、三尖瓣少量到中量反流、中度肺动脉高压。

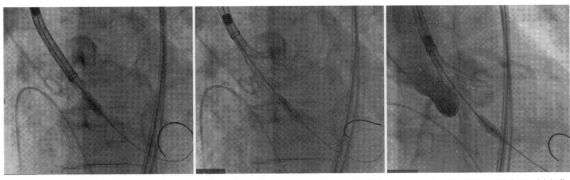

图 5-6-33　瓣膜释放初期、中期、后期，造影确认深度理想，冠状动脉灌注良好中度反流，完全释放瓣膜

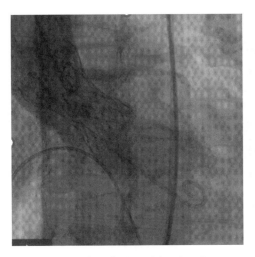

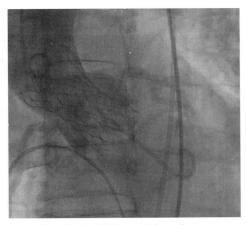

图 5-6-36　最终造影，两侧深度理想，为 3 ～ 4mm，轻中度反流，无传导异常，冠状动脉灌注良好，手术结束

图 5-6-34　完全释放后造影，两侧深度理想，3 ～ 4mm，瓣膜由于受钙化限制未完全膨胀，中度反流，心脏团队决定使用 23mm 球囊后扩

四、经典病例分享五十五：Evolut Pro 应用于衰败后的外科生物瓣

（一）患者情况介绍

患者，男性，88 岁，主诉间断活动后胸闷、气短 6 个月余，加重 3 个月。现病史：6 个月余前开始出现走路快时或活动时胸闷、气短，休息数分钟后可缓解，否认胸痛，否认头晕、头痛，否认恶心、呕吐，否认夜间阵发性呼吸困难。3 个月前开始步行 300m 左右出现胸闷、气短，否认其他伴随症状，休息数分钟后可缓解。既往史：高血压 2 个月，心房颤动 6 个月，右侧大脑半球硬膜下积液合并陈旧出血，双侧额叶、右侧枕颞叶交界处微出血灶，2005 年因主动脉瓣中重度狭窄行主动脉生物瓣置换术，胆囊结石，肝囊肿，胸腔积液（右侧为著）。

术前心脏超声：LVEF 65.9%，主动脉瓣口面积 1.8cm²，主动脉流速 3.25m/s，平均压差 26.3mmHg。超声诊断主动脉瓣置换术后人工瓣

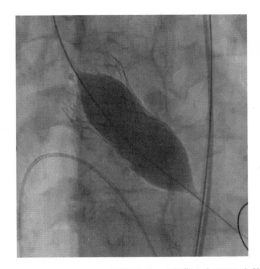

图 5-6-35　23mm 球囊后扩，瓣膜形态明显改善

中重度反流伴轻度狭窄、二尖瓣轻度反流、三尖瓣轻中度反流、肺动脉收缩压升高。

术前 CT 测量：瓣环周长推导直径 20.8mm，瓣环周长 65.5mm；LVOT 周长推导直径 25.9mm，LVOT 周长 81.4mm；主动脉窦直径右冠窦 29.2× 左冠窦 35.8× 无冠窦 30.9mm；左冠窦高度 27.9mm，左冠状动脉高度 17.1mm；右冠窦高度 23.6mm，右冠状动脉高度 16.3mm；窦管结合部直径 30.0mm，升主动脉直径 31.8mm。外科生物瓣衰败，经查上次植入 23mm Perimount 2900 瓣膜，人工瓣膜可见极少量钙化，冠状动脉开口均高于生物瓣瓣架，无须测量 VIC，主动脉窦直径可，股动脉入路条件良好，主动脉根部角度约为 43°，推荐植入角度左右冠窦重叠 RAO 13° CAU 19°，推荐植入 26mm Evolut Pro 瓣膜（图 5-6-37～图 5-6-40）。

（二）瓣膜选型及手术策略

瓣膜型号：Evolut Pro 26mm。

导引鞘：20F 大鞘。

球囊预扩：无须预扩。

主入路：右股动脉。

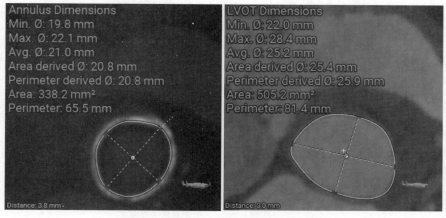

图 5-6-37 CT 测量瓣环平面和 LVOT

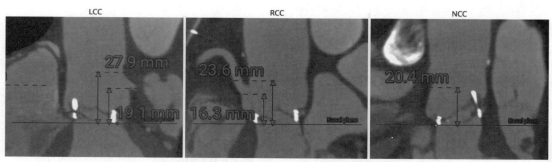

图 5-6-38 CT 测量冠状动脉及主动脉窦高度

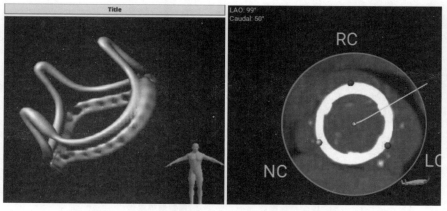

图 5-6-39 上次外科植入 23mm Perimount 2900

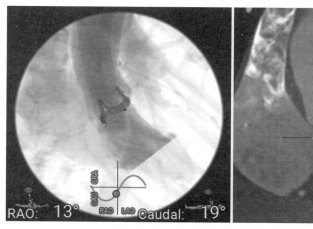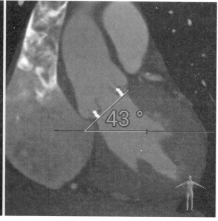

图 5-6-40　推荐植入角度及主动脉根部角度

（三）术中潜在风险及讨论

（1）植入前是否需要将外科瓣扩裂。

（2）外科瓣上的少量血栓及钙化脱落风险。

（四）手术过程

手术过程见图 5-6-41 ～图 5-6-44。

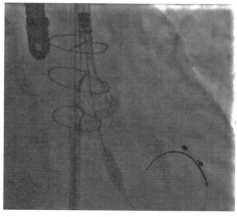

图 5-6-43　140 次 / 分起搏下释放到 80%，以外科瓣底部未标记评估深度合适，继续释放

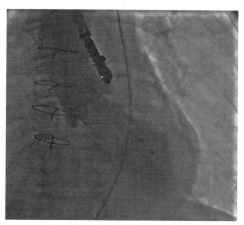

图 5-6-41　主动脉根部造影，外科瓣清晰可见

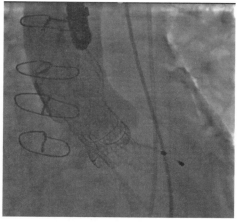

图 5-6-44　最终释放并造影，无冠窦深度约 4mm，左冠窦深度约 6mm，术前中重度反流完全消失，冠状动脉灌注良好，无传导异常，手术结束

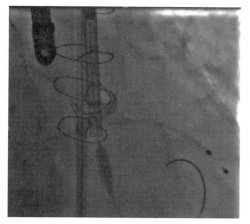

图 5-6-42　以外科瓣底部为标记，释放到 1/3，无冠窦深度理想

附

经导管主动脉瓣置换手术经典文献

JOURNAL OF THE AMERICAN COLLEGE OF CARDIOLOGY
© 2016 BY THE AMERICAN COLLEGE OF CARDIOLOGY FOUNDATION
PUBLISHED BY ELSEVIER

VOL. ■, NO. ■, 2016
ISSN 0735-1097/$36.00
http://dx.doi.org/10.1016/j.jacc.2016.02.057

STATE-OF-THE-ART REVIEW

Natural History, Diagnostic Approaches, and Therapeutic Strategies for Patients With Asymptomatic Severe Aortic Stenosis

Philippe Généreux, MD,[a,b,c] Gregg W. Stone, MD,[a,b] Patrick T. O'Gara, MD,[d] Guillaume Marquis-Gravel, MD,[c] Björn Redfors, MD, PhD,[b,e] Gennaro Giustino, MD,[f] Philippe Pibarot, DVM, PhD,[g] Jeroen J. Bax, MD, PhD,[h] Robert O. Bonow, MD,[i] Martin B. Leon, MD[a,b]

🏔 frontiers | Frontiers in Cardiovascular Medicine

ORIGINAL RESEARCH
published: 08 June 2022
doi: 10.3389/fcvm.2022.924958

10-Year Impact of Transcatheter Aortic Valve Replacement Leaflet Design (Intra- Versus Supra-Annular) in Mortality and Hemodynamic Performance

OPEN ACCESS

Edited by:
Sebastian Ludwig,

Andrea Scotti[1,2†], Luca Nai Fovino[3†], Augustin Coisne[1,2], Tommaso Fabris[3], Francesco Cardaioli[3], Mauro Massussi[3], Giulio Rodinò[3], Alberto Barolo[3], Mauro Boiago[3], Saverio Continisio[3], Carolina Montonati[3], Tommaso Sciarretta[3], Vittorio Zuccarelli[3], Valentina Bernardini[3], Giulia Masiero[3], Massimo Napodano[3], Chiara Fraccaro[3], Alfredo Marchese[4], Giovanni Esposito[5], Juan F. Granada[1,2], Azeem Latib[1], Sabino Iliceto[3] and Giuseppe Tarantini[3*]

中华超声影像学杂志 2018 年 2 月第 27 卷第 2 期 Chin J Ultrasonogr, February 2018, Vol 27, No.2
· 93 ·

· 标准与规范 ·

经导管主动脉瓣置入术围术期超声心动图检查专家共识

中华医学会超声医学分会超声心动图学组《经导管主动脉瓣置入术围术期超声心动图检查专家共识》写作组

Circulation: Cardiovascular Interventions

ORIGINAL ARTICLE

Incidence, Temporal Trends, and Associated Outcomes of Vascular and Bleeding Complications in Patients Undergoing Transfemoral Transcatheter Aortic Valve Replacement

Insights From the Society of Thoracic Surgeons/American College of Cardiology Transcatheter Valve Therapies Registry

JOURNAL OF THE AMERICAN COLLEGE OF CARDIOLOGY
© 2020 PUBLISHED BY ELSEVIER ON BEHALF OF THE
AMERICAN COLLEGE OF CARDIOLOGY FOUNDATION

VOL. 75, NO. 16, 2020

Repeat Transcatheter Aortic Valve Replacement for Transcatheter Prosthesis Dysfunction

Uri Landes, MD,[a,b] John G. Webb, MD,[a] Ole De Backer, MD,[c] Lars Sondergaard, MD, MSc,[c]
Mohamed Abdel-Wahab, MD,[d] Lisa Crusius, MD,[d] Won-Keun Kim, MD,[e] Christian Hamm, MD,[e] Nicola Buzzatti, MD,[f]
Matteo Montorfano, MD,[f] Sebastian Ludwig, MD,[g] Niklas Schofer, MD,[g] Lisa Voigtlaender, MD,[g]
Mayra Guerrero, MD,[h] Abdallah El Sabbagh, MD,[h] Josep Rodés-Cabau, MD,[i] Leonardo Guimaraes, MD,[i]
Ran Kornowski, MD,[b] Pablo Codner, MD,[b] Taishi Okuno, MD,[j] Thomas Pilgrim, MD,[j] Claudia Fiorina, MD,[k]
Antonio Colombo, MD,[l] Antonio Mangieri, MD,[l] Helene Eltchaninoff, MD,[m] Luis Nombela-Franco, MD,[n]

中华心血管病杂志 2022 年 2 月第 50 卷第 2 期   Chin J Cardiol, February 2022, Vol. 50, No. 2   · 117 ·

·指南与共识·

经导管主动脉瓣植入术后抗血栓治疗中国专家共识

中华医学会心血管病学分会   中华心血管病杂志编辑委员会
通信作者：陈茂，Email：hmaochen@vip.sina.com

中华胸心血管外科杂志 2019 年 12 月第 35 卷第 12 期   Chin J Thorac Cardiovasc Surg, December 2019, Vol. 35 No. 12   · 717 ·

·专家共识·

中国经导管主动脉瓣置入（TAVI）技术心脏团队模式及心脏外科医师职能

孟旭[1]   徐志云[2]   张海波[1]   亚洲心脏瓣膜学会中国分会介入治疗学术委员会[1]
[1]首都医科大学附属北京安贞医院心外科   100029；[2]上海长海医院心外科   200433

10.1161/CIRCULATIONAHA.119.041080

Contemporary Presentation and Management of Valvular Heart Disease: The EURObservational Research Programme Valvular Heart Disease II Survey

Running Title: *Iung et al.; European Survey on Management of Valvular Disease*

Bernard Iung, et al.

The full author list is available on page 20.

European Heart Journal (2017) 0, 1–10
doi:10.1093/eurheartj/ehx455

CLINICAL RESEARCH
Valvular heart disease

Incidence, predictors, and clinical outcomes of coronary obstruction following transcatheter aortic valve replacement for degenerative bioprosthetic surgical valves: insights from the VIVID registry

Henrique B. Ribeiro[1,2], Josep Rodés-Cabau[1]*, Philipp Blanke[3], Jonathon Leipsic[3],
Jong Kwan Park[3], Vinayak Bapat[4], Raj Makkar[5], Matheus Simonato[3,6],
Marco Barbanti[7], Joachim Schofer[8], Sabine Bleiziffer[9], Azeem Latib[10],

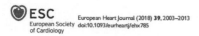

European Heart Journal (2018) **39**, 2003–2013
doi:10.1093/eurheartj/ehx785

META-ANALYSIS
TAVI

Pacemaker implantation rate after transcatheter aortic valve implantation with early and new-generation devices: a systematic review

Philippe J. van Rosendael, Victoria Delgado, and Jeroen J. Bax*

Department of Cardiology, Leiden University Medical Center, Albinusdreef 2, 2333 ZA Leiden, The Netherlands

Received 3 July 2017; revised 8 October 2017; editorial decision 4 December 2017; accepted 17 December 2017; online publish-ahead-of-print 6 February 2018

Received: 18 July 2019 | Accepted: 12 November 2019

DOI: 10.1002/ccd.28617

ORIGINAL STUDIES

WILEY

Post-procedure protocol to facilitate next-day discharge: Results of the multidisciplinary, multimodality but minimalist TAVR study

Sandra B. Lauck PhD[1] | Janarthanan Sathananthan MD[1] | Julie Park MSc[2] |
Leslie Achtem BSN[1] | Amanda Smith NP[3] | Patricia Keegan DNP[4] |
Marian Hawkey RN[5] | Russell Brandwein MSc[5] | John G. Webb MD[1] |
David A. Wood MD[1] On Behalf of the 3M TAVR Investigators, and Nursing and Allied Health Professional Site Leaders

Review Article

Valve-in-Valve TAVR: State-of-the-Art Review

Innovations
00(0) 1–12
© The Author(s) 2019
Article reuse guidelines:
sagepub.com/journals-permissions
DOI: 10.1177/1556984519858020
journals.sagepub.com/home/inv

$\circledS$SAGE

J. James Edelman[1], PhD, Jaffar M. Khan[2,3], BM BCh,
Toby Rogers[2,3], PhD, Christian Shults[1], MD, Lowell F. Satler[2], MD, I. Itsik Ben-Dor[2],
MD, Ron Waksman[2], MD, and Vinod H. Thourani[1], MD

JACC: CARDIOVASCULAR INTERVENTIONS
© 2020 BY THE AMERICAN COLLEGE OF CARDIOLOGY FOUNDATION
PUBLISHED BY ELSEVIER

VOL. 13, NO. 6, 2020

Chimney Stenting for Coronary Occlusion During TAVR

Insights From the Chimney Registry

Federico Mercanti, MD,[a] Liesbeth Rosseel, MD,[a] Antoinette Neylon, MD,[a] Rodrigo Bagur, MD,[b]
Jan-Malte Sinning, MD,[c] Georg Nickenig, MD,[c] Eberhard Grube, MD,[c] David Hildick-Smith, MD,[d]

J Thorac Cardiovasc Surg. 2020 March ; 159(3): 829–838.e3. doi:10.1016/j.jtcvs.2019.04.091.

MODELING RISK OF CORONARY OBSTRUCTION DURING TRANSCATHETER AORTIC VALVE REPLACEMENT

Megan Heitkemper[1], Hoda Hatoum[1], Amirsepeher Azimian[1], Breandan Yeats[1], Jennifer Dollery[3], Bryan Whitson[3], Greg Rushing[3], Juan Crestanello[1,3], Scott M Lilly[2], Lakshmi Prasad Dasi[1,3]

[1]Department of Biomedical Engineering, The Ohio State University, Columbus, OH USA

[2]Division of Cardiology, The Ohio State University, Columbus, OH USA